"十四五"职业教育医药类系列教材

药物化学

YAOWU HUAXUE

第三版

（供药学类相关专业使用）

韩宝来　主编

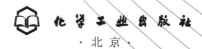
化学工业出版社

·北京·

内容简介

本书是"十四五"全国职业教育医药类规划教材。药物化学是职业院校药学、药物制剂、药品检验、化学制药等药学类专业的专业核心课程。本教材按照立体化资源结合项目任务引领型课程为主体的模式编写，学生通过视频、案例和活动完成具体项目，从而构建相关理论知识。教学任务是按照药学类专业要求，结合企业药学相关岗位工作实际提出。使职业院校学生掌握各类重要药物的结构特点、理化性质、制备方法、质量分析、作用靶点、临床用途、药物在体内体外变化规律以及这些变化对机体的影响，培养学生的药学知识和技能。

线上数字化资源包括微课视频、课件等，以达到扩充教学内容、帮助学生快速了解行业发展与相关职业要求的目的。本书可作为高职高专、中职职业院校及技师院校药学相关专业学生的教材和职业技能培训用书。

图书在版编目（CIP）数据

药物化学/韩宝来主编 . —3 版 . —北京：化学工业出版社，2022.8（2025.3 重印）

"十四五"职业教育医药类系列教材

ISBN 978-7-122-41543-1

Ⅰ.①药… Ⅱ.①韩… Ⅲ.①药物化学-职业教育-教材 Ⅳ.①R914

中国版本图书馆 CIP 数据核字（2022）第 091832 号

责任编辑：陈燕杰　　　　　　　　　　装帧设计：王晓宇
责任校对：杜杏然

出版发行：化学工业出版社（北京市东城区青年湖南街 13 号　邮政编码 100011）
印　　装：涿州市般润文化传播有限公司
787mm×1092mm　1/16　印张 20¾　字数 538 千字　2025 年 3 月北京第 3 版第 2 次印刷

购书咨询：010-64518888　　　　　　　　售后服务：010-64518899
网　　址：http://www.cip.com.cn
凡购买本书，如有缺损质量问题，本社销售中心负责调换。

定　　价：49.80 元

本书编审人员

主　　编　韩宝来

副 主 编　李元元　唐　贝　薛　静　冯玉静

编写人员

王清照　河南应用技术职业学院

王富强　山东医药技师学院

王　蕾　山东省济宁卫生学校

丛源欣　辽宁医药职业学院

冯　强　天津生物医药技师学院

冯玉静　山东医药技师学院

范　剑　山东医药技师学院

李元元　河南应用技术职业学院

李其峰　山东医药技师学院

李　乐　河南应用技术职业学院

赵延武　河南医药健康技师学院

赵永梅　河南应用技术职业学院

唐　贝　河南应用技术职业学院

韩宝来　河南应用技术职业学院

简世润　广东省食品药品职业技术学校

黎　庆　重庆化工职业学院

薛　静　河南应用技术职业学院

主　　审　朱松林　河南辅仁医药科技开发有限公司

前言

本书是"十四五"全国职业教育医药类规划教材。药物化学是医药职业院校药学、药物制剂、药品检验、化学制药等药学类专业的专业核心课程。按照国家职业教育发展规划和"三教"改革要求，编者对传统药物化学教材进行进一步改革，把传统教材通过视频、动画、微课等数字资源表现形式进行立体化改造，达到了化难为简、简便易学、学训结合的目的。通过药物化学课程的学习，使职业院校学生掌握各类重要药物的结构特点、理化性质、制备方法、质量分析、作用靶点、临床用途、药物在体内体外变化规律以及这些变化对机体的影响，培养学生的药学知识和技能，牢固树立医者仁心呵护生命健康、药者义心德技润泽天下的观念，牢固树立药品质量第一、安全有效的意识，发展学生职业能力，培养高级技能型人才，塑造成符合现代职业要求的"药学人"。本课程是在药学类各专业学生有一定的化学、生物、药理等课程的知识和技能的基础上开设，也是一门药学实际应用课程。

1. 教材编写思路

本教材编写按照立体化资源结合以项目任务引领型课程为主体的教材编写模式，让学生通过丰富的视频、案例和活动完成具体项目，从而构建相关理论知识。采取以学生为主体参与教学过程，教师引导、做学结合的编写模式，根据职业学校学生的学习特点，科学设计教学过程，培养学生的合作、协作能力，充分开发学生的发散思维和创新能力，发展职业能力。

（1）本教材的学习项目是以药品临床使用类型为线索来分类的，项目选取的基本依据是本门课程所涉及的工作领域和工作任务范围，内容紧紧围绕药学类专业各岗位对药学人才要求的知识和技能来展开；以工作任务为中心整合各任务的知识和技能点，突出岗位应用性，培养学生的知识运用能力、沟通协调能力、语言表达能力、团队合作精神。主要依据各类药物所特有的工作任务逻辑进行编排。

（2）本教材的主要任务目标是按照药学类专业要求，组织企业专家研讨，结合药学相关岗位工作实际提出的。主要包括，药物的结构类型及分类，结构与药物效用之间的关系、与性质之间的关系、与体内体外变化之间的关系、与毒副作用之间的关系等。使学生能正确地认识化学药物和药物化学，胜任药物产业链的岗位对药物化学知识和技能的要求，从而保证药品生产质量、贮存养护质量、药品检验质量和指导患者合理用药、安全用药。

（3）本课程的职业能力培养目标是具有药学各岗位要求的职业道德；掌握各类重要药物的结构、性质、药理作用、制备技术、检验技术；掌握各类药物的体内、体外变化规律，以及变化过程中产生的物质对机体的作用；掌握各类药物的药理作用与药物结构之间的关系；掌握各类重要药物的毒副作用与结构之间的关系；了解药物的研制途径和方法。

2. 教材框架安排

本教材分为上、下篇，其中上篇包括16个学习项目，下篇包括14个实验实训。通过项目引领，开展相应活动，完成每个任务，认识到药物化学知识和技能对药学岗位的重要性，达到培养学生职业能力的要求。通过案例、视频、音频、微课等学习材料，连接网络知识，开展丰富多彩的活动，主动学习掌握药物化学知识和技能，完成本专业相关岗位的工作任务。

本教材教学过程应采用项目引领任务驱动教学模式和教学方法，始终贯彻以学生为主体，将药物化学的知识和技能同药学工作岗位要求相一致，充分利用数字资源，融合一体，并做到学以致用。教师要具有现代职业教育教学理念，将立德树人贯穿教学过程，将"做中学"与"做中教"贯穿于药物化学知识和技能掌握全过程，达到培养学生践行社会主义核心价值观，做到爱国、敬业、诚信、友善，遵守法规、善于沟通和合作的品质，树立药品质量第一、为人民健康服务意识和目的。

本教材学时可以根据专业特点而选定、设定。各项目学时也可根据不同专业和实际教学需求灵活调整。

本教材编写过程中，专门召开了人才培养方案研讨会，融入了课程思政和职业教育的新理念与新要求，聘请了一线的药学专家和生产技术人员对教材编写内容进行了专题研讨和指导。

本教材由韩宝来担任主编，负责全书的统稿审定工作。全书编撰分工如下（按照项目顺序排列）：韩宝来编写项目一、项目九、项目十五、项目十六，实训项目一；李元元编写项目二、项目九、项目十三，实训项目三；冯玉静编写项目三、项目十二；王清照编写项目四、项目十六，实训项目四；薛静编写项目五、项目十四，实训项目七；赵永梅编写项目六、项目十三；赵延武编写项目七、项目十四，实训项目十三；李其峰编写项目八，实训项目九；简世润编写项目十，实训项目十四；唐贝编写项目十一、项目十五，实训项目二；李乐编写项目十三，实训项目十二；冯强编写实训项目五、实训项目十；丛源欣编写实训项目六、实训项目十五；黎庆、王蕾编写实训项目八、实训项目十六；范剑、王富强编写实训项目十一等。

由于编者水平有限，时间仓促，教材中疏漏和不当之处在所难免，恳请各位专家、学校师生及广大读者批评指正。

编者
2022 年 8 月

药物化学导入

目录

上篇　药物化学基础知识

项目一　绪论 …………………………… 001
　任务一　药物化学的概念与应用 …… 001
　　活动1　药物化学研究的对象、内容
　　　　　　和任务 ……………………… 002
　　活动2　药物化学的应用 …………… 002
　　活动3　说一说，练一练 …………… 003
　任务二　药物的名称和药品的质量
　　　　　　及标准 …………………… 003
　　活动1　药物的名称 ………………… 003
　　活动2　药品的质量和标准 ………… 005
　　活动3　药物化学的发展 …………… 005
　项目一小结 …………………………… 007
项目二　解热镇痛药、非甾体抗炎药和
　　　　抗痛风药 ……………………… 009
　任务一　解热镇痛药 ………………… 009
　　活动1　解热镇痛药的基础知识 …… 009
　　活动2　解热镇痛药的典型药物 …… 010
　　活动3　说一说，练一练 …………… 012
　任务二　非甾体抗炎药 ……………… 013
　　活动1　非甾体抗炎药的基本知识
　　　　　　和类型 …………………… 013
　　活动2　非甾体抗炎药的典型药物 … 013
　任务三　抗痛风药物 ………………… 018
　　活动1　抗痛风药的类型 …………… 018
　　活动2　抗痛风药物的作用特点 …… 018
　项目二小结 …………………………… 019
项目三　中枢神经系统药物 …………… 022
　任务一　镇静催眠药 ………………… 022
　　活动1　失眠和常用镇静催眠药
　　　　　　的类型 …………………… 022
　　活动2　镇静催眠典型药物 ………… 025
　　活动3　镇静催眠药物发展 ………… 027
　　活动4　说一说，练一练 …………… 028
　任务二　抗癫痫药 …………………… 029
　　活动1　癫痫及抗癫痫药物的类型 … 029

　　活动2　抗癫痫典型药物 …………… 030
　　活动3　说一说，练一练 …………… 033
　任务三　抗精神失常药物 …………… 034
　　活动1　精神失常及精神卫生 ……… 034
　　活动2　抗精神失常药物的类型 …… 035
　　活动3　抗精神失常典型药物 ……… 037
　　活动4　抗抑郁药 …………………… 039
　　活动5　说一说，练一练 …………… 040
　任务四　镇痛药物 …………………… 041
　　活动1　镇痛药物的类型、作用机制 … 041
　　活动2　吗啡及其衍生物 …………… 041
　　活动3　合成类镇痛药 ……………… 044
　　活动4　镇痛药物的构效关系 ……… 046
　　活动5　说一说，练一练 …………… 047
　任务五　全身麻醉药 ………………… 048
　　活动1　吸入麻醉药 ………………… 048
　　活动2　静脉麻醉药 ………………… 049
　　活动3　说一说，练一练 …………… 050
　任务六　中枢兴奋药物 ……………… 050
　　活动1　中枢兴奋药的类型 ………… 050
　　活动2　中枢兴奋典型药物 ………… 053
　　活动3　世界上的三大饮料 ………… 054
　　活动4　说一说，练一练 …………… 055
　项目三小结 …………………………… 056
项目四　外周神经系统药物 …………… 057
　任务一　影响胆碱能神经系统的药物 … 057
　　活动1　胆碱能神经系统和作用于胆
　　　　　　碱能神经的药物类型 …… 057
　　活动2　拟胆碱药 …………………… 058
　　活动3　抗胆碱药 …………………… 060
　　活动4　说一说，练一练 …………… 063
　任务二　拓展　颠茄、箭毒、肉毒毒素 … 064
　　活动1　颠茄、箭毒、肉毒毒素
　　　　　　有关知识 ………………… 064
　　活动2　说一说，练一练 …………… 065

任务三　影响肾上腺素能神经系统的
　　　　药物 ･････････････････････ 065
　活动 1　肾上腺素受体激动剂分类
　　　　　知识 ････････････････････ 065
　活动 2　拟肾上腺素药物 ･････････ 066
　活动 3　抗肾上腺素药 ･･･････････ 068
　活动 4　说一说，练一练 ･････････ 069
任务四　局部麻醉药 ･･･････････････ 071
　活动 1　局麻药 ･････････････････ 071
　活动 2　说一说，练一练 ･････････ 073
项目四小结 ･････････････････････････ 074
项目五　心血管系统药物 ･････････ 076
任务一　心血管系统疾病及药物类型 ･･･ 076
　活动 1　心血管系统疾病及药物类型
　　　　　相关知识 ･･･････････････ 076
　活动 2　说一说，练一练 ･････････ 077
任务二　调血脂药物 ･･･････････････ 077
　活动 1　血脂调节药类型 ･････････ 077
　活动 2　血脂调节典型药物 ･･･････ 078
　活动 3　说一说，练一练 ･････････ 081
任务三　抗心绞痛药物 ･････････････ 082
　活动 1　心绞痛原因及抗心绞痛药物
　　　　　类型 ････････････････････ 082
　活动 2　抗心绞痛典型药物 ･･･････ 082
　活动 3　说一说，练一练 ･････････ 088
任务四　抗高血压药 ･･･････････････ 091
　活动 1　高血压及其药物分类 ･････ 091
　活动 2　抗高血压典型药物 ･･･････ 092
　活动 3　说一说，练一练 ･････････ 096
任务五　抗心律失常药物 ･･･････････ 098
　活动 1　正常心率与心律失常 ･････ 098
　活动 2　抗心律失常典型药物 ･････ 099
　活动 3　说一说，练一练 ･････････ 101
任务六　抗心力衰竭药 ･････････････ 101
　活动 1　强心苷类 ･･･････････････ 102
　活动 2　磷酸二酯酶抑制剂 ･･･････ 103
　活动 3　说一说，练一练 ･････････ 103
任务七　利尿药物 ･････････････････ 104
　活动 1　利尿药物的类型 ･････････ 104
　活动 2　利尿典型药物 ･･･････････ 105
　活动 3　说一说，练一练 ･････････ 106
项目五小结 ･････････････････････････ 107

项目六　抗组胺药物及消化道
　　　　溃疡药 ･････････････････ 110
任务一　抗组胺药物的基本概念 ･････ 110
　活动 1　组胺与组胺受体类型 ･････ 110
　活动 2　组胺 H_1 受体拮抗剂的
　　　　　类型 ････････････････････ 111
　活动 3　H_1 受体拮抗剂典型药物 ･･･ 112
　活动 4　H_1 受体拮抗剂构效关系 ･･･ 117
　活动 5　说一说，练一练 ･････････ 117
任务二　抗消化道溃疡药物 ･････････ 117
　活动 1　H_2 受体拮抗剂类型和典型
　　　　　药物 ････････････････････ 118
　活动 2　质子泵抑制剂类型和典型
　　　　　药物 ････････････････････ 119
　活动 3　说一说，练一练 ･････････ 120
任务三　促胃动力药 ･･･････････････ 120
　活动 1　促胃动力药 ･････････････ 121
　活动 2　说一说，练一练 ･････････ 121
项目六小结 ･････････････････････････ 122
项目七　呼吸系统药物 ･･･････････ 126
任务一　镇咳药 ･･･････････････････ 127
　活动 1　镇咳药物的类型 ･････････ 127
　活动 2　典型药物 ･･･････････････ 127
　活动 3　说一说，练一练 ･････････ 129
任务二　祛痰药 ･･･････････････････ 129
　活动 1　祛痰药物的类型 ･････････ 129
　活动 2　学习祛痰药的典型药物 ･･･ 130
　活动 3　说一说，练一练 ･････････ 131
任务三　平喘药 ･･･････････････････ 133
　活动 1　平喘药物的类型 ･････････ 133
　活动 2　学习平喘药的典型药物 ･･･ 134
　活动 3　说一说，练一练 ･････････ 134
项目八　抗生素类药物 ･･･････････ 136
任务一　抗生素基本概念 ･･･････････ 136
　活动 1　抗生素的类型 ･･･････････ 136
　活动 2　说一说，练一练 ･････････ 137
任务二　β-内酰胺类抗生素 ･････････ 137
　活动 1　青霉素类抗生素 ･････････ 137
　活动 2　青霉素类典型药物 ･･･････ 138
　活动 3　青霉素的发展历史 ･･･････ 140
　活动 4　说一说，练一练 ･････････ 142
任务三　β-内酰胺类抗生素——头孢菌

素类 ……………………… 142
　　活动 1　头孢菌素类抗生素 ……… 142
　　活动 2　头孢菌素类典型药物 …… 144
　　活动 3　青霉素类与头孢菌素类抗生
　　　　　　素的异同点 …………… 145
　　活动 4　说一说，练一练 ………… 146
　任务四　β-内酰胺酶抑制剂类药物 … 146
　　活动 1　β-内酰胺酶抑制剂 ……… 146
　　活动 2　其他类 β-内酰胺类抗生素 … 147
　　活动 3　超级细菌和耐药菌株 …… 148
　　活动 4　说一说，练一练 ………… 148
　任务五　四环素类抗生素 …………… 149
　　活动 1　四环素类抗生素概述 …… 149
　　活动 2　四环素类抗生素的理化
　　　　　　性质 ………………… 150
　　活动 3　说一说，练一练 ………… 151
　任务六　大环内酯类抗生素 ………… 152
　　活动 1　大环内酯类典型药物 …… 152
　　活动 2　说一说，练一练 ………… 154
　任务七　氨基糖苷类抗生素 ………… 155
　　活动 1　典型药物 ………………… 156
　　活动 2　说一说，练一练 ………… 157
　任务八　氯霉素类抗生素及其他 …… 157
　　活动 1　氯霉素类抗生素 ………… 157
　　活动 2　典型药物 ………………… 158
　　活动 3　说一说，练一练 ………… 158
　项目八小结 ………………………… 159
项目九　抗菌药及抗病毒药 ……… 162
　任务一　抗菌药的概念 ……………… 162
　　活动 1　抗菌药物的类型 ………… 162
　　活动 2　抗菌药的临床应用 ……… 162
　　活动 3　说一说，练一练 ………… 163
　任务二　喹诺酮类抗菌药 …………… 163
　　活动 1　喹诺酮类抗菌药物概述 … 163
　　活动 2　喹诺酮类典型药物 ……… 165
　　活动 3　喹诺酮类抗菌药的构效
　　　　　　关系 ………………… 167
　　活动 4　喹诺酮类抗菌药的合理
　　　　　　应用 ………………… 167
　任务三　磺胺类抗菌药 ……………… 168
　　活动 1　磺胺类抗菌药的结构、
　　　　　　性质 ………………… 168

　　活动 2　磺胺类典型药物 ………… 169
　　活动 3　磺胺类抗菌药和抗菌增效剂
　　　　　　的作用机制 ………… 170
　　活动 4　抗菌增效剂 ……………… 171
　任务四　结核病的防治药物 ………… 173
　　活动 1　结核病及防治药物类型 … 173
　　活动 2　常用的抗结核病药 ……… 174
　任务五　其他类型抗菌药 …………… 177
　　活动　其他抗菌药的类型 ………… 177
　任务六　抗真菌药 …………………… 179
　　活动 1　抗真菌药物的类型 ……… 179
　　活动 2　常用的抗真菌药物 ……… 179
　任务七　抗病毒药物 ………………… 182
　　活动 1　了解病毒的危害和特性 … 182
　　活动 2　常用的抗病毒药物的类型 … 183
　　活动 3　抗病毒的典型药物 ……… 183
　项目九小结 ………………………… 188
项目十　抗寄生虫病药物 ………… 192
　任务一　驱肠虫药 …………………… 192
　　活动 1　寄生虫病及其治疗药物
　　　　　　分类 ………………… 192
　　活动 2　抗肠道寄生虫病典型药物 … 193
　　活动 3　说一说，练一练 ………… 195
　任务二　抗疟药 ……………………… 195
　　活动 1　疟疾及传播途径 ………… 195
　　活动 2　抗疟药的类型 …………… 196
　　活动 3　抗疟典型药物 …………… 197
　　活动 4　说一说，练一练 ………… 198
　任务三　抗血吸虫病药 ……………… 198
　　活动 1　血吸虫病及药物类型 …… 198
　　活动 2　说一说，练一练 ………… 200
　任务四　抗阿米巴病药 ……………… 200
　　活动　阿米巴病及治疗药物 ……… 200
　项目十小结 ………………………… 202
项目十一　抗肿瘤药 ……………… 204
　任务一　抗肿瘤药的概念 …………… 204
　　活动 1　学习肿瘤的分类及防治
　　　　　　措施 ………………… 204
　　活动 2　抗肿瘤药的类型 ………… 204
　　活动 3　说一说，练一练 ………… 205
　任务二　生物烷化剂类抗肿瘤药 …… 205
　　活动 1　生物烷化剂的种类及作用

　　　　　　原理 ·························· 205
　　活动2　学习生物烷化剂类典型
　　　　　　药物 ·························· 205
　　活动3　说一说，练一练 ········· 211
　任务三　抗代谢类抗肿瘤药物 ········· 212
　　活动1　抗代谢类抗肿瘤药物的种类
　　　　　　及作用原理 ·············· 212
　　活动2　抗代谢类典型药物 ······ 212
　　活动3　说一说，练一练 ········· 215
　任务四　其他抗肿瘤药物 ·············· 216
　　活动1　抗肿瘤天然药物 ········· 216
　　活动2　其他抗肿瘤药 ············ 219
　　活动3　说一说，练一练 ········· 221
　项目十一小结 ·························· 222

项目十二　内分泌系统药物 ········· 226
　任务一　内分泌系统疾病和药物
　　　　　类型 ·························· 226
　任务二　甾体激素药物 ·············· 227
　　活动1　甾体激素药物基本结构 ······ 227
　　活动2　甾体激素的类型 ········· 227
　　活动3　说一说，练一练 ········· 228
　任务三　雌激素类药物 ·············· 228
　　活动1　雌激素的生理功能和结构
　　　　　　特征 ·························· 228
　　活动2　典型药物 ·················· 230
　　活动3　抗雌性激素药物 ········· 231
　　活动4　说一说，练一练 ········· 232
　任务四　雄性激素类药物 ·············· 232
　　活动1　雄性激素的生理功能和结构
　　　　　　特征 ·························· 232
　　活动2　典型药物甲睾酮 ········· 233
　　活动3　蛋白同化激素 ············ 233
　　活动4　苯丙酸诺龙的有关知识 ······ 234
　　活动5　说一说，练一练 ········· 234
　任务五　孕激素类药物 ·············· 235
　　活动1　孕激素结构特征和生理
　　　　　　功能 ·························· 235
　　活动2　典型药物 ·················· 236
　　活动3　抗孕激素药物 ············ 237
　　活动4　说一说，练一练 ········· 237
　任务六　甾体避孕药 ·················· 238
　　活动1　甾体避孕药的类型 ······ 238

　　活动2　典型药物 ·················· 239
　　活动3　说一说，练一练 ········· 239
　任务七　肾上腺皮质激素类药物 ······ 240
　　活动1　肾上腺皮质激素类型、结构
　　　　　　特征、生理功能 ········· 240
　　活动2　常见糖皮质激素的结构特征
　　　　　　与临床用途 ·············· 241
　　活动3　抗炎作用增强的结构变化 ····· 241
　　活动4　典型药物 ·················· 242
　　活动5　说一说，练一练 ········· 243
　任务八　降血糖药物 ·················· 244
　　活动1　糖尿病及降血糖药物类型 ···· 244
　　活动2　胰岛素类药物知识 ······ 244
　　活动3　口服降糖药 ··············· 245

项目十三　维生素类药物 ············ 249
　任务一　维生素的含义 ·············· 249
　　活动　维生素基本知识 ············ 249
　任务二　脂溶性维生素 ·············· 250
　　活动1　维生素A类的有关知识 ······ 250
　　活动2　熟知维生素D类的有关
　　　　　　知识 ·························· 252
　　活动3　维生素E类有关知识 ···· 253
　　活动4　维生素K类有关知识 ···· 254
　　活动5　说一说，练一练 ········· 255
　任务三　水溶性维生素 ·············· 255
　　活动1　B族维生素有关知识 ···· 255
　　活动2　维生素C的有关知识 ···· 257
　　活动3　说一说，练一练 ········· 259
　项目十三小结 ·························· 259
项目十四　药物的化学结构与药效的
　　　　　关系 ·························· 262
　任务一　药物产生作用的主要因素 ···· 262
　任务二　药物的理化性质对药效的
　　　　　影响 ·························· 263
　　活动1　理化性质对药效的影响 ······ 263
　　活动2　说一说，练一练 ········· 264
　任务三　药物的结构因素对药效的
　　　　　影响 ·························· 265
　　活动1　药物的基本结构对药效的
　　　　　　影响 ·························· 265
　　活动2　药物的电子云密度对药效的
　　　　　　影响 ·························· 265

活动3　药物的立体异构对药效的
　　　　影响 ……………………………… 265
活动4　键合特性对药效的影响 ……… 266
项目十四小结 ……………………………… 267

项目十五　药物的变质反应和代谢
**　　　　　反应** ……………………………… 269
任务一　药物的变质反应 ………………… 269
活动1　药物的水解反应 ……………… 269
活动2　药物的氧化反应 ……………… 273
活动3　药物的其他变质反应 ………… 276
活动4　二氧化碳对药物质量的影响 … 276
活动5　说一说，练一练 ……………… 277
任务二　药物的代谢反应 ………………… 277
活动1　学习药物代谢反应的类型 …… 278
活动2　药物代谢反应对药物活性的
　　　　影响 ……………………………… 286
活动3　说一说，练一练 ……………… 288
项目十五小结 ……………………………… 289

项目十六　药物的化学结构修饰 ……… 291
任务一　先导化合物及结构修饰 ……… 291
活动1　结构修饰的含义 ……………… 291
活动2　结构修饰的方法 ……………… 291
活动3　先导化合物及药物结构修饰
　　　　的目的 ………………………… 293
活动4　说一说，练一练 ……………… 294
任务二　结构修饰对药效的影响 ……… 294
活动　理解药物结构修饰对药效的
　　　影响 ……………………………… 294
任务三　新药研究常用原理 …………… 295
活动1　生物电子等排原理 …………… 295
活动2　前药原理 ……………………… 296
活动3　软药和硬药原理 ……………… 296
活动4　拼合原理 ……………………… 296
活动5　说一说，练一练 ……………… 296
项目十六小结 ……………………………… 297

下篇　药物化学实验实训

项目十七　药物的理化性质实训 ……… 299
实训一　药物的溶解性 …………………… 299
实训二　麻醉药和解热镇痛药的化学
　　　　鉴别 ……………………………… 300
实训三　外周神经系统药物的化学
　　　　鉴别 ……………………………… 302
实训四　心血管系统药物的化学
　　　　鉴别 ……………………………… 303
实训五　合成抗菌药和抗生素类药物
　　　　化学鉴别 ………………………… 304
实训六　维生素类药物的化学鉴别 …… 306
项目十八　药物的化学稳定性实训 …… 308

实训七　药物的变质反应 ………………… 308
实训八　药物化学配伍 …………………… 309
项目十九　药物的制备实训 …………… 312
实训九　阿司匹林的制备 ………………… 312
实训十　对乙酰氨基酚的制备 ………… 313
实训十一　磺胺醋酰钠的制备 ………… 314
实训十二　苯妥英钠的制备 …………… 315
实训十三　磺胺嘧啶银的制备 ………… 316
实训十四　磺胺嘧啶锌的制备 ………… 317
实践报告书 ……………………………… 319
参考文献 ………………………………… 320

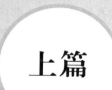

上篇 药物化学基础知识

项目一 绪论

项目说明

　　本项目共有两个学习任务，一是理解并掌握药物化学的概念、研究内容和任务，熟悉学习药物化学的用途。二是通过对药品质量、标准和药物名称的学习，使同学们牢固树立药品质量第一的意识，充分认识药物化学的重要性及学习药物化学的必要性。

任务一　药物化学的概念与应用

任务目标　1. 掌握药物化学的概念。

　　　　　　2. 熟知药物化学研究的内容。

　　　　　　3. 认识学习药物化学的必要性。

任务书

序号	任务	说明内容	评价
1	药物化学的概念		
2	药物化学研究的内容		
3	学习药物化学的必要性		

活动 1　药物化学研究的对象、内容和任务

药物是指具有预防、治疗、缓解、诊断疾病，或用于调节人体生理功能并经政府有关部门批准应用的特殊物质。药物根据来源和性质的不同，可以分为天然药物（中药）、化学药物（含生物药物）等。临床使用的药物很大一部分是通过化学合成或生物合成的方法得到的，既具有药物的功效，又具有确切的化学组成与化学结构的化合物，即化学药物。

药物化学属于应用化学。药物化学以化学药物作为其研究对象，研究的内容是：研究化学药物的化学结构、理化性质、制备方法、质量分析、构效关系等；研究化学药物的作用靶点、在体内的相互作用方式和变化规律，以及变化过程中产生的物质对机体的影响；研究化学药物在制备及贮存中的化学变化，以及相关变化所产生的物质对人体的影响；研究寻找新药的途径和方法。

药物化学建立在无机化学、有机化学、分析化学、生物化学等学科的基础上，同时又与生命科学（包括解剖学、生理学、药理学等）学科密切相关，涉及的范围较广，是一门综合性学科。

药物化学的主要任务：一是为现有已知化学药物提供理论基础；二是为生产化学药物提供最佳的工艺和方法；三是寻找新药的途径和方法。对职业学校的学生来说，学好药物化学能为胜任药学技术岗位提供必要的药学专业知识和技能。

活动 2　药物化学的应用

案例导入

一中年男子带约 8 岁男孩到某药店买药，中年男子点名购买氟哌酸（通用名为诺氟沙星）给 8 岁男孩服用治疗腹泻。药店营业员耐心解释，"生长发育期的儿童不能服用氟哌酸"，并推荐药物盐酸小檗碱给其服用。

解热镇痛药阿司匹林对胃肠道有刺激性，而将其羧基酯化得到新的药物贝诺酯，对胃肠道几乎无刺激性。适合老年人和儿童服用。

阿司匹林　　　　　　　　　　贝诺酯

药物化学的应用范围。

（1）剂型选择　　例如青霉素含 β-内酰胺结构，易水解，不能制成水针剂，应制成粉针剂。

（2）分析检验　　例如阿司匹林结构含有游离羧酸，具有弱酸性，可以用酸碱中和滴定法测其含量。

（3）储存　　例如药物分子中含酯、酰结构的易水解，要防潮贮存；含酚羟基结构的易氧化变质，要避光、防氧化。

（4）合理用药　　例如喹诺酮类药物常含有 3-羧酸-4-酮结构，能与 Ca^{2+}、Mg^{2+} 等金属离子形成难溶性的螯合物，影响体内吸收及骨骼发育，18 岁以下禁止服用诺氟沙星。

（5）药物制备　例如阿司匹林结构中的酯键易水解，制备过程中要注意水的影响，避水操作。

（6）结构修饰　例如红霉素味苦，其结构中的羟基与琥珀酸单乙酯成酯得到琥乙红霉素，改善了苦味，增加了红霉素的稳定性和水溶性。

活动3　说一说，练一练

1. 药物化学研究的对象是什么？
2. 药物化学研究的内容包括什么？
3. 学习药物化学的任务是什么？
4. 学习药物化学有哪些用途？

任务二　药物的名称和药品的质量及标准

任务目标　1. 理解药物名称命名原则并能够区分药物名称类型。

2. 熟知药品的质量及控制质量的标准。

3. 了解药物化学的发展。

任务书

序号	任务	完成过程	评价
1	药物名称的种类		
2	药品的质量含义		
3	药品的杂质来源途径		
4	控制药品质量的标准		
5	如何保证药品质量		

活动1　药物的名称

案例导入

阿司匹林的中文名称：阿司匹林、乙酰水杨酸、醋柳酸、力爽、塞宁等。

阿司匹林的英文名称：Aspirin、Acenterine、Acetard 等。

阿司匹林的化学名为 2-(乙酰氧基)苯甲酸，2-ethanoylhydroxybenzoic acid。

分析讨论

1. 阿司匹林有哪些名称？
2. 每个药物有几种名称？

药物的名称包括药物的通用名称（通用名）、化学名称（化学名）及商品名称（商品名）。

一、通用名

药物的通用名多采用世界卫生组织推荐使用的国际非专利药品名称（INN），它是新药开发者在新药申请时向政府主管部门提出的正式名称，该名称不能取得专利及行政保护，任何该产品的生产者都可使用，也是文献、教材及资料中以及在药品说明书中标明的有效成分的名称。

我国国家药典委员会制定并编写的《中国药品通用名称》（CADN）是中国药品命名的依据，也是我国药典收载的药物名称。它基本上以 INN 为命名依据，结合我国具体情况而制定。

《中国药品通用名称》（CADN）的规则主要包括以下方面：

（1）CADN 的中文名尽量与英文名对应，以音译为主，长音节可简缩，且顺口。例如 Amitriptyline，其中"-triptyline"部分的中文译名为"替林"，整个药名音译为阿米替林。

（2）简单有机化合物如苯甲酸、乙醚等可用化学名称。

（3）INN 还可采用相同词干（词头或词尾）来表明它们是同类药物。这种命名方法给医生或药学工作者带来了方便（见表 1-1）。

表 1-1　INN 采用的部分词干的中文译名表

英文	中文	有代表性的药物和药物类别	
-cillin	西林	青霉素类	抗生素
-vir	韦	阿昔洛韦类	抗病毒药
-statin	他汀	洛伐他汀	调节血脂药
-caine	卡因	普鲁卡因	局部麻醉药
-profen	洛芬	布洛芬类	消炎镇痛药
-dipine	地平	硝苯地平	钙拮抗剂
-oxetine	西汀	氟西汀	抗精神失常药
-olol	洛尔	普萘洛尔	心血管药
-conazole	康唑	咪康唑类	抗真菌药
-gli	格列	吡格列酮	降糖药

二、化学名

药物的化学名称是根据化学结构式来命名的，通常以一个母体为基本结构，然后将其他取代基的位置和名称标出。用化学命名法命名药物才是最准确的命名，不易有误解和混杂。

化学名称可参考国际纯粹与应用化学联合会（IUPAC）公布的有机化合物命名原则及中国化学会公布的有机化合物命名原则进行命名。由于《化学文摘》（CA）应用范围日益扩大，化学名的命名原则现在也可以美国化学文摘为基本依据。化学命名的基本原则是从化学结构选取一特定的部分作为母体，其他部分均将其看成是取代基。如：

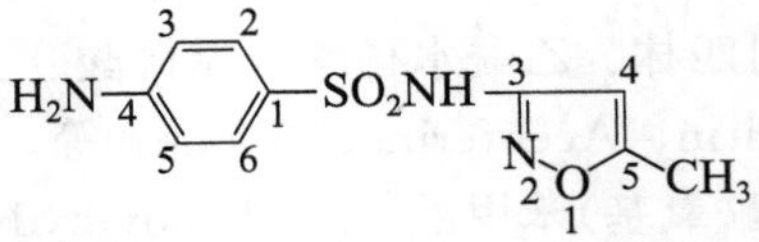

磺胺甲噁唑（Sulfamethoxazole），以苯磺酰胺为母体，4-氨基-N-（5-甲基-3-异噁唑基）为取代基，其化学名称为：4-氨基-N-（5-甲基-3-异噁唑基）苯磺酰胺。

三、商品名

药物的商品名是制药企业为保护自己开发的产品的生产权和市场占有权而使用的名称，以此来保护自己的利益，并努力提高产品的声誉。

按照我国新药评审的要求，对商品名的取用有一些规定，如商品名应高雅、规范、不庸俗，不能暗示药物的疗效，要简易顺口，并且没有规律可循。商品名称可申请注册保护，这样任何其他厂家不得非法使用此名称于药品。

活动 2　药品的质量和标准

案例导入

2006 年，我国发生了"齐二药"事件，患者使用亮菌甲素注射液出现了急性肾功能衰竭，全国造成 13 人死亡。经调查，这批亮菌甲素注射液是当时齐齐哈尔第二制药有限公司将工业原料二甘醇冒充药用辅料丙二醇生产的假药。

分析讨论

1. 二甘醇与丙二醇能互相替代吗？
2. 为什么导致患者肾功能急性衰竭？
3. 试分析其原因，对你有什么启发？

药品是通常指经过国家药品行政管理部门审批，允许其上市生产、销售的药物，不包括正在临床试验中的药物。药品质量是指能满足规定要求的需要的特征总和，表现在以下五个方面：有效性、安全性、稳定性、均一性、经济性。其中安全性和有效性是评定药品质量的关键因素。药品安全有效主要通过作用靶点表现出来。药物作用靶点是指与药物分子结合并产生药理作用的生物大分子，靶点种类主要有受体、酶、离子通道、核酸、基因等，主要存在于机体靶器官细胞膜上或细胞质内。药品质量与其疗效和副作用密切相关，药品在发挥有效性的同时，应不产生或较少产生副作用。

药品副作用的产生，一方面来自药物分子对体内生物靶点如受体、酶、离子通道、核酸、基因等的作用；另一方面来自药品中存在的杂质。

药品的杂质是指药品在生产、贮存以及使用过程中引进或产生的药物以外的化学物质。杂质的存在不仅影响药物的纯度，同时还会带来毒副作用，必须进行限量检查。

药品纯度是指允许杂质存在的最高限量。对于药品杂质限度的规定和药品纯度规格，必须按照药品标准执行。药品标准是国家对药品的质量规格和检验方法等所作的具有法律效力的技术规定，我国的药品标准有《中华人民共和国药典》（简称《中国药典》）和《国家药品标准》等，是药品在生产、检验、管理和使用等过程中共同遵循的法定依据。药品在未列入国家药典之前，都按《国家药品标准》执行。

药品质量的好坏直接影响人民群众的身体健康和生命安全，因此，每一个药学工作人员，都应牢固树立药品质量第一的观念，在工作的全过程中，始终注意严格遵循药品管理的法律法规和操作规程，确保药品的质量符合标准。

说一说，练一练

1. 什么是药品质量？
2. 什么是药品杂质？从哪里来的？
3.《中华人民共和国药典》的出版情况是怎样的？

活动 3　药物化学的发展

有历史记载以来，人们对药物的应用源于天然物，特别是植物。药物化学作为一门学科开始于 19 世纪，当时称为药物学，包含现今的药物化学、药理学、药剂学等内容。随着人类社会的进步和自然科学的发展，上述内容遂从药物学独立出来，药物化学也成为一门独立的基础应用学科。药物化学的发展过程分为三个阶段，即发现阶段、发展阶段和设计阶段。

一、发现阶段

从 19 世纪开始，由于化学学科的发展，人们从阿片中分离提纯了吗啡，从金鸡纳树皮中提取到奎宁，从古柯叶中得到了可卡因等，这些为"药物化学"的形成奠定了基础。后来，随着化学学科的进一步发展，特别是有机合成技术的发展，临床医学家开始从有机化合物中寻找对疾病有治疗作用的化合物，如发现了水合氯醛的镇静作用及乙醚的麻醉用途。由于有机合成化学为生物学实验提供了化合物基础的来源，人们在总结化合物生物活性的基础上提出了药效基团的概念，指导人们开始有目的的药物合成研究。到 19 世纪末，随着苯佐卡因、阿司匹林、安替比林等一些化学合成药物的出现，药物化学才真正成为一门独立的学科。我们将此阶段叫作"发现阶段"。

二、发展阶段

化学工业的兴起，促进了制药工业的发展。有机化学已由合成简单化合物向合成复杂化合物发展，扩大了化学药物的多样性。加之这一时期药物活性评价已由动物代替人体进行研究，形成了实验药理学，扩大了药物筛选的范围，加快了新药研究的速度，推动了药物化学的发展。

20 世纪 20～30 年代，神经系统药物如麻醉药、镇静药、镇痛药、解热镇痛药等重要药物在临床已有广泛使用；30 年代磺胺类药物的发现，为当时细菌感染性疾病的治疗提供了有效的药物，并且发展出了利用体内代谢产物进行新药的设计和研究，发掘了药物的抗代谢作用机制；40 年代青霉素的发现，其医用价值至今仍是不可估量的，是一项划时代的成就，打开了从微生物代谢产物中寻找抗生素的思路，使药物化学的理论和实践都有了飞速的发展。后来随着四环素、链霉素、氯霉素、红霉素等抗生素的相继问世，特别是 1944 年链霉素的发现，使得结核病得以攻克，这是药物化学对人类的重要贡献。

抗生素长期使用后，细菌容易产生耐药性，加之人们希望获得抗菌谱更广、疗效更好、专一性更强或使用更方便的新抗生素的需求，人们采用半合成方法来研制新的抗生素，如利用6-氨基青霉烷酸（6-APA）或 7-氨基头孢烷酸（7-ACA）作为母核，已合成目前在临床广泛使用的半合成青霉素类及头孢菌素类药物。同样也有许多各种各样的半合成红霉素、利福霉素等，都比原药的疗效更强、副作用更小。

1924 年人们已经使用硝酸甘油治疗心绞痛，之后利血平于 1953 年作为降压药上市应用。20 世纪 50 年代后，随着世界经济的发展，生活水平的提高，老龄化及心脑血管疾病成为人类第一大死亡因素。也几乎是在同时，随着生物学科的发展，人们对体内的代谢过程、身体的调节系统、疾病的病理过程有了更多的了解，对蛋白质、酶、受体、离子通道等有了更深入的研究，在心脑血管疾病的治疗方面发现了 β 受体阻滞剂、钙通道阻滞剂、血管紧张素转化酶抑制剂等药物。另外，在肿瘤的化学治疗方面，也由最初的氮芥、烷化剂，发展到有目的地进行细胞生长周期的调控，使大部分肿瘤的治疗效果有了较大的提高。如抗代谢类药物甲氨蝶呤主要用于治疗白血病，50 年代中期又将它用于治疗绒毛膜上皮癌，对未转移癌疗效达 100%。随着抗肿瘤抗生素、金属配合物、天然有效成分紫杉醇以及其他多种多样抗肿瘤药物的问世，不断丰富了药物化学的内容。这个时期是药物发展的黄金时期，我们将此阶段叫做"发展阶段"。

三、设计阶段

20 世纪 60 年代，由于定量构效关系的研究，使药物化学从盲目设计发展为有目的地合理设计，极大地丰富了药物化学的理论，这个阶段又叫"设计阶段"。特别是 80 年代以后，计算机学科的图像学技术的应用，使药物设计更加合理、可行；组合化学方法的发展，使快速大量合成化合物成为可能；高通量和自动化筛选技术的应用，缩短了药物发现的时间，大大加快了新药寻找过程；生物技术特别是分子克隆技术、人类基因组学、蛋白组学的形成和发展，为新药研究提供了更多的靶点。

项目一小结

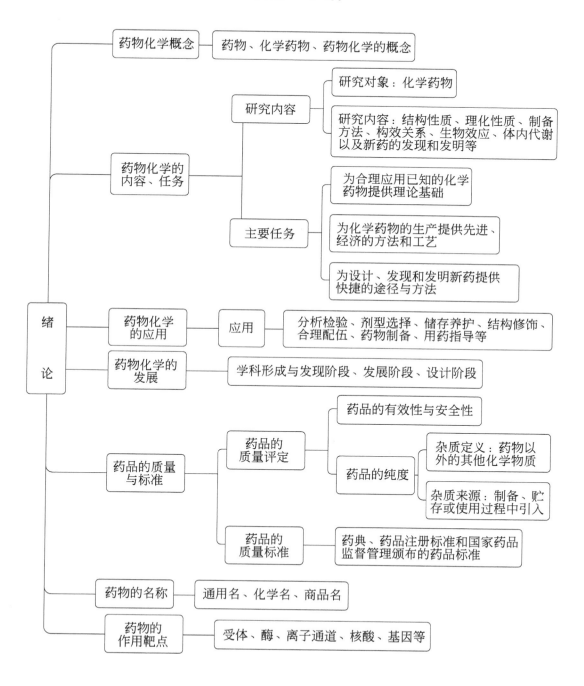

目标检测

1. 什么是药物化学？（利用网络平台上传背诵药物化学概念顺口溜录音）
2. 药物化学研究的对象、内容和任务有哪些？
3. 学习药物化学有哪些主要用途？
4. 谈一谈药品质量的重要性。如何控制药品的质量？
5. 药物的名称有几种？
6. 药物化学的发展经历了哪几个阶段？

项目二　解热镇痛药、非甾体抗炎药和抗痛风药

知识目标

1. 理解解热镇痛药的概念、作用机制。
2. 熟知解热镇痛药的类型及代表性药物。
3. 掌握阿司匹林、贝诺酯和对乙酰氨基酚的化学名称、结构特征、作用特点和代谢特点。

技能目标

1. 熟练掌握典型药物的化学鉴别方法。
2. 学会分析典型药物的结构特征；会应用理化性质分析、解决药物在合理用药、制剂、分析检验、储存养护、使用等方面的问题。

案例导入

俗话说："宝宝十病九烧"。儿科疾病中除了感冒咳嗽以外，发热是最常见的，也是比较严重的症状。严重的发热可能引起儿童脱水、酸碱平衡紊乱、惊厥、昏迷，可能留下严重后遗症，甚至导致死亡。因此，儿童发热应该引起足够的重视，那么应该选择哪些解热药呢？

分析讨论

儿童常用的解热药有布洛芬混悬液、对乙酰氨基酚等，其中对乙酰氨基酚疗效显著、副作用小。多数小儿解热药中都含有对乙酰氨基酚成分，它是日常生活中常用的解热镇痛药之一。布洛芬也是非甾体抗炎药中常用的一种解热药。本项目中我们将学习一些常用的解热镇痛药和非甾体抗炎药，以及抗痛风药。

解热镇痛药（Antipyretic Analgesics）系指既能使发热患者的体温降至正常，又能缓解中等程度疼痛的一类药物，其中多数兼有抗炎和抗风湿作用。由于解热镇痛药作用于外周神经系统，与吗啡类镇痛药物的作用机制不同，所以不易产生耐受性和成瘾性。

非甾体抗炎药（Nonsteroidal Antiinflammatory Drugs，NSAIDs）多有解热、镇痛作用，无甾体类药物的副作用，在临床上主要侧重于抗炎、抗风湿。

任务一　解热镇痛药

活动 1　解热镇痛药的基础知识

发热与疼痛是人们常常感受到的疾病症状，只有明白缘由才能合理用药。入侵体内的病原体及其内毒素类物质刺激人体中性粒细胞或其他细胞合成并释放内热源，内热源通过血脑屏障进入中枢，引起丘脑下部合成并释放大量致发热的物质前列腺素（PG），其作用于中枢使体温

调节点提高到正常水平之上，人体发热。

前列腺素已被确认是产生炎症的递质，它的生物合成与体内的花生四烯酸代谢有关（图 2-1）。当细胞膜受到损伤时，在磷酸酯酶的作用下，使与细胞膜磷脂结合的花生四烯酸释放出来呈游离状态，经两条途径代谢：一条是在环氧酶途径转化为前列腺素和血栓素；另一条是在脂氧酶的作用下，生成白三烯类物质，这也是一类炎症介质和过敏物质。两条途径有一定的平衡关系，其中一条途径受阻，会使另一条途径代谢增加，结果均使炎症进一步加剧。

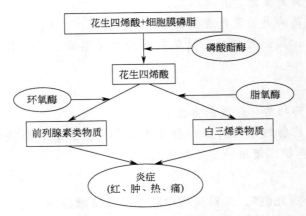

图 2-1　花生四烯酸代谢过程

目前临床上应用的解热镇痛药和非甾体抗炎药都是通过抑制环氧酶的活性，阻断前列腺素的合成发挥解热、镇痛及抗炎、抗风湿作用的，但环氧酶受抑制时，会代偿性地使脂氧酶活性增高，因此开发环氧酶和脂氧酶双重抑制剂是目前该类药物的发展方向之一。

解热镇痛药是作用于下丘脑的体温调节中枢，能使发热患者的体温降至正常，但不影响正常人的体温，并能缓解疼痛的药物。其与吗啡类镇痛药不同，镇痛范围仅限于头痛、牙痛、关节痛、肌肉痛、神经痛和月经痛等慢性钝痛，对外伤性疼痛和内脏平滑肌痉挛引起的绞痛等急性锐痛几乎无效。解热镇痛药大多数能减轻风湿病和痛风疼痛的症状，除苯胺类药物外，均有一定的抗炎作用。解热镇痛药按其化学结构可分为水杨酸类、苯胺类及吡唑酮类。

活动 2　解热镇痛药的典型药物

一、水杨酸类

阿司匹林（Aspirin）

化学名为 2-(乙酰氧基)-苯甲酸，又名乙酰水杨酸。

本品为白色或结晶性粉末，味微酸，有轻微醋酸臭。熔点 135～140℃，熔融时分解，测定时，先将传热液热至 130℃，再放入装样品毛细管，并控制温度每分钟上升 2.5～3.5℃。

本品在无水乙醚和水中微溶，在乙醇中易溶，在三氯甲烷或乙醚中溶解。在氢氧化钠溶液和碳酸钠溶液中溶解。

阿司匹林 2 位有乙酰氧基（酯键），在碱性条件（Na_2CO_3）下易水解，分解成水杨酸钠和醋酸钠，加热分解更快，加酸（H_2SO_4）酸化后析出水杨酸沉淀，产生醋酸臭气。反应式如下：

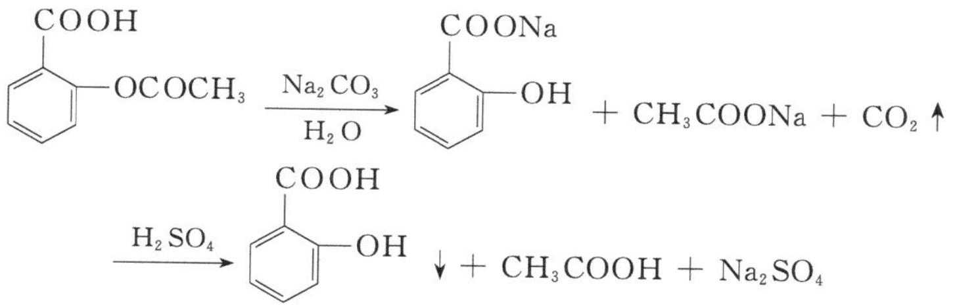

水解后的氧化性。本品水解后，生成水杨酸，可在空气中逐渐被氧化成一系列醌型有色物质，呈淡黄、红棕甚至深棕色，使阿司匹林变色。变色后的本品不能使用。

本品会因在生产中带入或贮存期水解而含有水杨酸，对人体有较大的副作用。阿司匹林的溶液加入三氯化铁试液，不发生变化。但将含有水杨酸的阿司匹林溶液，加入三氯化铁可显紫堇色，这是因为三价铁离子与水杨酸的羧基和酚羟基结合所致，此反应可用于检测阿司匹林中水杨酸的含量。

本品在生产过程中可引入或产生苯酚类、醋酸苯酯、水杨酸苯酯和乙酰水杨酸苯酯等杂质。这些杂质的酸性均小于阿司匹林，不溶于碳酸钠试液。故《中国药典》规定检查碳酸钠不溶物来控制上述杂质的含量。

在阿司匹林的合成过程中，温度过高（超过 75℃）会产生少量的乙酰水杨酸酐副产物，该杂质可引起过敏反应，故应检查其限量。

本品为环氧酶（COX）的不可逆抑制剂，可阻断前列腺素等内源性致热、致炎物质的生物合成，起到解热、镇痛、抗炎的作用。临床上主要用于缓解感冒发热和轻中度的疼痛，如头痛、牙痛、神经痛、肌肉痛及月经痛等，是治疗风湿热和类风湿关节炎的首选药物。本品也可减少血小板血栓素 A2 的生成，能起到防止血小板凝聚和血栓形成的作用。小剂量应用阿司匹林（25～50mg/d）可预防血栓的生成。

本品临床应用时对胃肠道有刺激性，长期应用甚至引起胃及十二指肠出血。为避免对胃刺激常制成肠溶衣片使用，也可制成前体药物供生产乙酰水杨酸铝、赖氨匹林和贝诺酯（Benorilate）等。

贝诺酯（Benorilate）

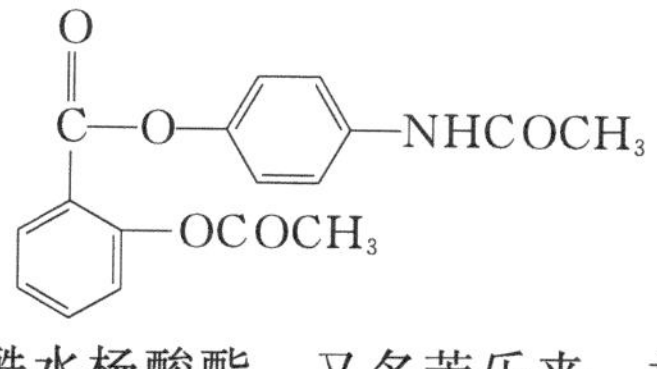

化学名为 4-乙酰氨基苯基乙酰水杨酸酯。又名苯乐来、扑炎痛、解热安。

本品为白色结晶或结晶性粉末，无臭。熔点为 177～181℃，易溶于沸乙醇，溶于沸甲醇，微溶于甲醇或乙醇，不溶于水。

本品结构中具有酯键和酰胺键，在酸性或碱性条件下易水解，生成的产物是对氨基苯酚和水杨酸，前者可发生重氮偶合反应。

本品是利用前药原理，将对乙酰氨基酚上的酚羟基与阿司匹林化学结构上的羧基形成酯键。它在体内因酯键可水解，生成阿司匹林和对乙酰氨基酚并发挥各自的疗效，同时还具有协同作用。该药最大的优点是对胃黏膜的刺激性大大减轻，安全范围大，主要用于风湿性关节炎及其他发热所引起的疼痛。

二、苯胺类

对乙酰氨基酚（Paracetamol）

$$OH-\!\!\!\bigcirc\!\!\!-NHCOCH_3$$

化学名为 N-（4-羟基苯基）乙酰胺。

本品又名扑热息痛。白色结晶或结晶性粉末，无臭，味微苦。在热水、乙醇中易溶。在水中微溶，在丙酮中溶解。熔点 168～172℃。

本品在空气中稳定。水溶中的稳定性与溶液的 pH 值有关，在 pH＝6 时最稳定。在潮湿及酸碱性条件下稳定性较差，对氨基酚为主要水解产物，可进一步氧化降解，生成醌类化合物，颜色逐渐变粉红色至棕色，最后为黑色，故制剂及保存时应注意。

$$HO-\!\!\!\bigcirc\!\!\!-NHCOCH_3 \xrightarrow{H_2O} HO-\!\!\!\bigcirc\!\!\!-NH_2 \longrightarrow O=\!\!\!\bigcirc\!\!\!=NH$$

本品结构中有酚羟基，遇三氯化铁试液产生蓝紫色化合物。

$$HO-\!\!\!\bigcirc\!\!\!-NHCOCH_3 + 1/3FeCl_3 \longrightarrow \left\{ {}^-O-\!\!\!\bigcirc\!\!\!-NHCOCH_3 \right\} 1/3Fe^{3+} + HCl$$

本品具有良好的解热镇痛作用，但无抗炎、抗风湿作用，常用作感冒药中的复方成分之一。临床上广泛用于感冒、发热、头痛、身体痛、关节痛及痛经等，正常剂量内对肝脏几乎无影响。超剂量或大剂量服用时，有毒性代谢物 N-乙酰亚胺醌产生，从而引起肝坏死。本品过量服用时，应及早服用 N-乙酰半胱氨酸来对抗解毒。

$$O=\!\!\!\bigcirc\!\!\!=NCOCH_3$$

N-乙酰亚胺醌

活动3　说一说，练一练

案例导入

某患者心急治感冒，混着吃了三种感冒药，结果出现了急性肝损伤症状。为什么叠加服用感冒药会伤肝？

分析讨论

目前大部分感冒药中所含的主要有效成分是对乙酰氨基酚，叠加服用感冒药会导致对乙酰氨基酚服用过量。对乙酰氨基酚在体内主要与葡糖醛酸成酯被排出体外，一小部分被氧化产生 N-羟基衍生物，此物可以进一步转化成毒性大的代谢物乙酰亚胺醌，再与 N-乙酰半胱氨酸、谷胱甘肽等物质结合，最后随尿排出。如过量服用对乙酰氨基酚，使肝脏中贮存的谷胱甘肽大部分被消耗，毒性代谢物可与肝蛋白质形成共价加成物，引起肝脏损害，严重者可致昏迷甚至死亡。

任务一小结

（1）水杨酸类药物主要有阿司匹林、贝诺酯等。阿司匹林分子中含有羧基而呈弱酸性。阿司匹林的合成过程中通常是在 50~60℃ 的水浴中加热进行酰化反应，应注意控制好温度。

（2）贝诺酯是利用前药原理，将对乙酰氨基酚上的酚羟基与阿司匹林化学结构上的羧基形成酯键，具有酯键和酰胺键，在酸性或碱性条件下易水解，生成的产物中对氨基苯酚可发生重氮偶合反应。

（3）对乙酰氨基酚的结构不稳定，在酸性及碱性条件下可水解。本品长期大量用药会引起肝脏损伤。

任务二　非甾体抗炎药

活动1　非甾体抗炎药的基本知识和类型

局部组织的红、肿、热、痛与炎症介质前列腺素有密切的关系。非甾体抗炎药（NSAIDs）能够抑制前列腺素（PG）合成，消除前列腺素对致炎物质的增敏作用，所以具有解热、镇痛及抗炎作用。非甾体抗炎药物的研究始于 19 世纪末水杨酸钠的使用。到 20 世纪 60 年代吲哚美辛和其他芳基乙酸衍生物的发现及在临床使用，推动了非甾体抗炎药的迅速发展，现已有不少新药陆续应用于临床，其中以氨基苯甲酸类较多。由于非甾体抗炎药无甾体药物的副作用，毒副作用小，安全性好，抗炎作用强，镇痛效果显著等，临床上广泛用于风湿性关节炎、类风湿关节炎、风湿热、骨关节炎、红斑狼疮和强直性脊柱炎等炎症，对感染性炎症也有一定的疗效。

本类药物按其化学结构可分为芳基烷酸类、3,5-吡唑烷二酮类、邻氨基苯甲酸类、1,2-苯并噻嗪类和其他类。

活动2　非甾体抗炎药的典型药物

一、芳基烷酸类

目前，芳基烷酸类药物的研究开发速度较快，本类药物不但消炎作用强，且毒性和副作用较少，已在临床广泛使用。根据其结构特点，又分为芳基乙酸类和芳基丙酸类。

（一）芳基乙酸类

1. 芳基乙酸类药物的性质、代谢特点和毒性

$$R-\!\!\!\!\bigcirc\!\!\!\!-CH_2COOH$$

（1）共性　含有羧基具有酸性，对胃肠道有刺激性。

（2）代谢特点　吲哚美辛和双氯芬酸钠口服吸收迅速，代谢产物活性降低或消失；舒林酸、萘丁美酮和芬布芬均为前药，在体内生成活性代谢物而发挥作用。

（3）毒性　大多数此类药物具有酸性，对胃肠道有刺激性，但制成前药后，可减少对胃肠道的刺激作用；对肝功能和造血系统有影响。此外，吲哚美辛对中枢神经系统影响较大。

2. 芳基乙酸类典型药物

吲哚美辛   双氯芬酸钠   舒林酸

萘丁美酮   芬布芬

（1）吲哚美辛（Indometacin）为白色或微黄色结晶性粉末；几乎无臭，无味；丙酮中易溶，甲醇、乙醇、三氯甲烷和乙醚中略溶；极微溶于甲苯，几乎不溶于水；可溶于氢氧化钠溶液中。熔点 158～162℃。

本品在空气中稳定，对光敏感。水溶液 pH 为 2～8 时较稳定，由于分子中含有酰胺结构，可在强酸或强碱条件下水解，水解物可被氧化成有色物质。本品含有游离的羧基，可用中和滴定法测其含量。

本品口服吸收迅速完全，2～3h 血药浓度达峰值，4h 可达给药量的 90%。代谢产物均无活性。

本品具有强力缓解炎症疼痛的作用，是最强的环氧酶（COX）抑制剂之一。但对中枢神经系统和消化系统有较大影响，现主要用于对水杨酸类药物有耐受性、疗效不显著的替代治疗，也可用于急性痛风和炎症发热。

（2）双氯芬酸钠（Diclofenac Sodium）为类白色或白色结晶性粉末，对舌、鼻有刺激感，略溶于水，易溶于乙醇或甲醇，不溶于乙醚、甲苯或三氯甲烷。有引湿性，注意防潮贮存。

本品具有很强的解热、镇痛和抗炎作用。其解热作用为吲哚美辛的 5 倍、阿司匹林的 35 倍；镇痛作用是吲哚美辛的 6 倍、阿司匹林的 40 倍。本品药效强，不良反应少，剂量小，个体差异性小。

本品口服吸收迅速，排泄快，长期应用无蓄积作用。

本品除了能够抑制环氧酶，减少前列腺素合成外，还能抑制脂氧酶，减少白三烯生成，这种双重作用可减少其不良反应的发生。此外，本品还可抑制花生四烯酸的释放，并减少其再摄取。

（3）舒林酸（Sulindac）为橙黄色结晶性粉末，无臭，味微苦。在三氯甲烷或甲醇中略溶，在乙醇或乙酸乙酯中微溶，在水中几乎不容。

本品为前体药物，需要在肝脏代谢，甲基亚砜基团还原成甲硫基后才能产生生物活性。而甲硫基化合物在肾脏排泄较慢，半衰期较长。因此，本品临床使用时。起效慢，作用持久，副作用小。

（4）萘丁美酮（Nabumetone）为白色结晶性粉末。熔点 80～81℃。

本品为前体药物，口服后经十二指肠吸收，经肝脏转化为主要活性物 6-甲氧基-2-萘乙酸，对环氧酶-2 有选择性抑制作用，而对胃肠道的环氧酶-1 无影响，故不良反应较少。

本品主要用于各种急、慢性关节炎，软组织风湿病，运动软组织损伤，术后疼痛等。

（5）芬布芬（Fenbufen）为白色或类白色结晶性粉末，味酸，无臭；在水中几乎不容，乙醇中溶解，热碱溶液中易溶。熔点 185～188℃。

本品为酮酸型前体药物，在体内代谢成联苯乙酸起作用，胃肠道反应小。

本品用于风湿性、类风湿性关节炎，也可用于术后疼痛、牙痛和外伤性疼痛。

（二）芳基丙酸类

1. 芳基丙酸类药物的性质与代谢

（1）共性　含有羧基，具有酸性，对胃肠道刺激性。

（2）结构特点　这类药物羧基的 α 位碳原子为手性碳原子，同一化合物的对映异构之间在生理活性、毒性、体内分布及代谢等方面均有差异。本类药物一般 S 异构体的活性高于 R 异构体。

（3）代谢特点　本类药物在体内手性异构体间能发生转化，一般是无效的 R 异构体转化为有活性的 S 异构体。其中，以布洛芬最为显著，无效的 $R(-)$ 布洛芬体内酶的催化下，发生构型转化，转化为活性的 $S(+)$ 布洛芬，故布洛芬临床上用其外消旋体，而萘普生临床上用 $S(+)$ 体。

2. 芳基丙酸类典型药物

布洛芬（Ibuprofen）

化学名为 2-(4-异丁基苯基) 丙酸。

本品为白色结晶性粉末，有异臭，几乎无味。易溶于乙醇、丙酮、乙醚和三氯甲烷中，水中几乎不容，易溶于氢氧化钠和碳酸钠溶液中。熔点 74.5～77.5℃。

本品的抗炎、镇痛和解热作用均大于阿司匹林，胃肠道不良反应少，对肝、造血系统无明显的不良反应。临床上广泛用于风湿性、类风湿性关节炎等。

饮酒或与其他非甾体抗炎药同时使用会增加胃肠道副作用，并有致溃疡的风险。

萘普生（Naproxen）

化学名为 $S-(+)-\alpha$-甲基-6-甲氧基-2-萘乙酸

本品为白色结晶性粉末，无臭或几乎无臭。在甲醇、乙醇和三氯甲烷中溶解，乙醚中略溶，几乎不溶于水。熔点 153～158℃。

本品为右旋光学活性体，口服吸收迅速而完全。临床上用于风湿性关节炎、类风湿性关节炎和风湿性脊柱炎等病症。

二、1,2-苯并噻嗪类

1. 1,2-苯并噻嗪类药物结构特点

1,2-苯并噻嗪类药物又被称为昔康类药物，是一类含有 1,2-苯并噻嗪基本结构（无羧基）

的酸性药物，分子结构中存在酸性的烯醇羟基，pK_a在4～6之间。该类药物对胃肠道的刺激性比一般的非甾体抗炎药小，为选择性环氧酶-2抑制剂。

2. 1,2-苯并噻嗪类的典型药物

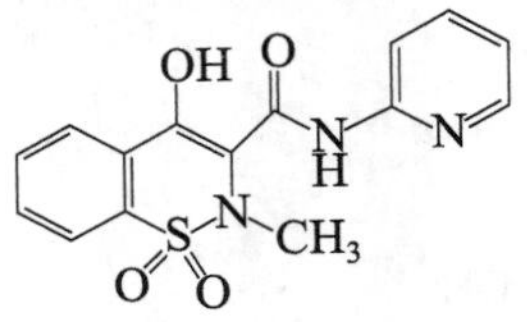

吡罗昔康 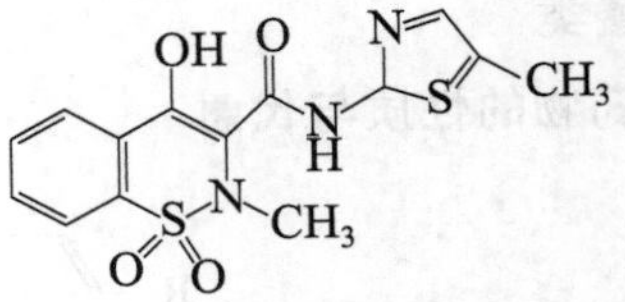　　　　　　　　　美洛昔康

吡罗昔康（Piroxicam）又名炎痛喜康，为类白色或微黄绿色的结晶性粉末，无味，无臭。在三氯甲烷中易溶，在丙酮中略溶，在乙醇或乙醚中微溶，几乎不溶于水，在酸中溶解，在碱中略溶。熔点198～202℃。

本品的三氯甲烷溶液，加入三氯化铁显玫瑰红色，可作为鉴别反应。

本品有较强的抗炎、镇痛和抗风湿作用，口服吸收迅速、完全。临床上主要用于类风湿性关节炎、骨关节炎等。同类药物还有美洛昔康（Meloxicam）、舒多昔康（Sudoxicam）、伊索昔康（Isoxicam）等。

三、3,5-吡唑烷二酮类

1. 3,5-吡唑烷二酮类药物的性质

3,5-吡唑烷二酮类是一类无羧基的酸性药物，分子结构中存在酸性的活性亚甲基，对胃肠道有刺激性。

2. 3,5-吡唑烷二酮类典型药物

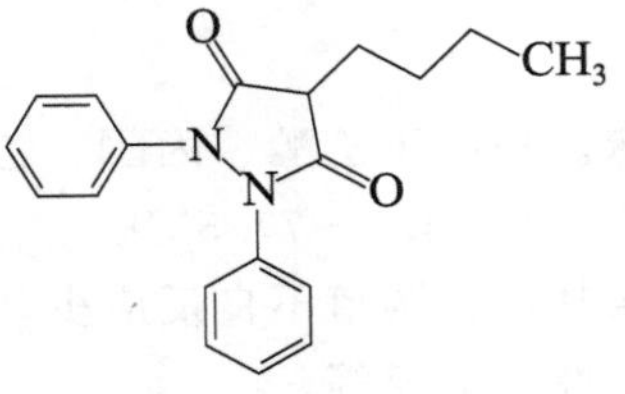

保泰松 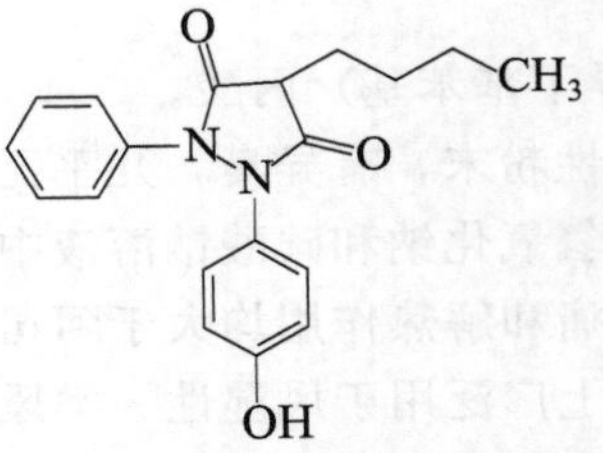　　　　　　　　　　羟布宗

保泰松（Phenylbutazone）是1946年由瑞士科学家首先合成的具有3,5-吡唑烷二酮结构的抗炎药物，具有良好的消炎镇痛及促尿酸排泄作用，被认为是治疗关节炎的一大突破，临床上用于治疗类风湿性关节炎和痛风病，但具有较严重的胃肠道副作用，并对肝脏和血象有不良影响。1961年发现保泰松在体内的活性代谢物羟布宗（Oxyphenbutazone）具有较强的消炎抗风湿作用，但毒副作用较小，被用于临床。γ-酮基保泰松也是保泰松的体内活性代谢物，作用类似于保泰松，用于治疗痛风和风湿性关节炎。

四、环氧酶COX-2抑制剂

1. 环氧酶COX-2抑制剂类药物的作用及风险

非甾体抗炎药是通过抑制环氧酶的活性，阻断炎症部位的前列腺素的生物合成，产生抗炎作用的。但绝大多数药物显示酸性，对胃肠道有刺激性，且对胃黏膜有保护作用的前列腺素的分泌有影响，因而产生胃肠道的不良反应，从而限制了这类药物的应用。后来，人们发现环氧酶有两种亚型，其中，环氧酶-2是产生炎症的亚型。人们开发选择性抑制环氧酶-2的药物，能够减轻或避免对胃肠道的损害，是目前非甾体抗炎药研究的新领域。

近年来，临床应用提示选择性的环氧酶-2抑制剂有引起患者增加心血管血栓事件的风险，有些患者因血管血栓引起心脏病发作，心肌梗死或卒中等严重不良反应。主要原因是环氧酶-2抑制剂抑制血管内皮的前列腺素合成，使血管内的前列腺素和血小板中的血栓素动态平衡被打破，引起血栓素升高，促进血栓形成。因此，各国药品监督管理部门均要求对这类药物的标签增加警示性标志。

2. 环氧酶COX-2抑制剂类药物

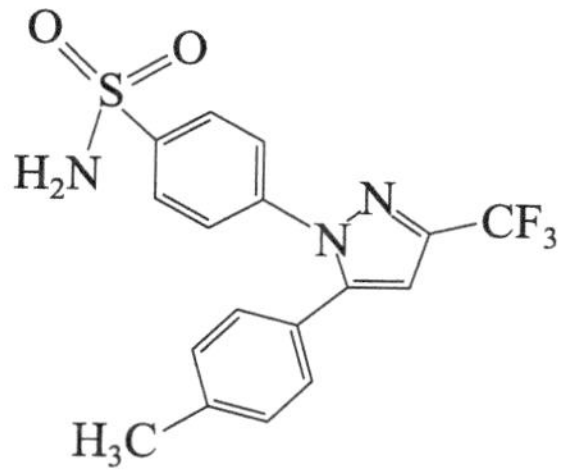

塞来昔布 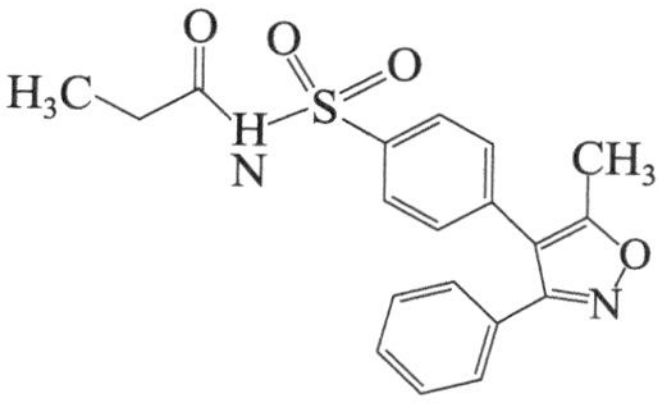　　　　　　　　　　帕瑞考昔

（1）塞来昔布（Celecoxib）为白色或浅黄色粉末，溶于甲醇、乙醇、二甲基亚砜等有机溶剂，不溶于水。熔点160～163℃。

本品用于治疗类风湿性关节炎和骨关节炎引起的疼痛，也可用于减少家族性腺瘤性息肉患者结直肠的息肉数目的辅助治疗。磺胺过敏反应、消化道反应、神经系统反应和心血管系统反应为本品的主要不良反应。

（2）帕瑞考昔（Parecoxib）为全球第一种注射用选择性环氧酶-2抑制剂。本品为伐地昔布的前体药物，适用于手术后疼痛的短期治疗。

五、其他类

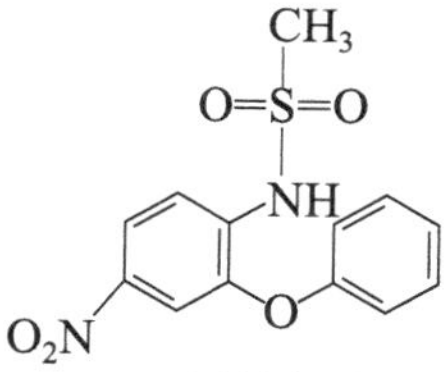

尼美舒利

尼美舒利（Nimesulide）为黄色或淡黄色结晶性粉末，不溶于水，微溶于乙醇，易溶于丙酮。熔点148～150℃。

本品具有抗炎、镇痛、解热作用，适用于慢性关节炎（包括类风湿性关节炎和骨关节炎等）、手术和急性创伤性疼痛、耳鼻咽部炎症引起的疼痛、上呼吸道感染引起的发热症状等。

拓展阅读

夺命退热药——尼美舒利

2010年11月26日，一则报道称尼美舒利用于儿童退热时，对中枢神经及肝脏造成损伤的案例频频出现。一种通用名为"尼美舒利"的儿童退热药，被推上药品安全性疑虑的风口浪尖。此事件被称为"尼美舒利事件"。2011年5月15日，国家食品药品监督管理局发布通知，责令相关企业修改尼美舒利说明书，尼美舒利口服制剂禁止用于12岁以下儿童。

任务二小结

（1）布洛芬的药用产品多为消旋体，合成初期是由甲苯与丙烯在钠-碳（钠-氧化铝）的催化下制得异丁基苯，再由异丁基苯经过一系列反应得到本品。

（2）吲哚美辛在空气中稳定，但遇光会逐渐分解；其水溶液在 pH 2～8 时较稳定，遇强酸或强碱易水解。

任务三　抗痛风药物

活动 1　抗痛风药的类型

痛风是由体内嘌呤代谢紊乱所致的一种疾病。临床表现主要为高尿酸血症，致使尿酸盐在关节、肾脏及结缔组织中结晶析出，从而引起痛风性关节炎及痛风性肾病和肾尿酸盐石症等肾的损害。

正常情况下低嘌呤饮食时，体内的嘌呤合成与分解处于相对稳定的状态，随尿液排出的尿酸量是恒定的。当嘌呤代谢紊乱时，嘌呤的合成与分解失衡，次黄嘌呤的含量增加，导致黄嘌呤和尿酸的合成增加，使血液和尿液中尿酸盐的含量增加，容易诱发痛风症状的出现。

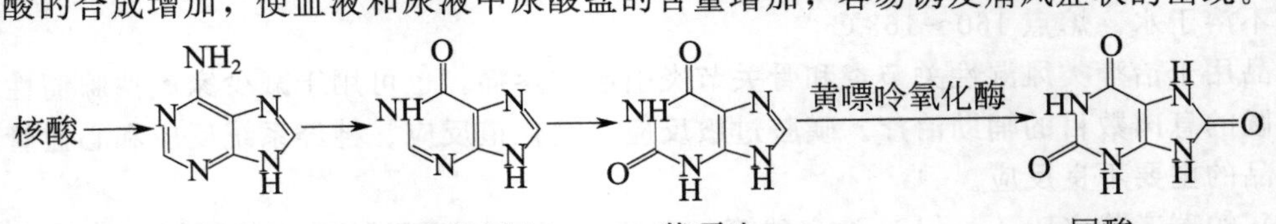

核酸 → 腺嘌呤 → 次黄嘌呤 → 黄嘌呤 ——黄嘌呤氧化酶——→ 尿酸

抗痛风药根据其作用特点主要分为三大类：尿酸合成阻断剂类，如别嘌醇；尿酸排泄剂类，如丙磺舒、苯溴马隆；抗痛风发作药类，如吲哚美辛，此药物通常作为急性痛风的首选药物。阿司匹林也常用于治疗痛风。

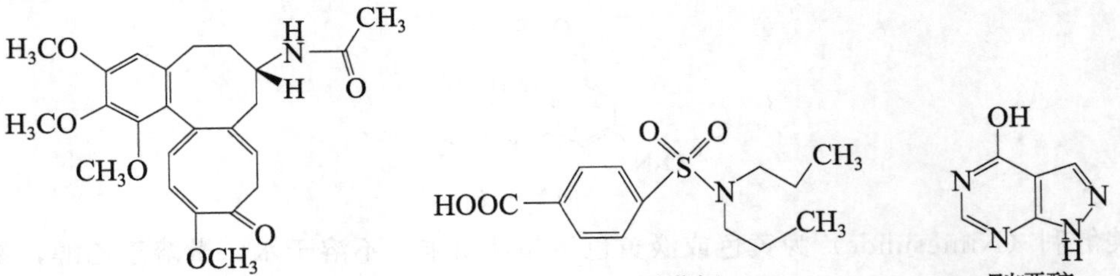

秋水仙碱　　　　　　　丙磺舒　　　　　　　别嘌醇

活动 2　抗痛风药物的作用特点

（1）秋水仙碱（Colchicine），最初是从百合科植物秋水仙中提取得到的一种生物碱，为淡黄色结晶性粉末，熔点 142～145℃。遇光颜色变深，需避光密闭保存。本品对急性痛风性关节炎有选择性的消炎作用，对一般性疼痛、炎症及慢性痛风均无效，也无降低血中尿酸水平的作用。秋水仙碱还能抑制细胞有丝分裂，有一定的抗肿瘤作用。本品毒性较大，长期用药可产生骨髓抑制，胃肠道反应是严重中毒前兆，应立即停药。

（2）丙磺舒（Probenecid）为白色结晶性粉末，无臭，味微苦，熔点 198～201℃。易溶于丙酮，略溶于乙醇和三氯甲烷，不溶于水。本品抑制尿酸在近曲小管的主动再吸收，增加尿酸的排泄而降低血中尿酸盐的浓度，缓解和防止尿酸盐结晶的形成，减少关节的损伤，也可促进已形成的尿酸盐的溶解。无抗炎、镇痛作用，用于慢性痛风病的治疗。本品也可竞争性地抑制有机弱酸类药物如青霉素等在肾小管的排泄，使有机弱酸类药物的重吸收增加，血药浓度增加，延长作用时间，故也被称为抗菌增效剂。

（3）别嘌醇（Allopurinol）为白色或类白色结晶性粉末，几乎无臭，熔点350℃以上。在碱液中易溶，微溶于水或乙醇，不溶于三氯甲烷。本品及其体代谢物别黄嘌呤可抑制黄嘌呤氧化酶，使尿酸的合成减少，降低血中尿酸浓度，减少尿酸盐在关节、肾脏和骨的沉着。临床上主要用于痛风、痛风性肾病等。

任务三小结

（1）别嘌醇通过抑制黄嘌呤氧化酶减少尿酸生成，为尿酸合成阻断剂。
（2）丙磺舒、苯溴马隆为促尿酸排泄剂。
（3）秋水仙碱可用于治疗急性痛风。

项目二小结

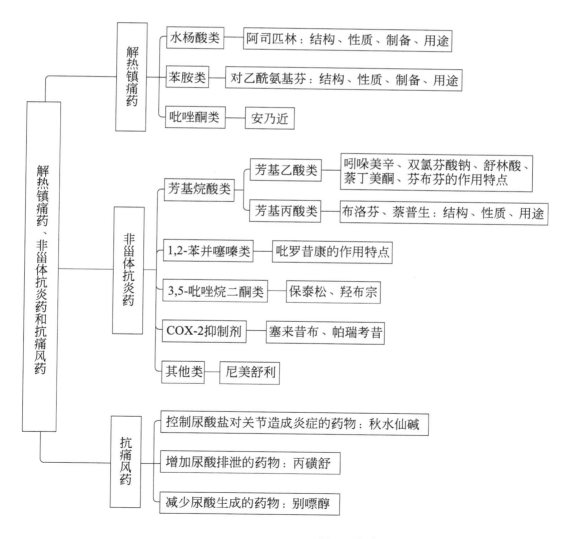

目标检测

一、选择题

（一）A 题型（单选题）

1. 下列叙述中与阿司匹林不符的是（　　）。

A. 可溶于碳酸钠溶液中　　　　　　　B. 在干燥状态下稳定，遇湿气缓慢分解

C. 与三氯化铁反应现蓝紫色　　　　　D. 环氧化酶的不可逆抑制剂

E. 可用于治疗风湿热和类风湿关节炎

2. 下列叙述中与对乙酰氨基酚不符的是（　　）。

A. pH6 时最稳定　　　　　　　　　　B. 暴露在潮湿及酸碱条件下，颜色会逐渐变深

C. 代谢产物之一是 N-羟基衍生物，有毒性反应，应服用 N-乙酰半胱氨酸对抗

D. 具有解热、镇痛、抗炎作用　　　　E. 加 FeCl 反应显蓝紫色

3. 非甾体抗炎药物的作用机制是（　　）。

A. β-内酰胺酶抑制剂　　　　B. 环氧化酶抑制剂　　　　C. 二氢叶酸还原酶抑制剂

D. D-丙氨酸多肽转移酶抑制剂，阻止细胞壁形成　　　　E. 磷酸二酯酶抑制剂

4. 具有 1,2-苯并噻嗪结构的非甾体抗炎药是（　　）。

A. 萘普生　　B. 吲哚美辛　　　　C. 美洛昔康　　　　D. 芬布芬　　　　E. 酮洛芬

5. 下列药物中不含有羧基，却具有酸性的是（　　）。

A. 阿司匹林　　B. 美洛昔康　　　　C. 布洛芬　　　　D. 双氯芬酸　　　E. 吲哚美辛

6. 下面哪个药物临床使用消旋体，在体内代谢中 R 型异构体可转化成 S 型异构体？（　　）

A. 阿司匹林　　B. 美洛昔康　　　　C. 萘普生　　　　D. 布洛芬　　　　E. 双氯芬酸钠

7. 下面哪个药物具有手性碳原子，临床上用 S(+) 异构体？（　　）

A. 贝诺酯　　　B. 美洛昔康　　　　C. 萘普生　　　　D. 羟布宗　　　　E. 双氯芬酸钠

8. 下列哪个药物属于选择性 COX-2 抑制剂？（　　）

A. 安乃近　　　B. 塞来昔布　　　　C. 阿司匹林　　　D. 甲芬那酸　　　E. 双氯芬酸钠

9. 来源于天然植物，长期使用会产生骨髓抑制毒副作用的抗痛风药是（　　）。

A. 别嘌醇　　　B. 秋水仙碱　　　　C. 苯溴马隆　　　D. 阿司匹林　　　E. 贝诺酯

（二）B 型题（每小组 5 个备选答案，备选答案可重复，可不选）

[1～3] A. 别嘌醇　　B. 帕瑞考昔　　C. 丙磺舒　　　　D. 尼美舒利　　　E. 羟布宗

1. 属于 3,5-吡唑烷二酮类非甾体抗炎药的是（　　）。

2. 属于选择性 COX-2 抑制剂的是（　　）。

3. 属于黄嘌呤氧化酶抑制剂的是（　　）。

[4～6] A. 贝诺酯　　B. 洛伐他汀　　C. 舒林酸　　　　D. 芬布芬　　　　E. 布洛芬

4. （　　）是吲哚美辛生物电子等排体的衍生物，是前药。

5. （　　）是阿司匹林和对乙酰氨基酚的前药。

6. （　　）是酮酸型的前体药物。

（三）C 型题（综合分析选择题）

一名癌症患者，虽有痛感但可忍受，为了使疼痛得到缓解，提高患者战胜病魔的信心，改善生存质量，采用有效的止痛治疗。

1. 根据病情表现，适合选用的治疗药物是（　　）。

A. 吗啡　　　　B. 哌替啶　　　C. 阿司匹林　　　D. 可待因　　　　E. 曲马多

2. 选用治疗药物的结构特征是（　　）。

A. 水杨酸类　　B. 苯胺类　　　　C. 哌啶类　　　D. 哌嗪类　　　E. 吡唑酮类

（四）X型题（多选题）

1. 下列哪些是前药？（　　）

A. 萘丁美酮　　B. 酮洛芬　　　C. 芬布芬　　　D. 舒林酸　　　E. 贝诺酯

2. 下列化学结构类型中哪些是非甾体抗炎药？（　　）

A. 吡唑酮类　　　　　　B. 芳基烷酸类　　　　C. 喹诺酮类

D. 3,5-吡唑烷二酮类　　E. 1,2-苯并噻嗪类

3. 下列属于抗痛风药的有（　　）。

A. 贝诺酯　　B. 秋水仙碱　　C. 美洛昔康　　D. 别嘌醇　　　E. 塞来昔布

二、简答题

1. 阿司匹林和对乙酰氨基酚比较，哪个更不稳定？为什么？

2. 阿司匹林中的游离水杨酸杂质是如何引入的？

三、实例分析

1. 某实验室有两瓶白色药片，已知是阿司匹林和对乙酰氨基酚，但因保管不当，药瓶标签纸脱落。你能否用化学方法对其进行鉴别，给它们补上标签？

2. 一位60岁女性患者，误服过量对乙酰氨基酚，引起肝毒性。试分析其原因，应使用哪种药物解毒？

项目三　中枢神经系统药物

知识目标

1. 理解中枢神经系统用药的作用特点及作用机制。
2. 熟知中枢神经系统用药的结构分类及代表性药物。
3. 掌握典型药物的化学名称、结构特征、作用特点和代谢特点。

技能目标

1. 熟练掌握典型药物的化学鉴别方法。
2. 学会分析典型药物的结构特征；会应用理化性质分析、解决药物在合理用药、药物制剂制备、分析检验、储存养护、使用等方面的问题。

中枢神经系统用药包括镇静催眠药、抗癫痫药、抗精神失常药、镇痛药、中枢兴奋药等。镇静药可使服用者处于安静或思睡状态，催眠药可诱导服用者产生睡意，两者之间并无严格区别，都对中枢神经系统产生抑制作用。通常小剂量时产生镇静作用，较大剂量时产生催眠作用，适当剂量时产生麻醉、抗惊厥作用，故统称为镇静催眠药。抗癫痫药可以抑制惊厥，用于治疗癫痫发作。抗精神失常药是在不影响人的意识的条件下，缓解精神疾病患者的紧张、躁动、忧郁和消除幻觉等，发挥其安定作用。中枢兴奋药可以提高中枢神经系统的机能活动，具有兴奋大脑、改善脑功能、选择性兴奋延髓呼吸中枢等功能。

任务一　镇静催眠药

活动 1　失眠和常用镇静催眠药的类型

睡眠是一种自发的和可逆的静息状态，表现为机体对外界刺激的反应性降低和意识的暂时中断。人的一生大约有 1/3 的时间是在睡眠中度过的。当处于睡眠状态中时，可以使大脑和身体得到休息和恢复，有助于日常的工作和学习。

失眠是指由各种原因引起的入睡困难、睡眠深度过浅或频度过短、早醒及睡眠时间不足或质量差的一种常见疾病。目前临床上常用的镇静催眠药按照化学结构可分为巴比妥类、苯二氮䓬类及其他类型。早期巴比妥类药物曾作为主要的镇静催眠药使用，但是该类药物具有严重的耐药性和依赖性，现在巴比妥类药物主要用作抗癫痫药物，对于失眠，首选苯二氮䓬类药物进行治疗。

一、巴比妥类药物

巴比妥类药物是临床上使用较早的一类镇静催眠药，为 5,5-二取代巴比妥酸（丙二酰脲）的衍生物。巴比妥酸本身并不具有治疗作用，只有 C-5 上的两个氢原子都被烃基取代后才能产生活性。由于 5 位取代基的不同，其作用时间长短亦不同，一般按照作用时间的长短可分为长效、中效、短效及超短效四类（见表 3-1）。

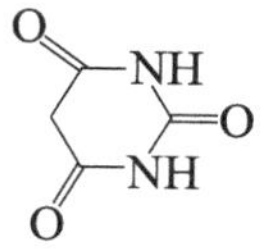

巴比妥酸(丙二酰脲) 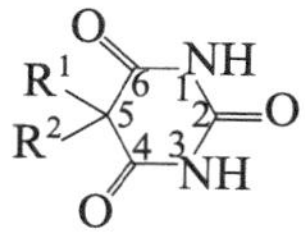　　　巴比妥类药物基本结构

表 3-1　常见巴比妥类药物

药物名称	化学结构	作用类型	主要用途
苯巴比妥	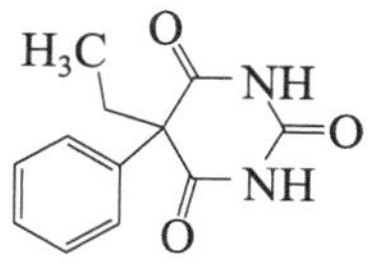	长效	癫痫大发作
异戊巴比妥	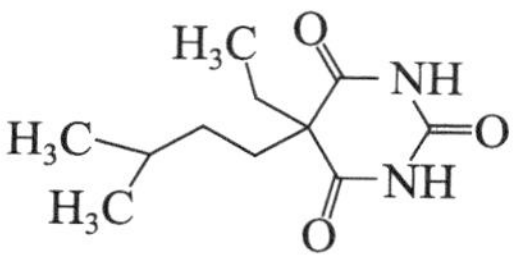	中效	催眠
司可巴妥	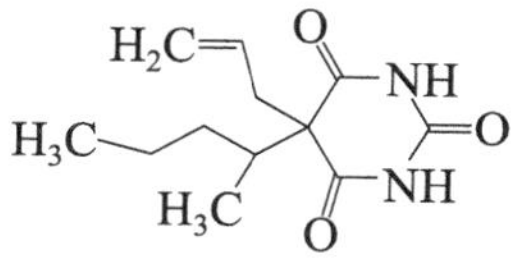	短效	催眠
硫喷妥钠	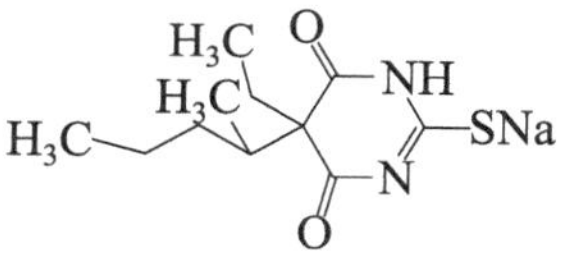	超短效	催眠、静脉麻醉

研究表明，巴比妥类药物 5 位碳上的两个氢必须都被取代，且取代基碳原子总数在 4～8 之间时，具有良好的镇静催眠作用。2 位上的羰基氧原子可用生物电子等排体硫原子代替，使脂溶性增大，起效加快，同时由于容易在体内解离，作用时间短，为超短效药物（如硫喷妥钠，临床上常用作静脉麻醉）。3 位或 1 位氮原子上引入甲基等可使脂溶性增加，起效快，易代谢，但两个位置上同时引入甲基则可能有致惊厥作用。

同时由于 5 位碳上取代基的氧化反应是巴比妥类药物代谢的主要途径，因此巴比妥类药物在体内的作用时间长短主要与 5 位碳上的取代基有关。

（1）当 5 位碳上取代基为饱和直链烷烃或芳烃时，不容易被氧化代谢，因此停留在体内的时间长，即药物的镇静催眠作用时间长，如苯巴比妥为长效巴比妥。

（2）当 5 位碳上取代基为支链烷烃或不饱和烃基时，易被氧化代谢，则镇静催眠作用时间短，如司可巴妥为短效巴比妥。

二、苯二氮䓬类

苯二氮䓬类药物是 20 世纪 60 年代后出现的一类镇静催眠药，由于此类药物成瘾性小、安全范围大，逐渐取代了巴比妥类药物，在临床上成为镇静、催眠、抗焦虑的首选药物。

苯二氮䓬类药物的结构特征是具有苯环和七元亚胺内酰胺环骈和的 1,4-苯并二氮杂䓬类母核。本类药物中首先使用在临床上的是氯氮䓬，在氯氮䓬的结构改造中，发现分子中氮氧化和脒的结构都不是活性的必需结构，经结构简化得到同类药物地西泮，其作用较氯氮䓬强，现已广泛用作镇静催眠药。在地西泮的代谢研究中发现，它在体内经 N-脱甲基和 C-3 位氧化的代谢产物奥沙西泮具有活性，其作用强度与地西泮相同，但毒副作用比地西泮低，现已成为常用药物。受奥沙西泮发现的启发，后来又开发出了劳拉西泮。主要药物见表 3-2。

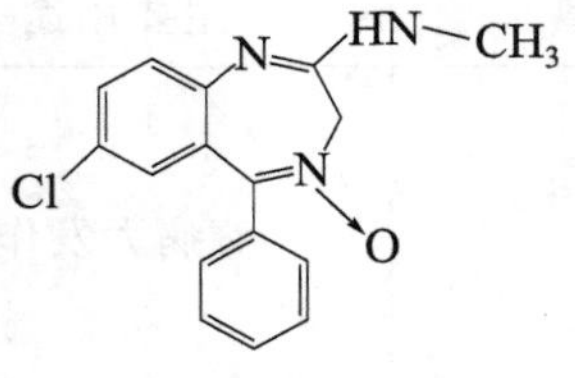

氯氮䓬 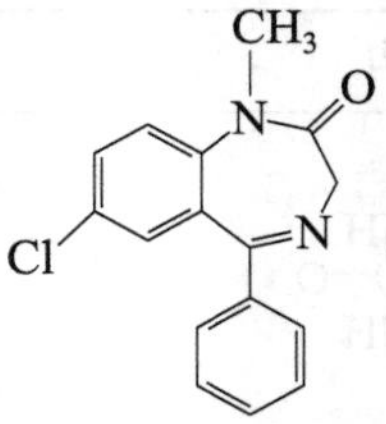　　　　　　　　地西泮 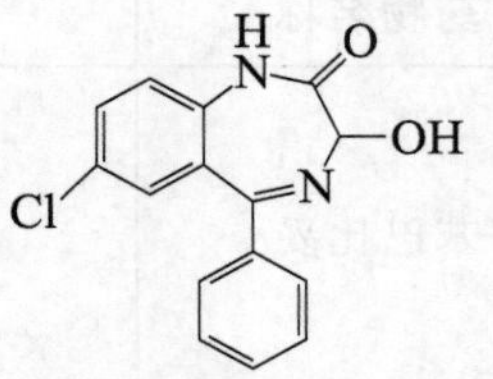　　　　　　　　奥沙西泮

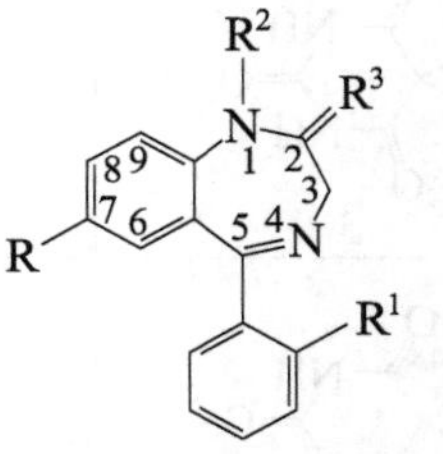

苯二氮䓬类镇静催眠药的基本结构

表 3-2　常见的苯二氮䓬类镇静催眠药

药物名称	取代基				作用特点
	R	R^1	R^2	R^3	
硝西泮	NO_2	H	H	O	具有镇静催眠、抗焦虑及较强的抗惊厥作用，抗癫痫作用强
氯硝西泮	NO_2	Cl	H	O	抗癫痫作用较强，作用迅速，具有广谱抗癫痫作用
氟西泮	Cl	F	$C_2H_4N(C_2H_5)_2$	O	具有较好的催眠作用，治疗因焦虑所致失眠效果较好
劳拉西泮	Cl	Cl	H	O	是奥沙西泮 5 位苯环的邻位上引入氯原子，作用较奥沙西泮强且持久

苯二氮杂䓬类药物的构效关系：

（1）苯二氮杂䓬分子中的七元亚胺内酰胺环为活性必需结构。

（2）在分子的 7 位和 5 位苯环取代的邻位（C-2′位）引入吸电子基团，可以显著增强活性，吸电子能力越强，作用越强，其作用强度次序为—NO_2 > —Br > —CF_3 > —Cl。

（3）在 1,2 位并入杂环（如三唑环），可增加药物代谢稳定性和对受体的亲和力，使生物活性明显提高。

（4）4,5 位双键被饱和，药物活性下降。

活动 2　镇静催眠典型药物

地西泮（Diazepam）

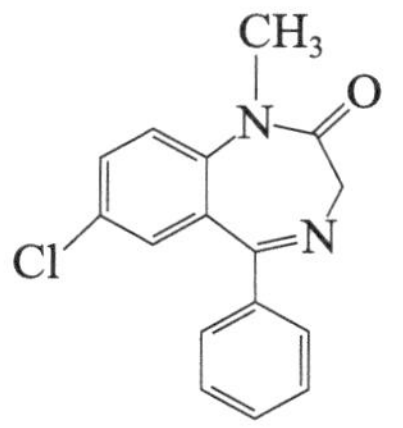

化学名为 1-甲基-5-苯基-7-氯-1,3-二氢-2H-1,4-苯并二氮杂䓬-2-酮，又名安定。

本品为白色或类白色的结晶性粉末；无臭。本品在丙酮或三氯甲烷中易溶，在乙醇中溶解，在水中几乎不溶。熔点为 130～134℃。

本品分子中具有内酰胺及亚胺的结构，在酸或碱性溶液中，受热易水解，生成黄色的 2-甲氨基-5-氯-二苯甲酮和甘氨酸，水解开环发生在苯二氮杂䓬环的 1,2 位和 4,5 位之间，两个反应平行进行。1,2 位的水解是不可逆的，4,5 位的开环是可逆的，在酸性下开环，在碱性下又重新环合。因此本品口服后，在胃酸作用下，发生 1,2 位和 4,5 位的开环，但是 4,5 位开环的衍生物进入碱性的肠道后，又会重新闭环形成原药。因此，4,5 位的开环不影响药物的生物利用度。

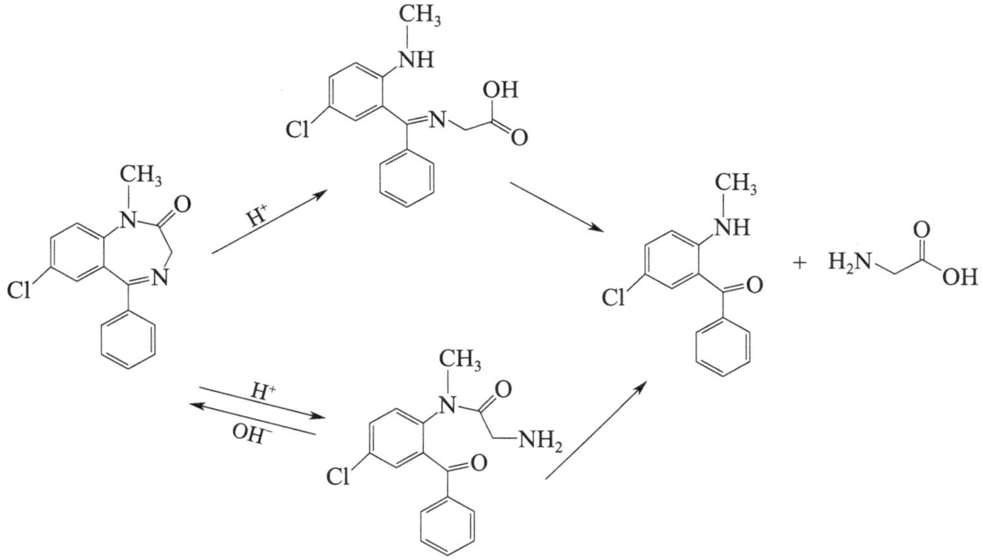

本品溶于硫酸，在紫外光灯（365nm）下观察，显黄绿色荧光。

本品溶于稀盐酸，加碘化铋钾试剂，即产生橙红色沉淀，放置颜色加深。

本品口服吸收快，生物利用度约为 76%，主要在肝脏代谢，其代谢途径为 N-1 去甲基、C-3 羟基化，其代谢产物为替马西泮、奥沙西泮和 N-去甲地西泮。本品有肝肠循环，长期用药有蓄积作用，主要以代谢物的游离或结合形式经肾脏排泄。本品及其代谢物脂溶性高，容易透过血脑屏障，可通过胎盘，也可分泌入乳汁。

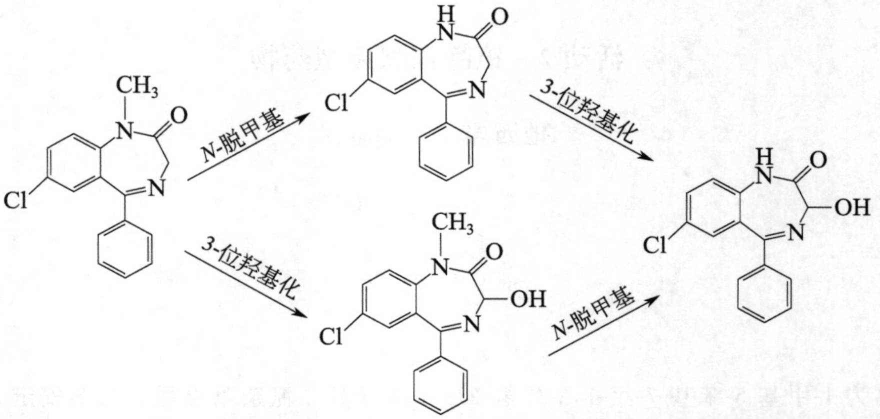

本品具有抗焦虑、镇静、催眠、抗癫痫等作用，临床主要用于治疗焦虑症、失眠及各种神经官能症。

奥沙西泮（Oxazepam）

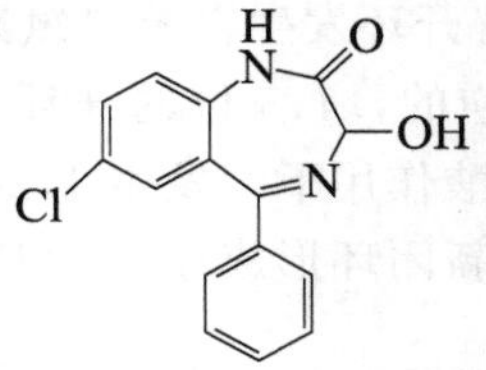

化学名为 5-苯基-3-羟基-7-氯-1,3-二氢-2H-1,4-苯并二氮杂䓬-2-酮，又名去甲羟基安定、舒宁。

本品为白色或类白色结晶性粉末；几乎无臭。本品在乙醇、三氯甲烷及丙酮中微溶，在乙醚中极微溶解，在水中几乎不溶。熔点为 198～202℃，熔融的同时分解。

本品的 C-3 位是手性碳原子，因此有一对旋光异构体，右旋体的活性比左旋体强。目前临床上使用奥沙西泮的外消旋体。

本品在酸或碱中加热水解，能生成 2-苯甲酰基-4-氯苯胺、乙醛酸和氨，其中前者经重氮化，再与碱性 β-萘酚偶合，生成橙色的偶氮化合物，放置后色渐变深，可用于和 1 位甲基取代的苯二氮䓬类（地西泮）区分。

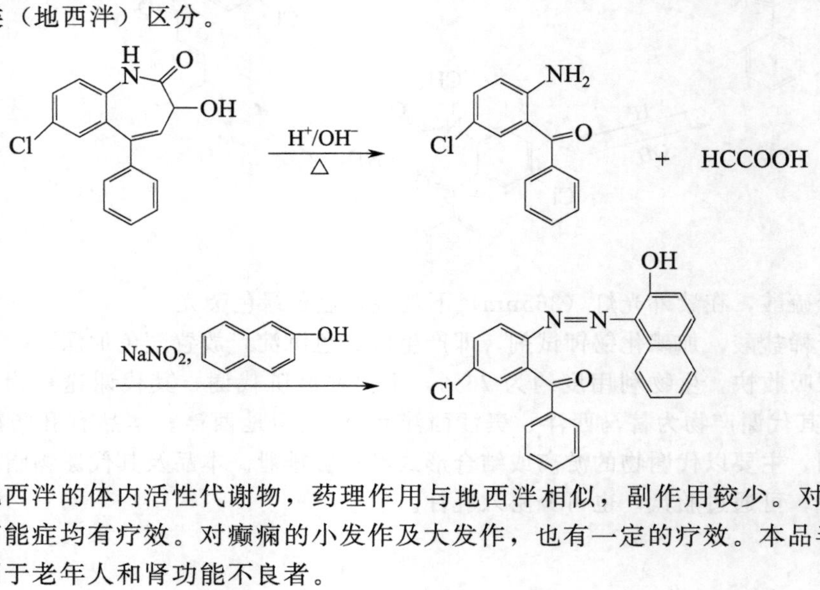

本品为地西泮的体内活性代谢物，药理作用与地西泮相似，副作用较少。对紧张、焦虑、失眠及神经官能症均有疗效。对癫痫的小发作及大发作，也有一定的疗效。本品半衰期短，易于清除，适用于老年人和肾功能不良者。

苯二氮䓬类药物 1,2 位在胃中易开环分解，影响其生物利用度。在其 1,2 位引入三氮唑环，可增强其稳定性，提高与受体的亲和力，活性显著增强，如艾司唑仑、阿普唑仑和三唑仑，活性均比地西泮强几十倍。

艾司唑仑（Estazolam）

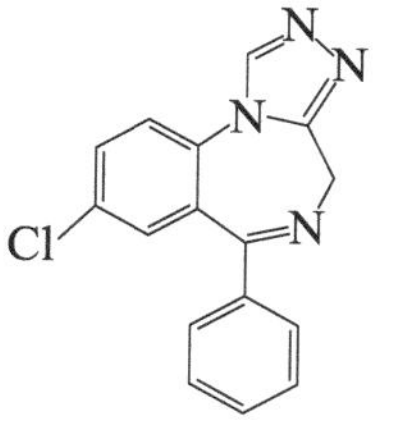

化学名为 6-苯基-8-氯-4H-[1,2,4]-三氮唑[4,3-α][1,4]苯并二氮杂䓬，又名舒乐安定。

本品为白色或类白色的结晶性粉末；无臭。本品在三氯甲烷中易溶，在甲醇中溶解，在乙酸乙酯或乙醇中略溶，在水中几乎不溶；在醋酐中易溶。本品的熔点为 229～232℃。

本品的苯二氮杂䓬结构在 1,2 位上并入了三唑环，不仅使代谢稳定性增强，药物不易在 1,2 位水解开环，而且增加了药物与受体的亲和力，因此本品生理活性增强。

本品的 5,6-亚胺键结构不稳定，在酸性、室温条件下，可发生水解开环，在碱性条件下可逆性闭环，因而不影响药物的生物利用度。

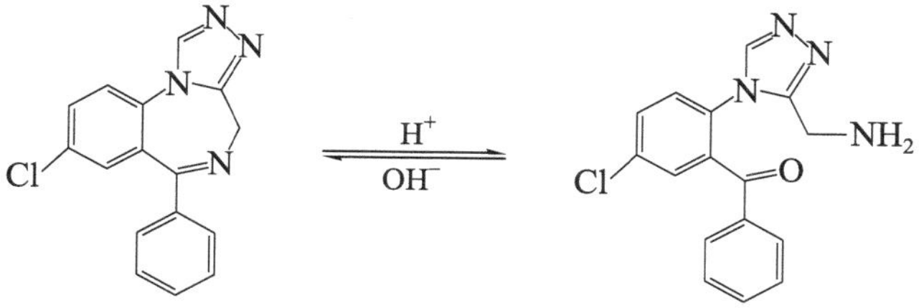

本品在稀盐酸溶液中加热煮沸 15min，三唑环可开环，放冷后能发生重氮偶合反应。

本品加硫酸，在紫外光灯（365nm）下观察，显天蓝色荧光。

本品可用于焦虑、失眠及癫痫大小发作和术前镇静等，用量少，毒副作用小。

案例导入

《中国药典》2020 年版奥沙西泮的鉴别：取本品约 10mg，加盐酸溶液 15ml，缓缓煮沸，置冰水中冷却，加亚硝酸钠试液 4ml，用水稀释成 20ml，再置冰浴中，10min 后，滴加碱性 β-萘酚试液，即产生橙红色沉淀，放置色渐变暗。

分析讨论

1. 通过此实验能否鉴别地西泮和奥沙西泮？为什么？
2. 用反应式表示奥沙西泮的鉴别反应。

活动 3　镇静催眠药物发展

临床上除传统的巴比妥类和苯二氮䓬类镇静催眠药外，还有一些具有酰胺结构的杂环化合物及氨基甲酸酯类化合物也可作为镇静催眠药，如水合氯醛、甲乙哌酮等，但这些镇静催眠药现在使用得很少。

20 世纪 90 年代，随着唑吡坦的上市和使用人群的增加，这些安全性更高的非苯二氮杂䓬类新型镇静催眠药物，如佐匹克隆、丁螺环酮逐渐成为欧美国家的主要的镇静催眠药。本类药物治疗指数高，安全性高，在提高睡眠质量等方面较苯二氮䓬类药物更理想，基本不改变正常的生理睡眠结构，无成瘾性和耐受性。

酒石酸唑吡坦（Zolpidem Tartrate）

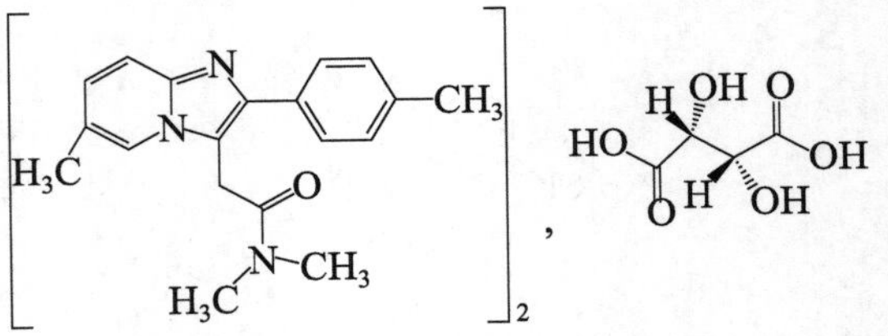

化学名为 N，N，6-三甲基-2-(4-甲基苯基)咪唑并[1,2-a]吡啶-3-乙酰胺-L-（＋）-酒石酸盐。

本品为白色或类白色结晶性粉末；无臭；略有引湿性。

本品在甲醇中略溶，在水或乙醇中微溶，在三氯甲烷或二氯甲烷中几乎不溶；在 0.1mol/L 盐酸溶液中溶解。

本品对光和热均稳定，水溶液在 pH1.5～7.4 稳定。

本品分子中具有酰氨基，在酸、碱催化下发生水解，药效降低。

本品通过选择性地与中枢神经系统的 ω_1 受体亚型结合，产生药理作用，是 ω_1 受体亚型的完全激动剂。本品小剂量时，能缩短入睡时间，延长睡眠时间，在正常治疗周期内，极少产生耐受性和成瘾性。临床用于治疗各种失眠症。

佐匹克隆（Zopiclone）

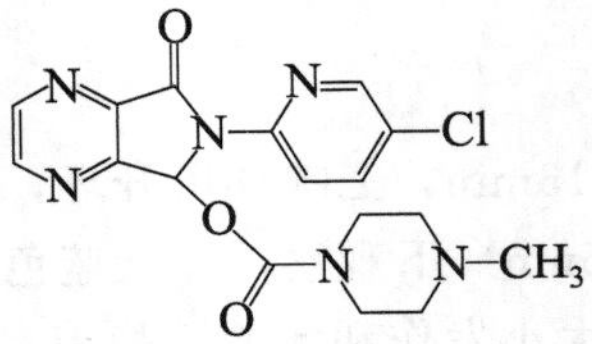

化学名为 6-(5-氯吡啶-2-基)-7-[(4-甲基哌嗪-1-基)甲酰氧基]-5,6-二氢吡咯并[3,4-b]吡嗪-5-酮。

本品为白色至微黄色的结晶性粉末。

本品在二氯甲烷中易溶，在甲醇或 N，N-二甲基甲酰胺中略溶，在乙醇中微溶，在水中几乎不溶；在稀盐酸中微溶。本品的熔点为 175～178℃。

本品为吡咯酮类药物，作用于 GABA 受体-氯离子通道复合物的特殊点上，催眠作用迅速，并可提高睡眠质量，被称为"第三代催眠药"，但长期使用会产生戒断症状。

活动 4　说一说，练一练

1. 安定是下列哪一个药物的商品名？（　　）

A. 苯巴比妥　　B. 甲丙氨酯　　　　C. 地西泮　　　　D. 盐酸氯丙嗪　　E. 苯妥英钠

2. 地西泮属于（　　）。

A. 巴比妥类　　B. 氨基甲酸酯类　　C. 苯二氮䓬类　　D. 吩噻嗪类　　　E. 黄嘌呤类

3. 下列关于地西泮叙述错误的是（　　）。

A. 又名安定

B. 在水中几乎不溶解

C. 遇酸或碱及受热易水解

D. 经氧瓶燃烧法进行有机破坏后显氟化物的鉴别反应

E. 苯二氮䓬类镇静催眠药

4. 在酸性或碱性溶液中加热水解，其产物经重氮化后与 β-萘酚生成橙红色物质的是（ ）。

A. 苯妥英钠　　 B. 盐酸氯丙嗪　　 C. 丙戊酸钠　　　 D. 地西泮　　　 E. 奥沙西泮

5. 含 1,4-苯并二氮杂䓬结构的药物有（ ）。

A. 苯巴比妥　　 B. 艾司唑仑　　 C. 卡马西平　　　 D. 苯妥英钠　　 E. 氯丙嗪

6. 镇静催眠药的结构类型不包括（ ）。

A. 巴比妥类　　 B. 吩噻嗪类　　 C. 苯二氮䓬类　　 D. 咪唑并吡啶类 E. 其他类

任务一小结

（1）镇静催眠药按照结构可分为巴比妥类、苯二氮䓬类和其他类。

（2）地西泮，又叫安定，是常见的苯二氮䓬类代表药物，在酸或碱性溶液中，受热易水解，水解开环发生在苯二氮杂䓬环的 1,2 位和 4,5 位之间。1,2 位的水解是不可逆的，4,5 位的开环是可逆的。

（3）新型非苯二氮䓬类镇静催眠药，如佐匹克隆、丁螺环酮等，安全性高，在提高睡眠质量等方面较苯二氮䓬类药物更理想，基本不改变正常的生理睡眠结构，无成瘾性和耐受性，被称为"第三代催眠药"。

任务二　抗癫痫药

活动 1　癫痫及抗癫痫药物的类型

癫痫俗称"羊角风"或"羊癫风"，是大脑神经元突发性异常放电，导致短暂的大脑功能障碍的一种慢性疾病。癫痫的发病原因复杂多样，包括遗传因素、脑部疾病、全身或系统性疾病等。癫痫患者会在任何时间、地点、环境下且不能自我控制地突然发作，容易出现摔伤、烫伤、溺水、交通事故等，严重时可危及生命。癫痫患者在就业、婚姻、家庭生活等方面均可能遇到困难，患者精神压抑，身心健康受到很大影响。癫痫还会导致认知障碍，主要表现为患者记忆障碍、智力下降、性格改变等，最后逐渐丧失工作能力甚至生活能力。

根据临床发作类型不同，癫痫可分为以下五类：①全身强直-阵挛发作，突然意识丧失，继之先强直后阵挛性痉挛。常伴尖叫、面色青紫、尿失禁、舌咬伤、口吐白沫或血沫、瞳孔散大，持续数十秒或数分钟后痉挛发作自然停止，进入昏睡状态。②失神发作，突发性精神活动中断、意识丧失、可伴肌阵挛或自动症。一次发作数秒至十余秒。③单纯部分性发作，某一局部或一侧肢体的强直、阵挛性发作，或感觉异常发作，历时短暂，意识清楚。④复杂部分性发作（精神运动性发作），精神感觉性、精神运动性及混合性发作。多有不同程度的意识障碍及明显的思维、知觉、情感和精神运动障碍。可有神游症、夜游症等自动症表现。⑤自主神经性发作（间脑性），可有头痛型、腹痛型、肢痛型、晕厥型等。

目前，癫痫的治疗包括药物治疗、手术治疗、神经调控治疗等，但主要还是以药物治疗为主。癫痫患者经过抗癫痫药物治疗，约 70% 的患者其发作是可以得到控制的，其中 50%～60% 的患者经过 2～5 年的治疗是可以痊愈的，患者可以和正常人一样地工作和生活。在药物治疗过程中，应该尽可能采用单药治疗，直到达到有效或最大耐受量。单药治疗失败后，可联合用药。抗癫痫治疗需持续用药，不应轻易停药。目前认为，至少持续 3 年以上无癫痫发作时，才可考虑是否可以逐渐停药。停药过程中，每次只能减停一种药物，并且需要 1 年左右时间逐渐停用。

　　抗癫痫药主要用于防止和抑制癫痫的发作。最早用于临床的抗癫痫药是溴化钾，其次是苯巴比妥。苯巴比妥具有良好的抗癫痫效果，通过研究发现，将苯巴比妥分子中的羰基去掉一个，得到乙内酰脲类化合物，如苯妥英，对癫痫大发作和精神运动性发作都有疗效。用—CH_2—取代乙内酰脲分子中的—NH—，所得到的丁二酰亚胺类化合物乙琥胺，对癫痫小发作效果好。

　　此外，还发现二苯并氮杂䓬类中的卡马西平，对其他药物难以控制的成年人精神运动性癫痫和癫痫大发作有效。脂肪羧酸类的丙戊酸钠是不含氮的广谱抗癫痫药，见效快，毒性低，对各种癫痫都有较好的效果。临床常见药物见表 3-3。

表 3-3　常用抗癫痫药的类型及主要用途

结构类型	常用药物	主要用途
巴比妥类	苯巴比妥	癫痫大发作及局限性发作
乙内酰脲类	苯妥英钠	癫痫大发作首选
苯二氮䓬类	地西泮	癫痫持续状态首选
二苯并氮杂䓬类	卡马西平	复杂部分性发作(精神运动性发作)首选
丁二酰亚胺类	乙琥胺	癫痫小发作首选
脂肪羧酸类	丙戊酸钠	广谱抗癫痫药
苯基三嗪类	拉莫三嗪	新型抗癫痫药

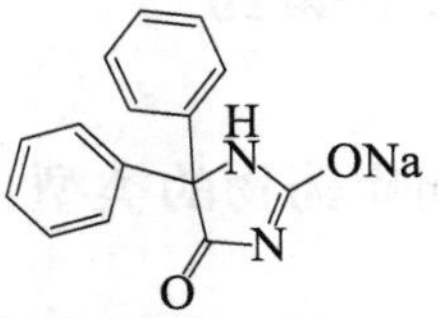

苯妥英钠 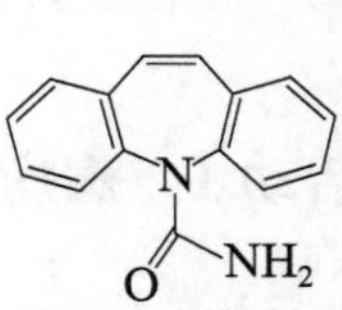　　　　　　　　　卡马西平

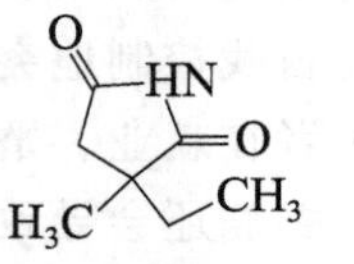

乙琥胺 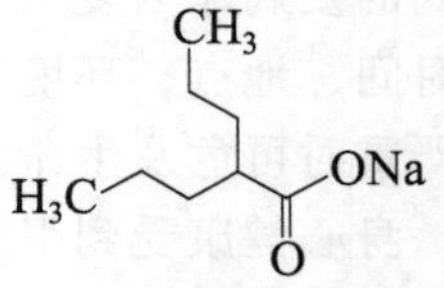　　　　　　　　　丙戊酸钠

活动 2　抗癫痫典型药物

苯巴比妥 (Phenobarbital)

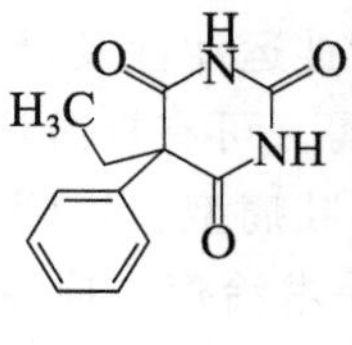

化学名为 5-乙基-5-苯基-2,4,6(1H,3H,5H)-嘧啶三酮，又名鲁米那。

本品为白色有光泽的结晶性粉末；无臭；饱和水溶液显酸性反应。

本品在乙醇或乙醚中溶解，在三氯甲烷中略溶，在水中极微溶解；熔点为 174.5～178℃。

巴比妥类药物普遍存在互变异构现象，本品的酰亚氨基可互变异构成烯醇式结构，显弱酸性，pK_a 为 7.40，在氢氧化钠或碳酸钠溶液中溶解，可得到苯巴比妥钠，其 10％水溶液 pH 为 9.5～10.5，与酸性药物接触或吸收空气中的二氧化碳，可析出苯巴比妥沉淀。因此，在配制注射剂和药物配伍使用中要加以注意。

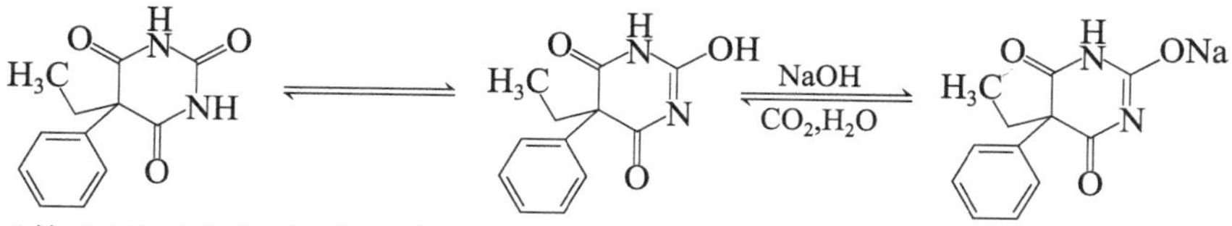

本品的固体在干燥空气中较稳定，钠盐水溶液放置易水解，生成 2-苯基丁酰脲而失去活性。为了防止其水解失效，苯巴比妥钠注射剂需制成粉针剂，临用时用注射用水溶解。

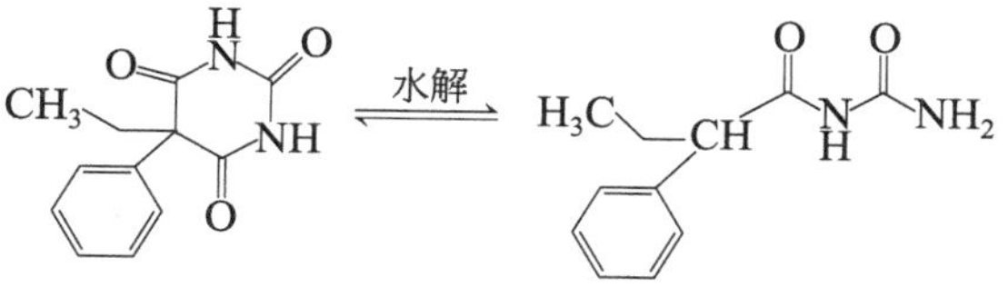

本品在碳酸钠溶液中与硝酸银试液作用，生成可溶性的一银盐，加入过量的硝酸银试液可生成不溶性的二银盐沉淀。与吡啶-硫酸铜试液作用显紫色。

本品分子中具有苯环，可与亚硝酸钠-硫酸试液作用，立即显橙黄色，随后转为橙红色。与甲醛-硫酸试剂作用，接界面产生玫瑰红色。可用于区别不含苯基的巴比妥类药物。

本品具有镇静催眠和抗惊厥作用。临床上用于治疗焦虑、失眠，也可治疗惊厥及癫痫大发作。主要副作用为用药后有头晕和困倦等后遗效应，久用可产生耐受性和依赖性，多次连用可出现蓄积中毒以及呼吸抑制等。

苯妥英钠（Phenytoin Sodium）

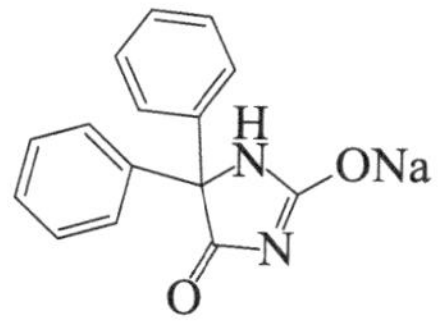

化学名为 5,5-二苯基乙内酰脲钠盐，又名大伦丁钠。

本品为白色粉末；无臭；微有引湿性；在空气中渐渐吸收二氧化碳，分解成苯妥英；水溶液显碱性反应，常因部分水解而发生浑浊。

本品在水中易溶，在乙醇中溶解，在三氯甲烷或乙醚中几乎不溶。

本品分子中具有乙内酰脲结构，在碱性溶液中受热容易发生水解，可生成二苯基脲基乙酸，最后生成二苯基氨基乙酸，并释放出氨气。

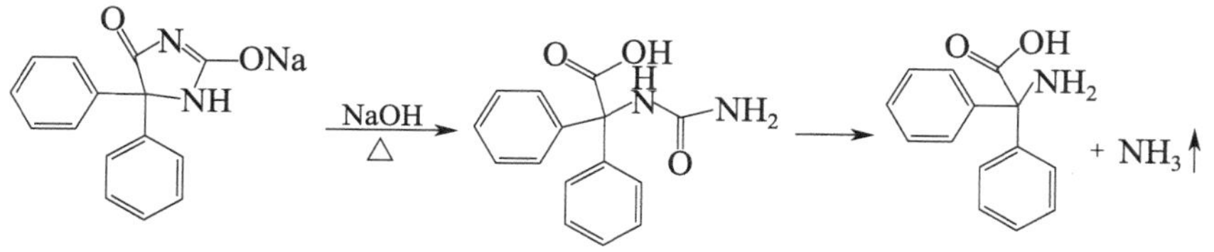

本品水溶液呈碱性，在空气中渐渐吸收二氧化碳，析出苯妥英，使溶液浑浊。所以本品及

其水溶液都应密闭保存。

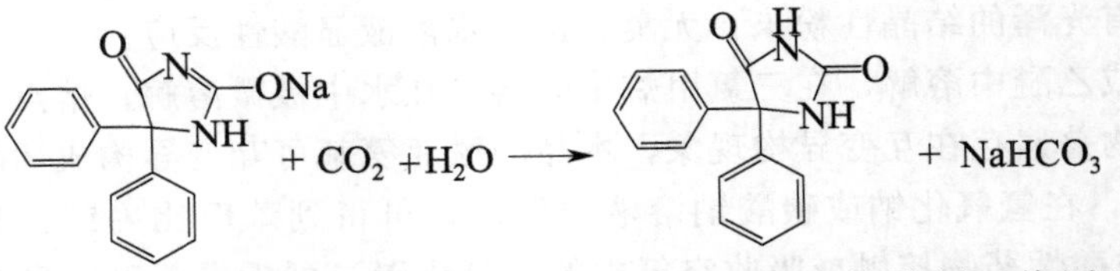

本品及其水溶液不稳定，因此苯妥英钠的注射剂必须制成粉针剂，临用时用注射用水溶解使用。

本品的水溶液加入二氯化汞试液，可生成白色沉淀，在氨试液中不溶。而巴比妥类药物，虽也有汞盐反应，但所得沉淀溶于氨试液中，可以区别巴比妥类药物和苯妥英钠。

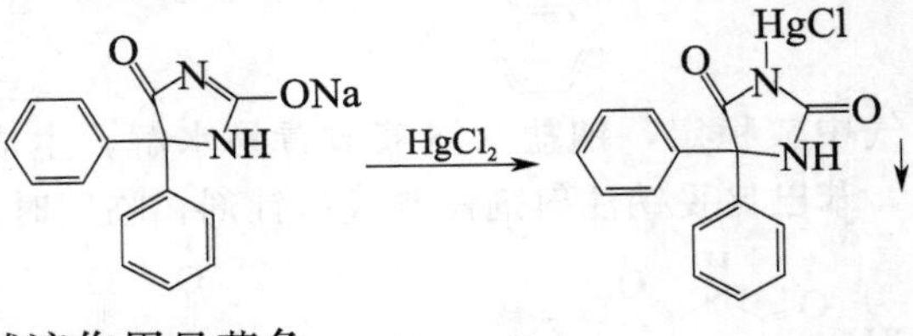

本品与吡啶-硫酸铜试液作用显蓝色。

本品在肝脏内代谢，主要代谢物为无活性的 5-(4-羟基苯基)-5-苯乙内酰脲及水解产物二苯基氨基乙酸，它们与葡萄糖醛酸结合排出体外。本品在肝脏的代谢过程易受到其他药物如氯霉素、青霉素、异烟肼等的抑制，使血药浓度增加。本品为治疗癫痫大发作和部分性发作的首选，但对小发作无效。此外还能治疗心律失常。较常见的不良反应有行为改变、笨拙或步态不稳、思维混乱、发音不清、手抖、神经质或烦躁易怒，对血象、肝功能及血钙等均有影响。

卡马西平（Carbamazepine）

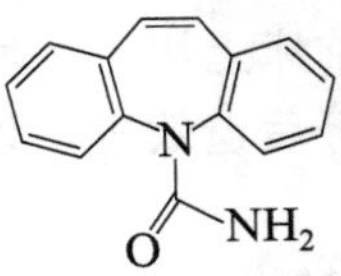

化学名为 $5H$-二苯并$[b,f]$氮杂䓬-5-甲酰胺，又名酰胺咪嗪。

本品为白色或类白色的结晶性粉末；几乎无臭。

本品在三氯甲烷中易溶，在乙醇中略溶，在水或乙醚中几乎不溶。本品的熔点为 189～193℃。

本品在干燥状态和室温时较稳定。片剂在潮湿的环境中保存时，可生成二水合物使片剂表面硬化，使本品溶解和吸收困难，药效下降至原来的 1/3。本品长时间光照，固体表面会由白色变橙色，是因为发生聚合和氧化反应，部分生成二聚体和 10,11-环氧化物等，故应避光密闭保存。

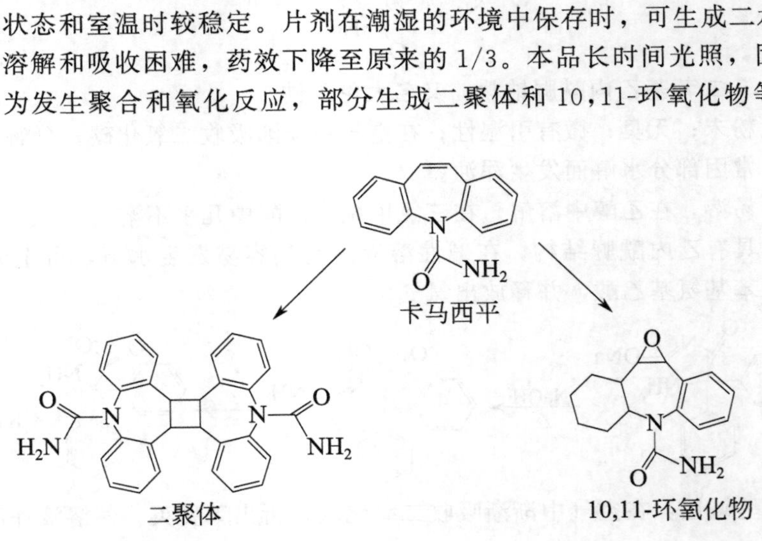

卡马西平

二聚体

10,11-环氧化物

本品口服后在胃肠道吸收，由于水溶性差，口服吸收比较慢且不规则。本品在肝脏内代谢，代谢产物为有活性的 10,11-环氧卡马西平和 10,11-二羟基卡马西平，后者可与葡萄糖醛酸结合，经肾脏排泄。代谢途径如下：

卡马西平　　　　　　　10,11-环氧卡马西平　　　　10,11-二羟基卡马西平

本品临床上用于治疗癫痫大发作和综合性局灶性发作。常见的不良反应为视力模糊、复视、眼球震颤等中枢神经系统反应，以及头晕、乏力、恶心、呕吐等，对血象、肝功能等也有影响。

奥卡西平（Oxcarbazepine）

化学名为 10,11-二氢-10-氧代-5H-二苯并[b,f]氮杂䓬-5-甲酰胺。

本品为白色至微黄色的结晶性粉末；几乎无臭。

本品在三氯甲烷中略溶，在甲醇、丙酮或二氯甲烷中微溶，在水或乙醇中几乎不溶；在 0.1mol/L 盐酸溶液或 0.1mol/L 氢氧化钠溶液中几乎不溶。

本品及其在体内的代谢物羟基衍生物均具有抗惊厥活性。可用于局限性及全身性癫痫发作。其作用可能在于阻断脑细胞的电压依赖性钠通道，因而可阻止病灶放电的散布。

口服后易自消化道吸收，在体内大部分被代谢成有抗惊厥活性的羟基衍生物，该代谢物的 $t_{1/2}$ 约 9h。本品可单独应用，或与其他抗癫痫药合用，用于治疗局限性及全身性癫痫发作。

案例导入

患者，男性，16 岁，癫痫病患者，每次发作均表现为突然大叫、意识丧失、跌倒、牙关紧闭、全身肌肉阵挛性收缩、口吐白沫，每次发作持续 2～5min 后缓解，昏睡，醒后无记忆发病情况。诊断为癫痫大发作。治疗：苯妥英钠每次 0.1g，每天 1 次，口服，逐渐加量，达到有效量后长期维持用药，2 个月后情况稳定。

分析讨论

1. 抗癫痫药有哪些结构类型？

2. 苯妥英钠有哪些临床用途？

3. 除了苯妥英钠外，还有哪些新一代的抗癫痫药？

活动 3　说一说，练一练

1. 苯巴比妥可与吡啶和硫酸铜溶液作用，生成（　）。

A. 绿色络合物　　B. 紫色络合物　　C. 白色胶状沉　　　D. 氨气　　　　　E. 红色溶液

2. 苯巴比妥不具有下列哪些性质？（　）

A. 弱酸性　　　　　　　　　B. 溶于乙醚、乙醇　　　　　C. 水解后仍有活性

D. 钠盐溶液易水解　　　　　　E. 加入过量的硝酸银试液，可生成银沉淀

3. 巴比妥类药物具有弱酸性是因为分子中有（　）。

A. 羰基　　　　　B. 二酰亚氨基　　　C. 氨基　　　　　　D. 嘧啶环　　　　　E. 苯环

4. 苯巴比妥不具有下列哪种性质？（　）

A. 呈弱酸性　　　　　　　　　B. 溶于乙醚、乙醇　　　　　C. 有硫黄的刺激气味

D. 钠盐易水解　　　　　　　　E. 与吡啶、硫酸铜试液成紫堇色

5. 硫喷妥钠可与吡啶和硫酸铜溶液作用，生成（　）。

A. 绿色络合物　　　　　　　　B. 紫堇色络合物　　　　　　C. 白色胶状沉淀

D. 氨气　　　　　　　　　　　E. 红色

6. 硫喷妥钠属哪一类巴比妥药物？（　）

A. 超长效类（＞8h）　　　　B. 长效类（6～8h）　　　　C. 中效类（4～6h）

D. 短效类（2～3h）　　　　　E. 超短效类（1/4h）

7. 巴比妥类钠盐水溶液与空气中哪种气体接触生成沉淀？（　）

A. 氧气　　　　B. 氮气　　　　　C. 氨气　　　　　D. 一氧化碳　　　　E. 二氧化碳

8. 以下对苯妥英钠描述不正确的是（　）。

A. 为治疗癫痫大发作的首选药　　　　　　　B. 本品水溶液呈碱性

C. 露置于空气中吸收二氧化碳析出白色沉淀　　D. 性质稳定，配制后可以长期使用

E. 与铜吡啶试剂作用显蓝色

任务二小结

（1）抗癫痫药主要用于防止和抑制癫痫的发作，包括巴比妥类、乙内酰脲类、二苯并氮杂䓬类、丁二酰亚胺类等。

（2）苯妥英钠是治疗癫痫大发作的首选药物，结构中含有乙内酰脲的部分，易发生水解，因此注射剂需制成粉针剂使用。

（3）卡马西平用于癫痫复杂部分性发作的首选治疗，在干燥状态和室温时较稳定。片剂在潮湿的环境中保存，或长时间光照可使固体表面变色，故应避光密闭保存。

任务三　抗精神失常药物

活动1　精神失常及精神卫生

精神失常是由多种原因导致的大脑机能活动的紊乱，主要表现在精神分裂、抑郁、焦虑和躁狂等症状。致病原因包括很多方面：先天遗传、个性特征及体质因素、社会性环境因素等。许多精神患者有妄想、幻觉、错觉、情感障碍、哭笑无常、自言自语、行为怪异、意志减退，绝大多数患者缺乏自知力，不承认自己有病，不主动寻求医生的帮助。

抗精神失常药是用于治疗精神疾病的一类药物，其中抗焦虑药物可消除紧张和焦虑的情绪，首选是苯二氮䓬类镇静催眠药。躁狂和抑郁同属情感性精神障碍，过分高涨者称为躁狂症，过分低落者称为抑郁症。碳酸锂是治疗躁狂症的首选，抗精神病药如氯丙嗪、奋乃静以及

抗癫痫药卡马西平等也都具有抗躁狂作用。本任务主要介绍抗精神病药。

活动 2　抗精神失常药物的类型

抗精神失常药，是指用于治疗精神分裂症及其他精神病性精神障碍的药物。理想的药物在治疗剂量并不影响患者的智力和意识，却能有效地控制患者的精神运动兴奋、幻觉、妄想、敌对情绪、思维障碍和异常行为等精神症状。抗精神病药主要用于治疗精神分裂症，故又称抗精神分裂症药、强安定药。

按照化学结构分类，抗精神病药主要包括吩噻嗪类、噻吨类（硫杂蒽类）、丁酰苯类、二苯并二氮杂䓬类、其他类等。其中吩噻嗪类、噻吨类和二苯并二氮杂䓬类统称为三环类，是由吩噻嗪类结构改造而来的。

一、吩噻嗪类

氯丙嗪是临床上第一个用于治疗精神病的药物，具有很强的镇静活性，患者用药后会产生一种"人工冬眠"状态，临床病例发表后得到了迅速的推广，开创了药物治疗精神病的历史。但随着氯丙嗪研究的深入，发现氯丙嗪虽然具有较好的疗效，但其毒性和副作用也大，因此对氯丙嗪进行了结构改造，从而得到一系列吩噻嗪类抗精神病药，见表 3-4。

表 3-4　吩噻嗪类抗精神病药物

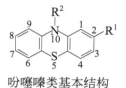

吩噻嗪类基本结构

微课：氯丙嗪

药物名称	取代基		作用特点
	R^1	R^2	
氯丙嗪	—Cl	—$CH_2CH_2CH_2N(CH_3)_2$	用于治疗精神分裂症和躁狂症、人工冬眠等
乙酰丙嗪	—$COCH_3$	—$CH_2CH_2CH_2N(CH_3)_2$	抗精神病作用比氯丙嗪弱
三氟丙嗪	—CF_3	—$CH_2CH_2CH_2N(CH_3)_2$	抗精神病作用比氯丙嗪强
三氟拉嗪	—CF_3	—$CH_2CH_2CH_2$N◯NCH_3	抗精神病作用比氯丙嗪强，作用快而持久
奋乃静	—Cl	—$CH_2CH_2CH_2$N◯NCH_2CH_2OH	作用与氯丙嗪相似，镇吐作用较强，镇静作用较弱

吩噻嗪类药物的构效关系：

（1）吩噻嗪环上 2 位的氯原子是活性必需原子，被其他吸电子基团取代后，活性强弱顺序为：—CF_3＞—Cl＞—$COCH_3$。

（2）吩噻嗪环 10 位侧链为三个直链碳原子与碱性基团相连，碱性基团通常为叔胺，当碱性基团为杂环（如哌嗪环）时活性增加。另外，将侧链含有羟基的药物与长链脂肪酸成酯，改变药物脂溶性，延长药物作用时间，成为长效的抗精神失常药。

（3）5 位硫原子可由—C—或—C—C—、—C≡C—取代，仍然具有抗精神病作用。

（4）10 位氮原子可由—C—替代并通过双键与碱性侧链相连，仍保持药效，如噻吨类药物。

二、噻吨类

除了吩噻嗪类，噻吨类（硫杂蒽类）的氟哌噻吨和氯普噻吨也是比较重要的抗精神病药物。此类药物作用比氯丙嗪强，毒性较小。氯普噻吨除了有较好的抗精神病作用外，且有抗抑郁和抗躁狂的作用。

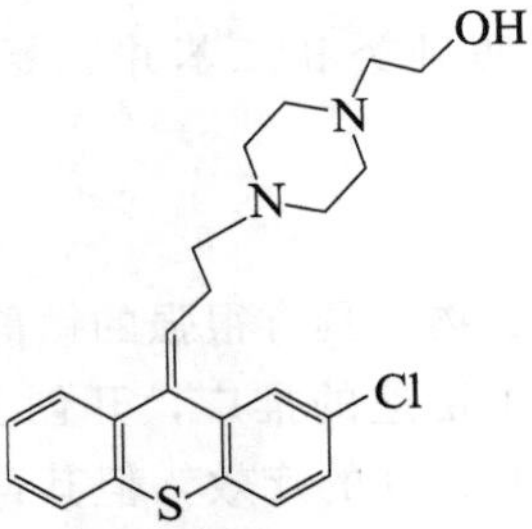

氯哌噻吨

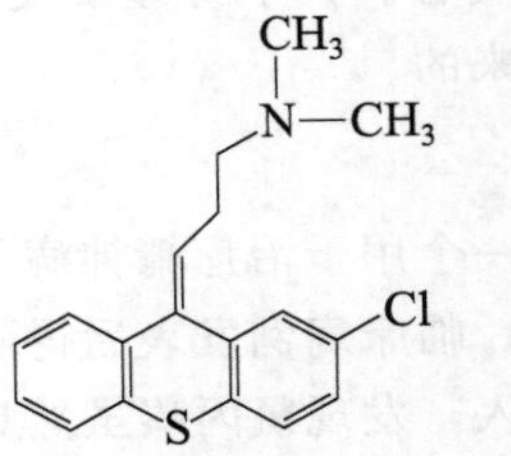

氯普噻吨

三、丁酰苯类

本类药物是在研究改造中枢镇痛药哌替啶的过程中发现的，较吩噻嗪类药物抗精神病作用强，氟哌啶醇是最早用于临床的丁酰苯类药物，对躁狂症和抑郁症都有效，无吩噻嗪类药物的毒性反应，对氟哌啶醇进行结构改造，得到一些丁酰苯类抗精神病药，见表 3-5。

表 3-5　丁酰苯类抗精神病药物

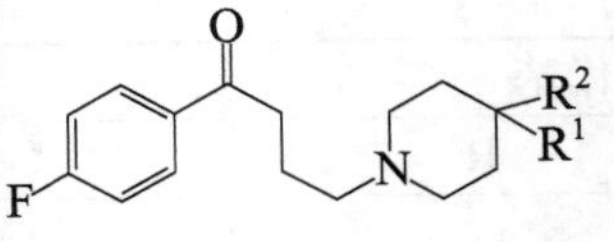

药物名称	取代基		作用特点
	R¹	R²	
氟哌啶醇	—OH	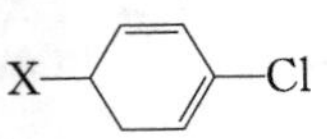 X—〈苯环〉—Cl	抗焦虑症、抗精神病作用强而久,对精神分裂症与其他精神病的躁狂症状都有效
三氟哌多	—OH	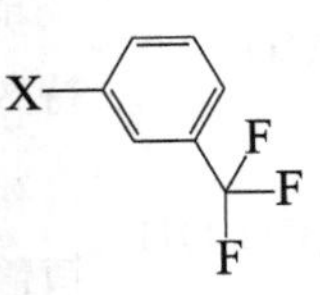 X—〈苯环〉—CF₃	药理作用同氟哌啶醇,但作用快而强,对精神分裂症慢性症状疗效较好
苯哌利多	—H	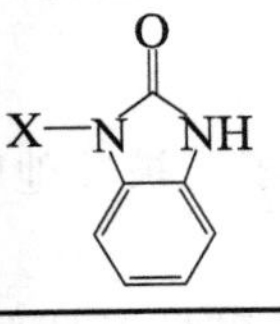 X—〈苯并咪唑酮〉	早期用于精神分裂症的治疗,但锥体外系反应极强

四、其他类型

除了吩噻嗪类、噻吨类、丁酰苯类抗精神病药物之外，苯甲酰胺类舒必利、二苯并二氮杂
䓬类氯氮平等，也是十分重要的抗精神病药物。

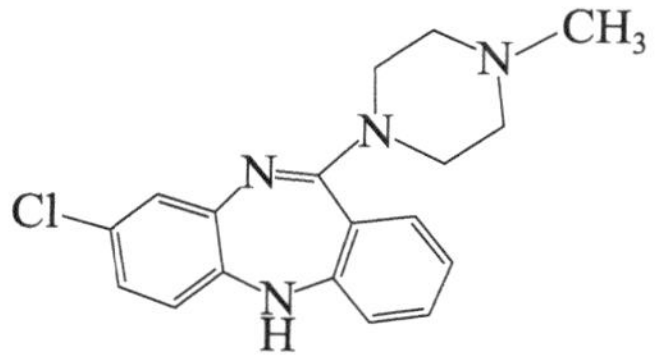

氯氮平 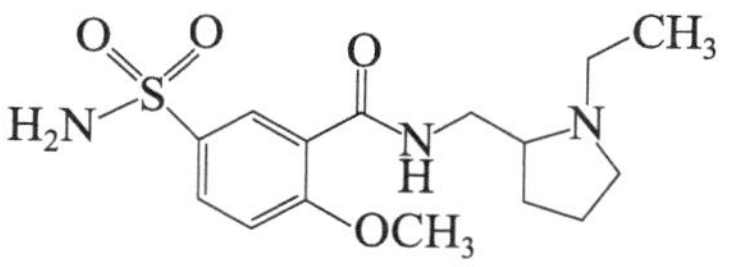　　　　　　　　　　　舒必利

活动3　抗精神失常典型药物

盐酸氯丙嗪（Chlorpromazine Hydrochloride）

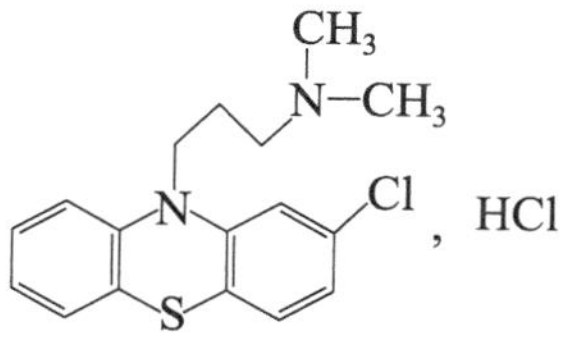

化学名为 N,N-二甲基-2-氯-10H-吩噻嗪-10-丙胺盐酸盐，又名冬眠灵。

本品为白色或乳白色结晶性粉末；有微臭，有引湿性；遇光渐变色；水溶液显酸性反应。

本品在水、乙醇或三氯甲烷中易溶，在乙醚或苯中不溶。本品的熔点为194～198℃。

本品结构中有吩噻嗪环，环上的 S 原子和 N 原子都是良好的电子给予体，易被氧化，最初的氧化产物是醌类化合物。由于吩噻嗪母核易被氧化，氯丙嗪在空气或日光中放置，渐变为红棕色。为防止变色，其注射配制时需加入连二亚硫酸钠、亚硫酸氢钠或维生素 C 等抗氧化剂。另外，部分患者用药后，在强烈日光照射下发生严重的光化毒反应，这是氯丙嗪的副反应之一。服用该药物后应尽量减少户外活动，避免日光照射。

本品水溶液呈酸性反应，注射液的 pH 应为3.0～5.0，遇碱可析出游离氯丙嗪沉淀，故本品不能与碱性药物配伍使用。

本品水溶液遇氧化剂时氧化变色。加硝酸后可能形成自由基或醌式结构而显红色，这是吩噻嗪类化合物的共有反应。

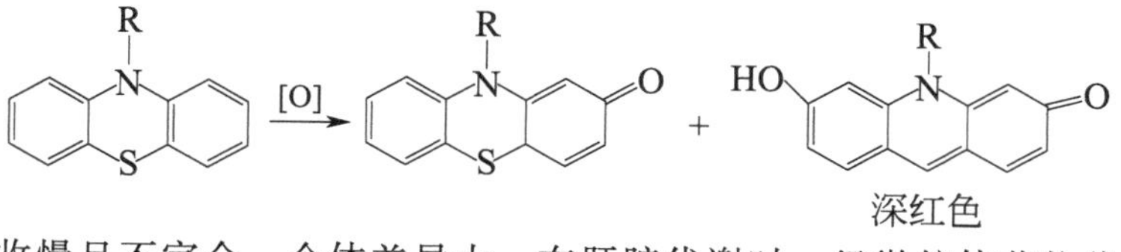

深红色

本品口服吸收慢且不完全，个体差异大，在肝脏代谢时，经微粒体药物代谢酶氧化，体内代谢产物在尿中就可检查多达20种以上，代谢过程主要有 N-氧化、硫原子氧化、苯环的羟基化等产物，氧化产物和葡萄糖醛酸结合后通过肾脏排出体外。

本品在临床上主要用于治疗精神分裂症和躁狂症，亦用于镇吐、强化麻醉及人工冬眠。主要副作用有口干、视物不清、上腹部不适、乏力、嗜睡、便秘等。对肝功能有一定影响，长期大剂量应用可引起锥体外系反应。对产生光毒性反应的患者，在服药期间要避免阳光的过度照射。

奋乃静 （Perphenazine）

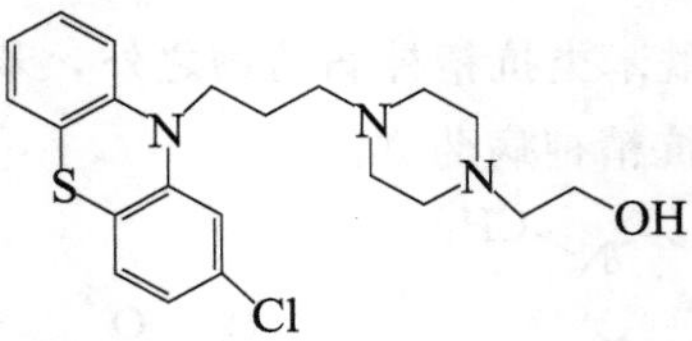

化学名为 4-[3-(2-氯吩噻嗪-10-基)丙基]-1-哌嗪乙醇。

本品为白色至淡黄色的结晶性粉末；几乎无臭。

本品在三氯甲烷中极易溶解，在甲醇中易溶，在乙醇中溶解，在水中几乎不溶；在稀盐酸中溶解。本品的熔点为 94～100℃。

本品也含有吩噻嗪环，因此在光照条件下，易氧化变色，变色产物可能是由于生成了不同的醌式结构显色，故应避光密闭保存，溶液中加入抗氧剂防止被氧化。

本品是以哌嗪环取代氯丙嗪侧链二甲氨基的衍生物，药理作用与氯丙嗪相似，抗精神病作用比氯丙嗪强 6～8 倍。临床上主要用于治疗精神分裂症及狂躁症，也有镇吐作用。

氯普噻吨 （Chlorprothixene）

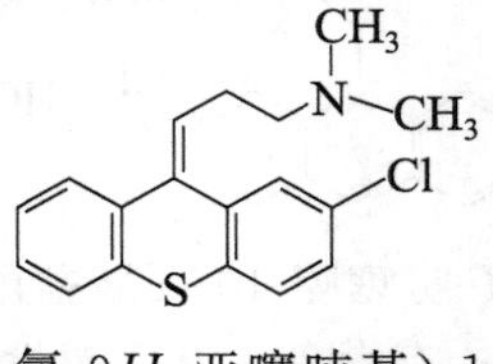

化学名为 (Z)-N,N-二甲基-3-(2-氯-9H-亚噻吨基)-1-丙胺。

本品为淡黄色结晶性粉末；无臭，无味。在三氯甲烷中易溶，在水中不溶。熔点为 96～99℃。具有碱性，侧链的二甲氨基能与盐酸成盐。

本品在室温条件下比较稳定，在碱性和光照条件下，可发生双键的分解，生成 2-氯噻吨酮或 2-氯噻吨。

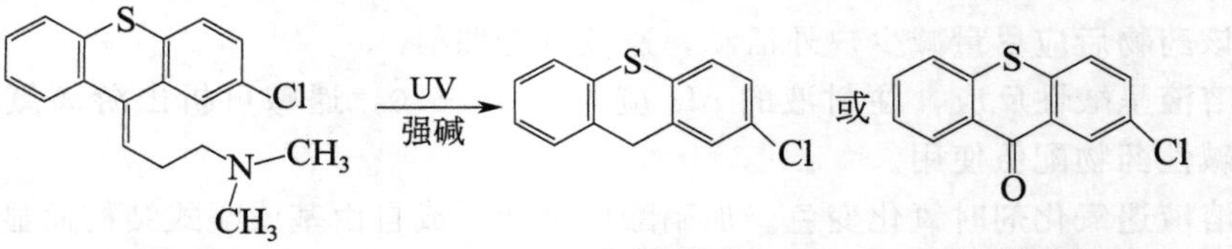

本品的抗精神病作用不及氯丙嗪，但镇静作用较强，适用于伴有焦虑的精神分裂症、焦虑性神经官能症。

氟哌啶醇 （Haloperidol）

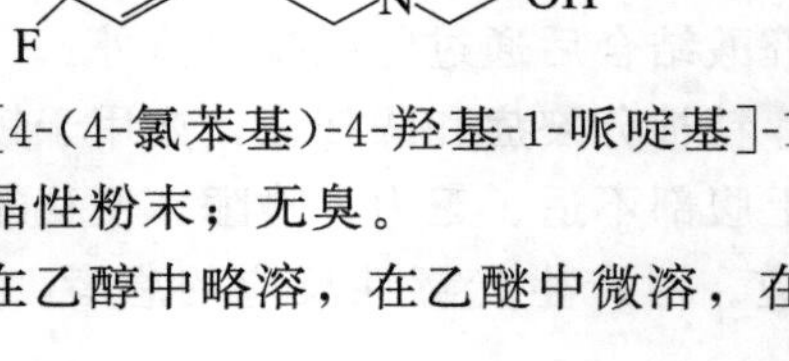

化学名为 1-(4-氟苯基)-4-[4-(4-氯苯基)-4-羟基-1-哌啶基]-1-丁酮。

本品为白色或类白色的结晶性粉末；无臭。

本品在三氯甲烷中溶解，在乙醇中略溶，在乙醚中微溶，在水中几乎不溶。本品的熔点为 149～153℃。

本品对光敏感，在105℃干燥时发生部分降解，因此需在室温、避光条件下保存。

本品的药理作用类似吩噻嗪类抗精神病药物，但无吩噻嗪类药物的毒性反应，特点是作用强而持久，副作用以锥体外系反应最多见。临床用于治疗精神分裂症、狂躁症。

氯氮平（Clozapine）

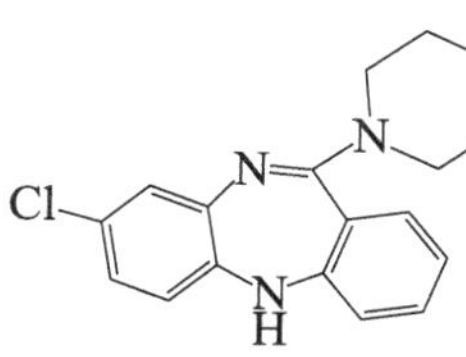

化学名为 8-氯-11-(4-甲基-1-哌嗪基)-5H-二苯并[b,e][1,4]二氮杂䓬。

本品为淡黄色结晶性粉末；无臭。

本品在三氯甲烷中易溶，在乙醇中溶解，在水中几乎不溶。本品的熔点为181～185℃。

本品口服吸收较好，但因肝脏的首过效应，生物利用度约50%，体内几乎全部代谢，包括 N-去甲基化和 N-氧化。本品为非经典的抗精神病药，因其锥体外系不良反应轻，故受到人们的重视。

活动 4 抗抑郁药

抑郁症是精神病的一种，是以情绪异常低落为主要临床表现，可有强烈的自杀倾向，伴有自主神经或躯体性伴随症状。

抗抑郁药按作用机制可分为去甲肾上腺素再摄取抑制剂（三环类抗抑郁药）、选择性 5-羟色胺再摄取抑制剂和其他类抗抑郁药。丙咪嗪是三环类抗抑郁药的原型，最早用于治疗抑郁症，其他的三环类抗抑郁药多是在丙咪嗪的基础上，中间环和侧链上产生变化得到如阿米替林、氯米帕明、多塞平等。

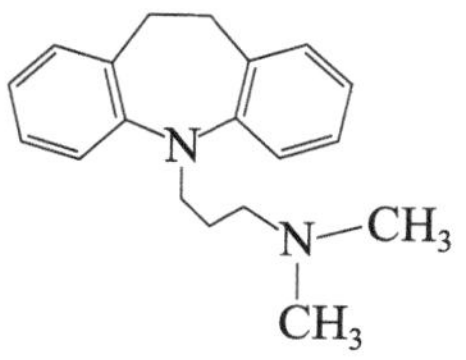

丙咪嗪 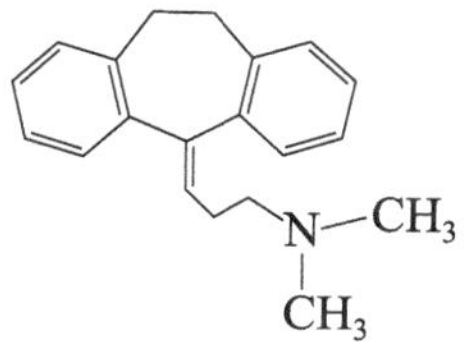　　　　　阿米替林 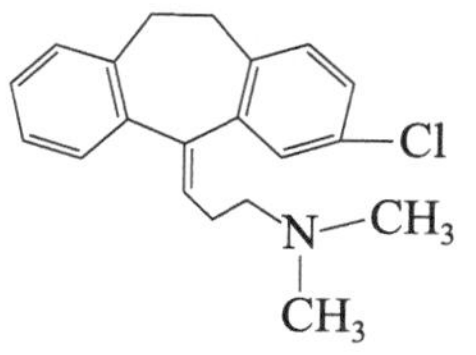　　　　　氯米帕明 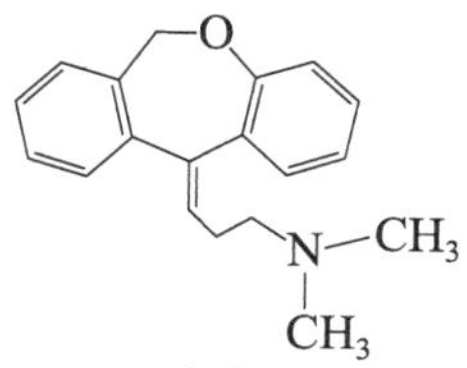　　　　　多塞平

5-羟色胺再摄取抑制剂可选择性抑制突触前膜对 5-羟色胺再摄取，提高突触间隙中 5-羟色胺的浓度，从而起到抗抑郁的作用。本类药物具有口服吸收良好、生物利用度高、耐受性好、疗效与三环类抗抑郁药相当，不良反应较三环类抗抑郁药少等优点，现已成为临床主要应用的抗抑郁药，如氟伏沙明、氟西汀、帕罗西汀、舍曲林等。

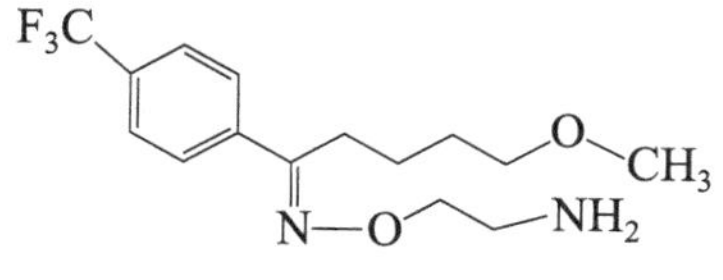

氟伏沙明 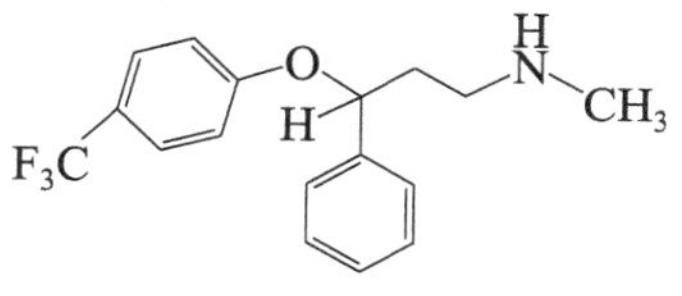　　　　　　　　　　　　氟西汀

盐酸阿米替林 （Amitriptyline Hydrochloride）

化学名为 N,N-二甲基-3-[10,11-二氢-5H-二苯并[a,d]环庚三烯-5-亚基]-1-丙胺盐酸盐，又称利波乐。

本品为无色结晶或白色、类白色粉末；无臭或几乎无臭。

本品在水、甲醇、乙醇或三氯甲烷中易溶，在乙醚中几乎不溶。本品的熔点为 $195\sim199℃$。

本品具有双苯并稠环共轭体系，且侧链含有脂肪族第三胺结构，对日光较敏感，易被氧化，故需避光保存。

本品口服吸收完全，$8\sim12h$ 达血药高峰浓度。90% 与血浆蛋白结合。经肝脏代谢，主要代谢产物为去甲替林，仍有活性，且毒性较低，已在临床上使用。

本品为临床最常用的三环类抗抑郁药，适用于治疗各型抑郁症或抑郁状态，对内因性抑郁症和更年期抑郁症疗效较好。能选择性地抑制中枢突触部位对去甲肾上腺素的再摄取，可使抑郁症患者情绪提高，对思考缓慢、行为迟缓及食欲不振等症状能有所改善，还有抗焦虑作用。一般用药后 $7\sim10$ 日可产生明显疗效。

盐酸氟西汀 （Fluoxetine Hydrochloride）

化学名为(±)-N-甲基-3-苯基-3-(4-三氟甲基苯氧基)丙胺盐酸盐，又名百忧解。

本品为白色或类白色结晶性粉末；无臭。

本品在甲醇或乙醇中易溶，在水或三氯甲烷中微溶，在乙醚中不溶。

本品有一手性碳原子，临床使用外消旋体，其中 S 异构体的活性较强。

本品在胃肠道吸收，在体内代谢消除较慢。在肝脏代谢成活性的去甲氟西汀，在肾脏消除。

本品为选择性的 5-羟色胺重摄取抑制剂，可提高 5-羟色胺的体内的浓度，从而改善患者的病症。与三环类抗抑郁药相比，疗效相当，但抗胆碱受体的副作用和心脏毒性较小。主要用于治疗各类抑郁症、强迫症、神经性厌食症。

活动 5　说一说，练一练

1. 盐酸氟西汀属于哪一类抗抑郁药？（　　）。

A. 去甲肾上腺素重摄取抑制剂　　B. 单胺氧化酶抑制剂　　C. 阿片受体抑制剂

D. 5-羟色胺再摄取抑制剂　　　　E. 5-羟色胺受体抑制剂

2. 盐酸氯丙嗪不具备的性质是（　　）。

A. 溶于水、乙醇或三氯甲烷　　　　B. 含有易氧化的吩噻嗪母环

C. 遇硝酸后显红色　　　　　　　　D. 与三氧化铁试液作用，显蓝紫色

E. 在强烈日光照射下，发生严重的光化毒反应

3. 盐酸氯丙嗪在体内代谢中一般不进行的反应类型为（ ）。

A. N-氧化   B. 硫原子氧化   C. 苯环羟基化   D. 脱氯原子   E. 侧链去 N-甲基

4. 有关盐酸氯丙嗪的叙述，错误的是（ ）。

A. 分子中有吩噻嗪环

B. 有吸湿性，易溶于水

C. 在空气或日光中放置，渐变为红棕色

D. 由于遇光分解产生自由基，部分患者在强日光下发生光毒性反应

E. 用于治疗失眠症

5. 具有吩噻嗪结构的药物有（ ）。

A. 苯巴比妥钠   B. 地西泮   C. 奥沙西泮   D. 苯妥英钠   E. 盐酸氯丙嗪

任务三小结

（1）按照化学结构分类，抗精神病药主要包括吩噻嗪类、噻吨类（硫杂蒽类）、丁酰苯类、二苯并二氮杂䓬类、其他类等。

（2）氯丙嗪是临床上第一个抗精神病药，又称冬眠灵，在空气或日光中放置，容易被氧化变色。另外，部分患者用药后，在强烈日光照射下发生严重的光化毒反应。服用该药物后应尽量减少户外活动，避免日光照射。

（3）抗抑郁药按作用机制可分为去甲肾上腺素再摄取抑制剂（三环类抗抑郁药）、选择性5-羟色胺再摄取抑制剂和其他类抗抑郁药。

任务四 镇痛药物

活动 1 镇痛药物的类型、作用机制

疼痛是由创伤和疾病等多种原因引起患者感受疼痛的症状，常伴有恐惧、紧张、不安等情绪活动。剧烈疼痛可引起生理功能紊乱，甚至诱发休克而危及生命。镇痛药是指作用于中枢神经系统，选择性地消除或减轻疼痛但不影响其他感觉的药物。其作用机制与解热镇痛药不同，通过激动阿片受体，激活脑内镇痛系统，阻断痛觉传导，产生中枢性镇痛作用。此类药物存在麻醉性、抑制呼吸中枢等副作用，长期使用还能产生成瘾性，故又称为麻醉性（成瘾性）镇痛药，按照麻醉药品进行管理。通常用于治疗普通解热镇痛药不能控制的剧烈疼痛，如各种创伤、烧伤及癌症患者的疼痛。

镇痛药按来源的不同，可分为吗啡类生物碱、半合成衍生物、全合成代用品三大类。

活动 2 吗啡及其衍生物

吗啡类生物碱是镇痛药物研究的起源，吗啡类半合成衍生物主要是天然吗啡的结构改造和修饰物，目的是降低吗啡的成瘾性和耐受性。

一、吗啡类生物碱

阿片浸膏是指植物罂粟未成熟果实的浆汁浓缩物，呈棕黑色膏状，有 20 多种生物碱，

主要有吗啡、可待因、蒂巴因、那可丁、罂粟碱等，其中吗啡的含量最高，其含量可达10%～20%。

知识链接

"吗啡"名称的由来

1806年，法国化学家 F. W. A 泽尔蒂纳从鸦片中分离得到了一些白色粉末，在狗和自己身上进行试验，结果狗吃下去后很快昏睡过去，用强刺激法也无法使其很快苏醒，他本人吞下后也昏睡过去。因此，他用希腊神话中的睡眠之神 Morpheus 的名字将这些化学物质命名为"吗啡"。

吗啡是1804年从阿片中分离得到的生物碱，1847年确定其分子式为 $C_{17}H_{19}NO_3$，1927年阐明了其化学结构，1952年成功进行了人工合成，直到1968年才确定了其绝对构型。

吗啡是由5个环稠合而成的复杂立体结构，含有 A、B、C、D、E 共五个环，五个手性中心（5R，6S，9R，13S，14R），A、B、C 环构成部分氢化的菲环，C 和 E 环构成部分氢化的异喹啉环。环的稠合方式为：B/C 环呈顺式，C/D 环呈顺式，C/E 环呈反式，这种稠合方式使吗啡分子呈三维的"T"型构象。吗啡及其衍生物的镇痛活性与其立体结构密切相关，天然吗啡为左旋体，右旋体则无镇痛活性。临床常用吗啡的盐酸盐或硫酸盐。

吗啡　　　　　　　　　　　　"T"型

盐酸吗啡（Morphine Hydrochloride）

, HCl, 3H₂O

化学名为17-甲基-4,5a-环氧-7,8-二脱氢吗啡喃-3,6a-二醇盐酸盐三水合物。

本品为白色有丝光的针状结晶或结晶性粉末；无臭；遇光易变质。本品在水中溶解，在乙醇中略溶，在三氯甲烷或乙醚中几乎不溶。

本品结构中既有弱酸性的酚羟基，又有碱性的叔胺，呈酸碱两性。能与酸生成稳定的盐，如盐酸盐、硫酸盐、氢溴酸盐，临床上常用其盐酸盐。

本品及其盐的化学稳定性差，在光照下即能被空气氧化，生成毒性较大的伪吗啡（又称双吗啡）和 N-氧化吗啡而变色。空气中的氧、日光、紫外线或铁离子均可促进此反应，中性或碱性条件下氧化加速。因此在配制本品注射剂时，应调节 pH3.0～4.0、加乙二胺四乙酸二钠、采用中性玻璃安瓿、充氮气驱氧、加抗氧剂等措施提高其稳定性。

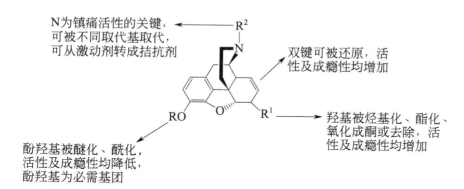

伪吗啡   N-氧化吗啡

本品在酸性溶液中加热易发生脱水和分子内重排，生成阿扑吗啡。阿扑吗啡可兴奋呕吐中枢，临床上用作催吐剂。

$$\xrightarrow[\triangle]{HCl或H_2SO_4}$$

阿扑吗啡

吗啡为阿片受体激动剂，具有"三镇、两抑制、一成瘾"作用，即：镇痛、镇咳、镇静；抑制胃肠蠕动和呼吸中枢；有成瘾性。临床上主要用于恶性肿瘤晚期、严重创伤等剧烈疼痛以及麻醉前给药，忌持续应用和滥用。

二、半合成衍生物

吗啡的镇痛作用强，但也容易产生镇静、欣快、呼吸抑制、恶心、呕吐等副作用，连续使用还易产生耐受性和成瘾。20世纪30年代，人们开始对吗啡进行结构改造和修饰，得到了一系列半合成的吗啡衍生物，见图3-1和表3-6。

N为镇痛活性的关键，可被不同取代基取代，可从激动剂转成拮抗剂

双键可被还原，活性及成瘾性均增加

羟基被烃基化、酯化、氧化成酮或去除，活性及成瘾性均增加

酚羟基被醚化、酰化，活性及成瘾性均降低，酚羟基为必需基团

图3-1 吗啡的构效关系

表3-6 吗啡类半合成衍生物

药物名称	结构改造部位	代表药物	药理作用
可待因	3位酚羟基烷基化		镇痛活性降低,为吗啡镇痛活性的1/6,但具有很强中枢镇咳作用,为新型镇咳药

药物名称	结构改造部位	代表药物	药理作用
二醋吗啡(海洛因)	3,6 位羟基上的酯化	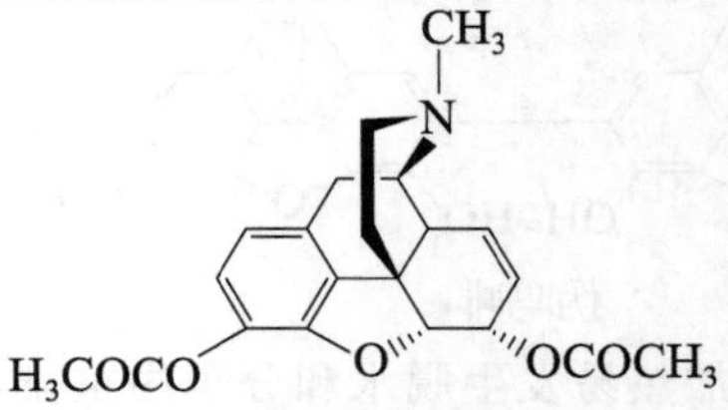 H_3COCO $OCOCH_3$ CH_3	镇痛活性为吗啡的 5～10 倍,但极易成瘾
苯乙基吗啡	17 位 N-CH₃ 取代	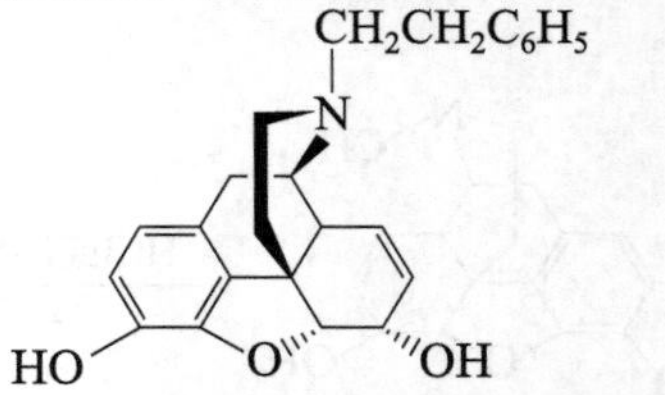 $CH_2CH_2C_6H_5$ HO OH	镇痛作用为吗啡的 6 倍
烯丙吗啡	17 位 N-CH₃ 取代	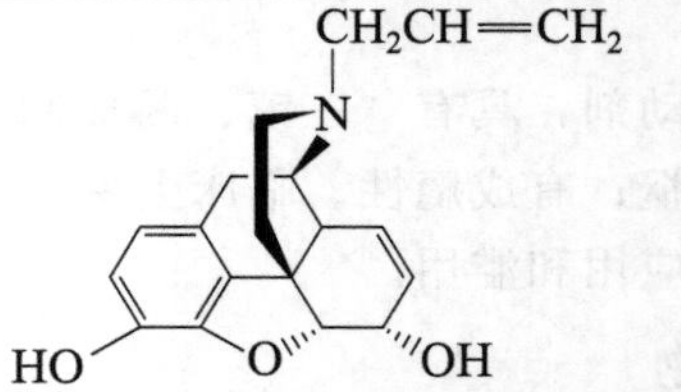 $CH_2CH=CH_2$ HO OH	镇痛作用较苯乙基吗啡降低,有较强的中枢拮抗作用,无成瘾性,可作用吗啡中毒的解毒剂
纳洛酮	多部位联合修饰(7,8 位氢化,6 位羟基氧化成酮,14 位引入羟基,17 位甲基改为烯丙基)	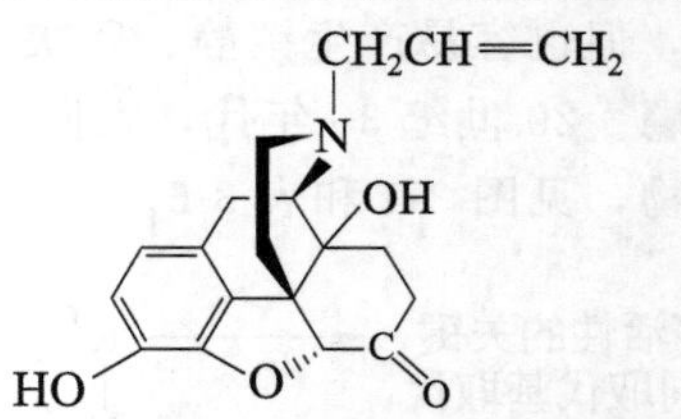 $CH_2CH=CH_2$ OH HO O	为吗啡的专一性拮抗剂,几乎拮抗吗啡的所有作用,是研究阿片受体的重要工具药,也是吗啡类药物中毒的解毒剂

活动 3 合成类镇痛药

由于天然吗啡的来源有限,且以吗啡为原料进行结构修饰得到的半合成衍生物难以解决毒性大和易成瘾等问题,因此有必要对吗啡分子进行结构简化,简化合成步骤,以利于工业化生产。目前发现了许多全合成的代用品,按化学结构类型可划分为如下几类。

一、吗啡烃类

吗啡烃类,也称吗啡喃类合成镇痛药,是去掉吗啡分子中的呋喃环（E 环）得到的衍生物。左啡诺（那洛啡尔）,镇痛活性约为吗啡的 4 倍,作用可维持 8h；布托啡诺具有激动-拮抗双重作用,成瘾性低,使用安全,临床主要作为拮抗性镇痛药。

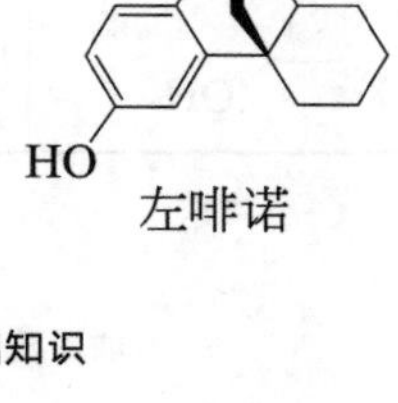

左啡诺

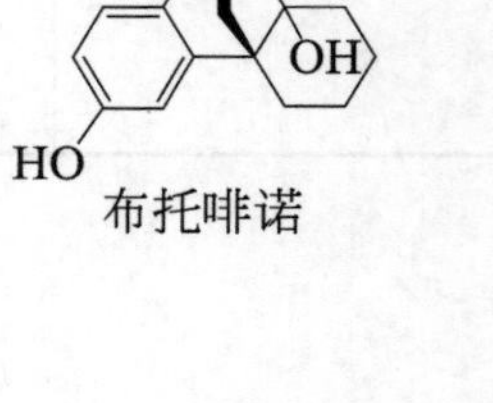

布托啡诺

二、苯并吗喃类

苯并吗喃类是在吗啡喃类的基础上再去掉 C 环，主要药物有喷他佐辛（镇痛新），几乎无成瘾性，是第一个非麻醉性吗啡类镇痛药，镇痛作用为吗啡的三分之一。赛克洛斯（氟痛新）是近年来报道的非麻醉性镇痛药，镇痛作用强于喷他佐辛，几乎无成瘾性，并且有安定和肌肉松弛作用。

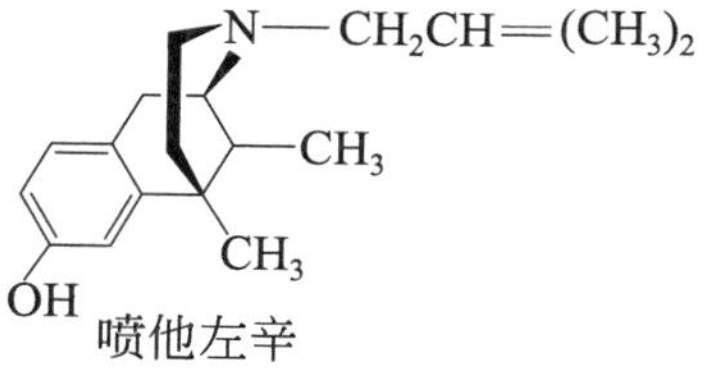

喷他左辛 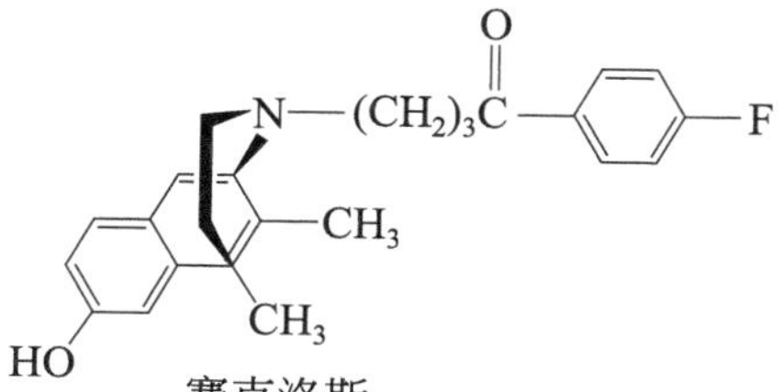　　　　　　　　　　　赛克洛斯

三、苯基哌啶类

1939 年在研究阿托品类似物时意外发现了具有镇痛作用的哌替啶，又名度冷丁，镇痛活性大约为吗啡的 1/8～1/6，成瘾性也大大降低，为第一个合成类镇痛药，具有苯基哌啶的结构，其结构比吗啡大大简化，只保留吗啡结构中的 A、D 两个环。在苯基和哌啶之间插入 N 原子，由酯变为酰胺，得到 4-苯氨基哌啶类的芬太尼，其镇痛作用比吗啡强 80 倍，是哌替啶的 500 倍。

盐酸哌替啶（Pethidine Hydrochloride）

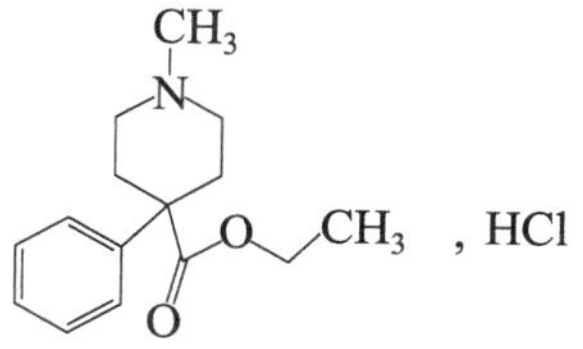

化学名为 1-甲基-4-苯基-4-哌啶甲酸乙酯盐酸盐，又名度冷丁。

本品为白色结晶性粉末；无臭或几乎无臭。本品在水或乙醇中易溶，在三氯甲烷中溶解，在乙醚中几乎不溶。熔点为 186～190℃。

本品分子中的酯键，由于苯基电子效应及空间位阻的影响，其水解倾向小，水溶液在 pH4 时最稳定，短时间煮沸也不变质。

本品与甲醛硫酸试液反应，显橙红色（可与吗啡区别）。

本品乙醇溶液与三硝基苯酚反应，析出黄色结晶性沉淀，熔点是 188～191℃，可用于哌替啶鉴别。

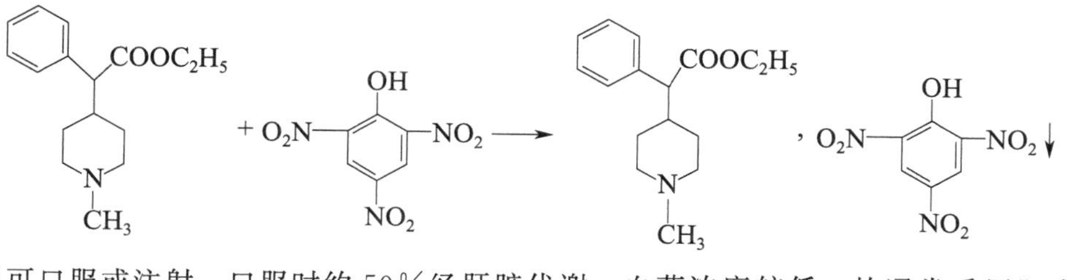

本品可口服或注射。口服时约 50％经肝脏代谢，血药浓度较低，故通常采用肌内注射给药。本品经肝脏代谢成哌替啶酸、去甲哌替啶和去甲哌替啶酸，然后与葡萄糖醛酸结合后经肾脏排泄。去甲哌替啶的神经毒性作用强，且血浆半衰期长，代谢缓慢，易蓄积而引起中毒。

本品临床主要用于手术后、创伤、分娩、癌症晚期等各种剧烈疼痛的缓解，成瘾性小，副作用较少。

枸橼酸芬太尼 （Fentanyl Citrate）

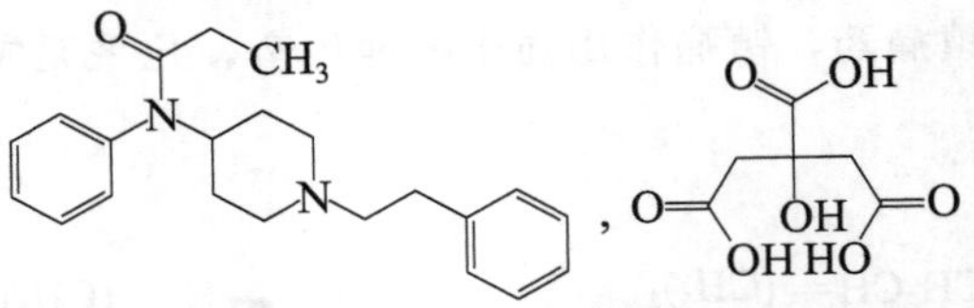

化学名为 N-[1-(2-苯乙基)-4-哌啶基]-N-苯基-丙酰胺枸橼酸盐。

本品为白色结晶性粉末；水溶液呈酸性反应。本品在热异丙醇中易溶，在甲醇中溶解，在水或三氯甲烷中略溶。本品的熔点为 150～153℃，熔融的同时分解。

本品与甲醛硫酸试液反应显橙红色。

本品与三硝基苯酚试液作用，生成红色沉淀，熔点为 173～176℃。

本品主要用于手术后的止痛和癌症的镇痛，也可用于麻醉前给药及诱导麻醉。不良反应一般为眩晕、视物模糊、恶心、低血压等，严重时为呼吸抑制。本品有成瘾性，但较哌替啶轻。

四、氨基酮类（苯基丙胺类）

在研究具有酯和碱性侧链的镇痛药时，发现酮基比酯基的镇痛作用更强。如美沙酮，是第一个应用于临床的苯基丙胺类药物，作用强于吗啡，可口服作用时间长，耐受性、成瘾性较慢，戒断症状轻，常作为戒毒药。美沙酮是一个高度柔性分子，分子中的羰基发生极化后，碳原子上带有部分正电荷，与叔胺氮原子上的孤对电子相互吸引，形成类似于哌替啶的构象。

盐酸美沙酮 （Methadone Hydrochloride）

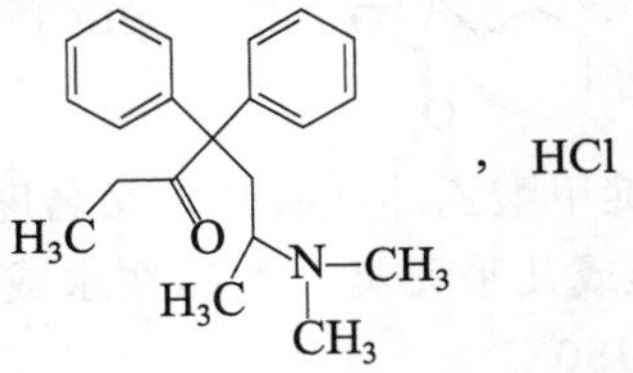

化学名为 4,4-二苯基-6-(二甲氨基)-3-庚酮盐酸盐，又名盐酸美散痛、盐酸阿米酮。

本品为无色结晶或白色结晶性粉末；无臭。本品在乙醇或三氯甲烷中易溶，在水中溶解，在乙醚中几乎不溶。

本品结构中含有手性碳原子，具有光学异构体，仅左旋体有效，临床上用其外消旋体。

本品的 3 位羰基由于位阻较大，不能发生一般的羰基反应；本品可与甲基橙生成黄色沉淀。

本品止痛效果比哌替啶强，与吗啡相当，成瘾性小，戒断症状略轻，临床主要作吗啡或海洛因等成瘾的戒除治疗。

活动 4　镇痛药物的构效关系

通过对吗啡及其衍生物和合成代用品结构的研究比较，认为是药物进入体内，与中枢神经系统中具有三维立体结构的阿片受体结合，呈现出镇痛效应。

根据药物与受体相互作用原理，吗啡类镇痛药应该存在一种构象与阿片受体的三维结构互补，从而发挥镇痛活性。1954 年，根据吗啡及合成镇痛药的共同药效构象设想出阿片受体模型（图 3-2），按照这一受体模型，受体分子应包含以下三个结构部分：①一个阴离子部位，能与镇痛药的阳离子中心发生静电吸引作用；②一个合适的凹槽部位，能与药物的凸出部位相互适应；③一个适合芳环的平坦区，可与药物的平坦芳香环发生疏水相互结合。

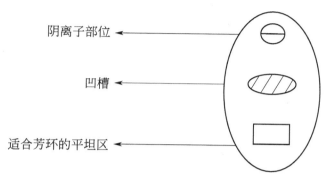

图 3-2　阿片受体三点模型

药物若要产生镇痛活性则至少需含有相对应的三部分结构：①药物分子要有一个碱性中心（例如：叔胺氮原子），能在生理 pH 环境下电离出阳离子，与受体的负离子部位结合；②分子中具有一个平坦的芳香环与受体的平坦区通过范德华力相互作用；③有凸出于芳环平面，正好与受体凹槽相适应的烃基部分。

活动 5　说一说，练一练

1. 下面哪一条与吗啡的化学结构不符？（　）

A. 含有哌啶环　　　　　　B. 含有酚羟基　　　　　　C. 分子中共有五个环

D. 分子中共有四个环　　　E. 含有酸性结构部分和碱性结构部分

2. 枸橼酸芬太尼属于（　）。

A. 氨基酮类　　B. 苯基哌啶类　　C. 吗啡烃类　　　D. 苯吗喃类　　　E. 其他类

3. 盐酸吗啡加热重排产物主要是（　）。

A. 双吗啡　　　B. 可待因　　　　C. 苯吗喃　　　　D. 阿扑吗啡　　　E. N-氧化吗啡

4. 盐酸吗啡注射液放置过久，颜色变深，是因为发生了（　）。

A. 还原反应　　B. 氧化反应　　　C. 加成反应　　　D. 脱水反应　　　E. 聚合反应

5. 盐酸吗啡易氧化变质，是因为其分子结构中具有（　）。

A. 酚羟基　　　B. 苯环　　　　　C. 芳香伯胺　　　D. 含氮杂环　　　E. 呋喃环

任务四小结

（1）镇痛药按来源的不同，可分为吗啡类生物碱、半合成衍生物、全合成代用品三大类。

（2）吗啡类生物碱是镇痛药物研究的起源，吗啡类半合成衍生物主要是天然吗啡的结构改造和修饰物，目的是降低吗啡的成瘾性和耐受性。

（3）全合成的代用品按化学结构类型可划分为吗啡烃类、苯吗喃类、苯基哌啶类、氨基酮类。

任务五　全身麻醉药

麻醉表示知觉和（或）感觉的丧失。麻醉药物是指能使整个机体或其局部可逆性和暂时性地失去知觉及痛觉的药物，根据其作用范围可分为全身麻醉药和局部麻醉药。全身麻醉药作用于中枢神经系统，使其受到可逆性抑制，从而使意识、感觉特别是痛觉消失和骨骼肌松弛。局部麻醉药作用于神经末梢或神经干，可逆性阻断感觉神经冲动的传导，在意识清醒的条件下使局部组织痛觉暂时消失。

案例导入

在发现麻醉药物以前，外科手术治疗最大的障碍是难忍的疼痛。虽然人们积累了许多经验，如李时珍在《本草纲目》中介绍了曼陀罗花的麻醉作用，甚至有饮酒、放血等疗法使患者丧失神志，或棒击患者头部造成昏迷等"麻醉"的方法，但这些方法都不尽如人意。由于手术患者十分痛苦，休克极多，迫使手术向快速化方向发展，如俄国外科医生皮罗戈夫可 2～3min 完成外科手术，但患者的痛苦可想而知。

分析讨论

1. 你知道"刮骨疗毒"的故事吗？
2. 曼陀罗花起麻醉作用的主要成分是什么？

目前临床上的全身麻醉药根据其作用特点和给药方式不同，可分为吸入麻醉药和静脉麻醉药。

活动 1　吸入麻醉药

吸入麻醉药是一类化学性质不活泼的气体或易挥发的液体，所以也称挥发性麻醉药物，包括脂肪烃类、卤烃类、醚类及无机化合物等。特点是易挥发，化学性质不活泼，脂溶性较大，通过肺泡进入血液。氧化亚氮，也称为笑气，以及乙醚和三氯甲烷是最早应用于外科手术的全身麻醉药。氧化亚氮毒性低，并具有良好的镇痛作用，但是麻醉作用较弱，因此常与其他麻醉药配合使用。乙醚的优点是麻醉期意识清楚，易于控制并具有良好的镇痛及肌肉松弛作用，其缺点是易燃、易爆及呼吸道刺激等，现已很少使用。三氯甲烷因毒性大，已被淘汰。低分子量的脂肪醚也具有麻醉作用，但其毒性随碳链的增长而增加，并且也具有易燃、易爆等缺点。

为改善全麻药易燃易爆的缺点，寻求更理想的新型麻醉药，研究者发现在烃类及醚类分子中引入卤原子可降低易燃性，增强麻醉作用，但却使毒性增大；后来发现如果引入氟原子，毒性比引入其他卤原子小，从而发现了有应用价值的氟烷、甲氧氟烷、恩氟烷、异氟烷、七氟烷等一系列优良的吸入性麻醉药物。

$$F_3CCHBrCl \qquad\qquad F_2CHOCHClCF_3 \qquad\qquad (CF_3)_2CHOCH_2F$$

氟烷　　　　　　　　　　异氟烷　　　　　　　　　　七氟烷

氟烷的麻醉作用比乙醚强而快，吸入 1%～3% 的蒸气 3～5min 即达全身麻醉，对呼吸道黏膜无刺激性，苏醒快，不燃烧爆炸，但毒性较大，镇痛及肌松作用弱，通常只用于浅表麻醉。

甲氧氟烷的麻醉、镇痛及肌松作用都比氟烷强，对呼吸道黏膜无刺激性，浅麻醉时安全性较好，但诱导期较长，苏醒较慢，毒性较大。

异氟烷又名异氟醚，性质稳定，在日光和紫外线下，或遇强碱均不发生分解反应。可用于各种手术的麻醉，吸入后药物浓度在血中迅速达到平衡，诱导迅速，苏醒亦快。其麻醉作用较强，毒性较低。

七氟烷是一种高效吸入麻醉药，诱导时间短，苏醒快，毒性小，对肝、肾无直接损害，对循环抑制轻，对心肌力抑制小，尤其适用于小儿、牙科和门诊手术时的麻醉。

活动 2　静脉麻醉药

静脉麻醉药物，又称为非吸入全身麻醉药物，是指经静脉注射进入体内，通过血液循环作用于中枢神经系统而产生全身麻醉作用的药物。其优点为麻醉作用迅速，对呼吸道无刺激，不良反应少，使用方便，在临床上具有十分重要的地位。最早应用的静脉麻醉药物为超短时作用的巴比妥类药物，如硫喷妥钠、硫戊妥钠、海索比妥钠和美索比妥钠等。硫代巴比妥类药物由于脂溶性较大，极易通过血脑屏障到达脑组织，因此很快产生麻醉作用；但由于吸收分布迅速，故麻醉作用时间短，一般仅能维持数分钟。在临床上主要用于诱导麻醉、基础麻醉及复合麻醉。

盐酸氯胺酮（Ketamine hydrochloride）

化学名为 2-(2-氯苯基)-2-(甲氨基)环己酮盐酸盐。

本品为白色结晶性粉末；无臭。本品在水中易溶，在热乙醇中溶解，在乙醚中不溶。

本品是 α-苯基-α-氨基环己酮结构，分子中含有一个手性碳原子，临床上常用其外消旋体，但其右旋体的活性要大于左旋体，右旋体所产生的镇痛、安眠和麻醉作用分别为左旋体的 3 倍、1.5 倍和 3.4 倍，出现恶梦幻觉等副作用也比左旋体少。

本品为静脉麻醉药，亦可肌内注射。本品选择性地阻断痛觉向丘脑和大脑皮质传导，麻醉时患者呈浅睡状态，痛觉完全消失，意识模糊，呈木僵状态，称为分离麻醉。由于麻醉作用时间短和镇痛作用显著，故多用于门诊患者、儿童以及烧伤患者换药。由于本品易产生幻觉，属 Ⅱ 类精神药品，应按照国家规定进行管理和使用。

此外，苯二氮䓬类药物具有镇静、催眠、抗焦虑、抗惊厥和肌肉松弛作用，大剂量时可使意识丧失，也广泛用作静脉麻醉药。如咪达唑仑用于术前准备和诱导麻醉。

镇痛药芬太尼和舒芬太尼等为强效麻醉性镇痛药，镇痛作用强，作用时间短，配合吸入麻醉药，用于麻醉前给药和维持麻醉。

丙泊酚可迅速诱导麻醉，连续注射给药可以维持麻醉，常与镇痛药物或吸入麻醉药合用。具有入睡迅速、清醒快、恢复好等优点，目前已成为门诊短小手术常用的麻醉药物。

活动 3　说一说，练一练

1. 以下属于全身麻醉药的是（　　）。
A. 盐酸普鲁卡因　　B. 氯胺酮　C. 盐酸丁卡因　　D. 盐酸利多卡因　　E. 苯妥英钠
2. 以下关于氟烷叙述不正确的是（　　）。
A. 为黄色澄明易流动的液体　　B. 不易燃、易爆　　C. 对肝脏有一定损害
D. 遇光、热和湿空气能缓缓分解　E. 用于全身麻醉和诱导麻醉
3. 不属于吸入性麻醉药的是（　　）。
A. 异氟烷　　B. 氟烷　　C. 布比卡因　　D. 恩氟醚　　E. 麻醉乙醚
4. 下列有关盐酸氯胺酮的叙述，正确的是（　　）。
A. 全身吸入麻醉药　　B. 含有酰胺结构　　C. 具有芳伯氨结构
D. 麻醉作用快，作用时间短　E. 有抗心律失常作用
5. 麻醉乙醚中具有爆炸性的杂质是（　　）。
A. 乙酸　　B. 乙醛　　C. 过氧化物　　D. 甲醇　　E. NO

任务五小结

（1）全麻药根据其作用特点和给药方式不同，可分为吸入麻醉药和静脉麻醉药。

（2）吸入麻醉药主要是一类化学性质不活泼的气体或易挥发的液体，如恩氟烷、异氟烷等。

（3）静脉麻醉药作用迅速，对呼吸道无刺激，使用方便，在临床上占有重要地位。

任务六　中枢兴奋药物

活动 1　中枢兴奋药的类型

中枢兴奋药是一类能提高中枢神经系统功能的药物，作用于大脑、延髓和脊髓等部位。其主要用于因药物中毒或严重感染、创伤等各种危重疾病所致的中枢呼吸抑制的患者抢救。本类药物安全范围较窄，随着剂量增加，作用强度增大，如使用剂量过大往往会引起惊厥、中枢抑制或昏迷，故须严格掌握用量并观察患者的反应。

按照化学结构，中枢兴奋药可分为黄嘌呤类、酰胺类及其他类。

一、黄嘌呤类

黄嘌呤类生物碱主要包括咖啡因、可可碱和茶碱，这些都是黄嘌呤的甲基取代物，仅有甲基取代的多少和位置的不同。茶叶中含有 1%～5% 的咖啡因、少量的茶碱及可可碱；咖啡豆中主要含有咖啡因；可可豆中含有较多的可可碱及少量的茶碱。现均可用合成方法制得。

	R^1	R^2	R^3
咖啡因	$-CH_3$	$-CH_3$	$-CH_3$
可可碱	$-H$	$-CH_3$	$-CH_3$
茶碱	$-CH_3$	$-CH_3$	$-H$

咖啡因、茶碱、可可碱的药理作用相似，都能兴奋中枢神经系统，兴奋心脏，松弛平滑肌和利尿，但作用强度有所不同。中枢兴奋作用：咖啡因＞茶碱＞可可碱；兴奋心肌、松弛平滑肌及利尿作用：茶碱＞可可碱＞咖啡因。因此，咖啡因主要用作中枢兴奋药，茶碱主要用作平滑肌松弛药、利尿药及强心药，可可碱现已少用。

黄嘌呤类生物碱口服吸收好，其结构与体内核苷酸的成分及代谢产物（如黄嘌呤、次黄嘌呤、尿酸等）相似，故毒副作用均较低。

氨茶碱为茶碱与乙二胺形成的盐，可以增加茶碱的水溶性。其水溶液为碱性，易吸收空气中 CO_2 析出茶碱沉淀，使用时尤其应注意。对平滑肌的舒张作用较强，主要用于治疗支气管哮喘。

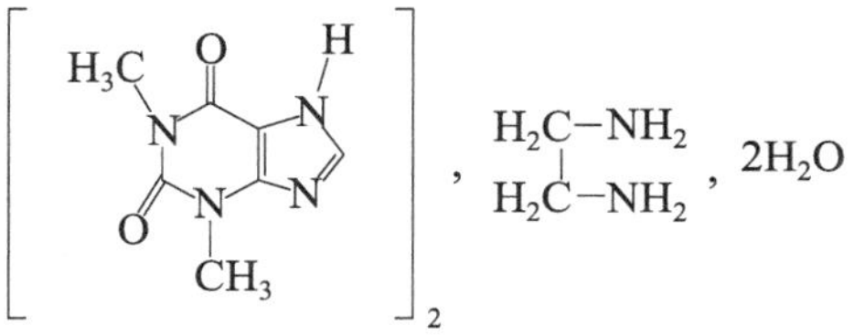

氨茶碱

近年来，对黄嘌呤生物碱的化学结构进行改造，发现了一些具有医疗价值的衍生物：如二羟丙茶碱（喘定）的作用与茶碱相似，毒副作用小，主要用于支气管哮喘，能制成稳定的中性注射液；丙己茶碱能激活神经细胞，改善记忆，用于治疗痴呆症；己酮可可碱可抑制血小板凝集，改善脑代谢和微循环，用于抗血栓和治疗脑血管性痴呆。

二、酰胺类

酰胺类中枢兴奋药作用机制和临床功效多不相同，按酰胺键存在位置不同可以分为三类：芳酰胺类、内酰胺类及脂酰胺类。

1. 芳酰胺类

香草二乙胺有刺激呼吸中枢的作用，用于巴比妥类药物中毒及其他镇静催眠药所引起的严重呼吸抑制的治疗。尼可刹米（可拉明）可直接兴奋延髓呼吸中枢，提高呼吸中枢对二氧化碳的敏感性而使呼吸加深加快，临床上用于对抗中枢抑制药如阿片类、巴比妥类等中毒所引起的呼吸抑制。

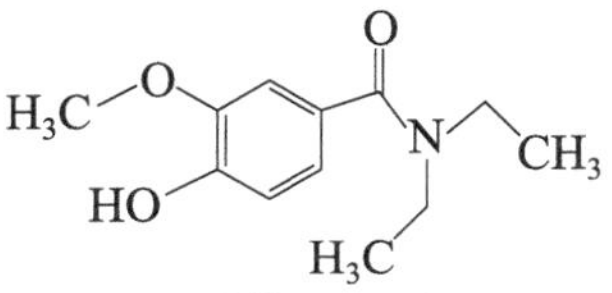

香草二乙胺 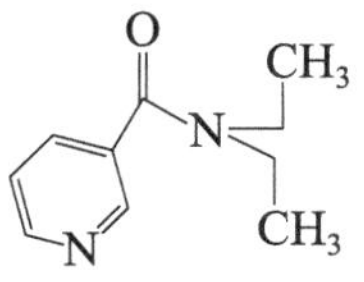　　　　　　　尼可刹米

2. 内酰胺类

具有哌啶二酮类的贝美格兴奋延髓呼吸中枢，用于治疗巴比妥类药物的中毒。若将吡啶环缩减成吡咯烷酮，得到多沙普仑，对呼吸中枢有特异性兴奋作用，而对中枢神经系统的兴奋作用较小，用于药物引起的呼吸抑制及加速手术麻醉后的苏醒等。

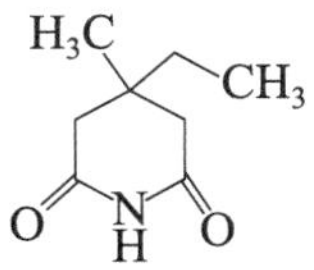

贝美格 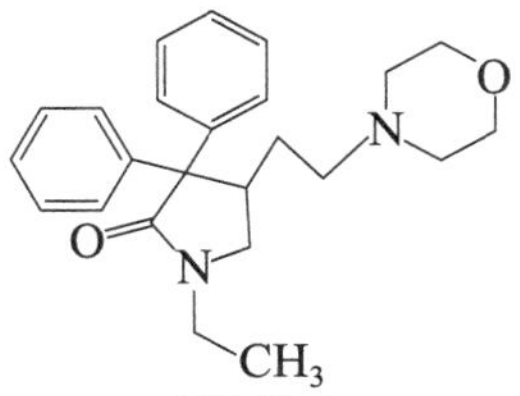　　　　　　　　　多沙普仑

吡拉西坦等具有内酰胺的吡乙酰胺类药物可直接作用于大脑皮质，激活、保护和修复神经细胞，是目前临床上重要的抗阿兹海默病药物。通过对吡拉西坦母核 2-吡咯烷酮的 1 位和 4 位的结构修饰，得到了同一系列的药物，例如奥拉西坦、普拉西坦、茴拉西坦等（表 3-7）。

表 3-7　吡咯酮类的衍生物

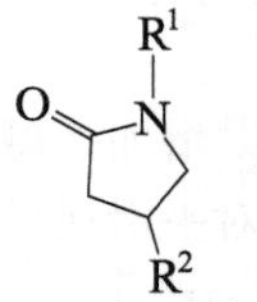

药物名称	R¹	R²	作 用 特 点
吡拉西坦（脑复康）	—CH₂CONH₂	—H	用于治疗脑外伤、一氧化碳中毒、老年痴呆、儿童智能低
奥拉西坦（脑复智）	—CH₂CONH₂	—OH	对记忆尤其是思维的集中比吡乙酰胺更好，毒性小
茴拉西坦	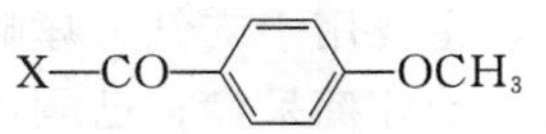 X—CO—⟨⟩—OCH₃	—H	对记忆减退、老年性痴呆等有效，作用强、起效快、毒性小
普拉西坦	—CH₂CO(CH₂)₂N(C₃H₇-i)₂	—H	可改善记忆、促进大脑机敏度
乙拉西坦	—CH(CH₂CH₃)CONH₂	—H	在改善记忆、抗健忘等作用方面均较吡乙酰胺好

3. 脂酰胺类

克罗乙胺和克罗丙胺均有中枢兴奋作用，且比尼可刹米强。

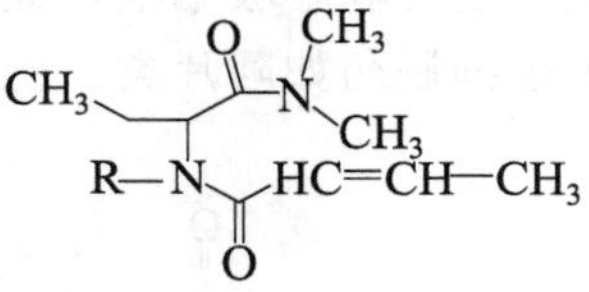

克罗乙胺　—CH₂CH₃
克罗丙胺　—CH₂CH₂CH₃

三、其他类

苯氧乙酸酯类的甲氯酚酯用于脑外伤性昏迷、脑动脉硬化或癫痫所致的意识障碍、老年性痴呆、小儿遗尿等病的治疗。

哌啶类的洛贝林（山梗菜碱）是由北美的山梗菜科植物山梗菜中提取出的一种左旋生物碱，现已人工合成，临床用于新生儿窒息、一氧化碳中毒及中枢抑制药中毒的解救。哌甲酯（利他林）由碱性哌啶环 2 位与苯乙酸甲酯的 α-碳相连而成。有两个手性碳原子，具旋光性，药用品为消旋体。适用于中枢抑制药中毒、轻度抑郁及小儿遗尿，对儿童多动症也有效。

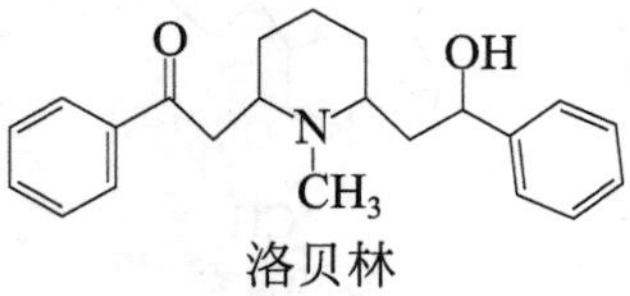

洛贝林

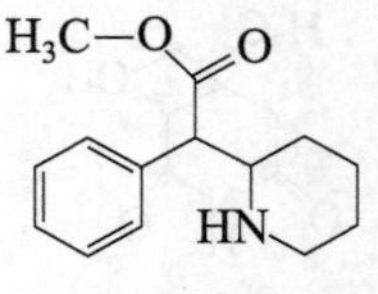

哌甲酯

活动 2 中枢兴奋典型药物

咖啡因（Caffeine）

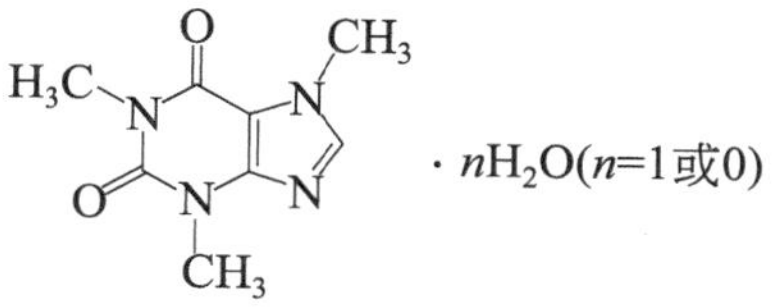

$\cdot n\mathrm{H}_2\mathrm{O}(n=1 或 0)$

化学名为 1,3,7-三甲基-3,7-二氢-1H-嘌呤-2,6-二酮一水合物或其无水物，三甲基黄嘌呤。

本品为白色或带极微黄绿色、有丝光的针状结晶或结晶性粉末；无臭，有风化性。

本品在热水或三氯甲烷中易溶，在水、乙醇或丙酮中略溶，在乙醚中极微溶解。本品的熔点为 235～238℃。

本品的碱性极弱，几乎呈中性（pK_a＝0.6），与强酸也不能形成稳定的盐。为了增加溶解度，可与有机酸或其碱金属盐制成复盐，利用分子转移或者用氢键来帮助它溶解，如可与苯甲酸钠、枸橼酸等形成复盐。安钠咖注射液，即是苯甲酸钠与咖啡因形成的复盐，由于分子间形成氢键，水溶性增大，可制成注射剂供临床使用。

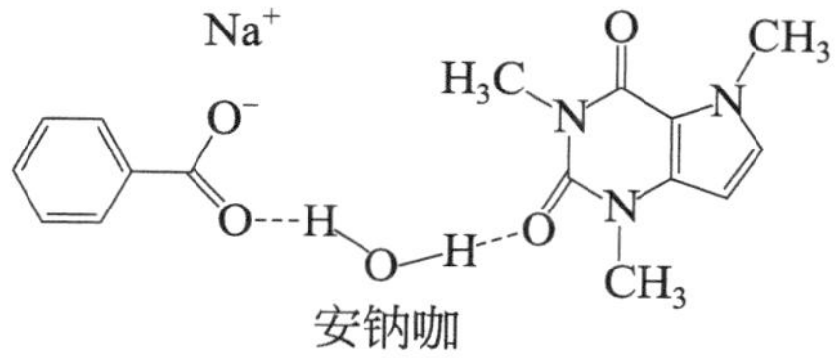

安钠咖

本品分子中具酰脲结构，对碱不稳定，与碱共热水解生成咖啡亭。石灰水的碱性较弱，不导致分解，因此提取时可以用石灰水。

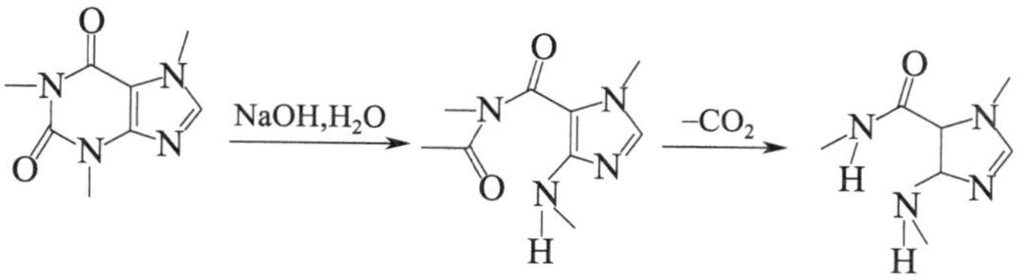

本品与盐酸、氯酸钾在水浴上加热蒸干，所得残渣遇氨气生成紫色的四甲基紫脲酸铵，再加氢氧化钠试液数滴，紫色消失。此反应称为紫脲酸铵反应，是黄嘌呤类生物碱的特征鉴别反应。

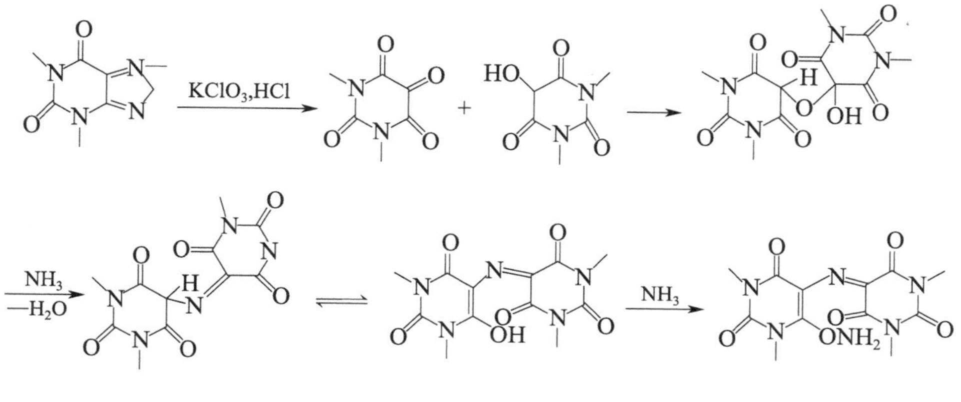

本品的饱和水溶液加碘试液不产生沉淀，再加稀盐酸，立即发生红棕色沉淀，加入过量的氢氧化钠试液，沉淀重新溶解，可用于鉴别。

小剂量咖啡因可振奋精神，减少疲乏感觉，能治疗神经衰弱和精神抑制。大剂量咖啡因能直接兴奋延脑呼吸中枢及血管运动中枢，用于解救因急性感染及催眠药、麻醉药、镇痛药中毒引起的呼吸、循环衰竭等，还可与麦角胺合用治疗偏头痛。

吡拉西坦（Piracetam）

化学名为 2-氧代-1-吡咯烷基乙酰胺，又名脑复康，吡乙酰胺。

本品为白色或类白色的结晶性粉末；无臭。本品在水中易溶，在乙醇中略溶，在乙醚中几乎不溶。本品的熔点为 151～154℃。

本品具有五元杂环内酰胺结构，为 γ-氨基丁酸的衍生物。可直接作用于大脑皮质，具有激活、保护和修复神经细胞的作用，提高学习和记忆能力，改善各种类型的脑缺氧和脑损伤。

本品口服吸收完全、起效快、作用强、毒性低。存在明显首过效应，可通过血脑屏障和胎盘屏障，主要以原型由尿液排出体外。

本品可以改善轻度及中度老年痴呆者的认知能力，但对重度痴呆者无效。另外，还可用于脑动脉硬化症及脑血管意外所致记忆与思维障碍，儿童器质性痴呆及智能低下。由于对中枢作用的选择性强，仅限于脑功能的改善，对脑神经无兴奋作用，故没有成瘾性和镇静作用。

活动 3　世界上的三大饮料

茶、可可、咖啡被称为当今世界的三大无酒精饮料，茶香自然清新，可可刺激兴奋，咖啡浪漫浓郁，不同文化背景的国家在饮品选择方面有着各自的偏好。亚洲是世界著名茶叶产区，亚洲茶文化源于中国，现以中国和日本最为发达。非洲是世界上最大的可可生产区，产品多销往西欧和美国。拉丁美洲是世界最大的咖啡栽培地区，消费则集中在发达国家，以美国、西欧各国和日本为多。

一、茶

中国人很早就有喝茶的习惯，人类制茶、饮茶的最早记录和最早的茶叶成品实物都在中国。考古发现，中国是茶的发源地。茶叶最早是摘鲜叶煮饮，到南北朝时开始把鲜叶加工成茶饼。后来唐代又创制了蒸青团茶；宋代创制了蒸青散茶；明代创制了炒青绿茶、黄茶、黑茶、红茶、花茶等；清代创制了白茶、乌龙茶等。世界上其他地方的饮茶习惯、种植茶叶的习惯大多都是直接或间接地从中国传过去的。

二、可可

16 世纪以前，可可仅被生活在亚马孙平原的人所知，那时它还不是饮料的原料。16 世纪上半叶，可可通过中美洲传到墨西哥，接着又传入印加帝国在今巴西南部的领土，很快被当地人所喜爱。他们采集野生的可可，把种仁捣碎，加工成一种名为"巧克脱里"（意为"苦水"）的饮料。16 世纪中叶，欧洲人来到美洲，发现了可可并认识到这是一种宝贵的经济作物，他们在"巧克脱里"的基础上研发了可可饮料和巧克力。16 世纪末，世界上第一家巧克力工厂由当时的西班牙政府建立起来。18世纪瑞典的博学家林奈才为它命名，种加词是"可可树"。后来，由于巧克力和可可粉在运动场上成为重要的能量补充剂，发挥了巨大的作用，人们便把可可树誉为"神粮树"，把可可饮料誉为"神仙饮料"。

三、咖啡

4000年前，非洲埃塞俄比亚咖法地区的牧民发现，羊群吃了一种热带小乔木后躁动不安、兴奋不已，赶回羊圈后羊群通宵达旦地欢腾跳舞。于是大胆尝试，发觉人服用这种植物后可以提神解乏，甚至也会手舞足蹈。现在咖啡的名称就取之于"咖法"的近似音。

咖啡出现的最早且最确切的时间是公元前8世纪，但是早在荷马的作品和许多古老的阿拉伯传奇里，就已记述了一种神奇的、色黑、味苦涩且具有强烈刺激的饮料。公元10世纪前后，阿维森纳（Avicenna，980—1037，古代伊斯兰世界最杰出的集大成者之一，哲学家、医生、理论家）用咖啡当作药物治疗疾病。

到16世纪时，商人在欧洲贩卖咖啡，由此将咖啡作为一种新型饮料引进西方人的生活当中。1740～1850年间，在中南美洲咖啡种植达到了普及。

虽然咖啡诞生于非洲，但是在非洲进行普遍种植和家庭消费却是近代才开始的。

现代医学认为，咖啡能促进人体新陈代谢，兴奋神经，驱除疲劳。咖啡分为大、中、小粒种，小粒种咖啡咖啡因含量低，但香味浓；中粒、大粒咖啡咖啡因含量高，但香味差。

活动4　说一说，练一练

1. 黄嘌呤类药物的特征反应是（　　）。

A. 重氮化偶合反应　　　　　　　B. 维他立反应　　　　C. 紫脲酸铵反应

D. 铜吡啶反应　　　　　　　　　E. 硫色素反应

2. 下列叙述与咖啡因不相符的是（　　）。

A. 显碱性可与酸形成稳定的盐　　　　　　　B. 具有紫脲酸铵反应

C. 与碱共热分解为咖啡亭　　　　　　　　　D. 水溶液遇鞣酸产生白色沉淀

E. 饱和水溶液遇碘试液不产生沉淀，加稀盐酸则生成红棕色沉淀

3. 下列关于尼可刹米的性质，叙述错误的是（　　）。

A. 为无色或淡黄色油状液体

B. 有引湿性

C. 具有酰胺键，但一般条件下较稳定

D. 与碱共热，产生的氨气可使润湿的红色石蕊试纸变蓝

E. 又名可拉明

4. 安钠咖注射液的主要成分是以下某种物质与咖啡因组成的复盐，该物质是（　　）。

A. 马来酸钠　　　B. 酒石酸钠　　　C. 烟酸钠　　　D. 苯甲酸钠　　　E. 盐酸

任务六小结

（1）中枢兴奋药是能提高中枢神经系统机能活动的药物。根据中枢兴奋药的作用部位不同，分为大脑兴奋药、脑干兴奋药、脊髓兴奋药。根据化学结构分类，可分为黄嘌呤类、酰胺类及其他类。

（2）咖啡因是黄嘌呤衍生物，可解救因急性感染及催眠药、麻醉药、镇痛药中毒引起的呼吸、循环衰竭。

项目三小结

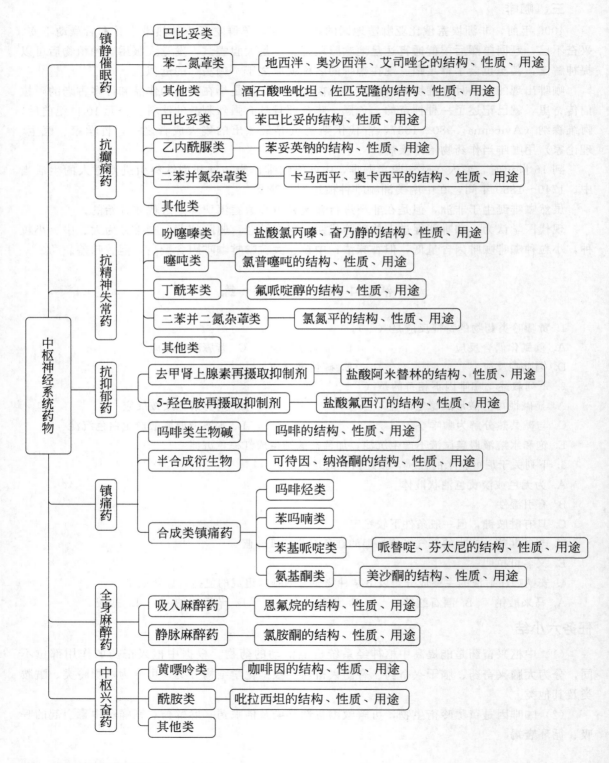

项目四　外周神经系统药物

知识目标

1. 掌握拟胆碱药和抗胆碱药、肾上腺素受体激动剂和肾上腺素受体拮抗剂的分类、局麻药的结构类型，以及典型药物的化学结构、理化性质、临床用途。

2. 熟知肾上腺素受体激动剂的结构特点；局麻药的构效关系；典型药物的化学名称、结构特征、作用特点。

3. 了解外周神经系统药物的发展。

技能目标

1. 熟练掌握典型药物的化学鉴别方法。

2. 会分析典型药物的结构特征；会应用外周神经系统药物的理化性质解决药物在合理用药、制剂、分析检验、储存养护、使用等方面的问题。

案例导入

印先生，66 岁，近两年经常感到头痛，有时可出现轻微的眼胀痛，经过休息后症状可自行减轻或消失。几天前，突然觉得头痛不止，视物不清，并且眼睛发红，入院检查发现右眼视力仅 0.2，左眼视力 1.0 左右，眼压超出正常值 2 倍。确诊为闭角型青光眼。印先生可以使用什么药物滴眼治疗？该药物属于外周神经系统药物的哪一类？外周神经系统药物的具体分类有哪些？

分析讨论

青光眼是指眼内压间断或持续升高的一种眼病。青光眼可分为闭角型和开角型，前者是由于前房角狭窄，阻碍房水回流而使眼内压升高。毛果芸香碱对闭角型青光眼疗效较好，用药后由于缩瞳作用，使前房角间隙扩大，有利于房水回流，使眼压降低。

毛果芸香碱属于外周神经系统药物中的拟胆碱药。它与胆碱受体结合，使受体兴奋，产生多种生理效应，其中瞳孔缩小作用可用于治疗青光眼。

传入神经和传出神经共同组成外周神经系统。根据传出神经分泌的化学递质将传出神经分为胆碱能神经和肾上腺素能神经。药物作用于这些神经，产生拟似或拮抗作用。根据药理作用的不同，将传出神经系统药物分为四大类：拟胆碱药、抗胆碱药、拟肾上腺素药、抗肾上腺素药。

局部麻醉药作用于外周神经组织，可逆性地阻断感觉神经冲动的传导，使患者在意识清醒的状态下暂时令局部感觉消失。局部麻醉药是一类重要的外周神经系统药物。

任务一　影响胆碱能神经系统的药物

活动 1　胆碱能神经系统和作用于胆碱能神经的药物类型

一、胆碱能神经系统

乙酰胆碱（Acetylcholine）是胆碱能神经的递质，它在胆碱能神经末梢的胞质液中生物合成，然后转运到突触囊泡中。胆碱能神经兴奋时，乙酰胆碱从囊泡中释放出来，并作用于胆碱受体，产生效应。乙酰胆碱完成神经冲动的传递后迅速被胆碱酯酶水解成胆碱而失效。

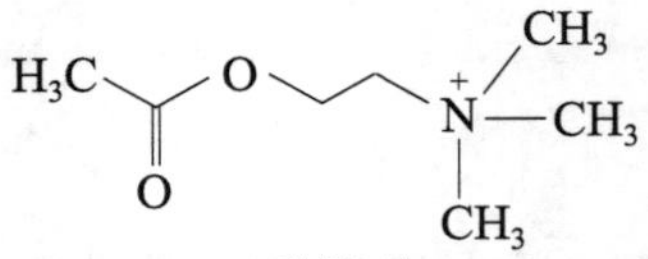

乙酰胆碱

胆碱受体可分为毒蕈碱（Muscarine）型胆碱受体（简称 M 受体）和烟碱（Nicotine）型胆碱受体（简称 N 受体）两类。M 受体兴奋时，心脏抑制，血管扩张，平滑肌（胃、肠、支气管）收缩，瞳孔缩小，汗腺分泌增加等。N 受体兴奋时，自主神经节兴奋，肾上腺释放肾上腺素及骨骼肌收缩。

二、胆碱能神经系统药物类型

（1）拟胆碱药是一类具有与乙酰胆碱相似作用的药物，用于治疗胆碱能神经系统兴奋性低下引起的疾病。按其作用环节和机制的不同，可分为胆碱受体激动剂和乙酰胆碱酯酶抑制剂两种类型。

（2）抗胆碱药可通过抑制乙酰胆碱的生物合成或释放，或阻止乙酰胆碱同受体的结合而产生抗胆碱作用。用于治疗胆碱能神经系统过度兴奋所造成的疾病。按照药物作用部位及对胆碱受体选择性的不同，可分为 M 胆碱受体拮抗剂和 N 胆碱受体拮抗剂。

活动 2　拟胆碱药

根据作用机制不同，分为胆碱受体激动剂和乙酰胆碱酯酶抑制剂。

一、M 胆碱受体激动剂

该类药物只有 M 样作用而无 N 样作用，但对 M 受体亚型无选择性作用。M 受体兴奋时，出现心脏抑制，血管扩张，胃、肠、支气管平滑肌收缩，瞳孔缩小和汗腺分泌增加等。

毛果芸香碱（Pilocarpine）为天然产物，其结构与乙酰胆碱及其结构改造物相差甚远，具有 M 受体激动作用。毛果芸香碱临床用其硝酸盐制成滴眼液，用于治疗原发性青光眼。

硝酸毛果芸香碱（Pilocarpine Nitrate）

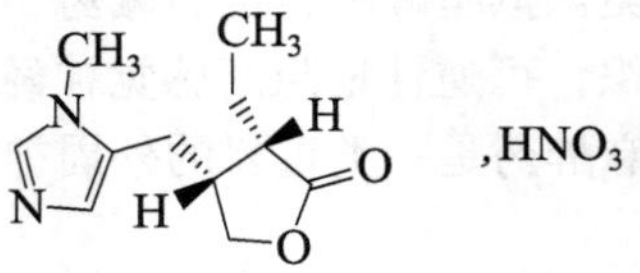

化学名为 4-[(1-甲基-1H-咪唑-5-基)甲基]-3-乙基二氢-2(3H)-呋喃酮硝酸盐，又名匹鲁卡品。

本品为无色结晶或白色结晶性粉末；无臭；遇光易变质。

本品在水中易溶，在乙醇中微溶，在三氯甲烷或乙醚中不溶。

本品熔点为 174～178℃，熔融的同时分解。

在水溶液（0.10g/ml）比旋度为＋80°至＋83°。

本品含咪唑环，具有碱性，对光较敏感，应避光保存。

本品含有两个手性碳原子，具有旋光性。可以有 4 个对映异构体，在天然产物中主要存在的是毛果芸香碱和异毛果芸香碱。由于本品的五元内酯环上的两个取代基处于顺式构型，空间位阻较大，较稳定。在加热或碱性条件下可迅速发生差向异构化，生成无活性的异毛果芸香碱；在稀碱性溶液中，可水解开环，生成无活性的毛果芸香酸钠而溶解。

毛果芸香碱的水解、差向异构化反应：

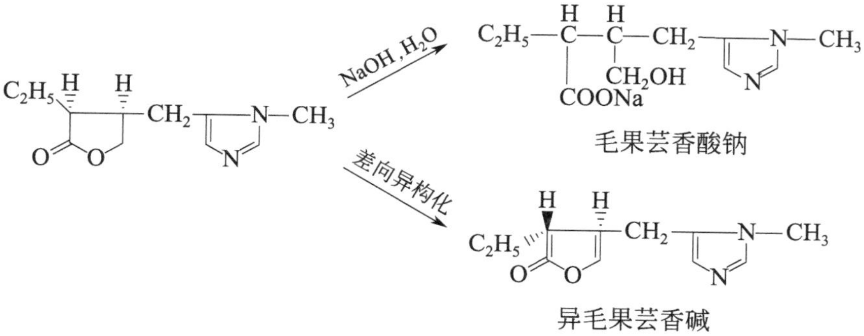

本品为 M 胆碱受体激动剂，具有缩瞳、降低眼内压的作用。临床主要以其硝酸盐或盐酸盐供药用，治疗青光眼。

二、乙酰胆碱酯酶抑制剂

乙酰胆碱酯酶抑制剂又称为抗胆碱酯酶药。胆碱酯酶抑制药能与胆碱酯酶结合，使胆碱酯酶失去活性，乙酰胆碱水解减少，导致乙酰胆碱在突触间隙蓄积而激动 M、N 受体，呈现 M、N 样作用。胆碱酯酶抑制药可分为可逆性的乙酰胆碱酯酶抑制药和不可逆性乙酰胆碱酯酶抑制药。

1. 可逆的乙酰胆碱酯酶抑制剂

能与乙酰胆碱竞争胆碱酯酶的活性中心，使胆碱酯酶暂时失活，但因结合不牢固，经过一段时间后胆碱酯酶可恢复活性。

毒扁豆碱（Physostigmine）和是从西非出产的毒扁豆中提取的一种生物碱，是临床上第一个胆碱酯酶抑制剂，曾在眼科使用多年，治疗青光眼。但因选择性低，毒性较大，现已很少使用。在毒扁豆碱合成代用品的构效关系研究中相继发现了溴新斯的明（Neostigmine Bromide）等季铵类胆碱酯酶抑制剂，副作用降低，作用时间较久。

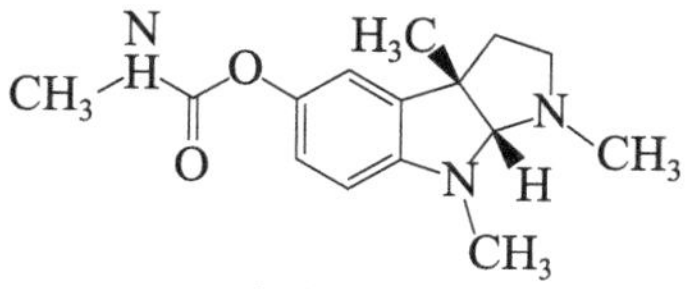

毒扁豆碱

溴新斯的明（Neostigmine Bromide）

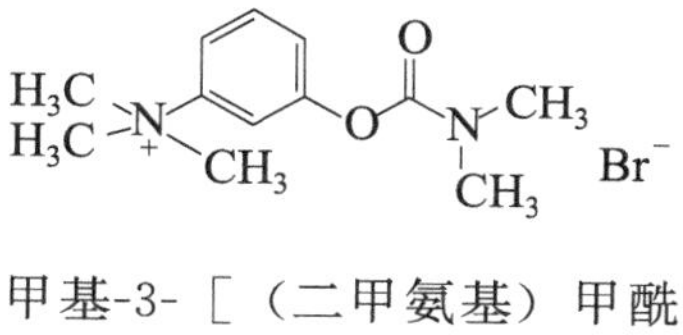

化学名为溴化-N，N，N-三甲基-3-〔（二甲氨基）甲酰氧基〕苯铵。

本品为白色结晶性粉末；无臭。

本品在水中极易溶解，在乙醇或三氯甲烷中易溶，在乙醚中几乎不溶。

本品的熔点为 171～176℃。熔融的同时分解。

本品分子结构中具有酯键，与氢氧化钠溶液共热，酯键水解，生成二甲氨基酚钠和二甲氨基甲酸。前者与重氮苯磺酸作用，生成红色偶氮化合物；后者进一步水解为具有胺臭的二甲胺。

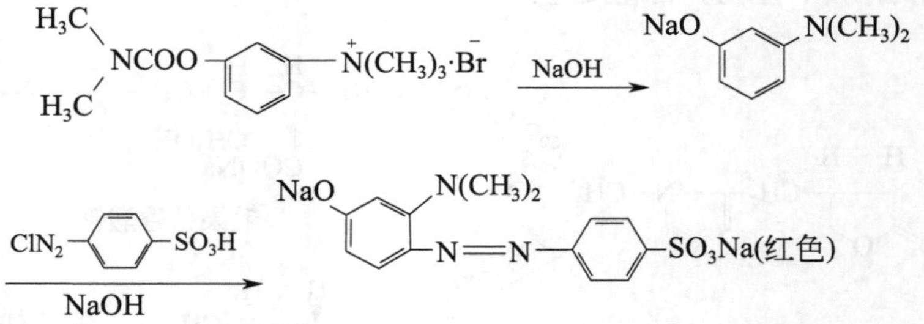

本品与硝酸银试液反应，生成淡黄色凝乳状沉淀；该沉淀微溶于氨试液，不溶于硝酸。

本品为季铵类化合物，胃肠道难吸收；非胃肠道给药，迅速以原药和水解产物由尿道排出。

本品为可逆性的胆碱酯酶抑制剂，临床上主要用于重症肌无力、术后腹气胀、尿潴留等治疗。

2. 不可逆的乙酰胆碱酯酶抑制剂

这类药物多为有机磷农药，进入体内不可逆抑制胆碱酯酶后，该酶活性难以恢复，致使体内乙酰胆碱过度堆积，引起有机磷农药中毒症状，如支气管收缩呼吸困难、针尖样瞳孔、心脏抑制、甚至导致惊厥死亡。该类药物无临床使用价值，多用作杀虫剂。

活动 3　抗胆碱药

目前临床使用的抗胆碱药主要是阻断乙酰胆碱生物合成与胆碱受体的相互作用。根据药物的作用部位及对胆碱受体选择性的不同，可分为 M 胆碱受体阻滞药和 N 胆碱受体阻滞药。

M 胆碱受体拮抗剂

M 胆碱受体拮抗剂按结构可分为莨菪生物碱类和合成类两种。

（一）莨菪生物碱类

莨菪生物碱是一类从茄科植物颠茄、曼陀罗、莨菪、东莨菪、唐古特莨菪等植物中提取的生物碱，临床上主要使用的有东莨菪碱（Scopolamine）、阿托品（Atropine）、樟柳碱（Anisodine）、山莨菪碱（Anisodamine）等（表 4-1）。

表 4-1　颠茄生物碱类 M 胆碱受体拮抗剂

药品名称	结构式	来源	用途
东莨菪碱	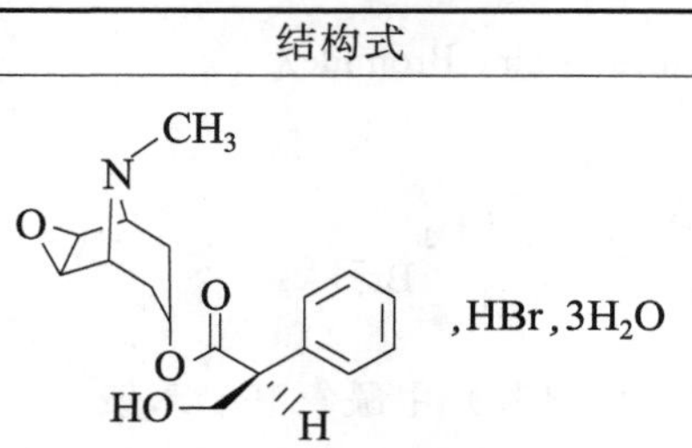 ,HBr，3H₂O	从分离莨菪碱后剩余的母液中分离得到，左旋体，临床用其氢溴酸盐	镇静药，用于全身麻醉前给药，还可用于晕动病、震颤麻痹、躁狂性精神病及有机磷农药中毒解救等

药品名称	结构式	来源	用途
阿托品	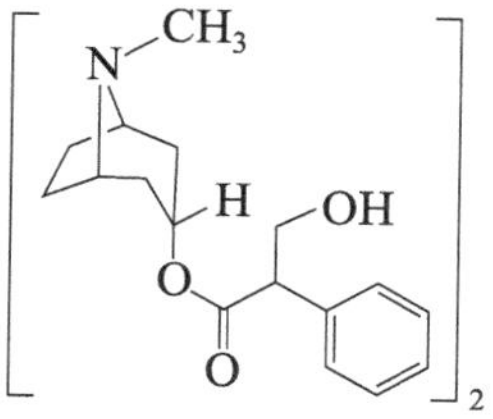 ,H₂SO₄,H₂O	茄科植物中普遍存在的生物碱——（一）莨菪碱的外消旋体，现已采用全合成法制备，临床用其硫酸盐	用于治疗各种内脏绞痛、散瞳，还可用于有机磷农药中毒的解救
樟柳碱	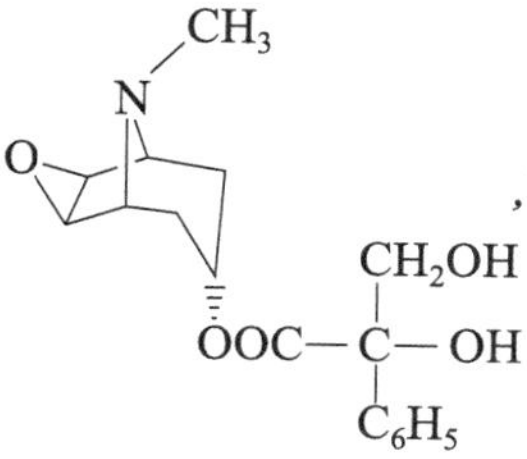 ,HBr	从唐古特莨菪中分离得到的天然产物，为左旋体，临床用其氢溴酸盐	作用较阿托品弱，毒性较小，用于血管性头痛、视网膜血管痉挛、震颤麻痹的治疗
山莨菪碱	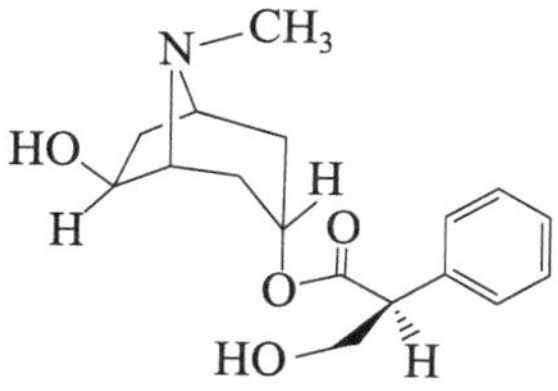 ,HBr	从唐古特莨菪中分离得到的天然产物，为左旋体，人工合成的为外消旋体，临床用其氢溴酸盐	作用弱于阿托品，但毒性较低，临床用于胃肠绞痛、感染性中毒休克、脑血管痉挛等的治疗

莨菪生物碱类药物的异同点，从表中药物分子结构分析发现，莨菪醇的 6，7 位氧桥和 6 羟基以及莨菪酸 α-羟基的存在对中枢作用有重要影响。当 6，7 位有氧桥存在时，分子的亲脂性增加，中枢作用相应增强；当 6 位只有羟基时，分子的亲水性增加，使中枢作用有所减弱。中枢作用强弱比较为：东莨菪碱＞阿托品＞樟柳碱＞山莨菪碱。

硫酸阿托品（Atropine Sulfate）

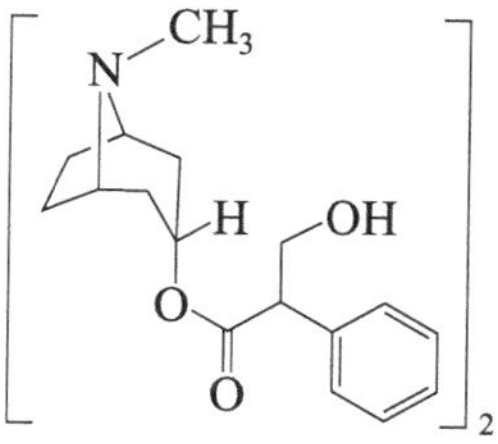

化学名为 α-（羟甲基）苯乙酸-8-甲基-8-氮杂双环［3.2.1］-3-辛酯硫酸盐一水合物。

本品为无色结晶或白色结晶性粉末，无臭，味苦，熔点 190～194℃，熔融的同时分解。极易溶于水，易溶于乙醇，在乙醚或三氯甲烷中不溶。

本品虽有手性碳原子，因外消旋化而成为消旋体。

本品分子中具有叔胺结构，碱性较强，在水溶液中能使酚酞呈红色，可以与硫酸形成稳定的盐，其水溶液呈中性。

本品分子中的酯键，在弱酸性、近中性条件下较稳定，pH 为 3.5～4.0 时最稳定，在碱性溶液中易水解生成莨菪醇和消旋莨菪酸。故在配置注射液时，应注意调整 pH，可加入适量 NaCl 做稳定剂，采用中性硬质玻璃安瓿，注意灭菌温度。

反应式中标注：莨菪醇、莨菪酸

本品水解生成莨菪酸与发烟硝酸共热，发生硝基化反应，生产三硝基衍生物，再加入氢氧化钾醇溶液和一小粒固体氢氧化钾，则生成有颜色的醌式化合物，初显深紫色，后转暗红色，最后颜色消失，此反应称为 Vitali（维他立）反应，是莨菪酸的专属反应。

阿托品与硫酸及重铬酸钾加热时，水解生成的莨菪酸被氧化生成苯甲醛，有苦杏仁特异臭味。

本品具有强碱性，与氯化汞反应，先生成黄色的氧化汞沉淀，加热后转变为红色。

本品能与碘-碘化钾试剂反应生成碘化莨菪碱沉淀，于显微镜下观察结晶呈飞鸟状。

本品临床用于治疗胃肠痉挛引起的绞痛、麻醉前给药、散瞳、中毒性休克，也可用于有机磷农药中毒的解救。

（二）合成类

颠茄生物碱类抗胆碱药由于药理作用广泛，临床应用时常引起多种不良反应，如口干、视力模糊、心悸等。因此对阿托品进行结构改造，寻找选择性高、毒性低的合成类抗胆碱药。

分析阿托品和乙酰胆碱的结构，发现两者很相似，都有氨基醇酯结构，只是阿托品的酰基部分带有较大取代基——苯基，这对 M 受体阻滞功能十分重要。后来发现酯键并不是胆碱活性所必需，可以去掉，而氨基部分可以是叔胺，也可以是季胺，因此设计合成了许多季胺类和叔胺类抗胆碱药。

1. 季铵类

合成季铵类药物因其不易透过血脑屏障，因此对中枢作用减少。该类药物对胃肠道平滑肌的解痉作用较强，并有不同程度的神经节阻断作用。

溴丙胺太林（Propantheline Bromide）

化学名为溴化 N-甲基-N -(1-甲基乙基)-N-[2-(9H-呫吨-9-甲酰氧基)乙基]-2-丙铵，又名普鲁本辛。

本品为白色或白色的结晶性粉末；无臭；微有引湿性。本品在水、乙醇或三氯甲烷中极易溶解，在乙醚中不溶。熔点为 157～164℃，熔融的同时分解。

本品分子中有酯键，在碱性条件下易水解失效。本品与 NaOH 试液煮沸，酯键水解后用稀盐酸中和，产生呫吨酸，该酸遇硫酸显亮黄色或橙黄色，微显绿色荧光。

本品具有较强的外周抗 M 胆碱作用及弱的神经节阻断作用。由于属于季铵化合物，不易透过血脑屏障，中枢副作用小。特点是对胃肠道平滑肌解痉作用较强，并能减少胃液分泌，临床用于治疗胃及十二指肠溃疡、胃炎、胰腺炎、胃肠痉挛等疾病。

使用本品可引起口干、视力模糊、尿潴留、便秘、头痛及心悸等。手术前忌用。青光眼患者和心脏病患者慎用。

2. 叔胺类

叔胺类 M 受体阻滞剂的解痉作用较明显，同时也具有抑制胃酸分泌作用。该类药物品种较多，如苯海索、丙环定、贝那替嗪（又名胃复康）等。

苯海索   丙环定   贝那替嗪

活动 4 说一说，练一练

一、单选题

1. 乙酰胆碱不能作为药物用于临床，主要是因为（   ）。

A. 副作用大 B. 稳定性差 C. 价格高   D. 疗效低

2. 莨菪酸结构化合物的特殊反应是（   ）。

A. 重氮化偶合反应   B. $FeCl_3$ 显色反应

C. 紫脲酸铵反应   D. Vitali 反应

3. 水解后能与重氮苯磺酸试液作用生成红色偶氮化合物的药物是（   ）。

A. 硝酸毛果芸香碱   B. 溴新斯的明

C. 硫酸阿托品   D. 氯琥珀胆碱

4. 硝酸毛果芸香碱结构中易水解的基团是（   ）。

A. HNO_3 B. 亚甲基   C. 咪唑环   D. 内酯环

5. 硫酸阿托品中硫酸（H_2SO_4）与阿托品（B）的分子组成正确表达式是（   ）。

A. $B \cdot H_2SO_4$ B. $B_2 \cdot H_2SO_4$ C. $B \cdot 2H_2SO_4$ D. $B_2 \cdot 3H_2SO_4$

6. 阿托品与山莨菪碱的不同点是（   ）。

A. 前者有酯结构而后者无

B. 前者有 Vitali 反应而后者无

C. 前者易水解而后者不易水解

D. 前者有一个羟基而后者有两个羟基

7. 溴新斯的明与碱共热后逸出使湿润红色石蕊试纸变蓝的气体是（   ）。

A. NH_3 B. $(CH_3)_2NH$ C. $(C_2H_5)_2NH$ D. $(C_2H_5)_2NCH_2CH_2OH$

二、多选题

1. 含有酯键结构的药物有（   ）。

A. 盐酸普鲁卡因   B. 硝酸毛果芸香碱   C. 硫酸阿托品

D. 氯化琥珀胆碱   E. 溴新斯的明

2. 硝酸毛果芸香碱化学性质不稳定的表现为（   ）。

A. 水解 B. 被氧化 C. 差向异构化 D. 脱水   E. 脱羧

3. 配制硫酸阿托品注射液时需采取的措施有（   ）。

A. 灌装注射液用硬质中性安瓿 B. 调最佳 pH3.5～4.0

C. 加入 NaCl 作稳定剂　　　　　　　　D. 采用流通蒸气灭菌 30min

E. 加入抗氧剂

4. 易溶于水的药物有（　　）。

A. 硝酸毛果芸香碱　　　　　　B. 溴新斯的明　　　　　　C. 硫酸阿托品

D. 氯化琥珀胆碱　　　　　　　E. 氢溴酸山莨菪碱

5. 下列药物具维他立（Vitali）反应的是（　　）。

A. 阿司匹林　　　　　　　　　B. 阿托品　　　　　　　　C. 山莨菪碱

D. 溴新斯的明　　　　　　　　E. 氯化琥珀胆碱

三、简答题

1. 拟胆碱药有几种类型？举例说明。

2. 抗胆碱药分几类？举例说明。

3. 硫酸阿托品的结构特点、性质和作用是什么？

任务二　拓展　颠茄、箭毒、肉毒毒素

活动 1　颠茄、箭毒、肉毒毒素有关知识

一、颠茄

根和叶含有莨菪碱，阿托品、东莨菪碱、颠茄碱等。叶作解痉及镇痛药；根治盗汗，并有散瞳的效能。颠茄植株味微苦、辛，以全草入药，误食有毒，有效成分为生物碱，该生物碱其主成分是莨菪碱，并含有少量东莨菪碱。莨菪碱在贮藏、加工、提制过程中逐渐转化为消旋生物碱阿托品，尚含其他微量生物碱。

国内对颠茄提取物系列产品有稠膏、流浸膏、酊和复方颠茄片等，其制剂主要用于治疗胃及十二指肠溃疡病，肠胃道、肾、胆绞痛等。

二、箭毒

箭毒类的生物碱有许多，它们的化学结构类似，作用机制差异不大。常见的有氯化筒箭毒碱、托锡弗林、汉肌松（碘化二甲基汉防己碱）、刺桐硫文碱、刺桐硫品碱、部分苄基异喹啉类季铵盐生物碱，它们大多存在于防己科植物中。

拓展知识

1. 箭毒青蛙

南美丛林中的箭毒青蛙有着艳丽的外表，身长虽只有 2～4cm，却堪称天然的"化学武器"。其皮肤腺异常发达，可分泌出色彩鲜艳的毒液，用来防身自卫。不要小看了这种毒液——仅用 10 万分之一盎司（1 盎司＝28.3495 克），就能置人于死地！尽管箭毒青蛙自己并不用毒液捕杀猎物，但南美洲的印第安人却学会收集它们的毒液，涂在箭头上，用于捕猎动物，箭毒青蛙因故得名。

2. 箭毒木

箭毒木又名见血封喉，生长在海拔 1000 米以下的常绿林中，乔木，高达 30m；具乳白色树液，树皮灰色，春季开花。是国家三级保护植物，是一种剧毒植物和药用植物。箭

毒木的乳白色汁液含有剧毒，一经接触人畜伤口，即可使中毒者心脏麻痹（心律失常导致），血管封闭，血液凝固，以至窒息死亡，所以人们又称它为"见血封喉"。分布于热带季雨林。

三、肉毒毒素

肉毒杆菌毒素（Botulinum Toxin，BTX）也被称为肉毒毒素或肉毒杆菌素，是由肉毒杆菌在繁殖过程中所产生的一种神经毒素蛋白。肉毒毒素是毒性最强的天然物质之一，也是世界上最毒的蛋白质之一。纯化结晶的肉毒毒素 1mg 能杀死 2 亿只小鼠，对人的半致死量为 40 IU/kg。但其性质稳定，易于生产、提纯和精制。因而较早被应用于实验研究及临床。

由于肉毒毒素是种神经麻醉剂，能使肌肉暂时麻痹，医学界自 1979 年首次将其作为一种治疗药物应用于临床治疗斜视，至今已有 40 余年的历史，目前已拓展用于治疗各种局限性张力障碍性疾病，其疗效稳定而可靠。

起初，医生将肉毒毒素用于治疗面部痉挛和其他肌肉运动紊乱症，用它来麻痹肌肉神经，以此达到停止肌肉痉挛的目的。治疗过程中医生们发现，肉毒毒素在消除皱纹方面具有更加显著的功效。很快，注射肉毒毒素的美容手术应运而生，并迅速风靡全球。

肉毒毒素通过麻痹松弛的皮下神经，可以在一段时间内消除皱纹或者避免皱纹的生成，从而达到美容的效果。因为肉毒毒素价格较高，并且需要持续注射才能不断保持效果，它一直是美容界的奢侈品。

肉毒毒素注射手术有一定风险，必须要由专业的皮肤科医生或颜面整形医师施行，才相对安全可靠，一般意义上的美容院应该不具备这种能力。

肉毒毒素注射手术有一定风险。肉毒毒素不是完美药物，毕竟是一种毒素，有副作用。肉毒毒素通过麻痹肌肉使得肌肉没有牵引能力而消除了皱纹，所以偶尔会产生头痛、过敏、复视、表情不自然等不良反应。而对于特殊人群来说，有 5 类人不能使用肉毒毒素去皱美容：① 孕妇、哺乳期妇女；② 重症肌无力症、多发性硬化症患者；③ 上睑下垂患者；④ 身体非常瘦弱，有心、肝、肾等内脏疾病的人；⑤ 过敏体质者。

活动 2　说一说，练一练

1. 古代西班牙姑娘用颠茄叶捣碎后敷在眼睛上，随后洗去，两只眼睛变得大而美丽，产生的原因是什么？这与阿托品有何关系？

2. 肉毒毒素为什么能美容？你认为安全吗？

任务三　影响肾上腺素能神经系统的药物

活动 1　肾上腺素受体激动剂分类知识

早在 1901 年人们就获得了肾上腺素。纯品肾上腺素被广泛用于外科手术和口腔手术中以控制出血，其产出来源于肾上腺，最早是从屠宰羊的大型包装机构获得的。在随后的 30 年里，在人们没有充分理解其药理作用的情况下，一系列类似药物包括苯肾上腺素、异丙肾上腺素陆续上市。到了 20 世纪 40 年代后期，才揭示了肾上腺素受体的两个亚型，并由此推动了一系列针对不同亚型的激动剂和拮抗剂上市。

肾上腺素受体是能与去甲肾上腺素或肾上腺素结合的受体总称。肾上腺素药物是作用于肾上腺素受体的一大类药物，主要包括拟肾上腺素药和抗肾上腺素药。

肾上腺素受体可分为 α 受体和 β 受体，α 受体又分为 α_1 和 α_2 亚型，β 受体分为 β_1、β_2 和 β_3 亚型。

α_1 受体兴奋，收缩平滑肌，心肌收缩力增强；α_2 受体兴奋，可抑制心血管活动。β_1 受体兴奋，心肌收缩力增强，松弛肠平滑肌；β_2 受体兴奋，血管和支气管扩张，松弛子宫平滑肌。

肾上腺素受体激动剂可以根据作用于不同受体亚型分类，也可根据结构特征进行分类。

活动 2　拟肾上腺素药物

拟肾上腺素药是一类兴奋交感神经而发挥作用的药物，亦称为拟交感神经药物。临床广泛用于升高血压、抗休克、平喘、止血等。

拟肾上腺素药根据结构可分为儿茶酚胺类和非儿茶酚胺类。基本化学结构为 β-苯乙胺，在苯环的 3，4 位上有羟基，称为儿茶酚胺（Catecholamine），具有此结构的药物有肾上腺素（Epinephrine）、去甲肾上腺素（Norepinephrine）、多巴胺（Dopamine）、异丙肾上腺素（Isoprenaline）、多巴酚丁胺（Dobutamine）等。儿茶酚胺的极性较大，外周作用较中枢作用强。儿茶酚胺类拟肾上腺素易被氧化，进入体内后易代谢分解，作用时间短。非儿茶酚胺类拟肾上腺素稳定性较好，如麻黄碱（Ephedrine）、沙丁胺醇（Salbutamol）、特布他林（Terbutaline）、克伦特罗（Clenbuterol）等。

肾上腺素（Epinephrine）

微课：儿茶酚胺结构

化学名为 (R)-4-[2-(甲氨基)-1-羟基乙基]-1,2-苯二酚，又名副肾碱。

结构特征为儿茶酚胺结构、苯乙胺结构，氨基氮上有甲基取代，1 个手性碳原子。

本品为白色或类白色结晶性粉末；无臭。本品在水中极微溶解，在乙醇、三氯甲烷、乙醚、脂肪油或挥发油中不溶。

肾上腺素的 β-碳构型为 R 构型，呈左旋。左旋的肾上腺素水溶液加热或室温放置后，可发生外消旋化，使活性降低。消旋体的活性只有左旋体的一半。在 pH4 以下，消旋的速度较快，故在配置时需注意溶液的 pH。

本品含有儿茶酚胺结构，其中的酚二羟基具有较强的还原性，在空气中易氧化变色。弱氧化剂如二氧化锰、过氧化氢、碘等，亦能使其氧化。在日光、加热、pH 升高及微量金属离子的作用下，均可加速其氧化变质，生成红色的肾上腺素红，继而聚合成棕色的多聚体。

为了延缓本品氧化变质，药典规定本品注射液 pH2.5～5.0，生产单位一般控制在 pH3.6～4.0，加入抗氧剂焦亚硫酸钠；加金属离子配合剂乙二胺四乙酸钠；注射用水经二氧化碳或氮气饱和，安瓿内同时充入上述惰性气体，100℃流通蒸汽灭菌 15min；避光、减压密封，阴凉处存放。

本品的盐酸溶液遇过氧化氢试液，煮沸，显血红色。

本品的盐酸溶液遇三氯化铁试液显翠绿色，加氨试液，即变为紫色，最后变为紫红色。

本品对 α 和 β 受体都有激动作用，使心肌收缩力加强，心率加快，心肌耗氧量增大。临床使用盐酸盐或酒石酸盐注射液，用于抢救过敏性休克、支气管哮喘、心脏骤停等。本品可与局部麻醉药配伍，用于局部止血。

重酒石酸去甲肾上腺素 （Norepinephrine Bitartrate）

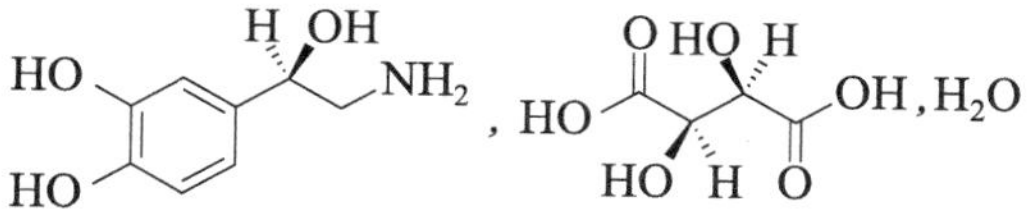

化学名为 R-（—）-4-（2-氨基-1-羟基乙基）-1,2-苯二酚重酒石酸盐一水合物，又名正肾上腺素。

本品为白色或几乎白色的结晶性粉末。本品含有儿茶酚胺结构，遇光、空气或弱氧化剂易先氧化为红色的去甲肾上腺素红，而后转为棕色的多聚体。

临床使用 R 构型，比 S 构型活性强 27 倍。

本品主要兴奋 α 受体，可使小动脉、小静脉收缩，外周阻力增加，血压上升。对心脏亦能兴奋心肌，使其收缩力增强，心率加快，但强度弱于肾上腺素。临床主要用于休克、上消化道出血。

盐酸麻黄碱 （Ephedrine Hydrochloride）

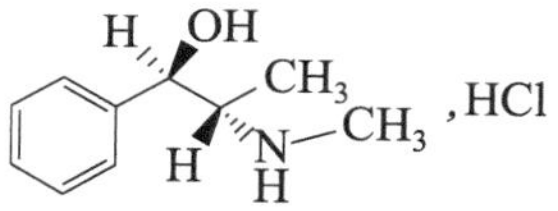

化学名为 $(1R^*, 2S^*)$-2-(甲氨基)-1-苯丙-1-醇盐酸盐，又名麻黄素。

本品为白色针状结晶或结晶性粉末，无臭，味苦。熔点为 $217 \sim 220℃$。其在水中易溶，乙醇中溶解，三氯甲烷或乙醚中不溶。麻黄碱结构中不具有儿茶酚胺的结构，水溶液稳定，遇空气、日光、热不易被破坏。

麻黄碱有两个手性碳原子、四个对映异构体。其中（—）-麻黄碱（1R，2S）构型活性最强，是临床主要药用的异构体。另有（1R，2R）和（1S，2S）两种异构体，称为伪麻黄碱，拟肾上腺素作用以麻黄碱相比稍弱，中枢副作用较小，广泛用于鼻充血减轻剂，多用于复方感冒药。

本品水溶液与碱性硫酸铜试液作用，产生蓝紫色配合物，加入乙醚振摇，放置分层，乙醚层显紫红色，水层显蓝色。这是侧链氨基醇结构的特征反应。

硫酸沙丁胺醇 （Salbutamol Sulfate）

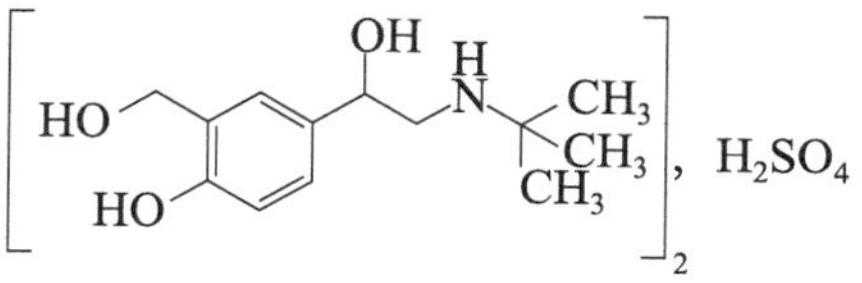

化学名为 1-（4-羟基-3-羟甲基苯基）-2-（叔丁氨基）乙醇硫酸盐。又名舒喘灵。

本品为白色或近白色结晶性粉末，无臭，几乎无味。在水中易溶，在乙醇中极微溶解，在三氯甲烷或乙醚中几乎不溶。

本品结构中具有酚羟基，加入三氯化铁试液，呈紫色。

本品对支气管平滑肌上的 β_2 受体选择性强，有激动作用。扩张支气管作用较强。由于为非儿茶酚胺结构，故口服有效，作用时间较长。临床主要用于治疗支气管哮喘、喘息型支气管炎、肺气肿等。

硫酸特布他林 (Terbutaline Sulfate)

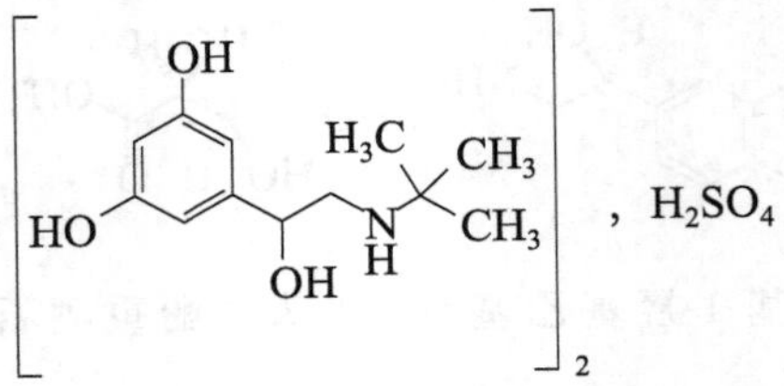

化学名为 (±)α-[(叔丁氨基)甲基]-3,5-二羟基苯甲醇硫酸盐 (2:1)，又名叔丁喘宁。

本品为选择性 β_2 受体激动剂，用于治疗支气管哮喘、哮喘型支气管炎和慢性阻塞性肺病时的支气管痉挛。

活动 3　抗肾上腺素药

抗肾上腺素药是一类能与肾上腺素受体结合，产生与肾上腺素能神经递质作用相反的生理活性。根据药物对肾上腺素 α、β 受体的选择性不同，分为 α 受体阻滞剂和 β 受体阻滞剂。

一、α 受体阻滞剂

根据 α 受体阻滞剂对受体的选择性可分为两类：选择性 α 受体阻滞剂和非选择性 α 受体阻滞剂。

（一）非选择性 α 受体阻滞剂

α 受体有 α_1 和 α_2 两种受体亚型，非选择性 α 受体阻滞剂可同时阻断 α_1 和 α_2 受体。主要药物有酚妥拉明 (Phentolamine)、妥拉唑林 (Tolazoline)、酚苄明 (Phenoxybenzamine) 等。这类药物临床主要用于改善微循环，治疗外周血管痉挛性疾病及血栓闭塞性脉管炎等。

甲磺酸酚妥拉明 (Phentolamine Mesylate)

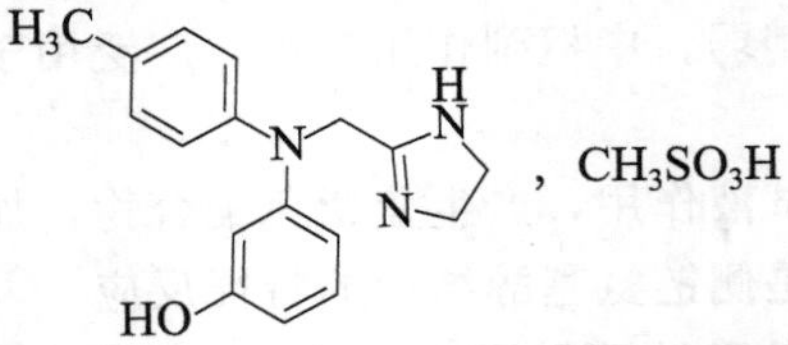

化学名为 3-[[(4,5-二氢-1H-咪唑-2-基)-甲基]-(4-甲苯基) 氨基] 苯酚甲磺酸盐。

本品为白色或类白色的结晶性粉末；无臭。

本品在水或乙醇中易溶，在三氯甲烷中微溶。熔点为 176～181℃，熔融的同时分解。

本品适用于治疗外周血管痉挛性疾病，如肢端动脉痉挛症、手足发绀等。常见有皮肤潮红、增加胃酸分泌、溃疡病等不良反应。

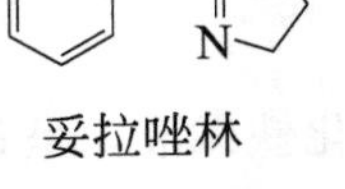

妥拉唑林

酚苄明

（二）选择性 α 受体阻滞剂

盐酸哌唑嗪（Prazosin Hydrochloride）

，HCl

化学名为 1-(4-氨基-6,7-二甲氧基-2-喹唑啉基)-4-(2-呋喃甲酰基) 哌嗪盐酸盐，又名脉宁平。

本品是 20 世纪 60 年代末发现的第一个选择性的 α_1 受体阻滞剂，临床用于治疗各种病因引起的高血压和充血性心力衰竭等。

结构中含有哌嗪环、喹唑啉、呋喃甲酰基结构。

本品为白色或类白色结晶性粉末；无臭、无味；在乙醇中微溶，在水中几乎不溶。

二、β 受体阻滞剂

β 受体阻滞剂是 20 世纪 60 年代发展起来的一类治疗心血管疾病的药物，主要作用是能对抗兴奋心脏的作用，降低血压，减慢心率，减弱心肌收缩力，降低心肌耗氧量，临床上用于治疗心律失常、心绞痛、高血压、心肌梗死等。详细内容在项目五（心血管系统药物）的任务三（抗心绞痛药物）中介绍。

活动 4 说一说，练一练

一、单选题

1. 无儿茶酚胺结构的药物是 （   ）。

A. 去甲肾上腺素　B. 多巴胺　　　　C. 沙丁胺醇　　　　D. 异丙基肾上腺素

2. 喘息定是下列哪种药物的别名？（   ）

A. 特布他林　　　B. 麻黄碱　　　　C. 克仑特罗　　　　D. 盐酸异丙基肾上腺素

3. 含有两个手性碳原子的药物是 （   ）。

A. 去甲肾上腺素　B. 多巴胺　　　　C. 麻黄碱　　　　　D. 异丙基肾上腺素

4. 下列可与碱性硫酸铜试液反应，产生紫色络合物的药物是 （   ）。

A. 去甲肾上腺素　B. 多巴胺　　　　C. 沙丁胺醇　　　　D. 麻黄碱

5. 属于 β 受体激动剂的药物是 （   ）。

A. 去甲肾上腺素　B. 多巴胺　　　　C. 异丙基肾上腺素　　D. 普萘洛尔

6. 能够产生重氮偶合反应的药物是 （   ）。

A. 麻黄碱　　　　　B. 肾上腺素　　　C. 异丙基肾上腺素　　D. 克仑特罗

二、多选题

1. 在一定条件下可与 $FeCl_3$ 试液反应呈色的药物有 （   ）。

A. 肾上腺素　　　B. 去甲肾上腺素　C. 异丙基肾上腺素
D. 麻黄碱　　　　E. 普萘洛尔

2. 下列哪些药物具有儿茶酚胺结构？（　　）

A. 多巴胺　　　　B. 异丙基肾上腺素　　　　　　C. 麻黄碱
D. 肾上腺素　　　E. 阿替洛尔

三、简答题

1. 什么是儿茶酚胺类药物？有什么特点？

2. 肾上腺素受体激动剂有何作用？

3. 肾上腺素受体阻滞剂有何作用？

拓展知识

一、瘦肉精

1. 2009 年广州发现首例"瘦肉精"中毒事件，70 余人住院治疗，检测出 63 头问题生猪，所有患者中无危重和死亡病例。2009 年 4 月，广州接连查获来自湖南、河南等地的"瘦肉精"猪肉 40 多批次。

2. 安徽省质量技术监督局通报，经抽查合肥市腊味思食品有限公司 2009 年 1 月 19 日生产的腊肉、阜阳雨润肉类加工有限公司 2009 年 3 月 16 日生产的午餐肉均发现含有克仑特罗。

3. 2011 年 3 月 15 日，央视曝光双汇子公司河南济源双汇食品有限公司连续多年收购"瘦肉精"猪肉，沉寂近两年的"瘦肉精"死灰复燃，引发社会各界广泛关注。

4. 2015 年 9 月 28 日，国家食品药品监督管理总局发布 2015 年第 68 号通知，其中金字火腿股份有限公司生产的金华香肠检出禁用兽药沙丁胺醇。

5. 2016 年 1 月 19 日，国家食品药品监督管理总局通报 3 批次不合格肉类及肉制品，其中，2 批次羊肉被检出禁用兽药克仑特罗。

6. 2017 年 1 月 6 日，北京食品药品监督管理局发布《北京市食品药品监督管理局关于2016 年食品安全监督抽检信息的公告（第 13 期）》，此次公布的监督抽查信息中，不合格食品类别涉及食用农产品，共计 5 批次，均为牛肉，其中 1 批次牛腰窝肉检出克仑特罗。

瘦肉精是一类 β_2 受体激动剂，主要用于平喘。特别是克仑特罗过去常常被人用作瘦肉型猪饲料的添加剂，俗名"瘦肉精"。其能够促进瘦肉生长、抑制肥肉生长。因猪肉中残留克仑特罗，可导致食用猪肉者出现服用过量肾上腺素的毒副作用，现已严格禁止作饲料添加剂使用。

本品可用于治疗支气管哮喘以及哮喘型慢性支气管炎、肺气肿等呼吸系统疾病所致的支气管痉挛。心律失常、高血压和甲状腺功能亢进患者慎用。

二、冰毒和毒品

1. 冰毒的主要原料麻黄起源和使用的都很早。作为传统中药，麻黄已经在中国使用了上千年之久。在 1885 年，作为麻黄主体成分的活性生物碱，麻黄碱被成功提取出来。而作为拟肾上腺素药，这种药物能兴奋交感神经、松弛支气管平滑肌、收缩血管，且有显著的中枢兴奋作用。与肾上腺素不同的是，麻黄碱可以口服，且作用时间更长，药效更强，适应证更广。用于治疗鼻黏膜充血时，效果更好、更快而且更持久。

2. 1991 年中国大陆首次查获"冰毒"（甲基苯丙胺），当年就缴获 351kg，到 2020 年缴获数量猛增到几十吨。

3. 1996 年 11 月 25 日联合国禁毒署在上海召开的国际兴奋剂专家会议上，一致认为苯丙胺类兴奋剂将逐步取代 20 世纪流行的鸦片、海洛因、大麻、可卡因等常用毒品，成为 21 世纪全球范围滥用最为广泛的毒品。

冰毒，即甲基苯丙胺。属于苯丙胺类兴奋剂，具有精神依赖性、中枢神经兴奋、致幻、食欲抑制等不良反应。本类药物是联合国精神药品公约管制的精神活性物质，长期大量使用或滥用可成瘾、产生幻觉和妄想。该类药物进入脑部速度快，并在脑组织中蓄积。长期滥用严重损害心肌血管系统，表现为胸痛、心肌梗死、心肌病、高血压、心律失常、猝死等。我国将其列为新型毒品进行管制。

说一说，练一练

1. 瘦肉精是什么？有什么危害？
2. 什么是冰毒？有什么危害？

任务四　局部麻醉药

局部麻醉药简称局麻药，是指在意识未消失状态下，阻断神经冲动从局部向大脑传递，使身体的某一部分失去痛觉，便于进行外科手术的一类药物。

最早应用的局麻药可卡因，是从秘鲁产出的古柯叶中提炼得到的。而秘鲁培育古柯叶的历史则可追溯到史前文明。大约在 1880 年的美国和欧洲，可卡因被推荐作为一种全身强壮剂和医治枯草热病的药物，亦曾被用来作为治疗吗啡毒瘾的药物，但不久即发现其副作用比吗啡的毒瘾还可怕而被停止使用。尽管如此，除某些公开上市的药品中含有可卡因以外，当时的糖、酒、饮料等亦掺有提纯的可卡因，在市场上大量销售。直到 1914 年，可卡因才与吗啡、海洛因一道受到管制。

经过对可卡因结构的剖析和简化，发现苯甲酸酯是其局麻作用的必要结构，经过大量研究，终于在 1904 年合成出普鲁卡因，其可成盐并制成水针剂。作用优良，无可卡因的不良反应，临床应用至今。

优秀局麻药的特点：①选择性地作用于神经组织，对相邻的其他组织无不良影响；②作用具有可重复性；③作用强、毒性小；④产生麻醉的诱导期短；⑤持续作用时间长；⑥溶于水。

活动 1　局麻药

临床常用的局部麻醉药主要分为以下几类：芳酸酯类（苯甲酸酯类）、酰胺类、氨基醚类、氨基酮类等。

一、苯甲酸酯类

盐酸普鲁卡因（Procaine Hydrochloride）

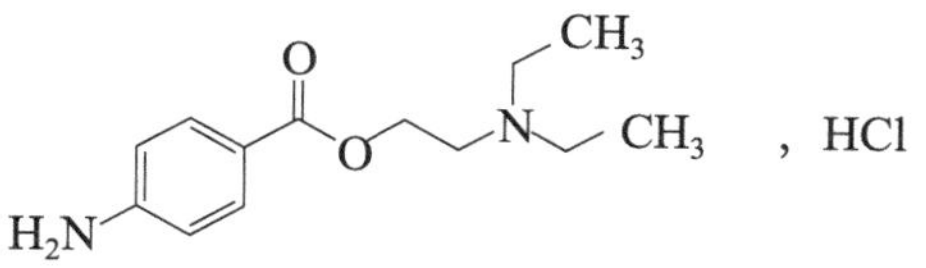

化学名为 4-氨基苯甲酸-2-(二乙氨基)乙酯盐酸盐，又名盐酸奴佛卡因。

本品为白色结晶或结晶性粉末，无臭，味微苦，舌有麻痹感。熔点为 154～157℃。易溶于水，略溶于乙醇，微溶于三氯甲烷，几乎不溶于乙醚。本品在空气中稳定，但对光线敏感，宜避光保存。

本品结构特征为：具有芳伯氨基、酯基。

普鲁卡因结构中含有芳伯氨基，水溶液易被氧化变色。在碱性溶液中较易氧化，当 pH 大于 6.5 时，温度升高，加热、紫外线、空气、重金属离子均可加速氧化反应。故本品应遮光、密封、储存。另外本品制备注射剂时，要控制最稳定的 pH 和温度，通入氮气或 CO_2 等惰性气体，加入稳定剂。

本品还能发生重氮偶合反应，即在稀盐酸中与亚硝酸钠生成重氮盐，加碱性 β-萘酚试液，生成橙红色的偶氮化合物沉淀。

本品结构中含有酯基，干燥时较稳定。遇酸、碱和体内酯酶均能使其水解失效。pH、温度对水解的影响较大，在 pH3～3.5 时最稳定。药典规定本品注射液 pH 值为 3.5～5.0，注射液灭菌采用流通蒸汽 100℃ 加热 30min 为宜。

本品具有叔胺结构，具有生物碱样性质，水溶液加碘试液、碘化汞钾试液或苦味酸试液可生成沉淀。

药典规定，本品注射剂必须检查对氨基苯甲酸（水解产物）的含量。其原因是对氨基苯甲酸酸性较大，有刺激性，在一定条件下还会进一步脱羧形成有毒的苯胺。检查方法是利用对氨基苯甲酸与对二甲氨基甲醛生成缩合物可以显色的原理，与对照品进行薄层分析比较以测定对氨基苯甲酸的含量。

本品为临床广泛使用的局部麻醉药，具有良好的局麻作用，毒性较小，作用时间较短，无成瘾性。临床用于浸润麻醉、传导麻醉、腰麻、硬膜外麻醉和局部封闭疗法。

二、酰胺类

由于普鲁卡因的酯基不稳定，作用时间较短。人们又合成了具有较不易水解的酰氨基的局麻药利多卡因。其作用比普鲁卡因强而持久，因其在酰氨基两侧各有一个邻位甲基，使酰胺键受空间位阻的保护而不易水解。

盐酸利多卡因 （Lidocaine Hydrochloride）

化学为 N-(2,6-二甲苯基)-2-(二乙氨基) 乙酰胺盐酸盐一水合物。

本品为白色结晶性粉末；无臭，味苦。本品在水或乙醇中易溶，在三氯甲烷中溶解，在乙醚中不溶。熔点为 75～79℃。

本品结构特征：具有酰氨基、叔胺。

本品酰氨基的两个邻位均有甲基，受空间位阻影响，稳定性提高。在空气中稳定，对酸、碱较稳定，不易水解。

本品具有叔胺结构，其与苦味酸（三硝基苯酚）试液反应，生成利多卡因苦味酸盐沉淀，熔点为 228～232℃，熔融的同时分解。

本品酰氨基上的氮能与金属离子生成有色配合物，如与氯化钴试液生成蓝绿色沉淀；与硫酸铜试液和碳酸钠试液反应显蓝紫色，加三氯甲烷振摇后，三氯甲烷层显黄色。

利多卡因成功用于临床，其麻醉作用比普鲁卡因强约 2 倍，起效快，穿透力强，维持时间长，刺激性小，用于各种麻醉，也可用于治疗心律失常。

三、局麻药的构效关系

局部麻醉药由含酯、酰胺、酮、醚等多种化学结构类型的药物组成，很难用一种通式表示其基本结构，但其局麻作用与化学结构之间又存在一定关系。根据大多数局麻药结构，可以概括出基本骨架：亲脂部分、亲水部分和在二者之间的连接部分。

$$Ar - \overset{\overset{\displaystyle O}{\overset{\displaystyle \|}{}}}{C} - X - (CH_2)_n - N\overset{\displaystyle R}{\underset{\displaystyle R'}{}}$$

亲脂部分　　中间连接部分　　亲水部分

1. 亲脂部分

该部分可变范围较大，可为芳烃或芳杂烃基，必须有一定的亲脂性，其中苯的衍生物最常见，作用也较强。苯环的邻对位引入羟基、氨基、烷氧基时，局麻作用增强。

2. 中间连接部分

此部分可由酯基或其电子等排体和一个亚烃基碳链组成。若以 O、S、NH、CH_2 分别带入 X，则根据水解的难易程度，麻醉作用强弱次序为：

$$—COS—>—COO—>—COCH_2>—CONH—$$

此部分决定药物稳定性，影响作用维持时间长短次序为：

$$—COCH_2>—CONH—>—COS—>—COO—$$

此部分若为酰胺，经倒置形成酰苯胺类局麻药，邻位有甲基，空间位阻使酰胺键较难水解，药物作用强，维持坚持长，如利多卡因。

烷基部分的碳原子个数 $n=2\sim3$ 为好。当碳链增长，局麻作用增强，毒性也相应增大。

3. 亲水性部分

此部分常为仲胺和叔胺，以仲胺刺激性较大，叔胺最常见。可以是二乙氨基或哌啶基、吗啉基等。

良好的局麻药化学结构中要求亲脂部分和亲水部分有一定的平衡，即有合适的脂水分配系数，其与药物在体内的转运和分布有关。

为了增加局麻药的溶解度和增强它们的稳定性，多制成盐。

活动 2　说一说，练一练

一、单选题

1. 普鲁卡因是从（　　）经结构改造得到的。

A. 咖啡因　　　　B. 可待因　　　　C. 可卡因　　　　D. 丁卡因　　　　E. 海洛因

2. 下列最不稳定的局麻药是（　　）。

A. 利多卡因　　　B. 普鲁卡因　　　C. 氯胺酮　　　　D. 丁卡因　　　　E. 布比卡因

二、多选题

1. 下列关于盐酸普鲁卡因性质的叙述，正确的是（　　）。

A. 可发生重氮偶合反应　　　　B. 易氧化变质　　C. 强氧化性

D. 水溶液在中性、碱性条件下易水解　　　　E. 在酸性条件下不水解

2. 具有酰胺结构的局麻药有（　　）。

A. 利多卡因　　　B. 氯普鲁卡因　　C. 丁卡因　　　D. 布比卡因　　　E. 苯佐卡因

三、简答题

1. 麻醉药主要分为哪两大类？

2. 简述局麻药的构效关系。

项目四小结

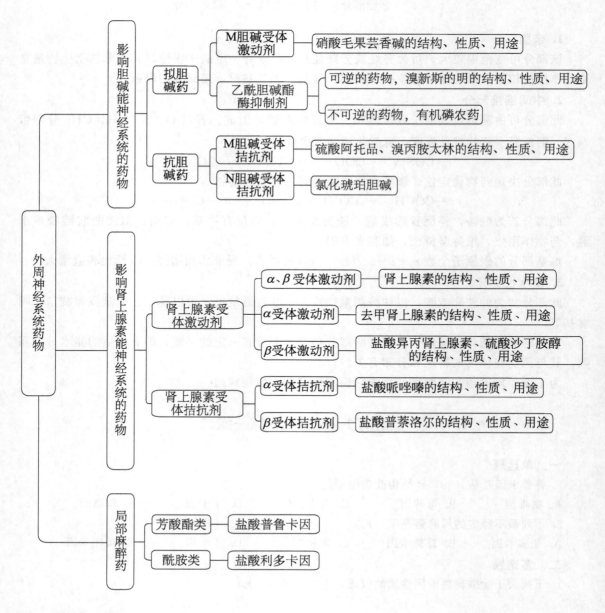

目标检测

一、A 型题（单选题）

1. 化合物结构中具有莨菪酸的特殊反应是（ ）。

A. 紫脲酸铵反应   B. 重氮偶合反应   C. Vitali 反应

D. 三氯化铁显色反应   E. 异羟肟酸铁反应

2. 硝酸毛果芸香碱易水解的基团是（ ）。

A. 亚甲基   B. 内酯环   C. 咪唑环   D. HNO_3 E. 酮基

3. 阿托品与山莨菪碱的不同点是（ ）。

A. 前者有 Vitali 反应而后者无   B. 前者有一个羟基而后者有两个羟基

C. 前者易水解而后者不易水解   D. 前者有酯键而后者无

E. 前者有苯环后者无

4. 无儿茶酚胺结构的药物是（ ）。

A. 肾上腺素   B. 去甲肾上腺素   C. 异丙肾上腺素   D. 多巴胺

E. 麻黄碱

5. 可以口服且作用时间最长的药物是（ ）。

A. 肾上腺素   B. 去甲肾上腺素   C. 麻黄碱   D. 异丙肾上腺素

E. 多巴胺

6. 普鲁卡因是从（ ）经结构改造得到的。

A. 咖啡因   B. 利多卡因   C. 氯胺酮   D. 丁卡因   E. 海洛因

7. 下列最不稳定的局麻药是（ ）。

A. 利多卡因   B. 普鲁卡因   C. 氯胺酮   D. 丁卡因   E. 布比卡因

二、B 型题（配伍题）

[1～3] A. H_1 受体拮抗剂   B. M 胆碱受体拮抗剂   C. β 受体拮抗剂

D. N_2 受体拮抗剂   E. α 受体拮抗剂

1. 阿托品是（ ）。

2. 哌唑嗪是（ ）。

3. 氯化琥珀胆碱是（ ）。

[4～6] A. 平喘药   B. 抗过敏药   C. 解痉药   D. 局麻药   E. 抗高血压药

4. 克伦特罗是（ ）。

5. 酮替芬是（ ）。

6. 普萘洛尔是（ ）。

三、X 型题（多选题）

1. 含有酯键结构的药物有（ ）。

A. 利多卡因   B. 普鲁卡因   C. 毛果芸香碱   D. 阿托品   E. 溴新斯的明

2. 易发生氧化而变质的药物有（ ）。

A. 异丙肾上腺素   B. 麻黄碱   C. 普萘洛尔   D. 肾上腺素   E. 去甲肾上腺素

项目五　心血管系统药物

知识目标

1. 理解心血管系统的概念。
2. 熟知心血管系统药物的类型。
3. 掌握典型药物的结构特征、作用机制、临床用途及代谢特点。

技能目标

1. 熟练掌握典型药物的作用机制、临床用途。
2. 学会分析典型药物的结构特征；会应用循环系统药物的理化性质分析、解决药物在合理用药、制剂、分析检验、储存养护、使用等方面的问题。

案例导入

中国居民营养与慢性病状况调查（2020 年）显示，2019 年我国因慢性病导致的死亡人数占总死亡人数的 88.5%，其中心脑血管病、癌症、慢性呼吸系统疾病死亡人数占比为 80.7%，防控工作仍面临巨大的挑战。2017 中国心血管病报告显示，每 5 个成年人中就有 1 人患有心血管疾病，平均每年约 350 万人死于心血管疾病。我国心血管病患病率及死亡率仍逐年上升，已经成为影响居民健康水平的重大公共卫生问题和社会问题。

分析讨论

1. 心血管发病的原因有哪些？
2. 临床上有哪些治疗心血管系统的药物？

任务一　心血管系统疾病及药物类型

活动 1　心血管系统疾病及药物类型相关知识

心血管系统是一个封闭的管道系统，由心脏和血管所组成。心脏是血液循环的动力器官，血管是运输血液的管道。通过心脏有节律性的收缩与舒张，推动血液在血管中按照一定的方向不停地循环流动，称为血液循环。循环一旦停止，生命活动就不能正常进行，最后将导致机体的死亡。

心脏将血液输送至全身动脉，经由毛细血管进行营养物质、氧气、代谢废物等交换，之后血液进入静脉，由全身静脉输送回心脏。当心脏和与之相连的血管出现病变，则称为心血管系统疾病。常见的心血管系统疾病包括高脂血症、高血压病、冠心病及心绞痛、心律失常、心力衰竭等。

根据药物用途不同，可将心血管系统药物分为调血脂药、抗心绞痛药、抗高血压药、抗心律失常药、强心药等。

现如今患心血管疾病的人越来越多，越来越年轻化。心血管疾病已成为危害人类健康的第一大疾病。心血管疾病除药物干预外，养成良好的生活习惯也可预防心血管系统疾病的发生。

活动 2　说一说，练一练

最佳选择题

心血管系统药物根据临床症状分有哪几类？（　）

A. 调血脂类、降压类、止血类。

B. 抗高血压药、调血脂药、抗心绞痛药、抗心律失常药、强心药。

C. 抗心绞痛类、降压类、强心苷类。

D. 抗脑出血类、调血脂类、抗心力衰竭类、降压类、强心苷类。

任务一小结

（1）常见的心血管系统疾病包括高脂血症、高血压病、冠心病及心绞痛、心律失常、心力衰竭等。

（2）根据药物用途不同，将心血管系统药物分为调血脂药、抗心绞痛药、抗高血压药、抗心律失常药、强心药等。

任务二　调血脂药物

案例导入

患者男，55 岁，教师。6 年前在例行体检时发现血压升高，最高达 170/110mmHg，无头晕、头痛及心悸，一直规律服用氨氯地平及美托洛尔治疗，血压控制在 130/80mmHg 左右。1 个月前在医院门诊查血，总胆固醇 6.25mmol/L，三酰甘油 4.8mmol/L，低密度脂蛋白胆固醇 4.53mmol/L，门诊以"高血压病，高脂血症"收住院。既往体健，否认"肝炎""支气管哮喘"及"糖尿病"等病史。

分析

高脂血症的危害非常大，不仅可诱发脂肪肝、动脉粥样硬化、冠心病、脑卒中、肢体坏死等，也可诱发诸如高血压、糖尿病、老年痴呆、肝硬化等多种疾病，甚至癌症。高脂血症常被人称为"隐形杀手"。由于高脂血症患者并不表现出明显的症状，很多患者发展成冠心病、脑卒中需要一定的时间，所以人们很容易忽视高脂血症的危害。部分血脂异常的患者通过调整饮食和改善生活方式可达到比较理想的血脂调节效果。但也有极少数患者血脂水平比较高，这就需要使用调血脂药物进行治疗来达到降血脂的作用。本节课我们就来学习调血脂药相关内容。

活动 1　血脂调节药类型

血脂是指血浆或血清中的脂质，包括胆固醇、胆固醇酯、三酰甘油、磷脂以及它们与载脂蛋白形成的各种可溶性的脂蛋白。血浆中的脂蛋白有低密度脂蛋白（LDL）、高密度脂蛋白

（HDL）、乳糜微粒（CM）及极低密度脂蛋白（VLDL）。高脂血症是指血浆中总胆固醇、三酰甘油、低密度脂蛋白中的一种或多种水平升高。临床上将血浆胆固醇高于 230mg/100ml，三酰甘油高于 140mg/100ml，统称为高脂血症。

控制血脂是防止冠状动脉粥样硬化和冠心病的重要预防和治疗方法，故血脂调节药又称动脉粥样硬化防治药。其主要是通过影响血浆中胆固醇和三酰甘油的代谢而发挥作用。根据作用机制的不同，将调血脂药分为苯氧乙酸类（代表要有氯贝丁酯、非诺贝特、吉非罗齐等）、羟甲戊二酰辅酶 A（HMG-CoA）还原酶抑制剂（代表药有洛伐他汀、辛伐他汀、普伐他汀钠等）、烟酸类及其他类。

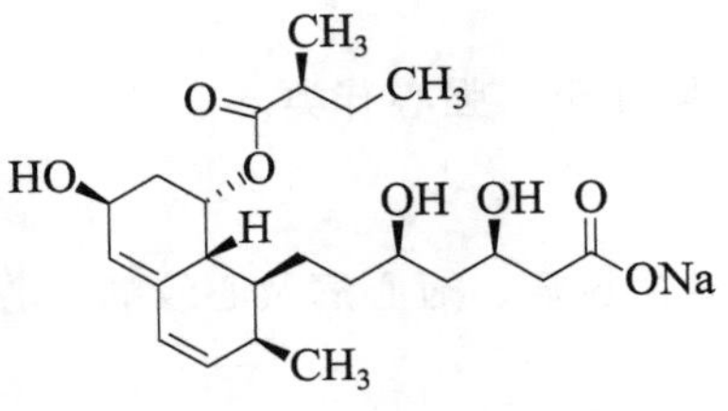

普伐他汀钠

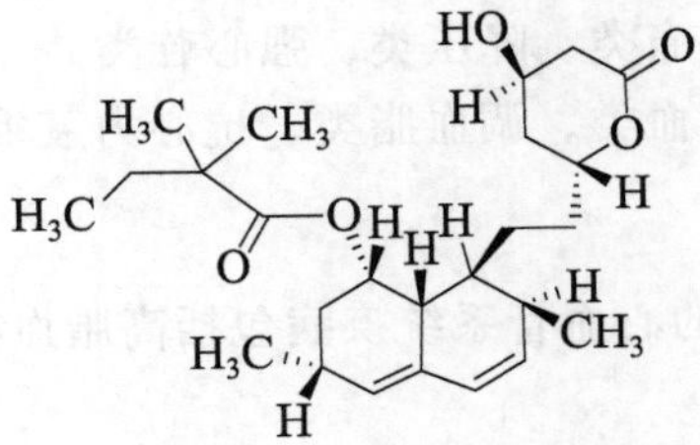

辛伐他汀

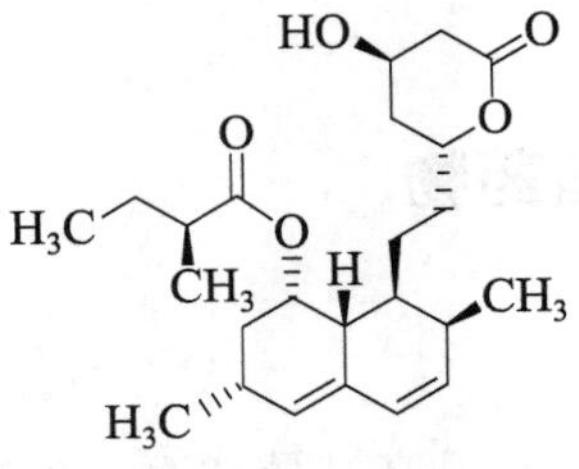

洛伐他汀

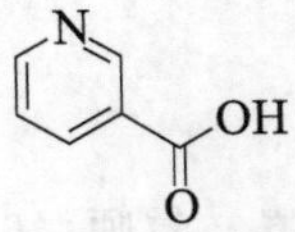

烟酸

活动 2　血脂调节典型药物

一、苯氧乙酸类

氯贝丁酯（Clofibrate）

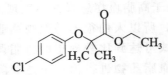

微课：氯贝丁酯

化学名为 2-甲基-2-(4-氯苯氧基) 丙酸乙酯。

本品为无色至黄色的澄清油状液体，有特臭；遇光色渐变深。本品在乙醇、丙酮、三氯甲烷、乙醚或石油醚中易溶，在水中几乎不溶。相对密度为 1.138～1.144。

本品在碱性条件下与盐酸羟胺反应生成异羟肟酸钾，再经稀盐酸酸化后，加 1% 的三氯化铁溶液生成异羟肟酸铁，显紫色。

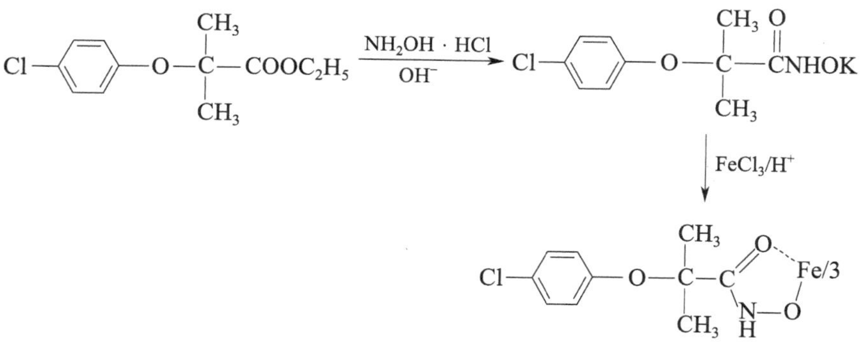

本品结构中具有芳基和脂肪酸两部分，有酯键，易水解，水解为氯贝丁酸和乙醇。氯贝丁酸发挥药理作用，故本品为前体药物。

本品是第一个应用于临床的苯氧乙酸类降血脂药，临床用于高脂蛋白血症和高三酰甘油血症。

本品曾在 20 世纪 60～70 年代广泛应用，长期应用不良反应较多，如致心律失常作用，使胆囊炎、胆结石和肿瘤发病率增加，现临床已较少应用。而由氯贝丁酯结构改造得到的药物非诺贝特（Fenofibrate）和吉非罗齐（Gemfibrozil）不仅降血脂效果优于氯贝丁酯，而且不良反应较小。

非诺贝特（Fenofibrate）

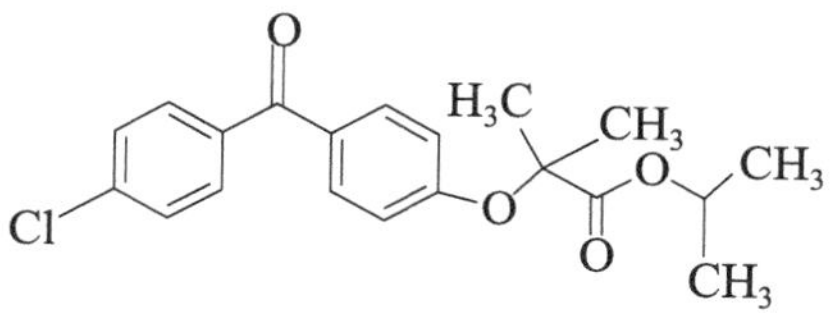

非诺贝特为白色或类白色结晶性粉末；无臭。在三氯甲烷中极易溶解，在丙酮或乙醚中易溶，在乙醇中略溶，在水中几乎不溶。熔点 78～82℃。

本品为前体药物，在体内代谢为非诺贝特酸而发挥作用。可以降低胆固醇、三酰甘油，升高高密度脂蛋白。临床用于治疗高脂血症。

二、羟甲戊二酰辅酶 A 还原酶抑制剂

羟甲戊二酰辅酶 A 还原酶抑制剂（HMG-CoA reductase inhibitor），又称他汀类（statins），是一类新型调血脂药物。羟甲戊二酰辅酶 A（HMG-CoA）还原酶是体内生物合成胆固醇的限速酶。羟甲戊二酰辅酶 A 还原酶抑制剂（他汀类）通过竞争性抑制体内胆固醇合成过程中羟甲戊二酰辅酶 A（HMG-CoA）还原酶的活性，显著降低体内胆固醇生物合成水平。

羟甲戊二酰辅酶 A 还原酶抑制剂不仅能强效地降低总胆固醇（TC）和低密度脂蛋白（LDL）水平，而且能一定程度上降低三酰甘油（TG）、升高高密度脂蛋白（HDL）水平，所以他汀类药物也可以称为较全面的调脂药。

目前国内共上市 7 个他汀类药物，可分为 3 代。第一代包括洛伐他汀、普伐他汀和辛伐他汀，第二代包括氟伐他汀，第三代包括阿托伐他汀、瑞舒伐他汀和匹伐他汀等。

洛伐他汀（Lovastatin）

微课：洛伐他汀

本品为白色或类白色结晶或结晶性粉末；无臭、无味，略有引湿性。本品在三氯甲烷中易溶，在丙酮中溶解，在乙醇、乙酸乙酯或乙腈中略溶，在水中不溶。

本品结构中具有氢化萘环，有两个酯键。六元内酯环（吡喃环），在酸、碱条件下，可水解生成二羟基戊酸发挥作用，故本品为前体药物。

本品在贮存过程中，内酯环（吡喃环）上的羟基可发生氧化反应，生成二酮吡喃衍生物。故本品应遮光、密封保存。

本品选择性高，疗效确切。临床用于治疗高胆固醇血症和混合型高脂血症，亦可用于脑卒中的防治。本品有横纹肌溶解风险，与苯氧乙酸类药物合用，可使横纹肌溶解风险增大。

氟伐他汀（Fluvastatin）

氟伐他汀（Fluvastatin）是第一个全化学合成的降胆固醇药物，为羟甲戊二酰辅酶A（HMG-CoA）还原酶抑制剂，可将HMG-CoA转化为3-甲基-3,5-二羟戊酸。具有抑制内源性胆固醇合成，降低肝细胞内胆固醇含量，刺激低密度脂蛋白（LDL）受体的合成，提高LDL微粒的摄取，降低血浆总胆固醇浓度的作用，能明显降低总胆固醇、低密度脂蛋白胆固醇、三酰甘油，升高高密度脂蛋白胆固醇。与已上市的天然或半合成HMG-CoA还原酶抑制剂洛伐他汀、辛伐他汀和普伐他汀相比，氟伐他汀具有结构相对比较简单、作用具有选择性和不良反应发生率低等优点，是一种优良的降血脂药。

阿托伐他汀钙（Atorvastatin Calcium）

本品为白色或类白色结晶性粉末；无臭，味苦。

本品在甲醇中易溶，在乙醇和丙酮中微溶，在水中极微溶解，在三氯甲烷和乙醚中几乎不溶或不溶。

本品是阿托伐他汀的钙盐，没有药效，但是成盐之后化学稳定性大幅增加，便于制成药品，还可以改善溶解度以增加吸收，提高生物利用度。本品进入体内释放出阿托伐他汀而发挥疗效。本品口服吸收良好，在肝脏经细胞色素 P4503A4 代谢为多种活性代谢物。阿托伐他汀的平均血浆半衰期大约为 14h，但由于其活性代谢物的影响，实际对 HMG-CoA 还原酶抑制作用的半衰期为 20～30h。本品蛋白结合率为 98%，大部分以代谢物的形式经胆汁排出。

本品用于治疗高胆固醇血症和混合型高脂血症；也用于冠心病和脑卒中的防治。

案例导入

患者有高脂血症病史 3 年，间断服用辛伐他丁、非诺贝特等药物；最近服用辛伐他丁片晚间服用一次（20mg），期间同服非诺贝特，患者有明显的腰痛症状。

分析讨论

联合用药是他汀类药物所致肝损害、肌肉毒性的重要危险因素。服用他汀类药物期间如果同服阿奇霉素、胺碘酮、罗红霉素、非诺贝特等肝药酶抑制剂，可使他汀类药物血药浓度上升，增加不良反应发生概率。另外需注意在服用他汀类药物期间，不要过量食用西柚或西柚制品，其可以延缓他汀类药物代谢，易诱发不良反应。

活动 3　说一说，练一练

一、最佳选择题

1. 关于洛伐他汀性质和结构的说法，错误的是（　　）。

A. 天然的 HMG-COA 还原酶抑制剂

B. 结构中含有内酯环

C. 在体内水解后，生成 3,5-二羟基羧酸结构是药物活性必需结构

D. 主要用于降低三酰甘油

E. 具有多个手性中心

2. 关于苯氧乙酸类调血脂药叙述错误的是（　　）。

A. 该类药物主要降低三酰甘油　　　B. 必需结构是羧酸或潜在羧酸

C. 非诺贝特是非前体药物　　　　　D. 苯扎贝特含有苯氧乙酸结构

3. 属于前药的是（　　）。

A. 卡托普利　　　B. 洛伐他汀

C. 地高辛　　　　D. 硝苯地平

二、多选题

与洛伐他汀叙述相符的是（　　）。

A. 结构中有多个手性碳原子，有旋光性

B. 对酸碱不稳定，易发生水解

C. 易溶于水，不溶于三氯甲烷和丙酮

D. 为 HMG-CoA 还原酶抑制剂

E. 结构中含有氢化萘环

任务二小结

（1）根据作用机制的不同，将调血脂药分为：① 苯氧乙酸类（氯贝丁酯、非诺贝特、吉

非罗齐);② 羟甲戊二酰辅酶 A（HMG-CoA）还原酶抑制剂（洛伐他汀、辛伐他汀）；③ 烟酸类（烟酸、烟酸四肌醇）；④ 其他类。

（2）苯氧乙酸类调血脂药氯贝丁酯具有酯键，易水解，是前体药物。临床用于高脂蛋白血症和高三酰甘油血症。

（3）洛伐他汀作用机制为羟甲戊二酰辅酶 A 还原酶抑制剂，分子内具有六元内酯环（吡喃环），易水解，为前体药物。他汀类药物的主要不良反应为横纹肌溶解。

（4）氯贝丁酯、非诺贝特中的羧基成酯为前药，吉非罗齐、苯扎贝特中的羧基游离，不是前药。

任务三　抗心绞痛药物

活动 1　心绞痛原因及抗心绞痛药物类型

心绞痛是指由于冠状动脉粥样硬化狭窄导致冠状动脉供血不足，心肌暂时缺血与缺氧所引起的以心前区疼痛为主要临床表现的一组综合征，是冠心病的典型症状。部分心绞痛可发展为心肌梗死、心室颤动，甚至猝死。过度劳累、情绪激动、暴饮暴食、寒冷等情况下易诱发心绞痛。

抗心绞痛药（Antianginal Drugs）能降低心脏耗氧量或扩张冠状动脉，促进侧支循环的形成，增加心肌供氧量达到缓解和治疗的作用。抗心绞痛药按作用机制和化学结构可分为硝酸酯及亚硝酸酯类、钙通道阻滞剂、β 受体拮抗剂及其他类（表 5-1）。

表 5-1　抗心绞痛药物的类型

分类		作用机制	代表药物
硝酸酯及亚硝酸酯类		释放 NO，扩张冠状动脉，降低心肌耗氧量	硝酸甘油、硝酸异山梨酯、单硝酸异山梨酯
钙通道阻滞剂	二氢吡啶类	抑制钙离子跨膜进入血管平滑肌和心肌，降低细胞内游离钙离子浓度及其利用率，抑制 ATP 酶的活性，使心肌收缩力减弱；平滑肌松弛，血管扩张，外周血管阻力降低。	硝苯地平
	芳基烷胺类		盐酸维拉帕米
	苯硫氮草类		盐酸地尔硫草
	三苯哌嗪类		桂利嗪、盐酸氟桂利嗪
β 受体拮抗剂	苯乙醇胺类	抑制交感神经活性，竞争性与 β 受体结合而产生拮抗作用，缓解心绞痛、降低血压和治疗心律失常	盐酸索他洛尔
	芳氧丙醇胺类		盐酸普萘洛尔、阿替洛尔

活动 2　抗心绞痛典型药物

一、硝酸酯及亚硝酸酯类（NO 供体药物）

硝酸酯类及亚硝酸酯类又称为一氧化氮供体药物（NO Donors Drugs），它们在体内分解为不稳定并有一定脂溶性的 NO 分子。一氧化氮是血管内皮舒张因子，可以激活鸟苷酸环化酶，最终导致血管平滑肌松弛，血管扩张，心肌耗氧量降低，并选择性扩张冠状动脉输送血管，增加缺血区血流量，缓解心绞痛症状。此类是最早用于临床的抗心绞痛药物。目前用于临床的主要有硝酸甘油（Nitroglycerin）、硝酸异山梨酯（Isosorbide Dinitrate）、单硝酸异山梨酯（Isosorbide Mononitrate）、戊四硝酯（Pentaerithrityl Tetranitrate）等。

硝酸异山梨酯（Isosorbide Dinitrate）

化学名为 1,4：3,6-二脱水-D-山梨醇二硝酸酯。

本品为白色结晶性粉末；无臭；受热或撞击易发生爆炸。本品在丙酮或三氯甲烷中易溶，在乙醇中略溶，在水中微溶。熔点 68～72℃。

本品结构中具有两个硝基，受热或受到撞击易发生爆炸，生产、贮存、运输是一定要注意防范。

本品含硝酸酯键，加水和硫酸，混匀，溶解后放冷，可水解生成硝酸，再加入硫酸亚铁试液使呈两液层，液接界面显棕色。可用于本品的鉴别。

本品为血管扩张药，可用于预防和缓解心绞痛，也可用于充血性心力衰竭，与洋地黄或利尿剂合用治疗慢性心力衰竭。

本品比硝酸甘油效果更显著，作用时间长。能明显增加冠状动脉流量，降低血压。口服本品约 30min 见效，持续约 5h，舌下含服约 5min 见效，持续 2h。

常见的不良反应有面部潮红、灼热、头晕、恶心等。长期服药有耐受性，与其他硝酸酯类药物有交叉耐药性。

本品的体内代谢产物单硝酸异山梨酯，作用与硝酸异山梨酯相同，但作用时间更长。临床用于预防和治疗心绞痛，与洋地黄或利尿剂合用治疗慢性心力衰竭。

二、钙通道阻滞剂（CCB）

细胞内钙离子对细胞功能有着非常重要的作用，作为重要的细胞内第二信使，调节许多细胞反应和活动，参与神经递质释放、肌肉收缩、腺体分泌、血小板激活等，特别是对心血管系统的功能起着重要作用，是目前临床非常重要的一类心血管系统药物。

钙通道阻滞剂（Calcium Channel Blockers），主要通过阻断心肌和血管平滑肌细胞膜上的钙离子通道，抑制细胞外钙离子内流，使细胞内钙离子水平降低而引起心肌收缩力减弱，使心率减慢，心肌氧耗量降低，同时使血管平滑肌松弛，外周血管阻力下降，减少回心血量，减轻心脏负荷，临床上用于治疗心脏和血管系统疾病，如心律失常、高血压、心肌缺血性疾病（冠心病、心绞痛）、脑血管疾病、慢性心功能不全等。

按照化学结构，可将其分为二氢吡啶类、芳基烷胺类、苯并硫氮杂䓬类和二苯哌嗪类。

1. 二氢吡啶类

此类药物结构中都含有 1,4-二氢吡啶的基本结构。从 20 世纪 60 年代至今已经发展到第三代，第一代如硝苯地平等，第二代如非洛地平（Felodipine）、尼群地平（Nitrendipine）、尼莫地平（Nimodipine）等，第三代如氨氯地平（Amlodipine）等为代表。

硝苯地平 （Nifedipine）

化学名为 2,6-二甲基-4(2-硝基苯基)-1,4 二氢-3,5-吡啶二甲酸二甲酯。又名硝苯啶、硝苯吡啶、心痛定。

本品为黄色结晶性粉末；无臭；遇光不稳定。在丙酮或三氯甲烷中易溶，在乙醇中略溶，在水中几乎不溶。熔点 171～175℃。

本品有硝基苯结构，加丙酮溶解后，加 20％氢氧化钠溶液，振摇，溶液显橙红色。可用于本品的鉴别。

本品遇光极不稳定，可发生分子内部的光催化歧化反应，降解产生硝基苯吡啶和亚硝基苯吡啶衍生物。后者对人体产生毒害作用。本品遇强热或撞击会发生爆炸。故在生产、贮存、运输及使用中应注意遮光、密封保存，避免撞击。

硝苯地平通过位于肠黏膜和肝脏的细胞色素 P4503A4（简称 CYP3A4）系统代谢消除。因此对细胞色素 P4503A4 系统有抑制或诱导作用的药物可能改变硝苯地平的首过效应（口服后）或清除率。本品与 CYP3A4 抑制剂（如西咪替丁、丙戊酸钠、西沙比利等）或 CYP3A4 诱导剂（如苯妥英钠、卡马西平、苯巴比妥、利福平等）合用时可能需调整硝苯地平的剂量或不使用硝苯地平。

柚子和柚汁可抑制细胞色素 P4503A4 系统。因此服用硝苯地平时应避免食用柚子和柚汁。

硝苯地平是第一代钙拮抗剂，临床主要用于心绞痛、变异型心绞痛、不稳定型心绞痛、慢性稳定型心绞痛、高血压（单独或与其他降压药合用）的治疗。

尼群地平 （Nitrendipine）

本品含硝基苯结构，选择性作用于外周血管，作用温和持久，临床用于冠心病及高血压的治疗。

尼莫地平（Nimodipine）

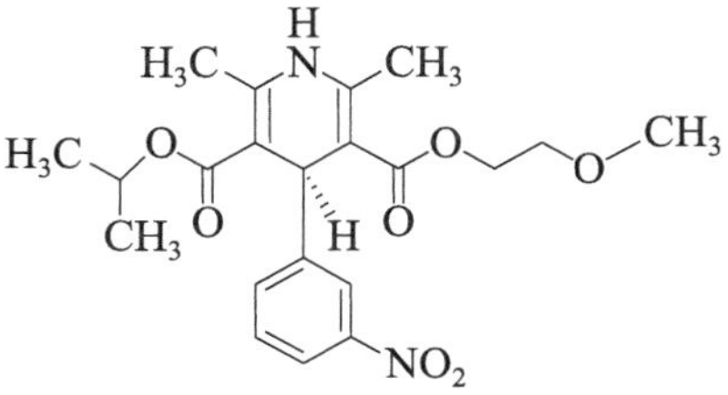

本品含硝基苯结构，能透过血脑屏障，作用于脑血管平滑肌。可用于各种原因的蛛网膜下隙出血后的脑血管痉挛和急性脑血管病恢复期的血液循环改善。也可用于预防血管性头痛发作。治疗缺血性脑血管病、缺血性突发性耳聋。老年性脑功能障碍。

尼索地平（Nisoldipine）

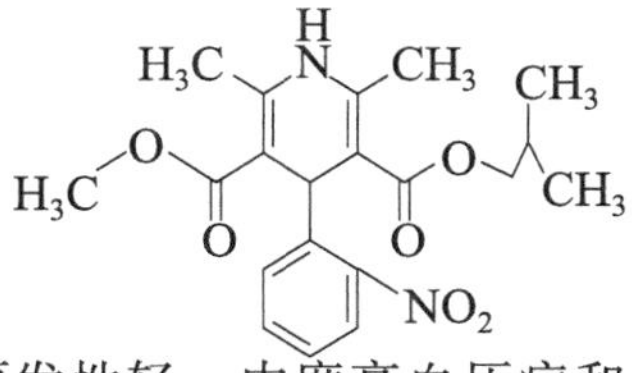

本品含硝基苯结构，可用于原发性轻、中度高血压症和心绞痛。尤适用于冠心病合并高血压的患者。

非洛地平（Felodipine）

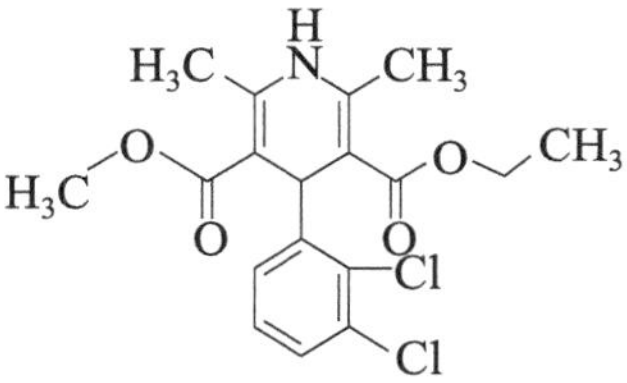

本品含二氯苯结构，临床用于轻、中度原发性高血压及稳定性心绞痛的治疗。

苯磺酸左氨氯地平（Levamlodipine Besilate）

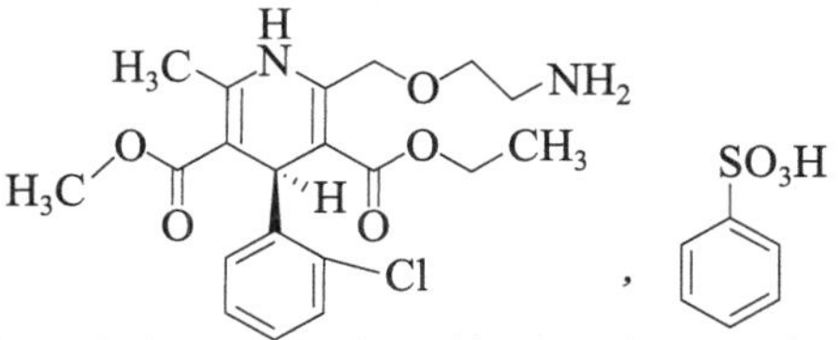

本品是氨氯地平的左旋体。将容易引起水肿等副反应而没有降压作用的"右旋体"拆除，保留有降压作用的左旋体。本品可选择性抑制钙离子跨膜转运，对血管平滑肌细胞的作用要比心肌细胞的作用强。可扩张外周动脉血管，直接松弛血管平滑肌，降低外周血管阻力和血压。解除冠状动脉痉挛，降低心脏的后负荷，减少心脏能量消耗和对氧的需求，从而缓解心绞痛。临床用于高血压以及慢性稳定性心绞痛及变异型心绞痛的治疗。

2. 芳基烷胺类

盐酸维拉帕米（Verapamil Hydrochloride）

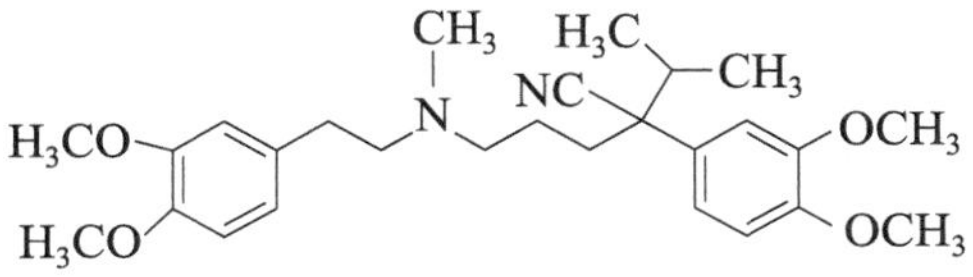

本品为芳基烷胺类钙通道阻滞剂，属于Ⅳ类抗心律失常药，为治疗室上性心动过速的首选药物。本品主要在肝脏代谢。本品分子中含有手性碳，右旋体的作用大于左旋体，临床用其消旋体。

本品口服适用于治疗：①各种类型心绞痛，包括稳定型或不稳定型心绞痛，以及冠状动脉痉挛所致的心绞痛，如变异型心绞痛；②房性过早搏动，预防心绞痛或阵发性室上性心动过速；③肥厚型心肌病；④高血压病。静注适用于治疗：快速性室上性心律失常，使阵发性室上性心动过速转为窦性，使心房扑动或心房颤动的心室率减慢。

3. 苯并硫氮杂䓬类

盐酸地尔硫䓬　(Diltiazem Hydrochloride)

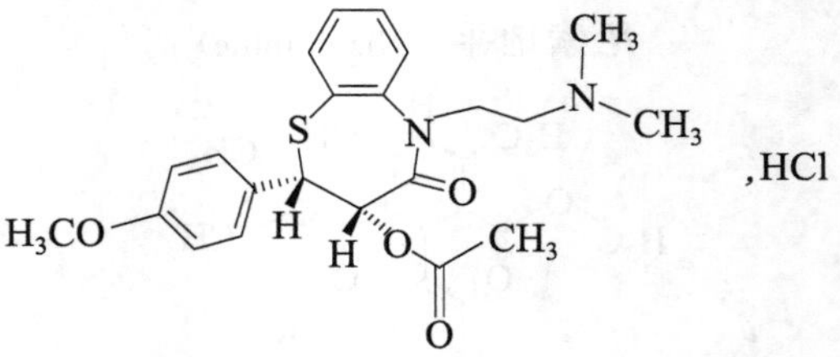

本品为 1,5-苯并硫氮䓬类钙拮抗剂，分子中有两个手性碳，四个光学异构体。药用为右旋体。本品有较强的首过效应，生物利用度为 40%。在体内代谢完全，仅 2%～4% 原药由尿液排出。血浆蛋白结合率 70%～80%。本品可用于预防性治疗稳定性心绞痛，治疗高血压。

4. 二苯哌嗪类

桂利嗪　(Cinnarizine)

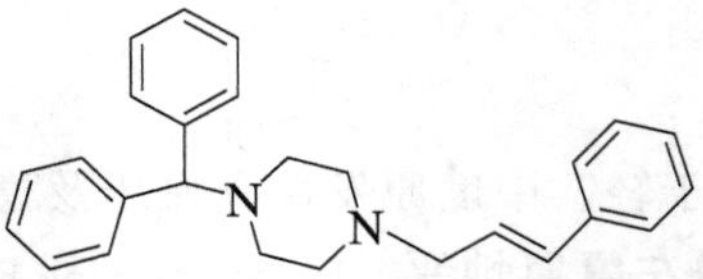

本品可扩张血管，改善脑循环及冠脉循环，特别对脑血管有一定的选择作用。

临床用于脑血栓形成、脑栓塞、脑动脉硬化、脑出血恢复期、蛛网膜下腔出血恢复期、脑外伤后遗症、内耳眩晕症、冠状动脉硬化及由于末梢循环不良引起的疾病的治疗。

盐酸氟桂利嗪　(Flunarizine Hydrochloride)

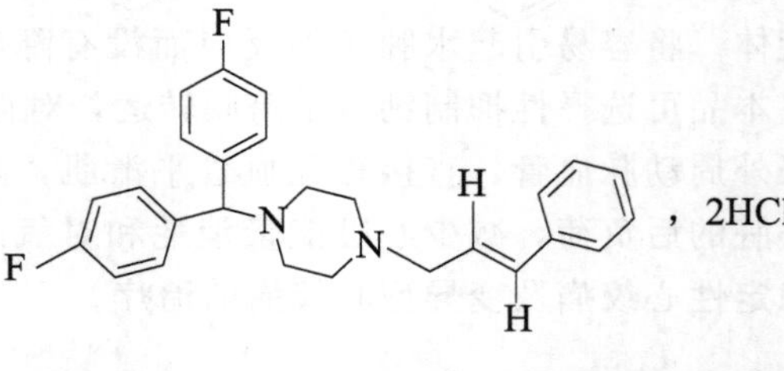

本品为血管扩张药。用于脑供血不足，椎动脉缺血，脑血栓形成；耳鸣，脑晕；偏头痛预防；癫痫辅助治疗。

三、β 受体拮抗剂

β 受体有 β_1 和 β_2 两种受体亚型。根据药物对受体亚型的选择性可分为：非选择性 β 受体阻滞剂，如普萘洛尔；选择性 β_1 受体阻滞剂，如阿替洛尔等。

盐酸普萘洛尔 （Propranolol Hydrochloride）

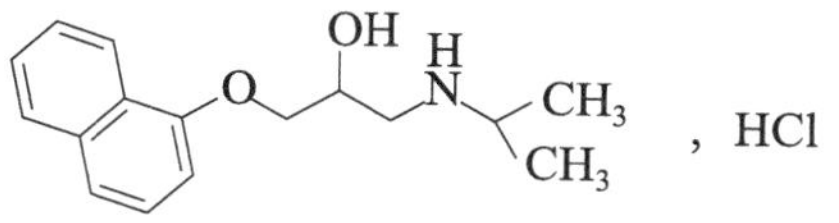

化学名为 1-异丙氨基-3-(1-萘氧基)-2-丙醇盐酸盐，又名心得安。

本品为白色或类白色结晶性粉末；无臭。在水或乙醇中溶解，在三氯甲烷中微溶。熔点为 162～165℃。

本品有苯氧异丙醇胺结构，结构中有萘环，侧链有一个手性碳，$S(-)$ 型活性比 R 型活性大，$R(-)$ 构型的作用很弱，$S(-)$ 型和 $R(-)$ 型之间可发生药动学相互作用，消旋体毒性大。临床使用其外消旋体。

本品对热稳定，碱性时较稳定，在酸溶液中，侧链易氧化分解。遇光易变质。

本品的水溶液显氯化物的鉴别反应。

本品口服胃肠道吸收较完全，主要在肝脏代谢，有首关效应。大部分以代谢物形式经肾脏排泄。

本品为非选择性 β 受体拮抗剂，对 β_1 和 β_2 受体均有阻滞作用。临床常用于心绞痛、多种原因引起的心律失常以及高血压的治疗。由于拮抗 β_2 受体可引起支气管痉挛和哮喘，故本品禁用于支气管哮喘患者。心功能不全者慎用。

盐酸阿替洛尔 （Atenolol Hydrochloride）

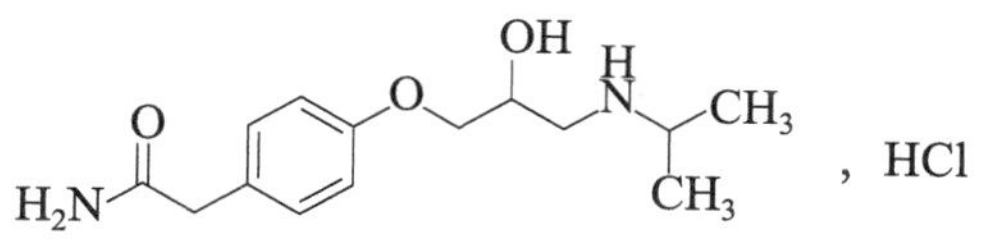

化学名为 4-[3-(2-羟基-3-异丙氨基）丙氧基] 苯乙酰胺盐酸盐。

本品为白色粉末；无臭或微臭。乙醇中溶解，在三氯甲烷或水中微溶，在乙醚中几乎不溶。

本品为苯氧丙醇胺结构。

本品口服吸收迅速，生物利用率低，口服吸收仅 50%，但口服作用时间较长，可达 24h，主要以原型随尿液排出。

本品结构中苯环对位取代，使其成为选择性较好的 β_1 受体拮抗剂，对血管和支气管的作用很小，对心脏的 β_1 受体选择性较强，适用于支气管哮喘的患者。临床用于治疗高血压、心绞痛和心律失常。也可用于心律失常、甲状腺功能亢进、嗜铬细胞瘤。

盐酸索他洛尔 （Sotalol Hydrochloride）

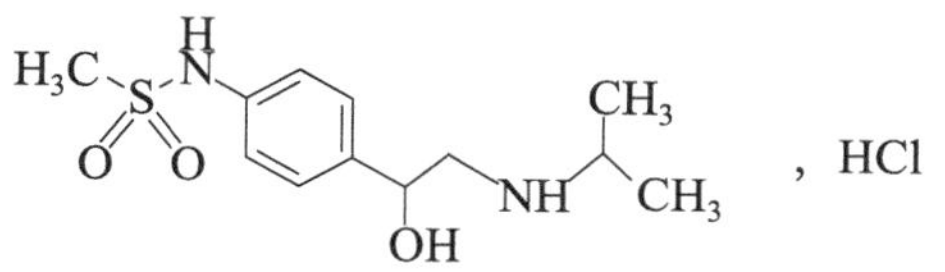

本品为苯乙醇胺结构，含有磺酰氨基，对钾通道有阻滞作用。仅 L 异构体有活性，临床用其外消旋体。

富马酸比索洛尔 （Bisoprolol Fumarate）

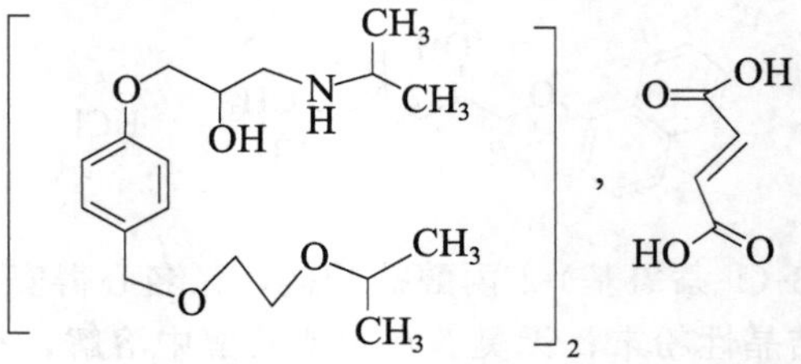

本品为苯氧丙醇胺结构，是高选择性的 β_1 受体拮抗剂，无内在拟交感活性和膜稳定活性，强效、长效。对血糖、血脂无不良反应，对伴有糖尿病的高血压患者应用有利。用于高血压、冠心病（心绞痛）的治疗。

盐酸艾司洛尔 （Esmolol Hydrochloride）

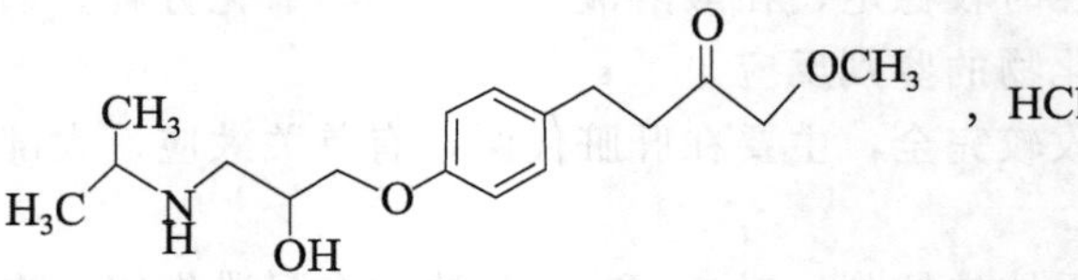

本品为苯氧丙醇胺结构。本品是选择性 β_1 受体拮抗剂，起效快，作用维持时间短。用于心房颤动、心房扑动时控制心室率；围手术期高血压；窦性心动过速。

案例导入

王阿姨患有高血压，常年服用硝苯地平控制血压，血压一直比较平稳。近期她出现了血压下降，头晕、心慌、乏力的现象。王阿姨赶紧去医院就诊，医生通过问诊才知道：原来这几天随着秋季的来临，柚子大量上市，王阿姨非常喜欢吃柚子，这几天一直在食用柚子。医生让她在服用硝苯地平期间，不要再食用柚子和柚子汁就可以了。王阿姨非常奇怪，为什么只需要停止食用柚子和柚子汁就可以了？

用你所学的知识，你能给王阿姨解释一下，为什么服用降压药硝苯地平期间不能食用柚子和柚子汁吗？

分析讨论

柚子中含有一种叫呋喃香豆素的成分，该活性成分能够抑制细胞色素 P4503A4 系统，而硝苯地平正是通过细胞色素 P4503A4 系统来进行代谢，排出体外的。服用柚子或柚汁会造成硝苯地平在体内代谢减慢，血药浓度增高，加重药物不良反应，甚至造成中毒。所以会造成王阿姨出现血压下降，头晕、心慌、乏力的现象。

活动 3　说一说，练一练

一、最佳选择题

1. 化学结构如下的药物属于（　　）。

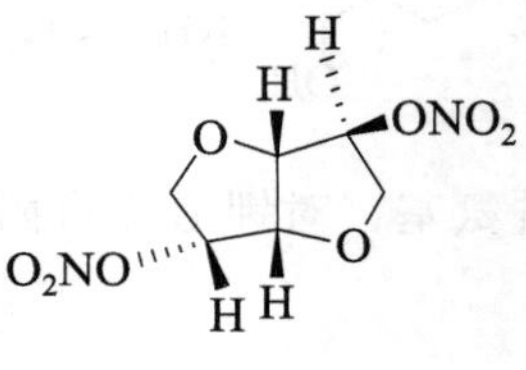

A. 抗高血压药　　B. 抗心绞痛药

C. 抗心力衰竭药　D. 抗心律失常药　E. 调血脂药

2. 属于钙通道阻滞剂的是（　）。

A. 维拉帕米　　　B. 利血平

C. 阿替洛尔　　　D. 硝酸甘油　　　E. 卡托普利

3. 不具有抗心绞痛作用的药物是（　）。

A. 普萘洛尔　　　B. 维拉帕米

C. 氯贝丁酯　　　D. 硝酸异山梨酯

4. 二氢吡啶类药物通常以消旋体上市，但有一药物分别以消旋体和左消旋体先后上市，且左旋体活性较优，该药物是（　）。

A. 尼群地平　　　B. 硝苯地平

C. 氨氯地平　　　D. 尼莫地平　　　E. 非洛地平

5. 二氢吡啶类药物硝苯地平遇光极不稳定，可能生成的光化产物是（　）。

A.

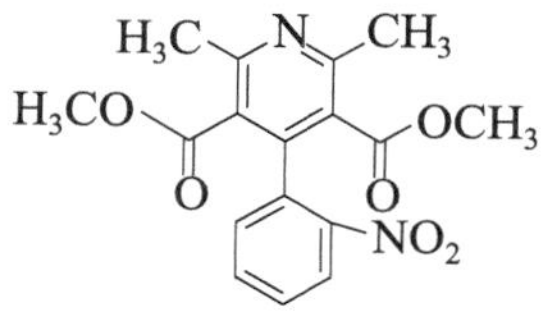

B.

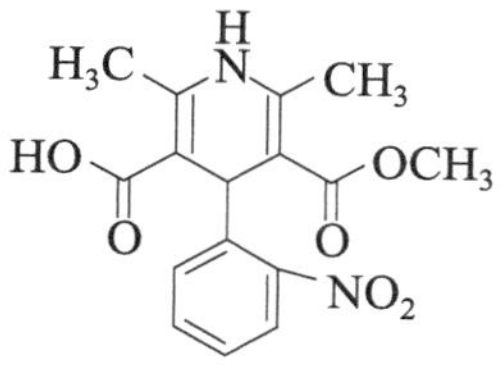

C.

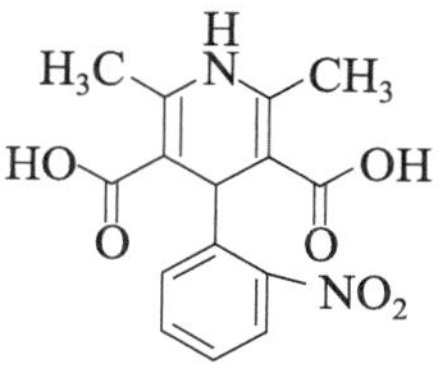

D.

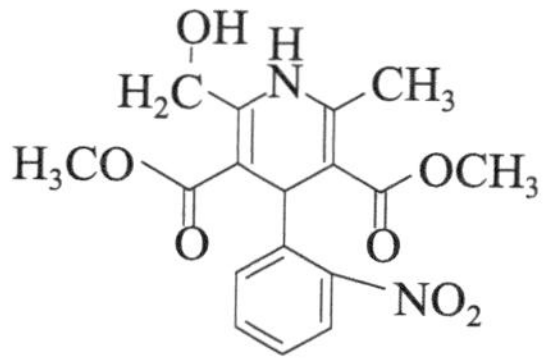

E.

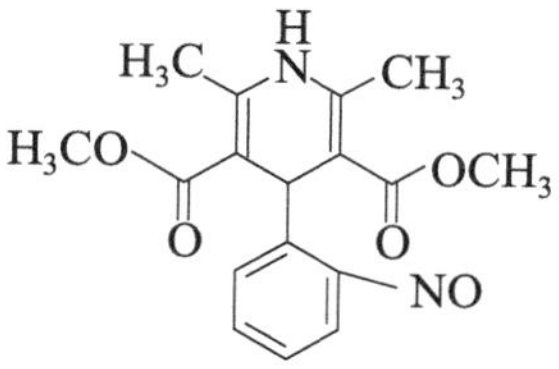

二、多选题

1. 钙通道阻滞剂可用于（　）。

A. 降低血脂　　　B. 抗过敏　　　　C. 抗心绞痛

D. 抗心律失常　　E. 降低血压

2. 下列属于 β 受体拮抗剂的药物是（　）。

A. 美托洛尔　　　B. 硝苯地平

C. 奎尼丁　　　　D. 盐酸普萘洛尔　E. 吉非贝齐

3. 下列属于二氢吡啶类钙通道阻滞剂类药物中含有手性中心的包括（　）。

A. 硝苯地平　B. 尼群地平　C. 尼莫地平

D. 苯磺酸氨氯地平　E. 非洛地平

4. 不具有抗心绞痛作用的药物是（　）。

A. 普萘洛尔　　　　B. 维拉帕米

C. 氯贝丁酯　　　　D. 硝酸异山梨酯　　E. 洛伐他汀

三、综合分析题

二氢吡啶类钙通道阻滞剂的基本结构如下：

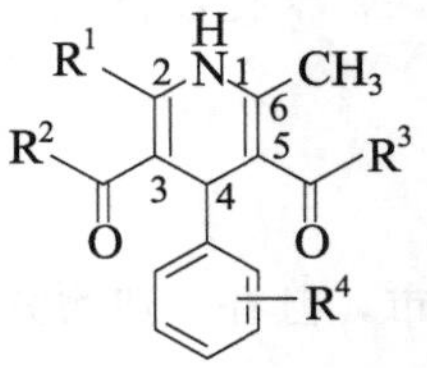

二氢吡啶是该类药物的必需药效团之一，二氢吡啶类钙通道阻滞剂代谢酶通常为 CYP3A4，影响该酶活性的药物可产生药物相互作用，钙通道阻滞剂的代表药物是硝苯地平。

1. 该类药物的基本骨架是（　　）。

A. 苯环　　　　　　B. 甲基　　　　　　C.1,4-二氢吡啶　　　D. 酯键　　　　　E. 氨基

2. 该类药物属于（　　）。

A. 钙通道阻滞剂

B. 血管紧张素转化酶抑制剂

C. 血管紧张素Ⅱ受体拮抗剂

D. 硝酸酯类

E. 苯氧乙酸类

3. 西咪替丁与硝苯地平合用，可以影响硝苯地平的代谢，使硝苯地平（　　）。

A. 代谢速度不变

B. 代谢速度减慢

C. 代谢速度加快

D. 代谢速度先加快后减慢

E. 代谢速度先减慢后加快

4. 本类药物的两个羧酸酯结构不同时可产生手性异构体，且手性异构体的活性也有差异，其手性中心的碳原子编号是（　　）。

A. 2　　　　　　　B. 3　　　　　　　C. 4　　　　　　　D. 5　　　　　　　E. 6

任务三小结

（1）抗心绞痛药（按作用机制和化学结构）可分为：

① 硝酸酯及亚硝酸酯类（硝酸甘油、硝酸异山梨酯、单硝酸异山梨酯）其他类；

② 钙通通道阻滞剂（硝苯地平、盐酸维拉帕米、盐酸地尔硫草）；

③ β 受体拮抗剂（普萘洛尔、盐酸索他洛尔、阿替洛尔、富马酸比索洛尔）。

（2）硝酸异山梨酯：含硝酸酯键，易水解；为血管扩张药；临床用于预防和治疗心绞痛，与洋地黄或利尿剂合用治疗慢性心力衰竭。

（3）硝苯地平为1,4-二氢吡啶类钙通道阻滞剂。肝药酶诱导剂及抑制剂可影响硝苯地平代谢。硝苯地平遇光可发生分子内部的光催化歧化反应；遇强热或撞击会发生爆炸；在生产、贮存、运输及使用中应注意遮光、密封保存，避免撞击；临床主要用于心绞痛、变异型心绞痛、不稳定型心绞痛、慢性稳定型心绞痛、高血压（单独或与其他降压药合用）的治疗。

（4）盐酸维拉帕米分子中含有手性碳，有旋光性，临床用其消旋体。

（5）盐酸普萘洛尔含苯氧异丙醇胺结构，有萘环，有一个手性碳，药用外消旋体；为非选择性β受体拮抗剂。临床用于减轻心绞痛、心悸、高血压、心律失常与昏厥等症状等。

（6）阿替洛尔含苯氧丙醇胺结构；为选择性β_1受体拮抗剂。临床用于治疗高血压、心绞痛、心肌梗死，也可用于心律失常、甲状腺功能亢进、嗜铬细胞瘤。

（7）盐酸索他洛尔含苯乙醇胺结构，含有磺酰氨基；对钾通道有阻滞作用；仅 L-异构体有活性，临床用其外消旋体。

（8）富马酸比索洛尔含为苯氧丙醇胺结构；是高选择性的β_1受体拮抗剂。用于高血压、冠心病（心绞痛）的治疗。

（9）盐酸艾司洛尔含苯氧丙醇胺结构；是选择性β_1受体拮抗剂。用于抗心律失常。

任务四　抗高血压药

案例导入

患者男，50岁，某公司中层领导，平时无运动锻炼习惯。平时出行都开车。由于工作繁忙，长期熬夜，喝酒应酬，精神压力大。吸烟，烟龄30年，平均每天1包烟。经常感觉头晕、头痛、无力、耳鸣。后去医院经过一系列检查，医生诊断为高血压。

分析讨论

1. 什么原因导致患者出现这些症状和体征？
2. 什么是高血压？
3. 高血压有哪些危害？
4. 有哪些抗高血压的药物？

活动1　高血压及其药物分类

高血压是一种以体循环动脉压升高为主要特征，或伴有心、脑、肾等器官的功能或器质性损害的临床综合征，是最常见的慢性病之一，也是心脑血管病最主要的危险因素。患者多表现为头晕、头痛、眼花、耳鸣、失眠、乏力等症状。高血压可分为原发性高血压和继发性高血压两大类。有高血压家族史、肥胖、吸烟、酗酒等是高血压的发病因素。由于原发性高血压的病因不明，所以目前并没有较好的预防措施。继发性高血压的预防在于控制危险因素，加强对日常生活习惯的干预。健康的生活方式对高血压患者十分重要，不仅能够帮助患者降低血压，还能预防脑卒中。必要时需配合抗高血压药物治疗。常用的抗高血压药按其作用机制和部位可分为：中枢性降压药、作用于交感神经系统用的抗高血压药、肾上腺素α_1受体拮抗剂、钙通道阻滞剂、血管紧张素转化酶抑制剂、血管紧张素Ⅱ受体拮抗剂、血管扩张药、利尿药等（表5-2）。

表5-2　抗高血压药物分类及举例

作用于中枢神经系统药物	盐酸可乐定、甲基多巴
作用于交感神经系统降压药	利血平

钙通道阻滞剂		苯磺酸氨氯地平、盐酸维拉帕米
影响肾素-血管紧张素-醛固酮系统的药物	血管紧张素转化酶抑制剂	卡托普利、马来酸依那普利
	血管紧张素 II 受体拮抗剂	氯沙坦钾、缬沙坦、厄贝沙坦
β受体拮抗剂		盐酸普萘洛尔、阿替洛尔
利尿药		氢氯噻嗪、呋塞米
肾上腺素 α_1 受体拮抗剂		盐酸哌唑嗪、盐酸特拉唑嗪

活动 2　抗高血压典型药物

一、作用于中枢神经系统药物

盐酸可乐定 （Clonidine Hydrochloride）

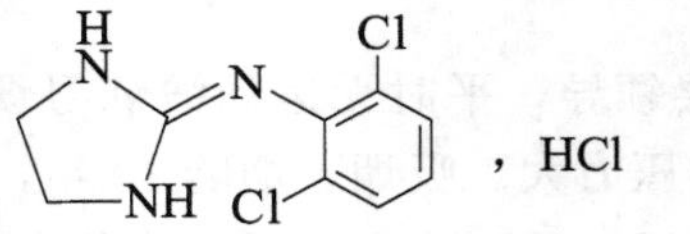

, HCl

化学名为 2-[（2,6-二氯苯基）亚氨基］咪唑啉盐酸盐。

本品为白色结晶性粉末；无臭。本品在水或乙醇中溶解，在三氯甲烷中极微溶解，在乙醚中几乎不溶。

在本品的亚硝基铁氰化钠溶液和氢氧化钠溶液中加入碳酸氢钠，振摇后溶液变为紫色，放置后颜色更深。可用于本品的鉴别。

本品以亚胺型和氨基型两种互变异构体存在，主要以亚胺型结构形式存在。

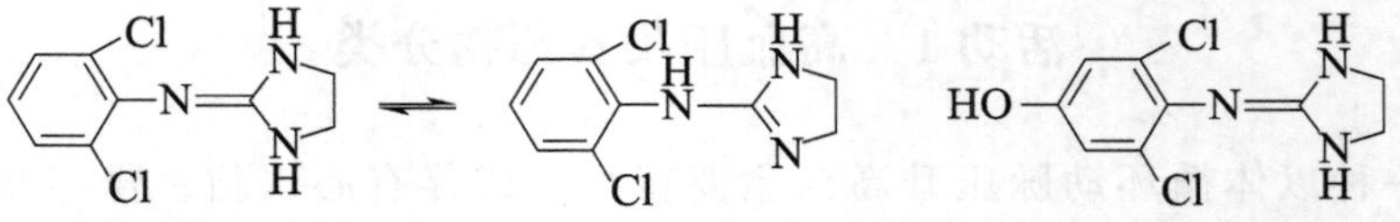

亚胺型　　　　　　　　　氨基型　　　　　　　　对羟基可乐定

本品口服吸收迅速，口服后 70%～80% 吸收，并很快分布到各器官，组织内药物浓度比血浆中高，能通过血脑屏障蓄积于脑组织。本品约 50% 在肝脏代谢，代谢物为对羟基可乐定和其葡萄糖醛酸酯。代谢物对羟基可乐定不能通过血脑屏障。本品 40%～60% 以原型经肾排泄，20% 经肝肠循环由胆汁排出。

本品主要用于降低高血压（不作为一线用药）。也可用于高血压急症、偏头痛、绝经期潮热、痛经，以及戒断阿片瘾毒症状。滴眼液可用于治疗各型青光眼。

甲基多巴 （Methyldopa）

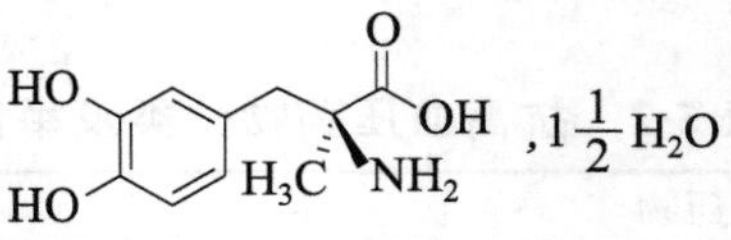

本品为肾上腺素受体激动药。用于高血压。

二、作用于交感神经系统降压药

利血平（Reserpine）

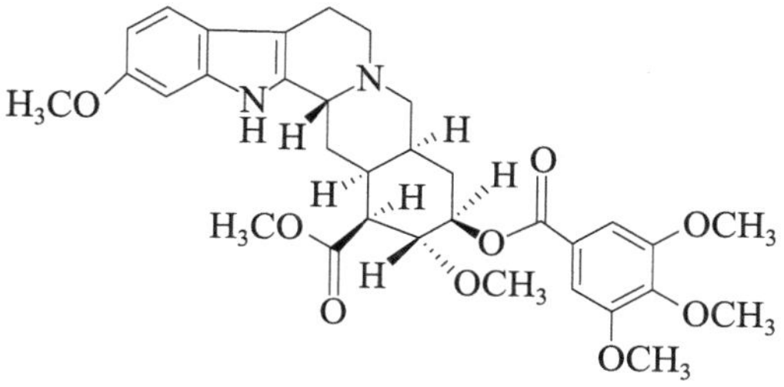

化学名为 18β-(3,4,5-三甲氧基苯甲酰氧基)-11,17α-二甲氧基-3β,20α-育亨烷-16β-甲酸甲酯，又名蛇根碱、利舍平。

本品为白色至淡黄褐色的结晶或结晶性粉末；无臭，遇光色浅变深。本品在三氯甲烷中易溶，在丙酮中微溶，在水、甲醇、乙醇或乙醚中几乎不溶。

本品在光和热的条件下，可发生差向异构化，3β-H 转变为 3α-H，生成无效的 3-异利血平。

本品在光和氧的条件下可发生氧化反应，生成的黄绿色荧光产物，氧化产物无活性，故本品应避光、密闭、干燥的条件下贮存。

本品结构中有两个酯键，在 pH3.0 时最稳定。但在酸、碱催化下，本品水溶液可发生水解反应，生成仍有抗高血压活性的利血平酸。

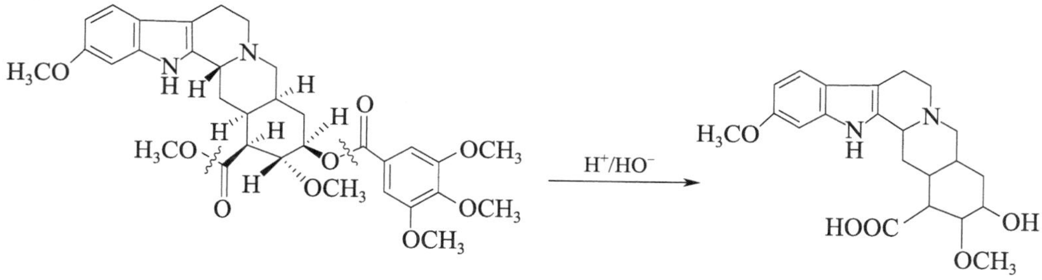

利血平　　　　　　　　　　　　　　　　利血平酸

本品与钼酸钠的硫酸溶液显黄色，后转变为蓝色；与新制的香草醛试液显玫瑰红色；与对二甲氨基苯甲醛、冰醋酸、硫酸混匀，显绿色，再加冰醋酸转变为红色。可用于本品的鉴别。

本品口服吸收迅速，在肝脏通过水解反应代谢，并经粪便和尿液排出体外。

本品来源于夹竹桃科植物萝芙木，是神经介质耗竭类药物，降压作用温和持久，用于早期轻、中度高血压的治疗，常与其他抗高血压药合用。本品作用于下丘脑产生镇静作用，可缓解高血压患者焦虑、紧张和头痛的症状。

三、影响肾素-血管紧张素-醛固酮系统（RAAS）的药物

（一）血管紧张素转化酶抑制剂（ACEI）

卡托普利（Captopril）

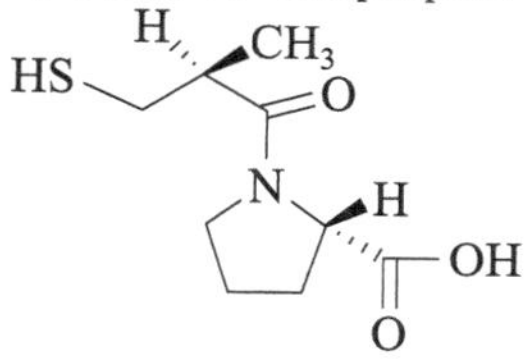

化学名为1-[(2S)-2-甲基-3-巯基-丙酰基]-L-脯氨酸，又名硫甲丙脯酸、甲巯丙脯酸。

本品为白色或类白色结晶性粉末；有类似蒜的特臭。本品在甲醇、乙醇或三氯甲烷中易溶，在水中溶解。熔点为104～110℃。

本品结构中含有巯基，易被氧化，发生二聚反应生成二硫化合物。也可被氧化剂氧化，如在酸性条件下被碘酸钾氧化。加入抗氧剂或螯合剂可延缓氧化反应的发生。

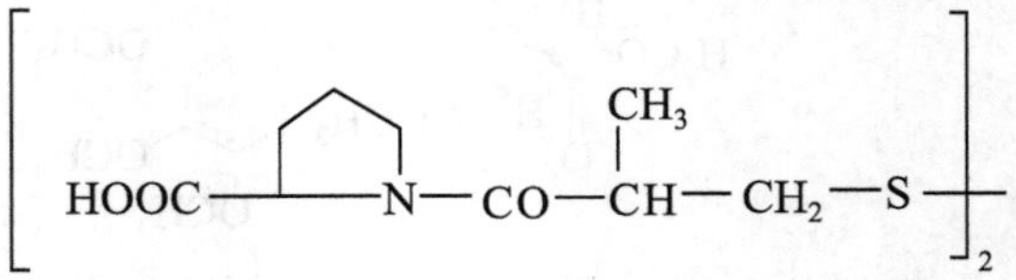

本品含有羧基，显酸性。有巯基，显极弱的酸性，可溶于碱性溶液。

本品含巯醇结构，与亚硝酸酸钠结晶和稀硫酸反应生成亚硝酰硫醇酯，显红色，可用于本品的鉴别。

$$R-SH+HNO_2 \longrightarrow O=N-S-H$$

本品口服吸收迅速，吸收率在75％以上，在肝内代谢为二硫化物等。本品经肾脏排泄，可通过乳汁分泌，可以通过胎盘屏障，不能通过血脑屏障。

血管紧张素Ⅰ在血管紧张素转化酶（ACE）作用下形成血管紧张素Ⅱ。血管紧张素Ⅱ是肾素-血管紧张素-醛固酮系统（RAAS）的主要活性物质。血管紧张素Ⅱ与各种组织细胞膜上的特异受体结合。可以收缩血管，升高血压，同时还可促进钠的重吸收，刺激醛固酮分泌。

本品是第一个可以口服的ACEI。本品可竞争性抑制ACE，使血管紧张素Ⅰ不能转化为血管紧张素Ⅱ，从而降低外周血管阻力，并通过抑制醛固酮分泌，减少水钠潴留。本品还可扩张外周血管，增加心输出量及运动耐受时间。临床用于高血压、心力衰竭。副作用有皮疹、味觉迟钝，这与结构中的巯基有关。

马来酸依那普利 （Enalapril Maleate）

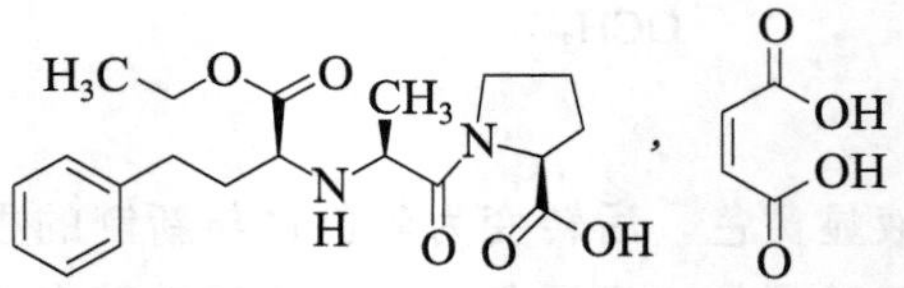

本品是前体药物，其乙酯部分在肝内被迅速水解，转化成活性代谢产物依那普利拉来发挥降压作用。本品口服约68％被吸收，主要由肾脏排泄。本品为ACEI。用于治疗原发性高血压、心力衰竭。其代谢产物依那普利拉则只能静脉注射给药，口服吸收效果差。

赖诺普利 （Lisinopril）

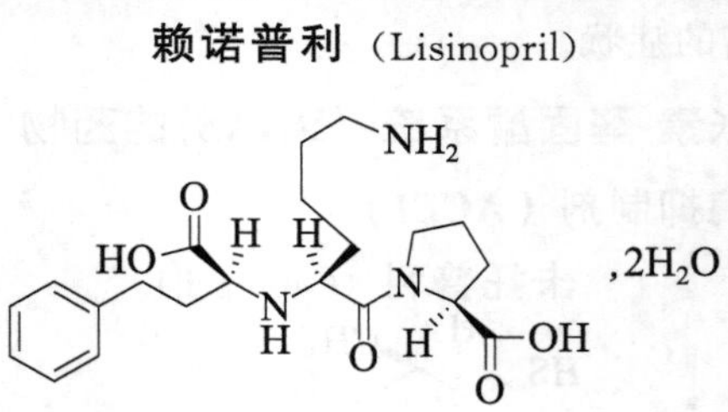

本品结构中含有两个羧基及碱性的赖氨酸基团（R＝CH₂CH₂CH₂NH₂）。本品口服吸收效果好，是一种长效的血管紧张素转化酶抑制剂。用于治疗高血压及心力衰竭。

雷米普利 （Ramipril）

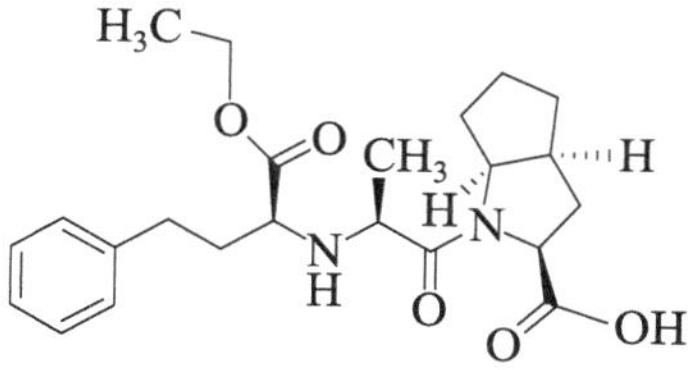

本品口服给药后能迅速被胃肠道吸收。本品为前体药物，在肝脏水解成有活性的 ACEI——雷米普利拉而发挥作用。其代谢产物主要从肾脏排泄（大约 60% 从尿中排泄，40% 从粪便排泄）。

本品用于治疗原发性高血压和心力衰竭。也可用于非糖尿病肾病患者，尤其是伴有动脉高血压患者。也可用于心血管危险增高的患者。

（二）血管紧张素 Ⅱ 受体拮抗剂 （ARB）

氯沙坦钾 （Losartan Potassium）

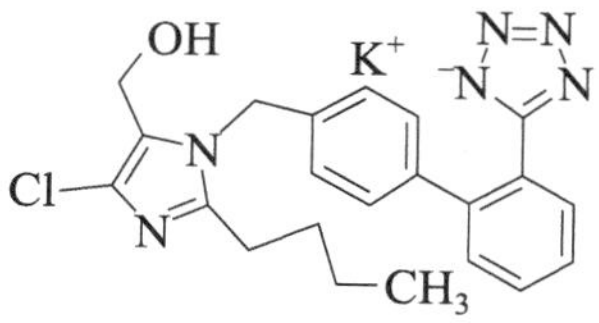

化学名为 2-丁基-4-氯-1-[4-(2-1H-四唑-5-基苯基)苄基]咪唑-5-甲醇单钾盐。

本品为白色或类白色结晶性粉末，具有引湿性。本品在水、甲醇中易溶。

氯沙坦结构中有四氮唑结构，显酸性，pK_a 5～6，可与钾离子成盐（氯沙坦钾）供药用。

本品结构中含有咪唑环、联苯结构。

本品显钾盐的一般鉴别反应。

本品口服吸收良好，经首过代谢后形成羧酸型活性代谢产物及其他无活性代谢产物（丁基侧链羟化产生的两种主要代谢产物和少量的 N-2 葡萄糖苷酸四唑）。本品及其代谢产物经胆汁和尿液排泄。

本品是第一个上市的选择性强的非肽类 ARB。疗效与血管紧张素转化酶抑制剂相当。本品对血管紧张素转化酶没有抑制作用，所以无干咳副作用。用于治疗原发性高血压，可单独应用或与其他降压药和利尿药合用。

缬沙坦 （Valsartan）

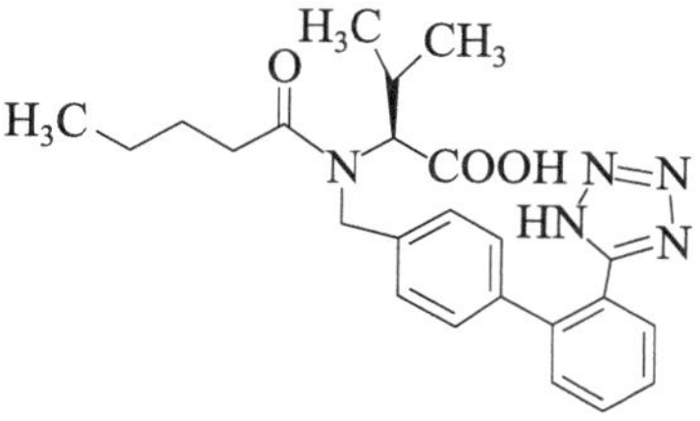

本品是第一个不含咪唑环的 ARB。用于各种轻至中度高血压，尤其适用于对 ACEI 不耐受的患者。

替米沙坦（Telmisartan）

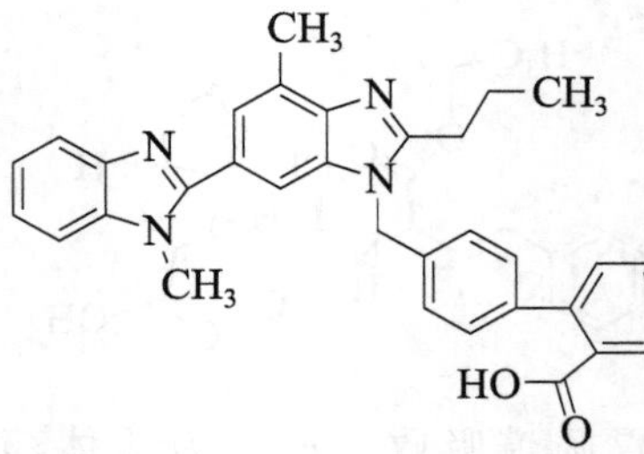

本品是第一个不含四氮唑基的 ARB。临床用于高血压的治疗。

厄贝沙坦（Irbesartan）

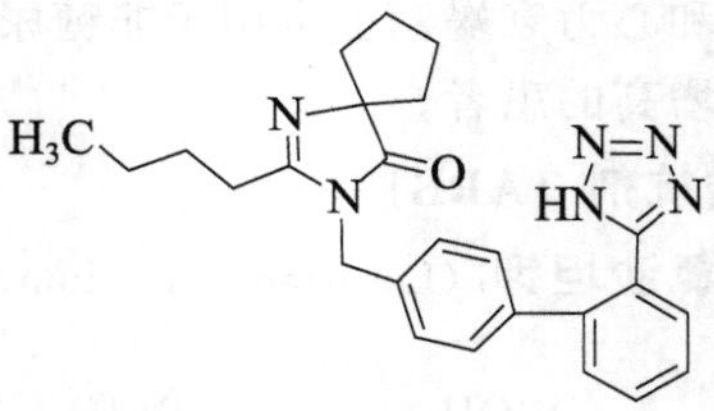

本品为无羟基的螺环化合物。临床用于高血压的治疗。

阿利沙坦酯（Allisartan Isoproxil）

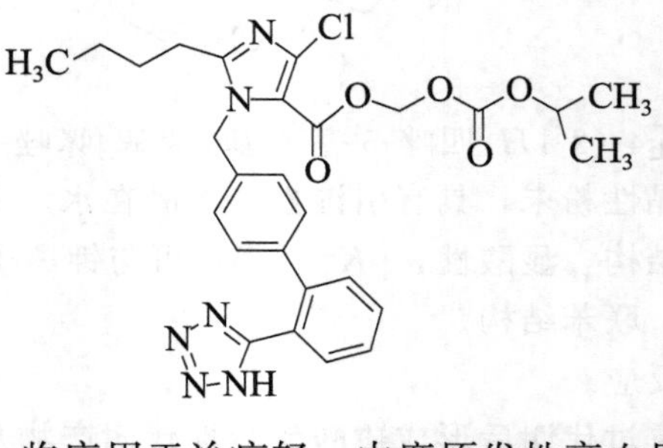

本品为前体药物，ARB，临床用于治疗轻、中度原发性高血压。

四、肾上腺素 α_1 受体拮抗剂

盐酸哌唑嗪（Prazosin Hydrochloride）

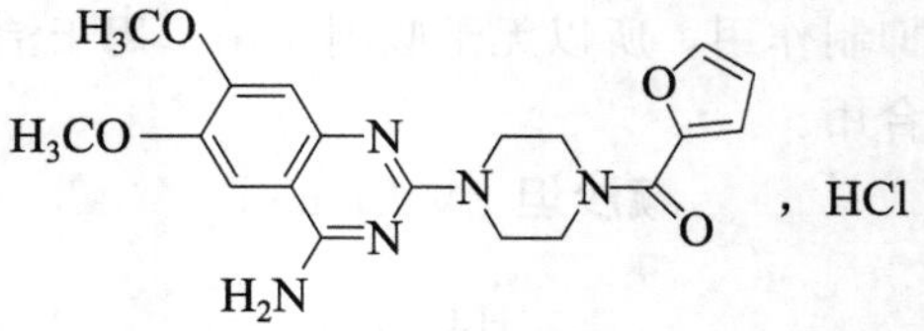

本品为选择性突触后 α_1 受体阻滞剂，是喹唑啉衍生物。临床用于轻、中度高血压。

活动 3　说一说，练一练

一、最佳选择题

1. 当 1,4 二氢吡啶类药物的 C-2 位甲基改为—$CH_2OCH_2CH_2NH_2$ 后，活性得到加强的药物是
（　）。

A. 硝苯地平　　　B. 尼群地平　　　C. 尼莫地平　　　D. 氨氯地平　　　E. 非洛地平

2. ACEI 卡托普利可以引起皮疹及味觉障碍副作用是因为结构中含有（　　）。

A. 羧基　　　　　B. 巯基　　　　　C. 氨基　　　　D. 脯氨酸　　　　E. 联苯

3. 下列对卡托普利的叙述正确的是（　　）。

A. 为血管紧张素 II 受体拮抗剂

B. 为血管紧张素转化酶抑制剂

C. 具有碱性

D. 有三个手性碳原子

E. 结构中具有酯键，已发生水解反应

4. 含双游离羧基的非前体药物的 ACEI 是（　　）。

A. 赖诺普利　　　B. 依那普利　　　C. 雷米普利　　　D. 贝那普利

5. 他汀类药物的特征不良反应是（　　）。

A. 干咳　　　　　B. 溶血　　　　　C. 皮疹

D. 横纹肌溶解　　E. 血管神经性水肿

6. 结构中含有 L-脯氨酸的药物是（　　）。

A. 氯沙坦　　　　B. 卡托普利　　　C. 硝苯地平

D. 盐酸地尔硫䓬　E. 盐酸维拉帕米

二、配伍题

[1～3]

A. 为二氢吡啶类钙拮抗剂　　B. 为 β 受体拮抗剂　　C. 为血管紧张素转化酶抑制剂

1. 尼莫地平（　　）。

2. 依那普利（　　）。

3. 普萘洛尔（　　）。

任务四小结

（1）常用的抗高血压药按其作用机制和部位可分为：

① 中枢性降压药；

② 作用于交感神经系统用的抗高血压药；

③ 肾上腺素 $α_1$ 受体阻滞药；

④ 钙通道阻滞剂；

⑤ 血管紧张素转化酶抑制剂；

⑥ 血管紧张素受体拮抗剂；

⑦ 血管扩张药；

⑧ 利尿药等。

（2）卡托普利

① 结构性质：含巯基，有还原性，有类似蒜的特臭；有两个手性碳；有羧基，显酸性；含脯氨酸结构。

② 作用机制：为 ACE 抑制剂。

③ 临床用途：用于治疗高血压，心力衰竭。

④ 副作用：皮疹、味觉迟钝，这与结构中的巯基有关。

（3）马来酸依那普利含二羧基的 ACEI 为前体药物。用于治疗原发性高血压、心力衰竭。

（4）赖诺普利结构中含有两个羧基及碱性的赖氨酸基团；是一种长效的 ACE 抑制剂。用于治疗高血压及心力衰竭。

（5）雷米普利为前体药物，在肝脏水解成雷米普利拉而发挥作用；为 ACE 抑制剂。用于治疗原发性高血压和心力衰竭。

（6）氯沙坦钾结构中含有四氮唑、咪唑环、联苯结构；是第一个上市的非肽类血管紧张素 Ⅱ 受体拮抗剂。用于治疗原发性高血压。

（7）缬沙坦是第一个不含咪唑环的血管紧张素 Ⅱ 受体拮抗剂，用于各种轻、中度高血压。

（8）替米沙坦是第一个不含四氮唑基的血管紧张素 Ⅱ 受体拮抗剂。临床用于高血压的治疗。

（9）阿利沙坦酯为前体药物，血管紧张素 Ⅱ 受体拮抗剂。临床用于治疗轻、中度原发性高血压。

（10）血管紧张素 Ⅱ 受体拮抗剂有酸性基团的联苯结构；有酸性基团是四氮唑基或羧基；有咪唑环或咪唑开环结构。

任务五　抗心律失常药物

案例导入

16 世纪时，有个秘鲁总督的夫人患上了疟疾，听闻当地印第安人常常嚼食金鸡纳（金鸡纳在当地也就是"战胜了疟疾"的意思）树皮，很少患疟疾。于是就托人找来树皮煎汤一试，果然药到病除。由此金鸡纳的美名很快在欧洲传播开来。1638 年，科学家证明这种树的皮、叶内含有较多的生物碱（如奎宁、辛可宁等），是治疗疟疾的主要有效成分。

金鸡纳是在 17 世纪末传入中国的，当时康熙皇帝得了疟疾，天主教士奉上此药，康熙服之，药到病除。就这样，金鸡纳逐渐在我国传播开来。

奎尼丁和奎宁一样有抗疟作用，是从金鸡纳树皮中提取出来的生物碱。1914 年研究者发现奎尼丁有抗心律失常作用，1918 年发现奎尼丁对房颤患者有抗心律失常的作用，且没有奎宁引起的荨麻疹、鼻炎和支气管收缩等副作用。

接下来，我们就来学一学什么是心律失常？常用的抗心律失常药物有哪些？它们的作用机制又是什么？

活动 1　正常心率与心律失常

心率是指正常人安静状态下每分钟心跳的次数，也叫安静心率，一般为 60～100 次/min。如果每分钟超过 100 次，就属于心动过速；低于 60 次，就属于心动过缓。

心律失常是指由于心脏激动的起源或传导异常所致的心律或心率改变，可伴有心悸、胸闷、头晕等不适症状。心律失常患者的临床症状轻重不一，严重的可以危及生命。根据抗心律失常药物的药理作用可将其分为抗快速性心律失常药物（见表 5-3）和抗缓慢性心律失常药物（如阿托品、异丙肾上腺素、肾上腺素等）两大类。

患者除使用药物外，日常还应注意保持规律的生活习惯，保证充足的睡眠；注重自我心理调节，避免焦躁等不良情绪；饮食宜清淡、易消化，多摄入富含蛋白质、维生素的食物，避免饮用浓茶、咖啡，戒烟戒酒；适当进行体育锻炼，增强身体素质等。

表 5-3　常用抗心律失常药物分类及代表药

分类	作用机制		代表药物	作用靶点
Ⅰ类	钠通道阻滞剂	Ⅰa	硫酸奎尼丁、盐酸普鲁卡因胺	适度阻滞钠通道
		Ⅰb	盐酸美西律、盐酸利多卡因	轻度阻滞钠通道
		Ⅰc	盐酸普罗帕酮、盐酸妥卡尼	明显阻滞钠通道
Ⅱ类	β受体拮抗剂		盐酸普萘洛尔 阿替洛尔	抑制交感神经活性
Ⅲ类	钾通道阻滞剂		盐酸胺碘酮	抑制钾离子外流
Ⅳ类	钙通道阻滞剂		盐酸地尔硫草、盐酸维拉帕米	抑制钙离子缓慢内流

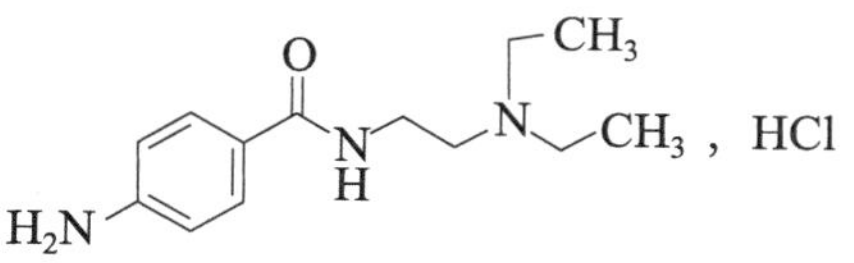

盐酸普鲁卡因胺

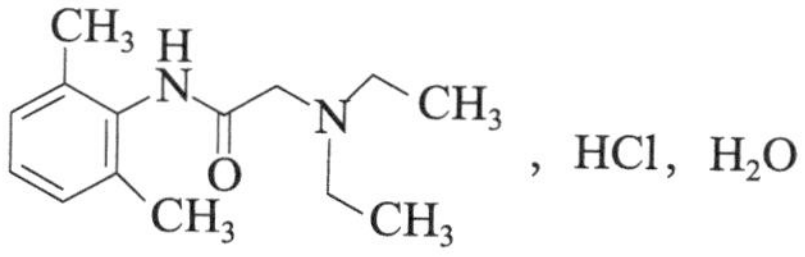

盐酸利多卡因

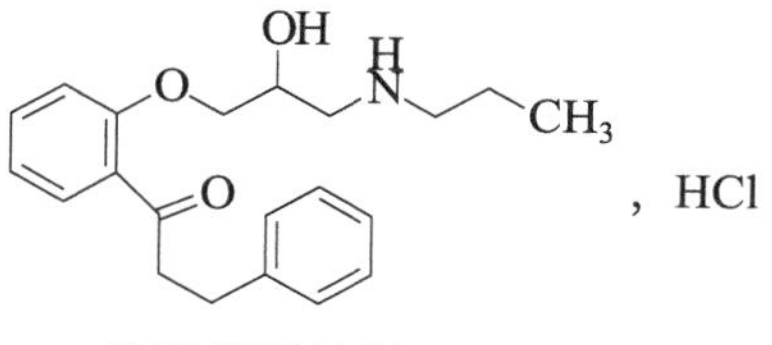

盐酸普罗帕酮

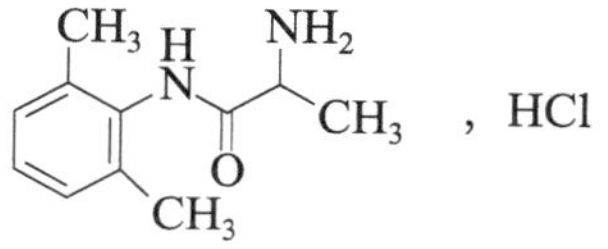

盐酸妥卡尼

活动 2　抗心律失常典型药物

硫酸奎尼丁（Quinidine Sulfate）

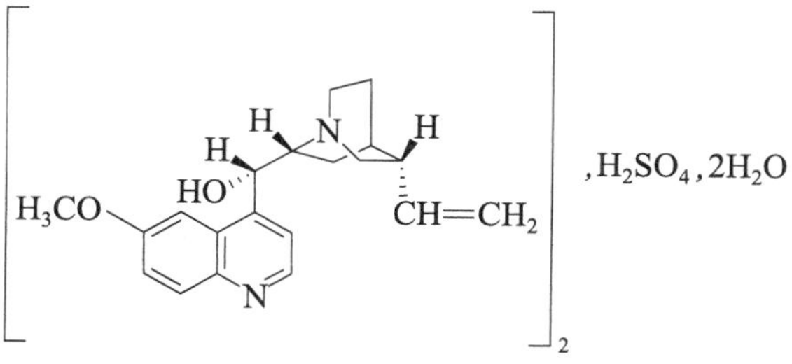

　　本品为白色细针状结晶；无臭；遇光渐变色。本品在沸水中易溶，在三氯甲烷或乙醇中溶解，在水中微溶，在乙醚中几乎不溶。

　　奎尼丁是从金鸡纳树皮提取而得，为抗疟药奎宁的非对映立体异构体。本品结构中有喹啉环。奎尼丁结构中有两个氮原子，显碱性，奎宁环中的叔氮原子碱性较强，可制成各种盐类供药用。其中硫酸盐水溶性小，适合制成片剂。葡萄糖酸盐溶解度大，刺激性小，适合制成注射剂。

　　本品为膜抑制性抗心律失常药，能直接作用于心肌细胞膜抑制钠离子内流，还能延长心肌细胞的不应期，为广谱抗心律失常药。本品从 20 世纪 20 年代起用于治疗心律失常，主要用于心房颤动或心房扑动经电转复后的维持治疗。虽对房性早搏、阵发性室上性心动过速、预激综合征伴室上性心律失常、室性早搏、室性心动过速有效，并有转复心房颤动或心房扑动的作用。但由于不良反应较多，大量服用本品可发生蓄积中毒，目前已少用。

盐酸美西律 （Mexiletine Hydrochloride）

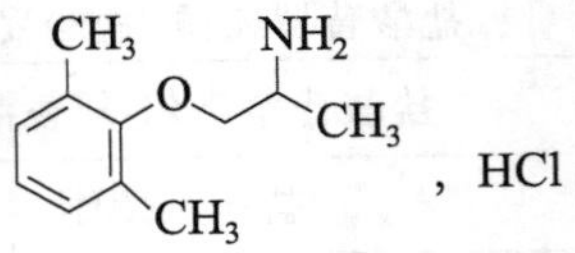

化学名为(±)-(2,6-二甲基苯氧基)-2 丙胺盐酸盐。

本品为白色或类白色结晶性粉末；几乎无臭。本品在水或乙醇中易溶，在乙醚中几乎不溶。熔点为 200～204℃。

本品具有烃胺结构，其水溶液与碘试液可生成棕红色复盐沉淀。可用于本品的鉴别。

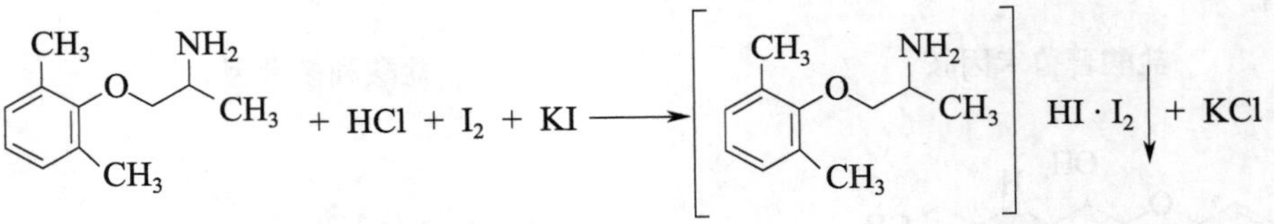

本品结构与利多卡因相似，以醚键代替利多卡因的酰胺键，稳定性增强。

本品口服后在胃肠道吸收良好，主要在肝脏代谢，约 10% 经肾排出。酸化尿液可加快其排泄速度，碱化尿液可减慢其排泄速度。

本品可以抑制心肌细胞钠内流，口服适用于慢性室性心律失常，注射适用于急性室性心律失常。心源性休克和有Ⅱ或Ⅲ度房室传导阻滞，病窦综合征者禁用本品。

盐酸胺碘酮 （Amiodarone Hydrochloride）

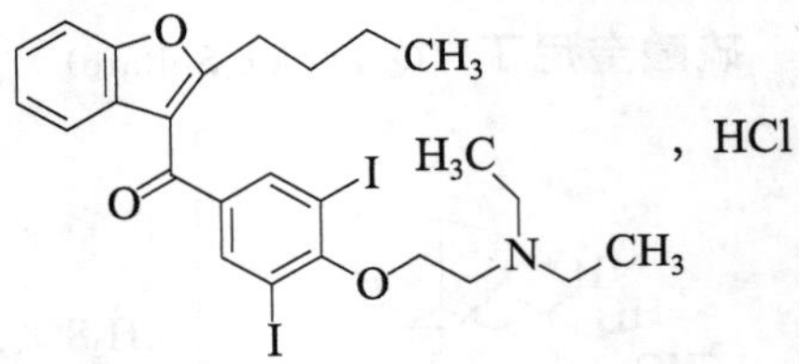

化学名为 （2-丁基-3-苯并呋喃基）-[4-[2(二乙氨基)乙氧基]-3,5-二碘苯基]甲酮盐酸盐。

本品为白色至微黄色结晶性粉末；无臭。本品在三氯甲烷中易溶，在乙醇中溶解，在丙酮中微溶，在水中几乎不溶。熔点 158～162℃，熔融的同时分解。

本品结构与甲状腺素类似，结构中有碘原子，可影响甲状腺素代谢。

本品的乙醇溶液显氯化物的鉴别反应。

本品口服吸收迟缓且不规则，生物利用度低，起效极慢，半衰期长，且有明显个体差异，负荷量给药通常在一周（几天到两周）后发挥作用。主要在肝脏代谢消除，代谢产物为去乙基胺碘酮。该代谢物亦有相似药理活性。

本品为抗心律失常药。用于室性和室上性心动过速和早搏、阵发性心房扑动和颤动、预激综合征等。一般不宜用于治疗房性、室性早搏。

活动3　说一说，练一练

一、最佳选择题

1. 不属于抗心律失常药物类型的是（　　）。

A. β受体拮抗剂　　B. Na⁺-Cl⁻转运抑制剂　　C. 钠通道阻滞剂　　D. 钙通道阻滞剂

2. 结构与利多卡因相似，以醚键代替利多卡因的酰胺键，稳定性增强的药物是（　　）。

A. 硫酸奎尼丁　　B. 盐酸普鲁卡因　　C. 盐酸美西律　　D. 盐酸胺碘酮　　E. 盐酸普罗帕酮

二、多选题

属于钠通道阻滞剂的抗心律失常药物有（　　）。

A. 美西律　　　　B. 胺碘酮　　　　C. 奎尼丁　　　　D. 普罗帕酮　　　　E. 普萘洛尔

三、配伍题

[1～5] A. 氯贝丁酯　B. 硝酸甘油　C. 硝苯地平　D. 卡托普利　E. 普萘洛尔

1. 属于硝酸酯类抗心绞痛药物的是（　　）。

2. 属于钙拮抗剂的是（　　）。

3. 属于β受体阻滞剂的是（　　）。

4. 属于降血脂药物的是（　　）。

5. 属于血管紧张素转化酶抑制剂药物的是（　　）。

任务五小结

（1）抗心律分类及代表药（见表5-3）。

（2）奎尼丁来源于金鸡纳树皮；为抗疟药奎宁的非对映立体异构体，有喹啉环，硫酸盐水溶性小，适合制成片剂，葡萄糖盐溶解度大。为膜抑制性抗心律失常药。

（3）盐酸美西律具有烃胺结构，其水溶液与碘试液可生成棕红色复盐沉淀，可用于本品的鉴别。酸化尿液可加快其排泄，碱化尿液可减慢其排泄。本品适用于慢性室性心律失常。

（4）盐酸胺碘酮结构中有碘原子，可影响甲状腺素代谢；代谢产物为有活性的去乙基胺碘酮。为抗心律失常药。

任务六　抗心力衰竭药

案例导入

洋地黄类药物地高辛（Digoxin）堪称是治疗心力衰竭历史最悠久的药物。人类从毛花洋地黄植物中提取地高辛治疗心脏病已经有200多年的历史了。洋地黄是一种玄参科二年生或多年生草本植物，原产于欧洲中部与南部山区，在中国的本草中未见有记载，现在中国已有大量栽培。

1775年英国植物学家、医生威日林发现洋地黄类植物可以有效治疗浮肿。在他的一份写于1785年的报告中，威日林医生写道他被要求评估一份由希罗普郡的杭顿夫人提供的家庭秘方。

精通植物学的威日林医生很快就从杭顿夫人提供的二十多种草药的配方中发现关键成分是洋地黄。威日林医生于是采用洋地黄的干叶在他的浮肿药方里。在他的报告中，他指出洋地黄对有猩红热和咽喉肿痛之后发生浮肿的患者尤其有效。从此，洋地黄类药物逐渐在欧洲被广泛应用。

威日林医生后来的研究发现，猩红热和脓毒性咽喉炎都是由链球菌引起的，有可能损伤心脏瓣膜。功能受损的心瓣膜会导致充血性心力衰竭，而心脏的动力不足则直接引起体液的累积和浮肿。洋地黄的叶子里含有强心类固醇强心苷 40 余种，洋地黄的花、种子和浆液里都含有这些成分，只是含量略低。在人体内地高辛的苷键被打开，生成洋地黄毒苷和糖。洋地黄毒苷能够提高心脏里钙的含量，减缓心率并提高心脏收缩的力量和速度。

1930 年，Burroughs Wellcome 制药公司的研究人员斯密斯成功分离出了这几种强心类固醇强心苷，其中就有地高辛。Burroughs Wellcome 的后继公司葛兰素史克后来生产的地高辛的商品名是 LANOXIN，又叫 DIGITEK。几十年来，地高辛被广泛用于临床，用于治疗充血性心力衰竭以及心房性心律不齐的患者。目前该药仍然是治疗心力衰竭的基础药物，在多数情况下是一线首选药物。

现在普遍认为地高辛的安全范围窄，治疗量与中毒量非常接近，个体差异亦较大，若服用不当，极易发生毒性反应。因此，在使用地高辛时，医生开处方要做到用法用量准确无误，患者要绝对遵照医嘱，按时按量应用，不得随意更改用药次数和剂量。正是由于现在对地高辛的用量需要严格控制，美国 2008 和 2009 接连两年出现了两起地高辛药品召回事件，因为葛兰素史克公司发现生产的部分批次该药品成分含量不准确。

威日林医生于 1799 年去世。他的墓碑上刻着一朵毛花洋地黄花。

通过上面的故事，对同学们有什么启发？下面我们就来学习抗心力衰竭药的有关知识。

心力衰竭（heart failure）是指在适量静脉回流的情况下，由于心肌舒张和（或）收缩功能障碍，心排血量不足以维持组织代谢需要而引起的以循环功能障碍为主的综合征。临床上以心排血量降低，组织血液灌流减少以及肺循环和（或）体循环静脉淤血为特征，故又称充血性心力衰竭或心功能不全。

心力衰竭治疗的原则是去除病因、防治诱因、减轻心脏负荷、增强心肌收缩力。以提高运动耐量，改善生活质量；阻止或延缓心室重构，防止心肌损害进一步加重，降低死亡率。

目前用于治疗心力衰竭的药物有利尿剂、扩血管扩张剂、正性肌力药物、血管紧张素转换酶抑制剂（ACEI）、β 受体阻滞剂和醛固酮受体拮抗剂等。

强心药可选择性作用于心肌，增强心肌收缩力。可分为强心苷和非强心苷（磷酸二酯酶制剂、β 受体激动剂）两类。

活动 1　强心苷类

地高辛（Digoxin）

本品为白色结晶或结晶性粉末；无臭。本品在吡啶中易溶，在稀醇中微溶，在三氯甲烷中极微溶解，在水或乙醚中不溶。

取本品约 1mg，置小试管中，加三氯化铁的冰醋酸溶液 1ml 溶解后，沿管壁缓缓加入硫酸 1ml，使成两液层，接界处即显棕色；放置后，上层显靛蓝色。

本品结构中有内酯环、甾环、三个糖结构。

本品是从毛花洋地黄的叶中提取得到，不宜与酸、碱药物配伍。强心苷类药物治疗血药浓度为 0.5～1.6ng/ml，而中毒血药浓度为 2 ng/ml，有效剂量与中毒剂量接近，安全范围小。

本品为强心药。用于高血压、瓣膜性心脏病、先天性心脏病等急性和慢性心功能不全，尤其适用于伴有快速心室率的心房颤动的心功能不全等。

活动 2　磷酸二酯酶抑制剂

磷酸二酯酶抑制剂是一种通过抑制磷酸二酯酶的活性，抑制环磷腺苷（cAMP）的裂解，升高细胞内 cAMP 的浓度，增加钙离子内流，由于钙离子进入细胞内增多，可以增加心肌收缩力，扩张外周血管，故磷酸二酯酶抑制剂具有强心的作用，典型药物有米力农（Milrinone）氨力农（Amrinone）等。

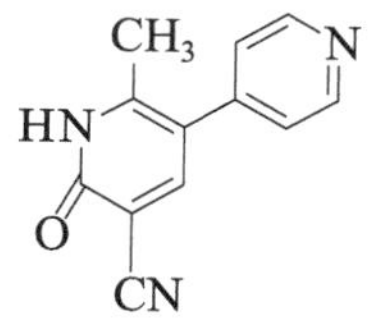

米力农 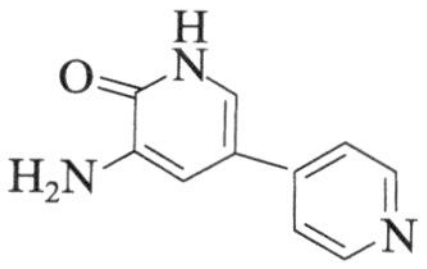　　　　　　　　氨力农

活动 3　说一说，练一练

一、最佳选择题

下列哪些药物属于强心苷类强心药？（　）

A. 地高辛　　　　　　　　B. 米力农

C. 氨力农　　　　　　　　D. 维拉帕米

二、多选题

下列哪些药物属于磷酸二酯酶抑制剂类强心药？（　）

A. 地高辛　　　　　　　　B. 米力农

C. 氨力农　　　　　　　　D. 维拉帕米

任务六小结

（1）治疗心力衰竭的药物有：利尿剂、扩血管扩张剂、正性肌力药物、血管紧张素转换酶抑制剂（ACEI）、β 受体阻滞剂和醛固酮受体拮抗剂等。

（2）强心药可分为强心苷（地高辛等）和非强心苷（磷酸二酯酶抑制剂、β 受体激动剂）两类。

（3）地高辛是从毛花洋地黄的叶中提取得到的；不宜与酸、碱药物配伍；有效剂量与中毒剂量接近，安全范围小。

任务七　利尿药物

活动 1　利尿药物的类型

利尿药（Diuretics）作用于肾脏，能减少肾小管的重吸收，可促进水和电解质（尤其是钠离子）的排出，使尿量增加，消除水肿，也可作为抗高血压病治疗的辅助用药。

根据利尿药作用部位、化学结构和作用机制可分为以下六类（表 5-4）。

（1）碳酸酐酶抑制药　主要作用于近曲小管、抑制碳酸酐酶，利尿作用比较弱，很少单独用于利尿，代表药物有乙酰唑胺等。

（2）渗透性利尿药　多数体内不代谢，不显示药理作用的低分子物质，静脉给药之后能够迅速升高血浆渗透压，通过增加肾小球滤液和肾小管液量而利尿，代表药物有甘露醇等。

（3）髓袢利尿药　主要作用于髓袢升支粗段，抑制钠、钾、氯的转运过程，促进钠、钾、氯的大量排出，是高效利尿药。代表药物有呋塞米、布美他尼、依他尼酸等。

（4）噻嗪类利尿药　主要作用于远曲小管，抑制钠、氯的重吸收，是中效利尿药。代表药物有氢氯噻嗪、氯噻酮、吲达帕胺等。

（5）保钾利尿药　主要作用于远曲小管和集合管，干扰钠的重吸收和钾的排泄，通过增加钠、氯的排出而利尿，代表药物有氨苯蝶啶、阿米洛利等。

（6）醛固酮拮抗药　有保钾排钠作用。代表药有螺内酯等。

表 5-4　利尿药物分类及代表药物

类型	代表药物
碳酸酐酶抑制药	乙酰唑胺
Na^+、K^+、Cl^- 同向转运抑制剂	呋塞米、布美他尼、依他尼酸
Na^+、Cl^- 同向转运抑制剂	氢氯噻嗪、氯噻酮、吲达帕胺
肾皮细胞钠通道阻滞剂	氨苯蝶啶、盐酸阿米洛利
盐皮质激素受体拮抗剂	螺内酯

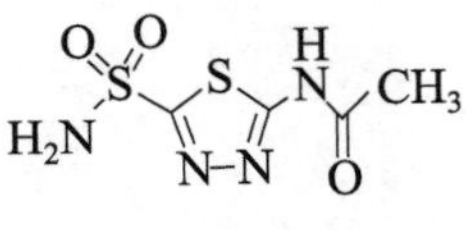

乙酰唑胺

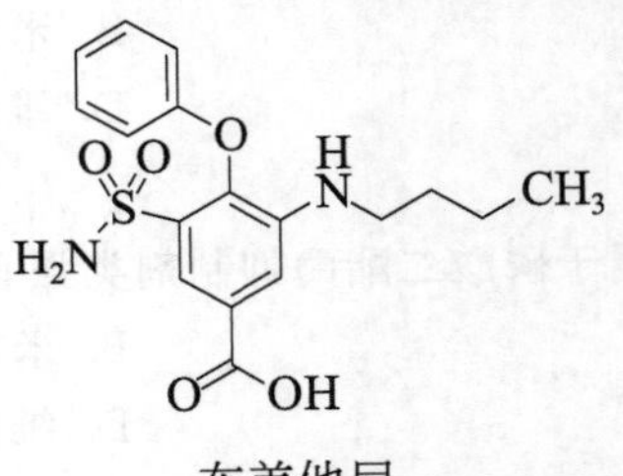

布美他尼

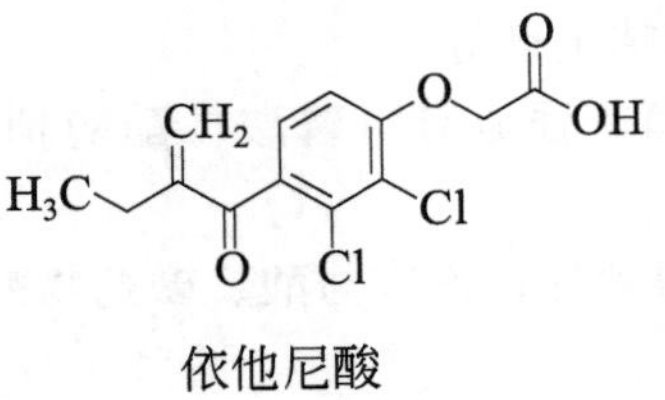

依他尼酸

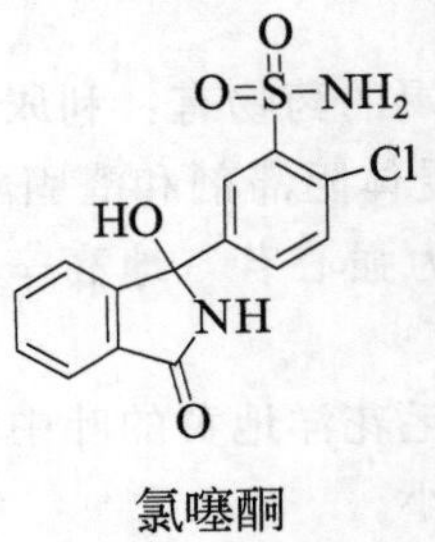

氯噻酮

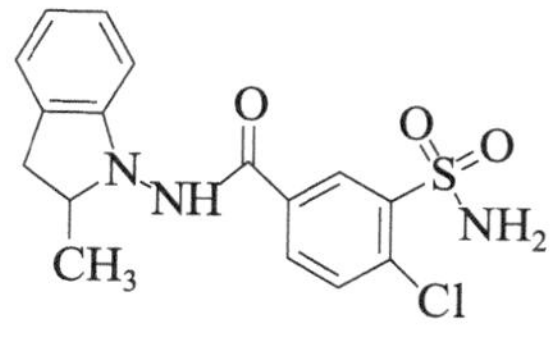

吲达帕胺 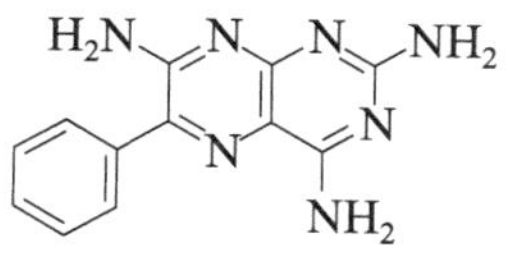　　　　　　　　氨苯蝶啶

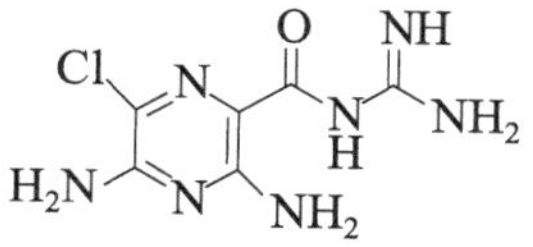

, HCl, 2H₂O

盐酸阿米洛利

活动2　利尿典型药物

呋塞米（Furosemide）

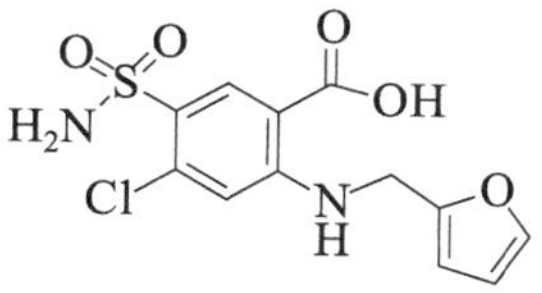

化学名为 2-[(2-呋喃甲基)氨基]-5-(氨磺酰基)-4-氯苯甲酸，又名速尿，利尿磺胺。

本品为白色或类白色结晶性粉末；无臭。本品在丙酮中溶解，在乙醇中略溶，在水中不溶。

本品的氢氧化钠溶液，加硫酸铜试液可生成绿色沉淀；其乙醇溶液加对二甲氨基苯甲醛试液后显绿色，渐变深红色，可用于本品的鉴别。

本品为强效利尿药。用于水肿性疾病、高血压、预防急性肾功能衰竭、高钾血症及高钙血症、稀释性低钠血症（尤其是当血钠浓度低于 120mmol/L 时）、抗利尿激素分泌过多症、急性药物毒物中毒如巴比妥类药物中毒等。本品长期或大剂量使用容易引起低钾血症。可同服氯化钾。

氢氯噻嗪（Hydrochlorothiazide）

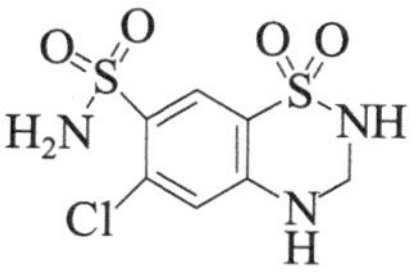

化学名为 6-氯-3,4-二氢-2H-1,2,4-苯并噻二嗪-7-磺酰胺-1,1-二氧化物，又名双氢克尿噻。

本品为白色结晶性粉末；无臭。本品在丙酮中溶解，在乙醇中微溶，在水、三氯甲烷或乙醚中不溶；在氢氧化钠试液中溶解。

本品结构中有两个磺酰氨基，显酸性，可与碱成盐制成注射剂。

本品结构中的内磺酰胺结构，遇碱遇热易水解，生成甲醛和5-氯-2,4-二氨磺基苯胺。在水解产物甲醛中加硫酸和少许变色酸，微热，可生成蓝紫色化合物，此反应为甲醛的专属反应；水解产物 5-氯-2,4-二氨磺基苯胺中具有芳香伯胺结构，可发生重氮偶合反应。故本品不宜与碱性药物配伍使用。

本品为利尿药。用于水肿性疾病、高血压、中枢性或肾性尿崩症、肾石症。长期或大剂量使用应补钾。

螺内酯（Spironolactone）

化学名为17β-羟基-3-氧代-7α-(乙酰硫基)-17α-孕甾-4-烯-21-羧酸-γ-内酯，又名安体舒通。

本品为白色或类白色的细微结晶性粉末；有轻微硫醇臭，本品在三氯甲烷中极易溶解，在苯或乙酸乙酯中易溶，在乙醇中溶解，在水中不溶。熔点203～209℃，熔融的同时分解。

本品口服吸收较好，生物利用度高，80％由肝脏代谢为有活性的坎利酮（Canrenone）。

本品结构与醛固酮相似，为醛固酮的竞争性抑制剂。由于螺内酯仅作用于远曲小管和集合管，对肾小管其他各段无作用，所以利尿作用较弱。本品为保钾利尿药。用于水肿性疾病、高血压、原发性醛固酮增多症、低钾血症的预防。高钾血症患者禁用。运动员慎用。

活动3　说一说，练一练

一、最佳选择题

1. 可用于利尿降压的药物是（　）。

A. 普萘洛尔　　　　B. 辛伐他汀　　　　C. 氢氯噻嗪　　　　D. 硝苯地平

2. 下列哪个药物结构中有两个磺酰氨基？（　）

A. 呋塞米　　　B. 螺内酯　　　C. 氢氯噻嗪　　　D. 乙酰唑胺　　　E. 布美他尼

二、多选题

1. 下列哪些药物临床应用时可引起高钾血症？（　）

A. 呋塞米　　　　B. 氢氯噻嗪　　　C. 氨苯蝶啶　　　D. 阿米洛利　　　E. 螺内酯

2. 下列哪些药物属于利尿药？（　）

A. 呋塞米　　　　B. 吲达帕胺　　　C. 氨苯蝶啶　　　D. 螺内酯　　　E. 氢氯噻嗪

任务七小结

（1）利尿药分类及代表药物，见表5-4。

（2）呋塞米为强效利尿药，长期或大剂量使用容易引起低钾血症。可同服氯化钾。

（3）氢氯噻嗪结构中有两个磺酰氨基，显酸性；内磺酰胺结构，遇碱遇热易水解。本品为利尿药，长期或大剂量应用应补钾。不宜与碱性药物配伍使用。

（4）螺内酯为醛固酮的竞争性抑制剂，为保钾利尿药，高钾血症患者禁用。

项目五小结

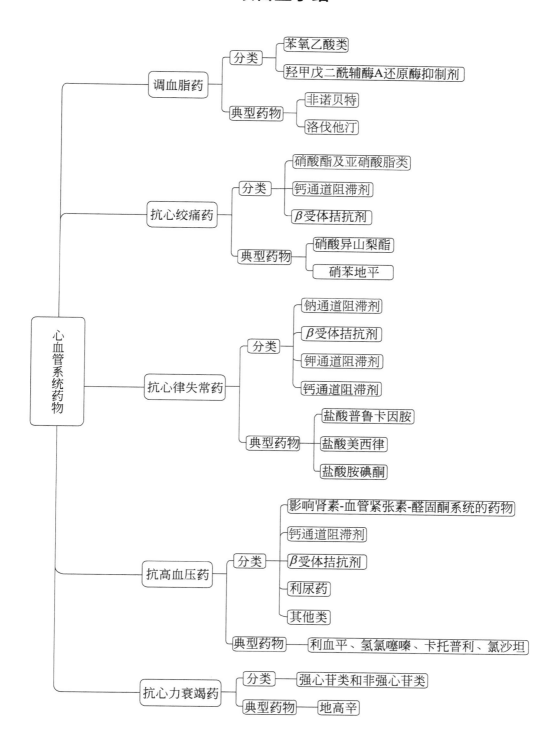

目标检测

一、最佳选择题

1. 盐酸可乐定的作用是（　　）。

A. 降压　　　　　B. 抗心律失常　　　C. 调血脂　　　　D. 抗心绞痛

2. 降压药卡托普利属于下列药物类型中的哪一种？（　　）

A. 钾通道阻滞剂　B. 钙通道阻滞剂　C. HMG-COA 还原酶抑制剂　　　D. ACEI

3. 属于肾上腺素 β 受体阻滞剂的是（　　）。

A. 硝酸甘油　　　B. 普萘洛尔　　　　C. 卡托普利　　　D. 利血平

4. 洛伐他汀是下列药物类型中的哪一种？（　　）

A. NO 供体药物　　　　　　　　　　B. 钙通道拮抗剂

C. HMG-COA 还原酶抑制剂　　　　D. ACE 抑制剂

5. 钙通道阻滞剂硝苯地平在临床上用于（　　）。

A. 肾性和原发性高血压、心力衰竭

B. 心悸失常、急性或慢性心力衰竭

C. 阵发性心动过速、前期收缩

D. 预防和治疗冠心病、心绞痛及顽固性重度高血压

6. 对氯沙坦钾描述有误的是（　　）。

A. 为 ACEI

B. 为血管紧张素 Ⅱ 受体拮抗剂

C. 结构中含有联苯、四氮唑和咪唑环

D. 可用做抗高血压、抗心衰、利尿药

7. 下列哪个药物属于利尿药？（　　）

A. 氢氯噻嗪　　　B. 格列本脲　　　　C. 二甲双胍　　　D. 阿奇霉素

8. ACEI 卡托普利可以引起皮疹及味觉障碍等副作用是因为结构中含有（　　）。

A. 羧基　　　　　B. 巯基　　　　　　C. 氨基　　　　　D. 脯氨酸

9. 属于钙通道阻滞剂的是（　　）。

A. 维拉帕米　　　B. 利血平　　　　　C. 阿替洛尔　　　D. 卡托普利

10. 他汀类药物的特征不良反应是（　　）。

A. 干咳　　　　　B. 溶血　　　　　　C. 皮疹　　　　　D. 横纹肌溶解

二、配伍题

[1～5]

A.

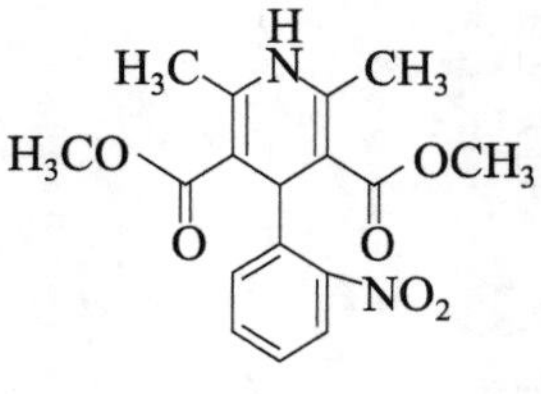

B.

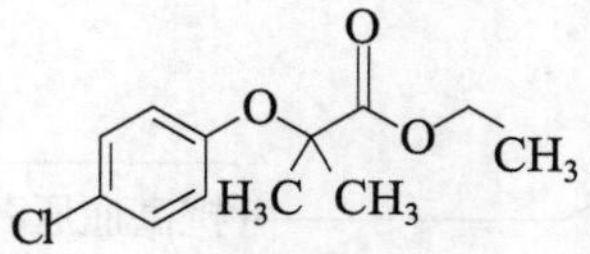

C.

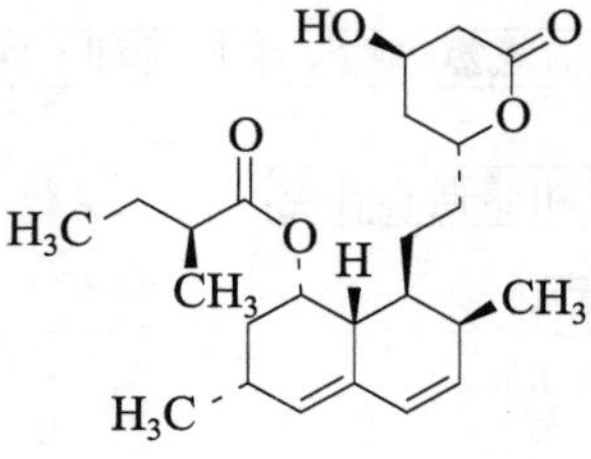

D.

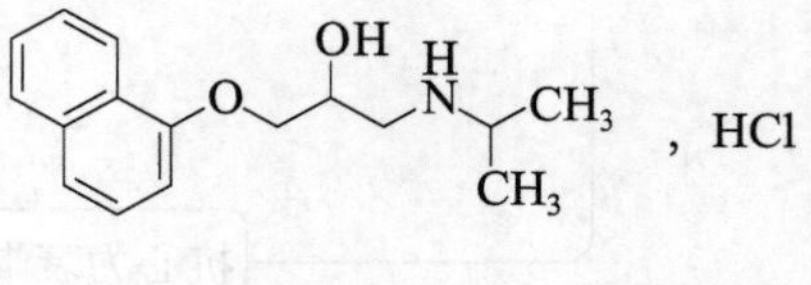

E.

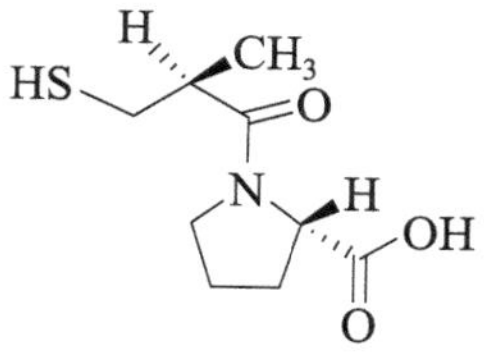

1. 洛伐他汀结构式为（　　）。
2. 硝苯地平结构式为（　　）。
3. 盐酸普萘洛尔结构式为（　　）。
4. 卡托普利结构式为（　　）。
5. 氯贝丁酯结构式为（　　）。

三、多选题

1. 钙通道阻滞剂可用于（　　）。

A. 降低血脂 B. 抗过敏 C. 抗心绞痛 D. 抗心律失常 E. 降低血压

2. 下列哪种性质药物不具有降血脂作用？（　　）

A. HMG-CoA 还原酶抑制剂

B. 血管紧张素转化酶抑制剂

C. 强心苷类

D. 钙通道阻滞剂

E. 苯氧乙酸类

项目六　抗组胺药物及消化道溃疡药

知识目标

1. 理解组胺与组胺受体类型；理解质子泵的有关知识。

2. 熟知抗组胺药物的类型及代表药；熟知促胃动力药物类型及代表药。

3. 掌握马来酸氯苯那敏、盐酸赛庚啶、盐酸苯海拉明、氯雷他定、酮替芬、盐酸雷尼替丁、奥美拉唑、多潘立酮等典型药物的化学名称、结构特征、作用特点和代谢特点。

技能目标

1. 熟练掌握典型药物的化学鉴别方法。

2. 学会分析典型药物的结构特征；会应用理化性质分析、解决药物在合理用药、制剂、分析检验、储存养护、使用等方面的问题。

案例导入

四月是赏花踏青的好时节。有一部分人却是一半浅喜，一半深忧。喜的是春暖花开，忧的是花粉过敏如期而至。据世界卫生组织的数据显示，全球有 20% ～ 30% 的普通人被过敏症状困扰，随着现代社会的发展表现出逐年增长的态势。我国过敏症的发生率与国外相近，约有 2.7 亿人受到轻重不同的过敏干扰。对于中重度过敏性疾病，药物是唯一的治疗方式。那么抗过敏的药物有哪些呢？过敏和人体内的什么物质有关呢？

分析讨论

常见的抗过敏的药有马来酸氯苯那敏（又叫扑尔敏）、盐酸苯海拉明、盐酸赛庚啶、西替利嗪等。

说到过敏，有一种物质不得不提，那就是组胺。组胺是机体活性物质之一，在体内由组氨酸脱羧基而成，组织中的组胺以无活性的结合型存在于肥大细胞和嗜碱性粒细胞的颗粒中，以皮肤、支气管黏膜、肠黏膜和神经系统中含量较多。当机体受到某种刺激引发抗原-抗体反应时，引起肥大细胞的细胞膜通透性改变，释放出组胺，组胺与其受体作用产生病理生理效应。组胺与 H_1 受体结合会引起过敏，与 H_2 受体结合会引起消化道溃疡等。本项目里我们一起学习抗过敏药、抗消化道溃疡药和促胃动力药。

任务一　抗组胺药物的基本概念

活动 1　组胺与组胺受体类型

组胺又叫组织胺，是体内的一种活性物质，具有广泛而且重要的生物活性，它由组氨酸在组氨酸脱羧酶的催化下脱羧而成，通常组氨与肝素-蛋白质形成粒状复合物存在于肥大细胞中。当机体受到如毒素、水解酶、食物及一些化学物品的刺激引发抗原抗体反应时，肥大细胞的细胞膜改变，使组胺释放进入细胞间液中。组胺参与多种生理和病理过程，包括过敏反应炎症反应胃酸分泌以及大脑部分神经传递。因此，过敏性疾病和消化道溃疡这些人类最常见疾病，都与体内的组胺代谢相关。

组胺本身并不是有害物质，正常水平的组胺对维持正常功能是必要的。组胺的积极生理作用有很多，至少包括七个方面：调节血压、调节胃酸、充当神经递质、调节免疫系统、帮助伤口恢复、维持昼夜节律、维持性功能。

组胺

目前已知的组胺受体有 H_1、H_2、H_3 和 H_4 四种亚型（表 6-1），它们均为 G 蛋白偶联受体。各亚型生理作用和分布各不相同。

表 6-1　组胺受体

受体亚型	发现时间	分布	生理功能
H_1	1966 年	广泛组织和器官,如支气管和胃肠道平滑肌,内皮细胞及毛细血管等	平滑肌收缩痉挛,毛细血管扩张,管壁通透性增加,腺体分泌增多
H_2	1972 年	广泛组织和器官,如胃和十二指肠壁、细胞膜等	胃酸,胃蛋白酶酶分泌增加
H_3	1983 年	肺中枢神经系统	参与睡眠、觉醒、记忆、心率、血压和体温调控
H_4	1994 年	骨髓、白细胞、脾脏、胸腺、肠道等	参与免疫和炎症的调节

H_1 受体和 H_2 受体长期以来作为抗过敏药和抗溃疡药的作用靶点，H_3 受体位于中枢和外周神经末梢突触前膜。组胺 H_1 受体激动，引起肠道、子宫、支气管等器官的平滑肌收缩，严重时导致支气管平滑肌痉挛而呼吸困难，另外还会引起毛细血管舒张，导致血管壁渗透性增加，产生水肿和痒感，参与变态反应的发生；组胺 H_2 受体激动，会引起胃酸和胃蛋白酶分泌增加，从而引起消化性溃疡；组胺 H_3 受体激动，反而会抑制组胺的合成和释放，还会抑制去甲肾上腺素、神经肽和乙酰胆碱的释放，从而影响消化道、呼吸道、血管、心脏和中枢神经系统等的活动。H_4 受体拮抗剂可能在治疗炎症性疾病中具有潜在作用。

活动 2　组胺 H_1 受体拮抗剂的类型

H_1 受体拮抗剂包括经典的 H_1 受体拮抗剂和非镇静 H_1 受体拮抗剂，经典的 H_1 受体拮抗剂（20 世纪 80 年代以前上市，又称为第一代抗组胺药）由于脂溶性高，易通过血脑屏障进入中枢，具有一定的中枢镇静副作用；另外，由于 H_1 受体拮抗剂选择性不强，有一定的抗肾上腺素、抗 5-羟色胺、抗胆碱、镇痛、局麻等副作用。因此，为了提高药物对 H_1 受体的选择性、减少不良反应，由此研究出了第二代 H_1 受体拮抗剂，它们的特点是分子极性大、不易通过血脑屏障、对外周的选择性高、与 H_1 受体的作用强，故称为非镇静 H_1 受体拮抗剂。目前，临床常用的 H_1 受体拮抗剂，按化学结构可分为乙二胺类、氨基醚类、丙胺类、三环类、哌啶类、哌嗪类等（表 6-2）。

表 6-2　常用的 H_1 受体拮抗剂

结构类型	典型药物
乙二胺类	芬苯扎胺、曲吡那敏、安他唑啉
氨基醚类	苯海拉明、甲氧拉明、氯马斯汀
丙胺类	氯苯那敏、溴苯那敏、阿伐斯汀
三环类	赛庚啶、酮替芬、氯雷他定、异丙嗪
哌嗪类	西替利嗪、氯环利嗪、布克利嗪
哌啶类	特非那定、阿司咪唑、咪唑斯汀、卡巴斯汀

活动 3　H_1 受体拮抗剂典型药物

一、乙二胺类

第一个用于临床的该类药物是芬苯扎胺（Phenbenzamine），活性高、毒性低。后将其结构改造，将哌啶环替代苯环得到曲吡那敏（Tripelennamine），其抗组胺活性较强，作用持久，副作用小。将乙二胺的两个氮原子构成杂环，仍有抗组胺作用，如安他唑啉（Antazoline）。

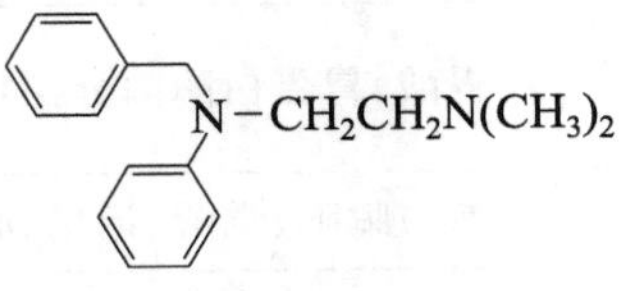

微课：H_1 受体拮抗剂

芬苯扎胺 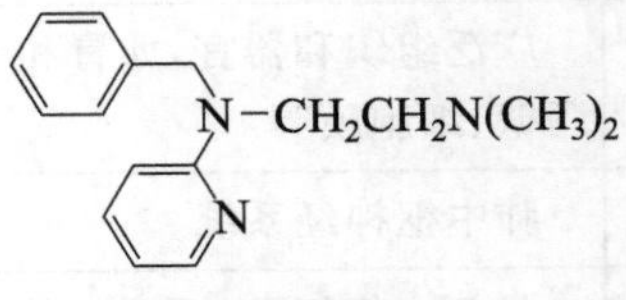　　　　　　　　　曲吡那敏

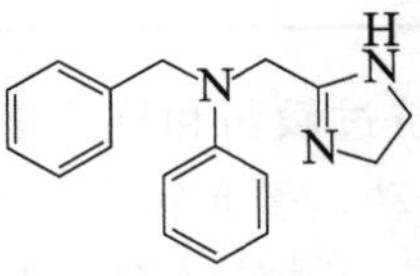

安他唑啉

二、氨基醚类

将乙二胺类药物结构中与芳环相连的 N 原子换成—CH—O—，同时 Ar—CH$_2$—换成 Ar—，得到氨基醚类药物。氨基醚类药物可缓解支气管平滑肌痉挛，可用于治疗荨麻疹、过敏性鼻炎和皮肤瘙痒等皮肤、黏膜变态性疾病；有镇静、抗晕动和止吐作用，但是有明显的中枢抑制副作用。

代表药物有苯海拉明（Diphenhydramine），具有较好的抗组胺活性，有中枢抑制副作用，表现为嗜睡。为了克服这一缺点，对苯海拉明进行结构改造，与中枢兴奋药 8-氯茶碱成盐得到茶苯海明（Dimenhydrinate，又名乘晕宁），为常用的抗晕动病药。

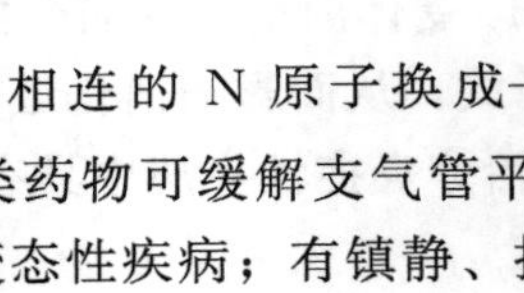

苯海拉明

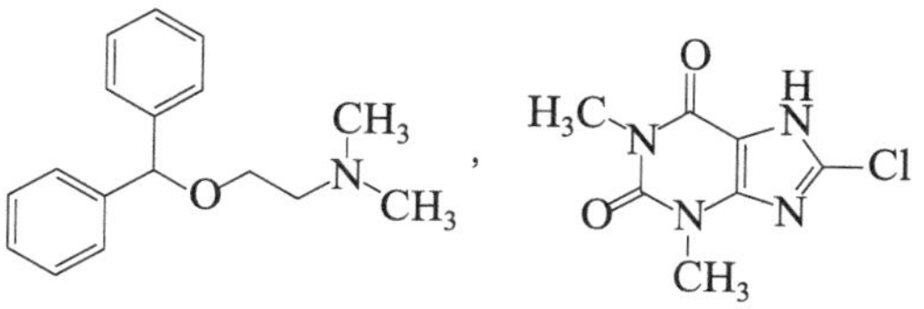

茶苯海明

对苯海拉明结构进行改造，在其中一个苯基的对位引入甲氧基得到副作用较小的甲氧拉明。

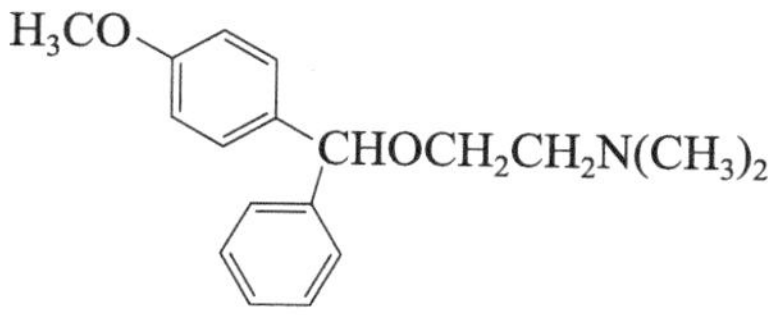

甲氧拉明

氯马斯汀是氨基醚类第一个非镇静性抗组胺药，其作用强、起效快，作用可维持12h，有显著的止痒作用。临床用其富马酸盐治疗过敏性鼻炎、荨麻疹、湿疹等过敏性皮肤病，也用于治疗支气管哮喘。

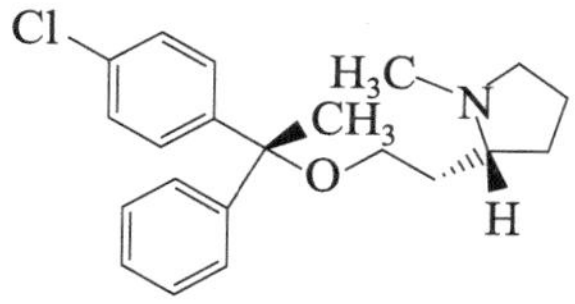

氯马斯汀

盐酸苯海拉明（Diphenhydramine Hydrochloride）

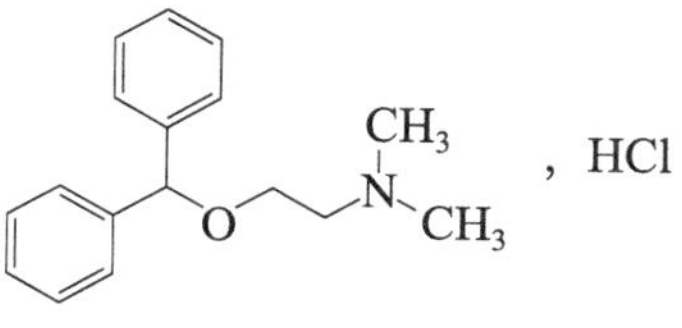

化学名为 N,N 二甲基-2-（二苯基甲氧基）乙胺盐酸盐。

本品为白色结晶性粉末，无臭，味苦，熔点 $167\sim171℃$。在水中极易溶解，在乙醇或三氯甲烷中易溶，在丙酮中略溶，在乙醚和苯中极微溶解。

本品特征结构为氨基乙醚和叔胺。

本品结构中的醚键，在碱性溶液中稳定，但在酸性条件下，易分解生成二苯甲醇和 β-二甲氨基乙醇，光能催化这一反应。

本品具有叔胺结构，有类似生物碱的颜色反应及沉淀反应。

本品能被过氧化氢氧化，生成二甲氨基乙醇和二苯甲醇，后者进一步氧化成二苯甲酮。

本品为氨基醚类 H_1 受体拮抗剂，用于治疗过敏性疾病，也用于晕动病等。但中枢抑制作用明显，故服药期间不宜驾驶车辆及从事高空作业等。

三、丙胺类

将乙二胺类结构中的—N—用—CH$_2$—替代，或将氨基醚类结构中的—O—去掉，得到丙胺类抗组胺药。该类药物抗组胺作用较强而中枢镇静作用较弱，如氯苯那敏、溴苯那敏，以马来酸盐供药用。在对该类药物结构改造时，发现引入不饱和双键同样具有良好的抗组胺活性，如阿伐斯汀等，该药为两性化合物，不易透过血脑屏障，减少了中枢副作用，是非镇静性 H_1 受体拮抗剂。

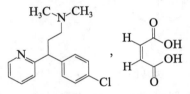

氯苯那敏　　　　　　　　溴苯那敏

阿伐斯汀

马来酸氯苯那敏（Chlorphenamine Maleate）

微课：马来酸
氯苯那敏

化学名为 2-[对-氯-α-[2-（二甲氨基）乙基]苯基]吡啶马来酸盐，又名扑尔敏。

本品为白色结晶性粉末，无臭、味苦。本品在水、乙醇、三氯甲烷中易溶，乙醚中微溶。熔点 131～135℃，有升华性。

本品分子结构特征具有 1 个手性碳原子、丙胺、吡啶、叔胺、不饱和双键。

本品分子结构中有一个手性碳原子，有一对旋光异构体，S 构型右旋体活性强于 R 构型左旋体，药用外消旋体。

本品分子结构中有叔胺，可与枸橼酸醋酐试液在水浴上加热，呈红紫色；与三硝基苯酚试液生成黄色沉淀。

本品分子中的马来酸结构中具有不饱和双键，加稀硫酸和高锰酸钾试液，红色褪去。

本品抗组胺作用强，用量小，副作用少，为常用抗过敏药物。临床用于治疗枯草热、荨麻疹、过敏性鼻炎、皮肤黏膜过敏等。

四、三环类

将乙二胺类、氨基醚类、丙胺类化合物中的两个芳环的邻位相互连接，所得就是三环类 H_1 受体拮抗剂。如异丙嗪（Promethazine）、赛庚啶（Cyproheptadine）、酮替芬（Keto-tifen）、氯雷他定（Loratadine）等。这类药物还有其他药理作用，有明显的中枢抑制副作用。其中赛庚啶抗组胺作用较强，还有抗胆碱和抗 5-羟色胺作用。氯雷他定对外周 H_1 受体有很高的亲和力，而对中枢 H_1 受体的作用很低，为三环类非镇静性抗组胺药物，临床用于治疗过敏性鼻炎、慢性荨麻疹等。酮替芬既可以拮抗 H_1 受体，又能抑制过敏介质的释放，多用于预防和治疗哮喘。

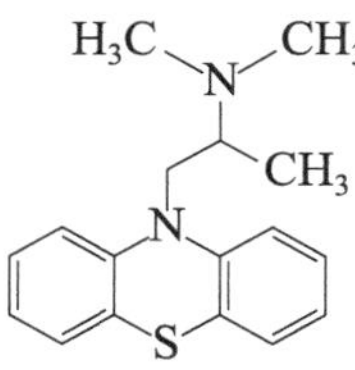

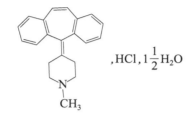

异丙嗪 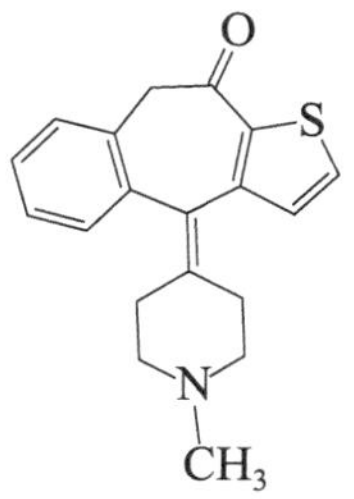　　　　　　酮替芬 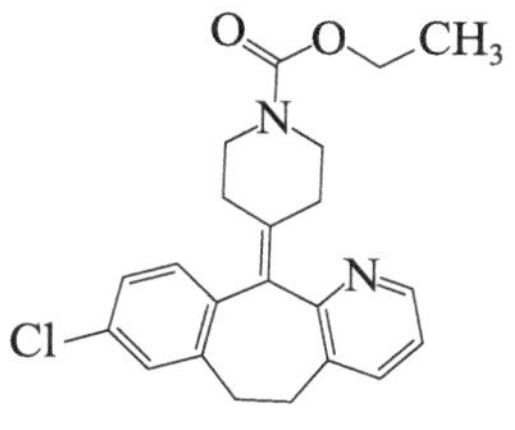　　　　　　氯雷他定

盐酸赛庚啶（Cyproheptadine Hydrochloride）

,HCl,$1\frac{1}{2}$H$_2$O

化学名为 1-甲基-4-(5H-二苯并[a,b]环庚三烯-5-亚基）哌啶盐酸盐倍半水合物。

本品为白色或微黄色结晶性粉末，几乎无臭，味微苦。在甲醇中易溶，在三氯甲烷中溶解，在乙醇中略溶，在水中微溶，在乙醚中几乎不溶。水溶液呈酸性。

本品结构特征为三环与哌啶环通过双键连接、叔胺。

本品含有叔胺结构，能与生物碱显色试剂反应，如遇甲醛-硫酸试液呈灰绿色；遇钒酸铵-硫酸试液呈紫棕色。

本品具有较强的 H$_1$ 受体拮抗作用，其作用比马来酸氯苯那敏强，且具有抗 5-羟色胺及抗胆碱作用。临床用于荨麻疹、湿疹、皮肤瘙痒、过敏性鼻炎、支气管哮喘等疾病的治疗。由于本品还可抑制下丘脑饱觉中枢，故有刺激食欲的作用，服用一段时间后可出现体重增加。

氯雷他定（Loratadine）

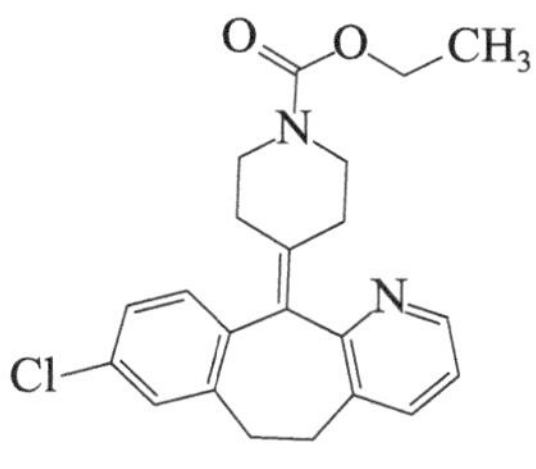

化学名为 4-(8-氯-5,6-二氢-11H-苯并[5,6]环庚并[1,2-b]吡啶-11-亚基)-1-哌啶羧酸乙酯。

本品为白色或类白色结晶性粉末；无臭。本品在甲醇、乙醇或丙酮中易溶，在水中几乎不溶；在 0.1mol/L 盐酸溶液中略溶。熔点为 133～137℃。

本品结构中三环通过双键与哌啶环相连，含有一个吡啶环，氨基甲酸酯代替了传统的碱性叔胺结构。

本品口服吸收好，起效快。在肝脏代谢，主要代谢产物乙氧羧基氯雷他定（地氯雷他定，Desloratadine）仍然能拮抗 H$_1$ 受体，且作用持久。氯雷他定选择性强，没有抗胆碱和中枢抑制的副作用，临床用于减轻过敏性鼻炎的症状、荨麻疹和过敏性关节炎。有致心动过速的报道。

五、哌嗪类

该类药物可以看作是将乙二胺类结构中的两个氮原子环合成一个哌嗪环而得到的。哌嗪类药物具有很好的抗组胺活性，而且作用时间较长。如西替利嗪（Cetirizine）、氯环利嗪（Chlorcyclizine）、布克利嗪（Buclizine）等。

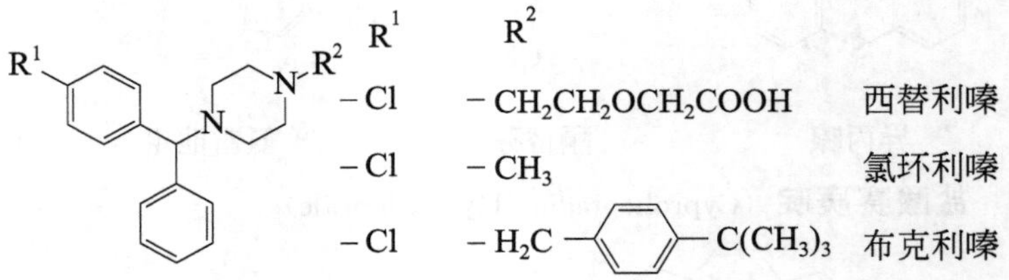

	R^1	R^2	
	$-Cl$	$-CH_2CH_2OCH_2COOH$	西替利嗪
	$-Cl$	$-CH_3$	氯环利嗪
	$-Cl$	$-H_2C$—〇—$C(CH_3)_3$	布克利嗪

盐酸西替利嗪（Cetirizine Hydrochloride）

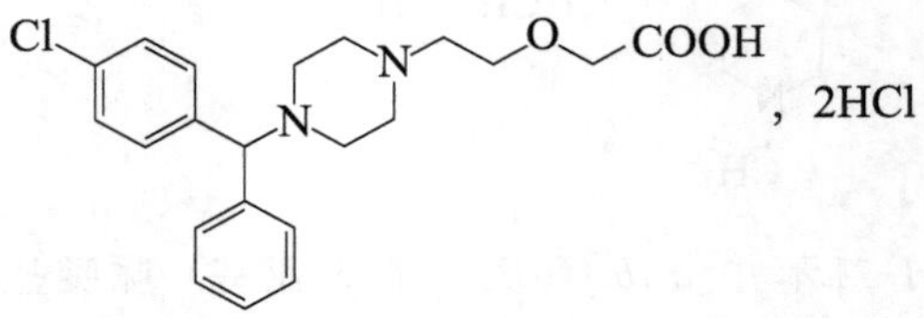

, 2HCl

化学名为(±)-2-[2-[4-[(4-氯苯基)苯甲基]-1-哌嗪基]乙氧基]乙酸二盐酸盐。

本品为白色或类白色结晶性粉末，无臭。本品在水中易溶，在甲醇或乙醇中溶解，在三氯甲烷或丙酮中几乎不溶。

本品结构特征含有二苯甲基、哌嗪环、其中一个苯环为一氯取代。

本品结构中含有手性碳原子，其光学纯异构体左西替利嗪于 2001 年在德国上市。

本品水溶液显氯化物鉴别反应。

本品选择性作用于 H_1 受体，作用强而持久，对 M 胆碱受体和 5-HT 受体的作用极小。盐酸西替利嗪极易离子化，不容易通过血脑屏障，为非镇静性抗组胺药。临床用作抗过敏药。用药后，本品能很快、很好地吸收，作用时间长。绝大部分未起变化经肾脏消除。未见心脏毒性。

六、哌啶类

该类药物是将乙二胺类、氨基醚类、丙胺类的结构中的一个 N 原子形成哌啶结构。哌啶类是目前非镇静性抗组胺药的主要类型。第一个上市的本类药物是特非那定（Terfenadine），其抗组胺作用强，选择性高，无中枢抑制作用，临床用于治疗鼻炎、过敏性皮肤病，效果良好。但此药可导致心律失常，甚至死亡。由于其心脏不良反应，于 1998 年退出市场。后又发现阿司咪唑（Astemizole）无中枢镇静及抗胆碱作用，临床上用于过敏性鼻炎和荨麻疹等过敏性疾病的治疗，但因心脏毒性于 1999 年也撤出市场。

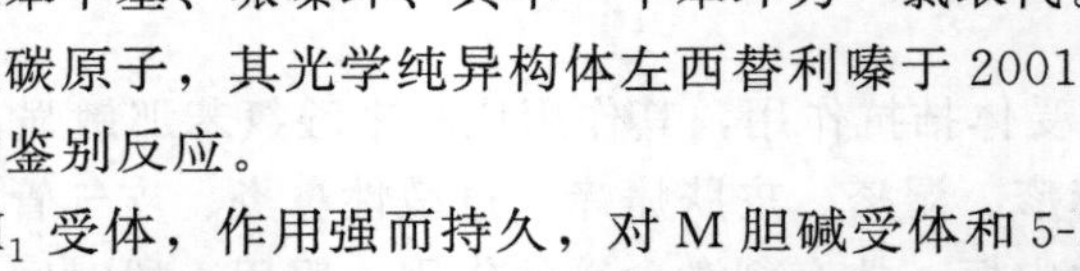

特非那定

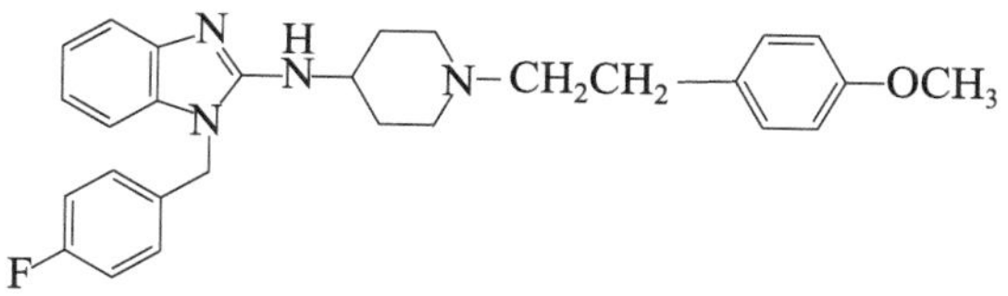

阿司咪唑

目前临床应用的该类抗组胺药有左卡巴斯汀（Levocabastine），具有很强的 H_1 受体拮抗作用，起效快，专一性高，作用时间长，局部用药治疗过敏性鼻炎和结膜炎。

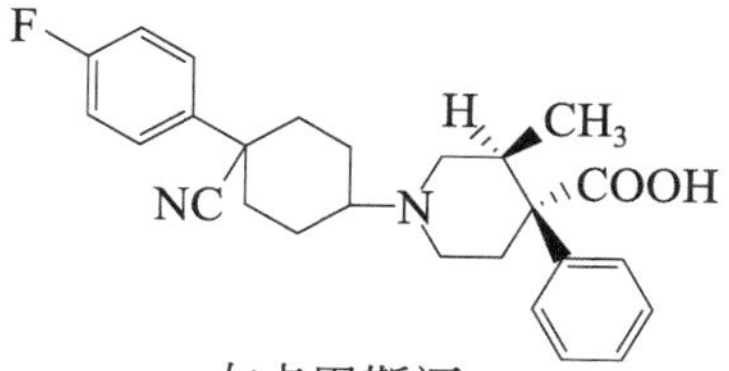

左卡巴斯汀

活动 4　H_1 受体拮抗剂构效关系

H_1 受体拮抗剂的基本结构如下：

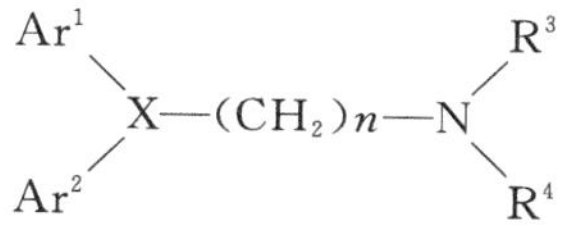

（1）通式中 R^1 为苯环、杂环或取代杂环，R^2 是另一个芳环或芳甲基；R^1 和 R^2 可由一个原子连接成三环类化合物。

（2）X 可以是 CHO（氨基醚类）、N（乙二胺类）、CH（丙胺类）等，$n＝2\sim3$，通常 $n＝2$，使芳环和叔氮原子之间距离保持在 $0.5\sim0.6nm$，活性较好。

（3）—NR^3 一般是二甲氨基或含氮的杂环。

活动 5　说一说，练一练

1. H_1 受体拮抗剂结构类型有哪些？

2. 经典的 H_1 受体拮抗剂为什么有镇静作用？如何克服？

3. 小李为高空作业人员，请你为他推荐治疗过敏性鼻炎的药。

任务二　抗消化道溃疡药物

消化性溃疡是临床常见病和多发病，多发生在胃幽门及十二指肠处，是由胃液的消化作用引起的胃黏膜损伤。发生溃疡的基本原因是胃酸分泌过多或者胃黏膜的保护能力降低，导致胃黏膜损伤，形成溃疡。

抗胃溃疡药主要是减少胃酸和增加胃黏膜的保护能力。减少胃酸可以使用中和胃酸的抗酸药或者抗胆碱能药物、H_2 受体拮抗剂、抗胃泌素药、质子泵抑制剂抑制胃酸分泌药，也可以使用枸橼酸铋钾和硫糖铝等胃黏膜保护药，另外也有杀灭胃幽门螺杆菌的抗微生物药物。

活动 1　H_2 受体拮抗剂类型和典型药物

胃壁细胞里存在着促进胃酸分泌的组胺 H_2 受体，人们试图通过对组胺结构进行改造来寻找拮抗剂，其必须有组胺的某些特征利于组胺识别，但在结构上不能完全与组胺一样，于是第一个组胺 H_2 受体拮抗剂西咪替丁问世，它取代了传统的抗酸药，开创了 H_2 受体拮抗剂治疗胃溃疡的新时代。目前临床常用的 H_2 受体拮抗剂的结构类型主要有咪唑类、呋喃类、噻唑类、哌啶甲苯类等。

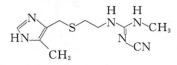
组胺

一、咪唑类

西咪替丁（Cimetidine）是通过合理药物设计的方法得到的第一个治疗胃溃疡的 H_2 受体拮抗剂。它以组胺为先导化合物，保留其咪唑环，将侧链延长并在末端引入氰胍基，并把侧链中第二个亚甲基换成硫原子而得。

西咪替丁（Cimetidine）

微课：西咪替丁

化学名为 1-甲基-2-氰基-3-[2-[[（5-甲基咪唑-4-基）甲基]硫基]乙基]胍。

本品结构特征为咪唑环、胍基、氰基、含硫醚的四原子链。

本品为白色或类白色结晶性粉末；几乎无臭。本品在甲醇中易溶，在乙醇中溶解，在异丙醇中略溶，在水中微溶；在稀盐酸中易溶。

本品结构中的咪唑环和胍基呈碱性，能溶于稀盐酸。

氰基在过量的酸中，分解生成氨甲酰胍，加热进一步水解成胍类化合物。

本品水溶液加氨试液再加硫酸铜试液生成蓝灰色沉淀，加过量氨试液沉淀溶解。此反应可以区别一般的胍类化合物。

本品经灼烧放出硫化氢气体，能使醋酸铅试纸显黑色。

本品主要用于治疗胃及十二指肠溃疡。本品与雌激素受体有亲和作用，长期使用可导致男性女性化。

二、呋喃类

雷尼替丁是将西咪替丁的咪唑环用呋喃环替代，亚氨基换成硝基次甲基而得。其抑制胃酸分泌作用比西咪替丁强。

盐酸雷尼替丁（Ranitidine Hydrochloride）

, HCl

化学名为 N'-甲基-N-[2-[[5-[(二甲氨基)甲基-2-呋喃基]甲基]硫基]乙基]-2-硝基-1,1-乙烯二胺盐酸盐。

本品为类白色至淡黄色结晶性粉末；有异臭；味微苦带涩，极易潮解，吸潮后颜色变深。应防潮贮存。本品在水或甲醇中易溶，在乙醇中略溶，在丙酮中几乎不溶。

本品分子结构中含有硫原子，用小火缓缓加热，产生的气体能使湿润的醋酸铅试纸变黑色。

本品吸收迅速，临床用于治疗十二指肠溃疡、良性胃溃疡、反流性食管炎等。其不良反应较西咪替丁小。

三、噻唑类

法莫替丁（Famotidine）和尼扎替丁（Nizatidine）是该类代表药物。用胍基噻唑环代替西咪替丁的甲基咪唑环，用氨磺酰咪基代替氰胍基得到法莫替丁。

这两个药物具有噻唑环母核，与西咪替丁相比，有作用更强、副作用少、药代动力学性质优良等特点。

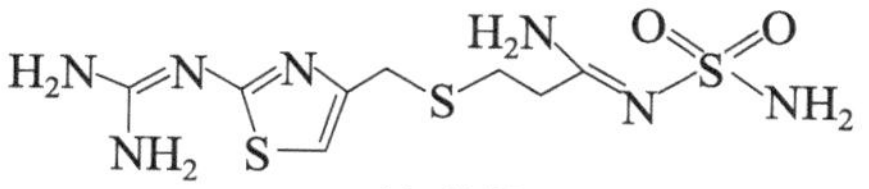

法莫替丁

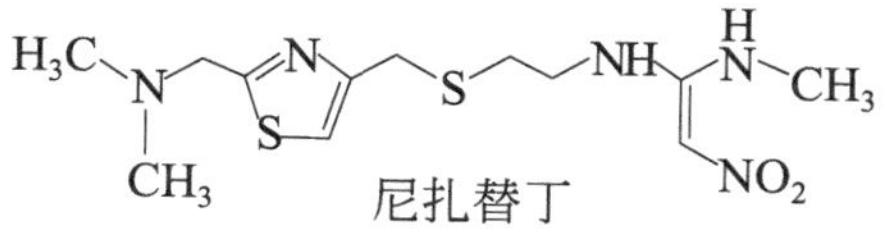

尼扎替丁

四、哌啶甲苯类

该类为新型 H_2 受体拮抗剂，代表药物有罗沙替丁。将罗沙替丁（Roxatidine）分子中的羟基进行乙酰化，得到长效的前药罗沙替丁乙酸酯（Roxatidine Acetate）。该类药物具有强效、长效的特点。

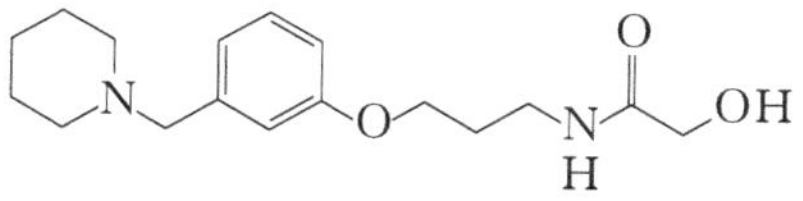

罗沙替丁

活动 2　质子泵抑制剂类型和典型药物

质子泵即 H^+/K^+-ATP 酶，主要分布于胃壁细胞，该酶催化胃酸分泌过程的最后一步，使氢离子和钾离子交换，向胃腔内分泌浓度高的胃酸。

质子泵抑制剂，通过抑制 H^+ 与 K^+ 的交换，阻止胃酸的形成。对各种刺激引起的胃酸分泌均可抑制，比 H_2 受体拮抗剂作用强、选择性高、副作用小。其原因是质子泵仅存于胃壁细胞表面，而 H_2 受体不仅存在于胃壁细胞，还存在于其他组织。

奥美拉唑（Omeprazole）是一个上市的质子泵抑制剂，对各种原因引起的胃酸分泌增加都有强而持久的抑制作用，能使胃、十二指肠溃疡较快愈合。通过对奥美拉唑的结构改造，相继得到了兰索拉唑（Lansoprazole）、泮托拉唑（Pantoprazole）等质子泵抑制剂。

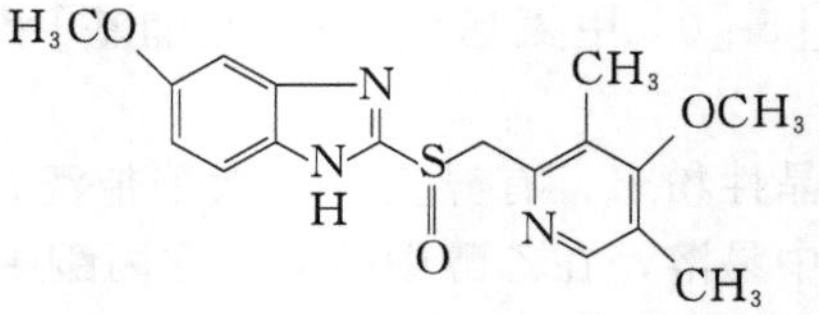

奥美拉唑

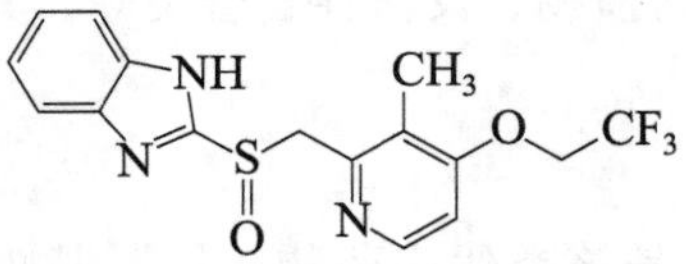

兰索拉唑 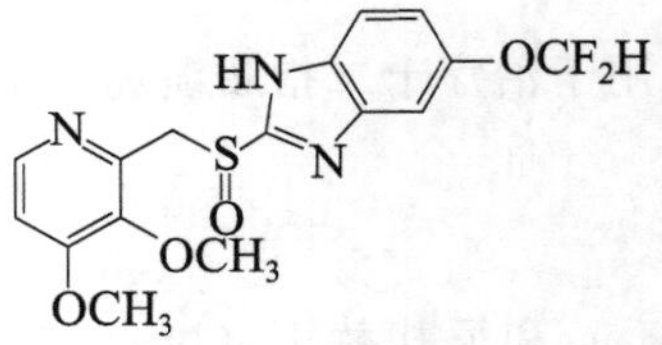　　　　　　　泮托拉唑

微课：奥美拉唑

奥美拉唑（Omeprazole）

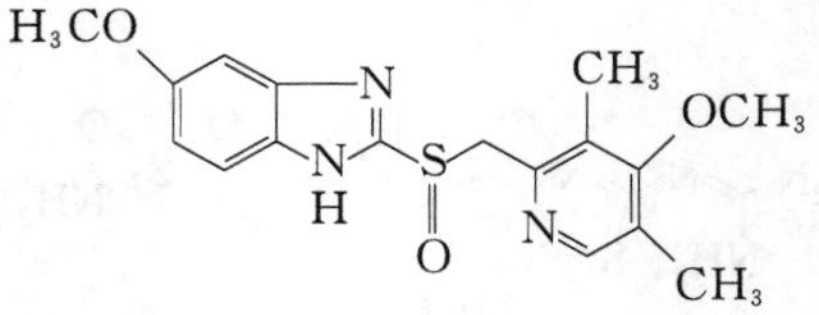

化学名为 5-甲氧基-2-(4-甲氧基-3,5 二甲基-吡啶-2-基-甲基亚磺酰基)-1H-苯并咪唑。

本品为白色或类白色结晶，无臭，遇光易变色。在二氯甲烷中易溶，在甲醇或乙醇中略溶，在丙酮中微溶，在水中不溶。

本品结构特征有苯并咪唑环、吡啶环、连接两个环系的亚磺酰基。

本品亚砜上的硫原子有手性，具有光学活性，药用其外消旋体。

本品结构中的苯并咪唑环，显弱碱性；亚磺酰基显弱酸性；为两性化合物。本品在水溶液中不稳定，对强酸也不稳定，应低温避光保存。本品制剂为肠溶衣的胶囊。

本品为前体药物，口服吸收迅速，临床用于治疗胃及十二指肠溃疡等。治愈率较高，不良反应少。

活动3　说一说，练一练

1. 组胺受体有哪些亚型？分布在什么部位？与组胺受体结合分别产生哪些生理活性？
2. 经典 H_1 受体拮抗剂有哪些结构类型？举例说明。

任务三　促胃动力药

功能性胃肠病是目前常见的消化系统疾病，如功能性消化不良、功能性便秘等，可影响人的正常生理功能，需要使用促胃动力药治疗。这些疾病的症状大多与胃肠动力障碍有关，表现为胃排空延缓，胃窦、幽门和十二指肠协调异常或肠内容物通过过慢，患者有腹胀、恶心、便秘等症状。

活动 1　促胃动力药

目前临床常用的促胃动力药共分为三代。

第一代促胃动力药——甲氧氯普胺（Metoclopramide），又名胃复安。用于治疗功能性消化不良、糖尿病性胃滞留、胃食管返流等。其作用于胃肠道和中枢神经系统，兼有促动力和止吐的功效。但由于其中枢抑制作用，常见嗜睡、倦怠、疲劳等不良反应。

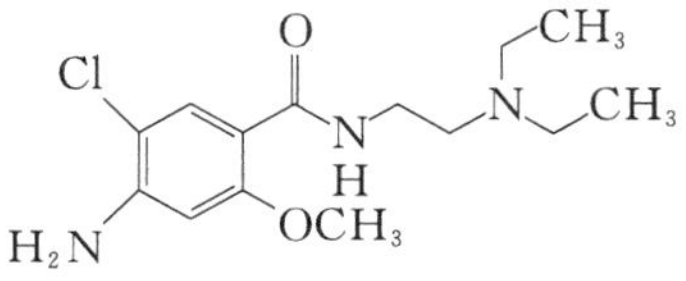

甲氧氯普胺

第二代促胃动力药——多潘立酮（Domperidone），商品名为吗丁啉。其主要作用于胃肠道。增加胃的收缩和蠕动。加强胃的排空，协调胃窦和十二指肠运动。

多潘立酮（Domperidone）

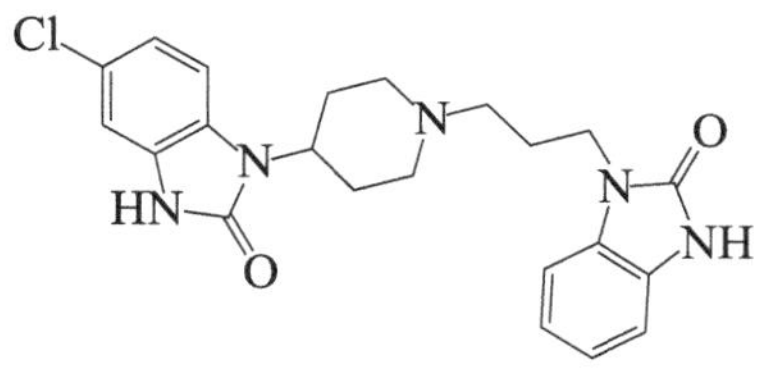

化学名为 5-氯-1-[1-[3-（2,3-二氢-2-氧代-1H-苯并咪唑-1-基）丙基]-4-哌啶基]1,3-二氢-2H-苯并咪唑-2-酮,又名吗丁啉。

本品为白色或类白色结晶性粉末；无臭。本品在甲醇中极微溶解，在水中几乎不溶，在冰醋酸中易溶。

本品结构特征为两个苯并咪唑-2-酮、哌啶环。

临床用于因胃排空延缓、胃食管反流、食管炎引起的消化不良及各种原因导致的恶心、呕吐。

第三代促胃动力药——西沙必利（Cisapride）。它对整个胃肠道从食管到肛门括约肌均有促动力作用。

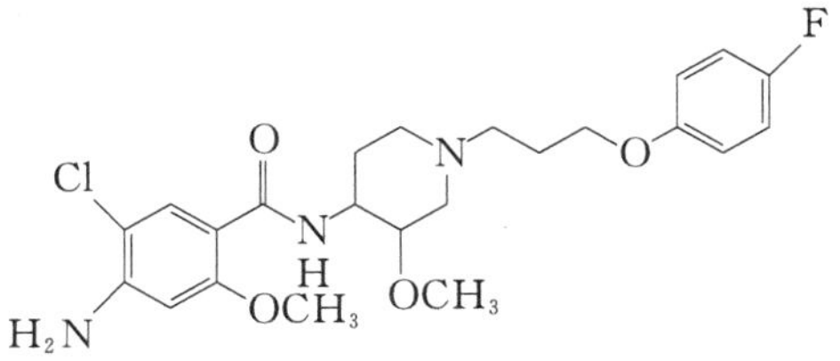

西沙必利

活动 2　说一说，练一练

1. 目前促胃动力分为几代？各举例说明？

2. 分析三代促胃动力药的作用特点。

项目六小结

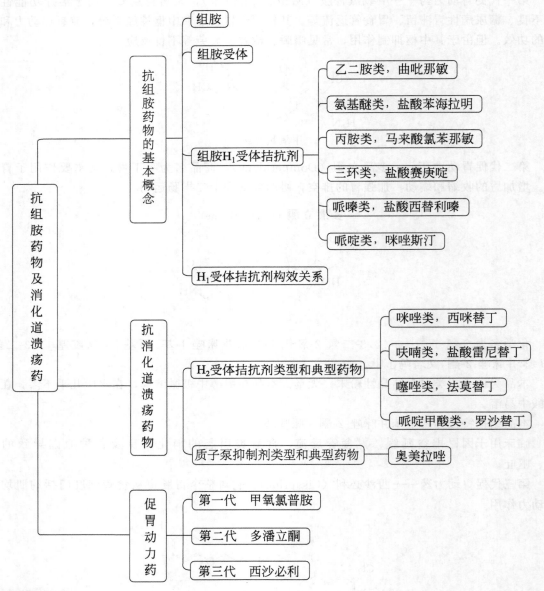

目标检测

一、选择题

（一）A 型题（单选题）

1. 氨烷基醚类结构，可用于晕动病止吐的 H_1 受体拮抗剂药物是（　　）。

A. 盐酸苯海拉明　　B. 马来酸氯苯那敏　C. 盐酸西替利嗪　　D. 富马酸酮替芬

2. 丙胺类结构，毒副作用小，常用于感冒药物复方制剂和化妆品中的 H_1 受体拮抗剂药物是

（　　）。

  A. 盐酸苯海拉明　　B. 马来酸氯苯那敏　C. 盐酸西替利嗪　　　D. 富马酸酮替芬

  3. 哌嗪类结构，左旋体已上市的 H_1 受体拮抗剂药物是（　　）。

  A. 盐酸苯海拉明　　B. 马来酸氯苯那敏　C. 盐酸西替利嗪　　　D. 富马酸酮替芬

  4. 与法莫替丁的描述不相符的是（　　）。

  A. 结构中含有胍基　　　　　　　　　B. 结构中含有磺酰氨基

  C. 结构中含有噻唑基　　　　　　　　D. 结构中含有巯基

  5. 又名吗丁啉的药物是（　　）。

  A. 西咪替丁　　　　B. 奥美拉唑　　　　C. 多潘立酮　　　D. 盐酸昂丹司琼

  6. 三环结构，用于皮肤瘙痒较好，但刺激食欲，使人体重增加的 H_1 受体拮抗剂药物是（　　）。

  A. 盐酸赛庚啶　　B. 氯雷他定　　　　C. 富马酸酮替芬　D. 阿司咪唑

  7. 哌啶类结构，无中枢作用，但具有较强的心脏毒性，已撤出市场 H_1 受体拮抗剂药物是（　　）。

  A. 盐酸赛庚啶　　B. 氯雷他定　　　　C. 富马酸酮替芬　D. 阿司咪唑

  8. 属于质子泵抑制剂的药物是（　　）。

  A. 盐酸苯海拉明　　B. 法莫替丁　　　　C. 奥美拉唑　　　D. 西替利嗪

  9. 组胺 H_2 受体拮抗剂主要用于（　　）。

  A. 抗溃疡　　B. 抗过敏　　C. 抗高血压　　D. 解痉

  10. 可用于抗过敏的药物是（　　）。

  A. 西咪替丁　　　　B. 哌替啶　　　　C. 盐酸苯海拉明　D. 阿替洛尔

  11. H_2 受体拮抗剂不含以下哪类结构？（　　）

  A. 咪唑类　　　　B. 呋喃类　　　　C. 噻唑类　　　　D. 噻嗪类

  12. 具有抑制胃酸分泌作用的药物是（　　）。

  A. 盐酸苯海拉明　　B. 富马酸酮替芬　C. 奥美拉唑　　　D. 西替利嗪

  13. 幽门螺旋杆菌被认为是（　　）。

  A. 消化性溃疡病的诱因之一　　　　　B. 肿瘤诱因之一

  C. 引起胃酸分泌的原因之一　　　　　D. 引起过敏反应的诱因

  14. 关于 H_1 受体拮抗剂构效关系的叙述，正确的是（　　）。

  A. 光学异构体均显示相同的抗组胺活性

  B. 结构中两个芳环处于一个平面时具有最大的抗组胺活性

  C. 芳环与叔氮原子距离为 $0.5\sim0.6$nm

  D. 几何异构体均显示相同的抗组胺活性

  15. 用于胃酸分泌最后环节的抗溃疡药是（　　）。

  A. 法莫替丁　　　　B. 奥美拉唑　　　　C. 多潘立酮　　　D. 盐酸昂丹司琼

  16. 属于咪唑类的抗溃疡药是（　　）。

  A. 氢氧化铝　　　　B. 西咪替丁　　　　C. 雷尼替丁　　　D. 法莫替丁

  17. 盐酸雷尼替丁的作用机制是（　　）。

  A. 组胺 H_1 受体拮抗剂　　　　　　　B. 组胺 H_2 受体拮抗剂

  C. 质子泵抑制剂　　　　　　　　　　D. 胆碱酯酶抑制剂

  18. 下列哪个药物是奥美拉唑的 S-异构体？（　　）

  A. 奥美拉唑　　　　B. 西咪替丁　　　　C. 雷贝拉唑　　　D. 埃索美拉唑

  19. 经灼烧后，遇醋酸铅试纸可生成黑色硫化铅沉淀的药物是（　　）。

A. 奥美拉唑　　　　　B. 甲氧氯普胺　　　　C. 多潘立酮　　　　D. 雷尼替丁

20. 属于呋喃类抗溃疡药物的是（　　）。

A. 西咪替丁　　　　　B. 雷尼替丁　　　　　C. 法莫替丁　　　　D. 罗沙替丁

（二）B 型题

[1、2]

A. 抑制胃酸分泌　　　　　　B. 用于顽固性溃疡病　　　　C. 用于过敏

D. 促进胃肠蠕动　　　　　　E. 用于止吐

1. 奥美拉唑的作用是（　　）。

2. 氯苯那敏的作用是（　　）。

[3～7]

A. 奥美拉唑　　　　　　　　B. 西咪替丁　　　　　　　　C. 雷尼替丁

D. 甲氧氯普胺　　　　　　　E. 法莫替丁

3. 结构中含有咪唑环的药物是（　　）。

4. 结构中含有呋喃环的药物是（　　）。

5. 结构中含有噻唑环的药物是（　　）。

6. 结构中含有苯并咪唑环的药物是（　　）。

7. 结构中含有芳香伯胺的药物是（　　）。

[8～11]

A. 乙二胺类　　　　　　　　B. 氨基醚类　　　　　　　　C. 丙胺类

D. 哌啶类　　　　　　　　　E. 三环类

8. 氯苯那敏属于（　　）。

9. 氯雷他定属于（　　）。

10. 苯海拉明属于（　　）。

11. 阿司咪唑属于（　　）。

（三）C 型题（综合分析选择题）

一名男性患者，33 岁，冬春季发作性节律性胃部疼痛 5 年，近 1 周疼痛剧烈，半夜最严重，胃镜检查显示十二指肠后壁有溃疡，周围充血水肿。为迅速缓解症状，选用强烈的抑酸药，下列哪种药物作用最强？（　　）

A. 西咪替丁　　　　　　　　B. 雷尼替丁　　　　　　　　C. 法莫替丁

D. 奥美拉唑　　　　　　　　E. 多潘立酮

（四）X 型题（多选题）

1. 属于 H_1 受体拮抗剂的药物是（　　）。

A. 马来酸氯苯那敏　B. 西替利嗪　　　　C. 苯海拉明　　　　D. 富马酸酮替芬

2. 具有抗溃疡作用的药物是（　　）。

A. 枸橼酸铋钾　　　　B. 西替利嗪　　　　C. 奥美拉唑　　　　D. 哌仑西平

3. 下列药物中属于质子泵抑制剂的药物是（　　）。

A. 兰索拉唑　　　　　B. 西替利嗪　　　　C. 奥美拉唑　　　　D. 法莫替丁

4. 能抑制胃酸分泌的药物是（　　）。

A. 法莫替丁　　　　　B. 雷尼替丁　　　　C. 奥美拉唑　　　　D. 哌替啶

5. H_2 受体拮抗剂的结构类型有（　　）。

A. 咪唑类　　　　　　B. 呋喃类　　　　　C. 噻唑类　　　　　D. 磺胺类

6. 汽车司机小李近几天对花粉过敏，下列药物哪些小李不能用？（　　）

A. 盐酸苯海拉明　　　B. 盐酸西替利嗪　　　C. 盐酸赛庚啶　　　D. 地氯雷他定

7. 抗溃疡药的分类有（　　）。

A. H_1 受体拮抗剂　　　B. 质子泵抑制剂　　　C. H_2 受体拮抗剂

D. 胃黏膜保护剂　　　E. COX-2 抑制剂

8. 下面哪些性质与奥美拉唑符合？（　　）

A. 为无活性的前药，在体内经酸催化重排为活性物质

B. 为两性化合物，易溶于碱液，在强酸性水溶液中很快分解

C. 用于治疗消化道溃疡

D. 分子中含有亚磺酰基和苯并咪唑的结构

二、简答题

1. 治疗感冒药物"白加黑"，白片和黑片的处方组成有什么不同？用过黑片为什么睡得香？

2. 临床上使用的抗溃疡药有哪几类？各举一例。

3. 根据胃酸分泌机制，说明质子泵抑制剂为什么具有强大的胃酸分泌抑制作用？

4. 促胃动力药发展到第几代？各举一例代表药。

项目七　呼吸系统药物

知识目标

1. 理解镇咳药、祛痰药、平喘药的概念与作用机制。

2. 熟知镇咳药、祛痰药、平喘药的类型及代表性药物。

3. 掌握镇咳药、祛痰药、平喘药典型药物的化学名称、结构特征、作用特点和代谢特点。

技能目标

1. 能够熟练掌握典型药物的化学鉴别方法。

2. 能够分析典型药物的结构特征；会应用理化性质分析、解决药物在合理用药、制剂、分析检验、储存养护、使用等方面的问题。

案例导入

呼吸系统疾病是一种常见病、多发病，主要发生在气管、支气管、肺部及胸腔，病变轻者多咳嗽、胸痛、呼吸受影响，重者呼吸困难、缺氧，甚至呼吸衰竭而致死。秋天一到，很多的呼吸系统疾病开始大面积出现在我们的周围。呼吸系统因为受气候影响比较大，所以在春秋季节的时候要常备一些药物。虽然一些食疗的方法也可以有效缓解和预防呼吸系统疾病，但是见效慢。那么，日常我们需要准备哪些呼吸系统常用药物呢？

案例分析

咳、痰、喘为呼吸系统疾病的常见症状，三者往往同时存在并相互影响，镇咳药、祛痰药和平喘药是呼吸系统疾病对症治疗的常用药物。临床上应及时使用镇咳药、祛痰药和平喘药以控制症状，预防并发症的发生。

呼吸系统疾病不仅给患者增加痛苦，还易引起肺气肿、肺源性心脏病等并发症，造成严重危害。这些症状的出现，除与变态反应有关外，多数与呼吸道炎症密切相关。如患慢性支气管炎时，由于痰液积聚于支气管，既可刺激呼吸道黏膜引起咳嗽；又可阻塞细支气管，影响通气，引起喘息；还可招致细菌感染，致使痰液增多而加重咳喘症状。又如患支气管哮喘或喘息型支气管炎时，不仅支气管平滑肌收缩、管腔变窄，而且还伴有呼吸道黏膜水肿、腺体分泌增多，既可引起咳嗽，又可造成呼吸道阻塞，使呼气阻力增加，引起喘息症状。因此，咳、痰、喘、炎常常同时存在、互相影响。治疗时应针对病因注意控制感染外，还应配合使用镇咳药、祛痰药或平喘药，这样既可缓解症状、减少痛苦，又可增强疗效、减少并发症的发生。本章我们将学习一些常用的镇咳药、祛痰药和平喘药知识。

任务一　镇咳药

活动1　镇咳药物的类型

咳嗽是机体的一种防御性反射，有利于痰液和呼吸道异物的排出。轻度咳嗽，一般不必使用镇咳药；剧烈咳嗽，不仅增加患者痛苦、影响休息、消耗体力，而且也促使疾病发展。因此，在对因治疗的同时应给予镇咳药止咳，如痰液黏稠不易咳出者，还应配合使用祛痰药。

镇咳药通过抑制咳嗽反射弧中某一个或多个环节产生镇咳作用。根据药物作用部位的不同可分中枢性镇咳药和外周性镇咳药。

中枢性镇咳药主要是抑制延髓咳嗽中枢而止咳，其镇咳作用较强，临床上较常使用。常用药物有磷酸可待因、右美沙芬、枸橼酸喷托维林、盐酸二氧丙嗪等。

外周性镇咳药又称末梢性镇咳药，是作用于呼吸道黏膜，通过降低黏膜感受器的敏感性或减轻对黏膜的刺激，通过抑制咳嗽反射弧中的感受器、传入或传出神经的传导而发挥镇咳作用。如常用的矫味剂甘草流浸膏、糖浆等，口服后覆盖于咽部黏膜表面起保护作用，可减轻局部炎症对黏膜的刺激而镇咳。常用药物有磷酸苯丙哌林、苯佐那酯等。

活动2　典型药物

磷酸可待因（Codeine Phosphate）

化学名为 17-甲基-3-甲氧基-4,5α-环氧-7,8-二去氢吗啡喃-6α-醇磷酸盐倍半水合物，又名可待因、磷酸甲基吗啡。

本品结构特征为哌啶环、醚键、叔胺结构。

本品为白色细微的针状结晶性粉末；无臭；有风化性；水溶液显酸性反应。本品在水中易溶，在乙醇中微溶，在三氯甲烷或乙醚中极微溶解。熔点为 154～158℃。

本品与甲醛硫酸试液反应显示紫色，与亚硒酸硫酸试液反应显示绿色，然后渐变为蓝色。

本品为阿片中的生物碱之一，口服易吸收，服后约 20min 起效，作用持续 4～6h，约 10% 脱去甲基而成为吗啡，大部分在肝内转化为无活性的代谢产物由尿排出。

本品能选择性地抑制延髓咳嗽中枢，呈现迅速而强大的镇咳作用，并有镇痛作用。其镇咳作用强度为吗啡的 1/4，镇痛作用为吗啡的 1/10～1/7，抑制呼吸和成瘾性均较吗啡弱。适用于其他镇咳药无效的剧烈干咳和中等程度的疼痛患者。对胸膜炎患者干咳伴有胸痛者尤为适用。多痰患者禁用。

本品连续应用可产生耐受性和成瘾性，故应控制使用。过量使用而中毒时出现呼吸抑制、昏睡、瞳孔缩小、脉搏细弱、各种反射消失等症状。

右美沙芬 （Dextromethorphan）

化学名 3-甲氧基-17-甲基-(9α,13α,14α)-吗啡喃，又名沙芬、右甲吗喃。

本品为白色或类白色结晶性粉末，无臭。本品在乙醇中易溶，在三氯甲烷中溶解，在水中略溶，在乙醚中不溶。本品比旋度为+28.0°至+30.0°。

本品为吗啡类左吗喃甲基醚的右旋异构体，通过抑制延髓咳嗽中枢而发挥中枢性镇咳作用。其镇咳强度与可待因相等或略强。无镇痛作用，长期应用未见耐受性和成瘾性。治疗剂量不抑制呼吸。口服吸收好，15~30min起效，作用可维持3~6h，血浆中原型药物浓度很低。

其主要活性代谢产物 3-甲氧吗啡烷在血浆中浓度高，半衰期为5h。主要用于干咳，适用于感冒、急性或慢性支气管炎、支气管哮喘、咽喉炎、肺结核以及其他上呼吸道感染时的咳嗽。

本品口服给药后在胃肠道吸收完全，10~30min起效。口服10~20mg时，有效时间为5~6h，口服30mg时有效时间可长达8~12h，比相同剂量的可待因作用时间长，故能用于抑制夜间咳嗽以保证睡眠。药物在肝脏代谢，以原型药物或代谢物由尿液中排出。

本品各种原因如急性鼻咽炎、上呼吸道感染、急慢性支气管炎、肺炎、肺结核、胸膜炎、心肌炎、肿瘤等引起的干咳或刺激性干咳。

本品不良反应偶见轻度口干、头晕、嗳气、恶心、便秘等阿托品样作用。停药后上述反应可自行消失。过量可引起兴奋，精神错乱和呼吸抑制。国外报道，使用过量可用纳洛酮解救。

枸橼酸喷托维林 （Pentoxyverine Citrate）

化学名为 1-苯基环戊烷羧酸-2-(2-二乙氨基乙氧基）乙酯枸橼酸盐，又名枸橼酸维静宁、咳必清。

本品结构特征为酯键、醚键、叔胺结构。

本品为白色或类白色的结晶性或颗粒性粉末；无臭。本品在水中易溶，在乙醇中溶解，在乙醚中几乎不溶。熔点为88~93℃。

本品的水溶液加入稀盐酸和亚硝基铁氰化钾试液，生成黄白色晶形沉淀。

本品的水溶液加入稀盐酸和重铬酸钾试液，生成黄色沉淀。

本品对延髓咳嗽中枢具有选择性抑制作用，并有局部麻醉作用和阿托品样作用。能抑制呼吸道黏膜感受器和松弛支气管平滑肌，故兼有外周性镇咳作用。其镇咳作用为可待因的1/3，但无成瘾性。适用于呼吸道炎症引起的干咳、阵咳。其不良反应较轻，偶见头晕、恶心、口干、腹胀、便秘等。禁用于痰多、青光眼患者。

严禁滥用含可待因的口服溶液

含可待因的复方口服溶液均含有磷酸可待因，大部分品种还含有麻黄碱。可待因正常使用是安全有效的，但如果大剂量使用，其中所含的磷酸可待因和麻黄碱两种成分作用叠加，会产生致幻作用和欣快感，长期或超量应用可导致依赖性，因此我国在1998年已将所有含可待因的止咳口服溶液列入处方药管理范畴，严禁滥用。

活动3　说一说，练一练

1. 与可待因描述相符的是（　　）。
   A. 具有阿托品的基本结构
   B. 具有季铵盐的结构
   C. 具有甲基吗啡结构
   D. 具有 Vitali 反应
2. 右美沙芬为（　　）。
   A. M 胆碱受体拮抗剂
   B. 中枢性镇咳药
   C. 白三烯受体激动剂
   D. 磷酸二酯酶抑制剂
3. 和茶碱描述不符的是（　　）。
   A. 化学名为 1,3-二甲基-3,7-二氢-1H-嘌呤-2,6-二酮-水合物
   B. 为黄嘌呤类衍生物
   C. 具有弱酸性
   D. 化学名为 1,3,7-三甲基-3,7-二氢-1H-嘌呤-2,6-二酮-水合物
4. 不属于肾上腺素能神经激动剂的平喘药是（　　）。
   A. 丙酸氟替卡松　　B. 丙卡特罗　　C. 福莫特罗　　D. 盐酸班布特罗
5. 为糖皮质激素类平喘药的是（　　）。
   A. 氨茶碱　　B. 丙酸倍氯米松　　C. 扎鲁司特　　D. 福莫特罗
6. 盐酸溴己新能发生下列哪种特征反应？（　　）
   A. 重氮偶合反应　　B. 茚三酮反应　　C. 坂口反应　　D. Vitali 反应
7. 下列哪个药物可发生风化反应？（　　）
   A. 盐酸溴己新　　B. 色甘酸钠　　C. 可待因　　D. 右美沙芬
8. 能与茚三酮试液作用显紫色的药物是（　　）。
   A. 盐酸溴己新　　B. 羧甲司坦　　C. 溴己新　　D. 磷酸可待因
9. 加氢氧化钠试液水解产生氨臭，溶液中滴加醋酸铅试液产生黑色沉淀的是（　　）。
   A. 右美沙芬　　B. 羧甲司坦　　C. 溴己新　　D. 茶碱
10. 分子中含吗啡喃母核结构的药物是（　　）。
    A. 磷酸可待因　　B. 右美沙芬　　C. 色甘酸钠　　D. 氨茶碱

任务二　祛痰药

活动1　祛痰药物的类型

祛痰药是一类能使痰液变稀、黏稠度降低，或能加速呼吸道黏膜纤毛运动，使痰液易

于咳出的药物。祛痰药促进呼吸道内痰液排出，减少了痰液对呼吸道黏膜的刺激，有利于缓解镇咳和平喘作用，也有利于控制继发感染。在药物作用下，呼吸道内积痰易于咳出，呼吸道通畅，间接起到镇咳、平喘作用，根据药物的作用机制不同，可以分为痰液稀释药和黏痰溶解药。

痰液稀释药口服后，通过刺激胃黏膜，反射性地引起呼吸道腺体分泌增多，使痰液稀释而易于咳出，代表药物有氯化铵、远志、桔梗等。

黏痰溶解药可裂解黏痰中的黏性物质，使黏痰液化，黏度降低，而易于咳出。黏痰中的黏性成分主要是粘蛋白，如痰呈脓性时还含有 DNA，这些物质使痰液黏稠不易咳出。代表药物有乙酰半胱氨酸、羧甲司坦、盐酸溴己新、盐酸氨溴索等。

活动 2 学习祛痰药的典型药物

羧甲司坦（Carbocysteine）

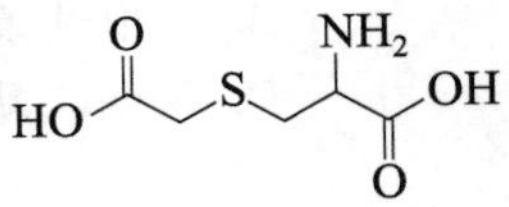

化学名为 S-(羧甲基)半胱氨酸。

化学名为白色结晶性粉末；无臭。在热水中略溶，在水中极微溶解，在乙醇或丙酮中不溶；在酸或碱溶液中易溶。比旋度为－32.5°至 36.0°。

本品加入到氢氧化钠试液中，加热煮沸，放冷，加醋酸铅试液，即生成黑色沉淀。

本品用于慢性支气管炎、慢性阻塞性肺疾病（COPD）及支气管哮喘等疾病引起的痰液稠厚、咳痰或呼吸困难以及痰阻气管所致的肺通气功能不全等，也可用于术后的咳痰困难和肺炎并发症。

乙酰半胱氨酸（Acetylcysteine）

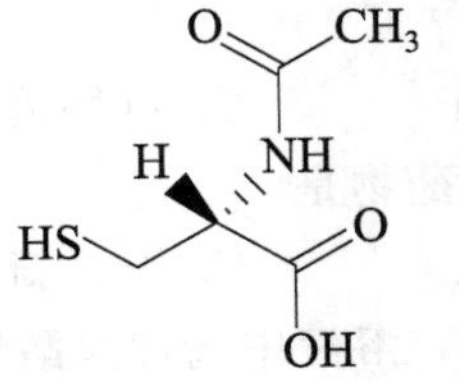

化学名为 N-乙酰基-L-半胱氨酸。

本品为白色或类白色结晶性粉末；有类似蒜的臭气；有引湿性。在水或乙醇中易溶。熔点为 104～110℃。本品比旋度为＋21.0°～＋27.0°。

本品加入 10％氢氧化钠溶液，加醋酸铅试液，加热煮沸，溶液渐显黄褐色，继而产生黑色沉淀。

本品加入氢氧化钠试液溶解后，加亚硝基铁氰化钠试液数滴，摇匀，即显深红色；放置后渐显黄色，上层留有红色环，振摇后又变成红色。

本品为黏痰溶解药，可使蛋白中的二硫键断裂，分解痰液的黏性成分，使痰液稀化。但必须采用气管滴入或者雾化吸入给药。

本品性质类似于羧甲司坦，适用于大量黏痰阻塞气道而咳出困难者。

盐酸溴己新（Bromhexine Hydrochloride）

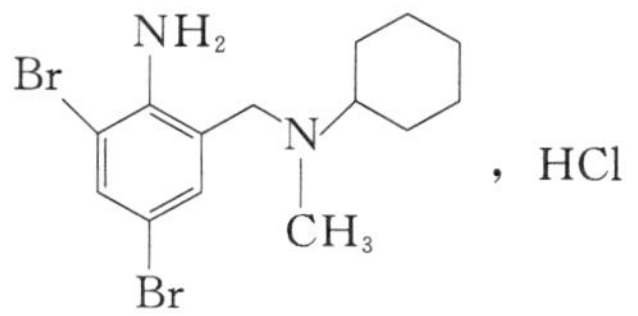

化学名为 *N*-甲基-*N*-环己基-2-氨基-3,5-二溴苯甲胺盐酸盐，又名必嗽平。

本品为白色或类白色的结晶性粉末；无臭。在甲醇中略溶，在乙醇中微溶，在水中极微溶解。

本品的水溶液显芳香伯胺的鉴别反应，即重氮偶联反应。

本品的水溶液经有机破坏后显溴化物的特殊反应。

本品能裂解痰中黏性成分，使其黏度降低，也能刺激胃黏膜，从而使呼吸道腺体分泌增加，痰液稀释，易于咳出。用于痰液黏稠不易咳出的患者。

盐酸氨溴索（Ambroxol Hydrochloride）

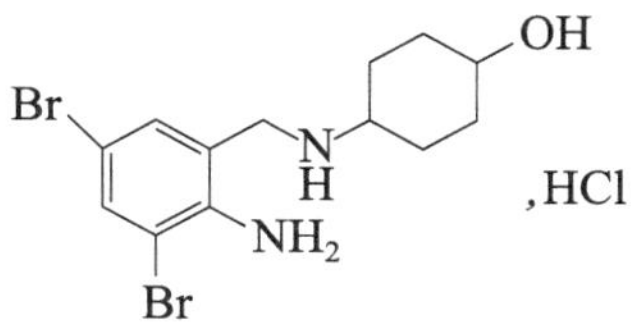

化学名为反式-4-[（2-氨基-3,5-二溴苄基）氨基]环己醇盐酸盐。

本品为白色至微黄色结晶性粉末；几乎无臭。本品在甲醇中溶解，在水中略溶，在乙醇中微溶。

本品结构特征为芳香伯胺结构、溴取代、环己烷羟基化。

本品与溴己新相比，环己烷氨基上少一个甲基，氨基对位引入羟基，性质与溴己新相近。

本品具有黏液调节和促排作用，用于痰液分泌不正常及排痰功能不良的急性、慢性呼吸道疾病。与抗生素同时应用（阿莫西林、头孢呋新、红霉素、强力霉素）可导致抗生素在肺组织的浓度升高。

拓展阅读

中医药祛痰

中医认为痰为津液所化。津液是人体正常生理性体液，痰是有形的一种病理产物。多因外感风寒湿热之盛，内伤七情饮食之郁，以致气逆液浊而成多量稀黏之汁。痰与饮常常互称，在临床上又有鉴别：黏而稠者为痰，清而稀者为饮。痰色黄者属于热证，色白者属于寒证。舌苔腻者多属湿痰，舌红口干者多为燥痰。常用的中成药有橘红丸、蛇胆川贝液、清肺化痰丸、二母宁嗽丸等。

活动3　说一说，练一练

1. 兼有局麻作用的中枢性镇咳药是（　　）。

A. 可待因　　　　　　　　B. 氯化铵　　　　　　　　C. 二氧丙嗪

D. 喷托维林　　　　　　　　　　E. 乙酰半胱氨酸

2. 乙酰半胱氨酸的主要作用和用途是（　　）。

A. 保护胃黏膜，治疗消化道溃疡　　　　　B. 抑制肺牵张感受器，用于镇咳

C. 裂解黏蛋白分子，用于化痰　　　　　　D. 提高肠张力，减少肠蠕动，治疗腹泻

E. 激活纤溶酶，溶解血栓

3. 以下属于氯化铵的祛痰机制的是（　　）。

A. 增强呼吸道纤毛运动，促使痰液易于排出　　B. 使呼吸道分泌的总痰液量降低

C. 恶心性祛痰作用　　　　　　　　　　D. 黏痰溶解和黏液排除促进作用

E. 能裂解糖蛋白多肽链中的二硫键，使痰黏稠度降低，易于咳出

4. 氨溴索为（　　）。

A. 平喘药　　　　　　　　B. 抗贫血药　　　　　　　C. 非甾体类抗炎药

D. 祛痰药　　　　　　　　E. 抗消化性溃疡药

5. N-乙酰半胱氨酸（痰易净）的祛痰作用机制是（　　）。

A. 恶心性祛痰作用　　　　　　　　　　B. 使痰量逐渐减少，产生化痰作用

C. 增强呼吸道纤毛运动，促使痰液排出

D. 使蛋白多肽链中二硫链断裂，降低黏痰黏滞性，易咳出

E. 使呼吸道分泌的总蛋白量降低，易咳出

6. 不抑制呼吸的外周性镇咳药是（　　）。

A. 可待因　　　　　　　　B. 喷托维林　　　　　　　C. 右美沙芬

D. 苯佐那酯　　　　　　　E. N-乙酰半胱氨酸

7. 可产生成瘾性的镇咳药是（　　）。

A. 氯化铵　　　　　　　　B. 喷托维林　　　　　　　C. 可待因

D. 咳必清　　　　　　　　E. 右美沙芬

8. 糖皮质激素类平喘药的途径中，哪种给药途径不良反应最小（　　）。

A. 口服治疗　　　　　　　B. 肌内注射治疗　　　　　C. 皮下注射治疗

D. 直肠给药　　　　　　　E. 吸入治疗

9. 伴有心衰的支气管哮喘发作应首选（　　）。

A. 肾上腺素　　　　　　　B. 异丙肾上腺素　　　　　C. 氨茶碱

D. 麻黄碱　　　　　　　　E. 色甘酸钠

10. 哪一项属于溶解性祛痰药？（　　）。

A. 氯化铵　　　　　　　　B. 氨茶碱　　　　　　　　C. N-乙酰半胱氨酸

D. 右美沙芬　　　　　　　E. 克伦特罗

11. 哪一药物属于稀释性祛痰药？（　　）。

A. 氯化铵　　　　　　　　B. 氨茶碱　　　　　　　　C. N-乙酰半胱氨酸

D. 右美沙芬　　　　　　　E. 克伦特罗

12. 伴有较多痰液者宜选用（　　）。

A. 苯丙哌林　　　　　　　B. 右美沙芬　　　　　　　C. 可待因

D. 地塞米松　　　　　　　E. 氨溴索

任务三 平喘药

活动1 平喘药物的类型

支气管哮喘的发病机制大致可分为外源性和内源性两类。外源性哮喘是由特异性抗原引起的 Ⅰ 型变态反应，通过释放组胺、白三烯、前列腺素等过敏介质所诱发。内源性哮喘多由呼吸道感染、寒冷空气、灰尘等非抗原因素刺激呼吸道黏膜感受器，通过迷走神经反射性地引起支气管痉挛、血管扩张、黏膜水肿、分泌增加，表现为副交感神经功能亢进现象。以上两种类型哮喘在发病过程中可互相影响，而混合存在。

已知在支气管平滑肌和肥大细胞的细胞膜上均存在 β 受体和 M 受体。当激动 β 受体时，使细胞内环磷酸腺苷（cAMP）含量增加，导致支气管平滑肌松弛，并抑制肥大细胞释放过敏介质；激动 M 受体时，使细胞内 cGMP 含量增加，导致支气管平滑肌收缩，并促使肥大细胞释放过敏介质。

平喘药是用于缓解支气管哮喘或预防其发作的一类药物。目前临床常用的平喘药按作用机制可分为 β_2 受体激动剂、M 胆碱受体拮抗剂、磷酸二酯酶抑制剂、吸入性糖皮质激素、炎症递质阻释剂和拮抗剂。

一、β_2 受体激动剂

肾上腺素受体激动药通过激动支气管平滑肌上的 β_2 受体，使支气管扩张，呼吸畅通而平喘，但对正常支气管的扩张作用不明显。临床常用药物如肾上腺素，其平喘作用快而强，并激动 α 受体使支气管黏膜血管收缩，减轻水肿，适用于支气管哮喘急性发作。但现在认为，激动 α 受体可降低 cAMP 浓度，使平滑肌收缩，肥大细胞释放过敏介质，从而减弱其平喘作用。一般采用皮下注射，作用持续约 1h，有血压升高、心率加快等副作用。异丙肾上腺素的平喘作用较肾上腺素强大，气雾吸入很快显效，能迅速控制哮喘急性发作，但长期反复应用易产生耐受性，用量过大易致室性心动过速或心室颤动，可危及生命。麻黄碱的平喘作用缓慢、温和而持久（约 3~6h），口服有效，用于预防哮喘发作或轻症患者的治疗，有中枢兴奋及心悸等副作用。由于以上药物对 β_1 受体和 β_2 受体的选择性不高，在扩张支气管的同时也兴奋心脏引起心悸等不良反应，故近年来，合成了多种对 β_2 受体选择性较高的新型平喘药。代表药物有沙丁胺醇、特布他林、克仑特罗等。

二、M 胆碱受体拮抗剂

M 胆碱受体拮抗药可对抗乙酰胆碱的 M 样作用和抑制肥大细胞释放过敏介质，从而呈现平喘作用。阿托品和东莨菪碱对支气管平滑肌的松弛作用较弱，且有抑制腺体分泌，增加痰液黏稠度和引起心悸的不良反应，故较少用于平喘。代表药物有异丙托溴铵、噻托溴铵等。

三、磷酸二酯酶抑制剂

磷酸二酯酶抑制剂主要为茶碱及茶碱衍生物，其松弛支气管平滑肌作用是由于一方面可以促进内源性儿茶酚胺类物质释放；另一方面茶碱可阻断腺苷受体，能对抗内源性腺苷诱发的支气管平滑肌收缩，从而呈现平喘作用。临床上常用的药物有茶碱、氨茶碱、二羟丙茶碱等。

四、吸入性糖皮质激素

吸入性糖皮质激素能够长期综合治疗哮喘，因为哮喘的病理基础是慢性非特异性炎症。临

床常用的药物有丙酸倍氯米松、丙酸氟替卡松、布地奈德等。

五、炎症递质阻释剂和拮抗剂

炎症递质阻释剂和拮抗剂的作用机制与其他平喘药不同，主要是通过抑制肥大细胞释放过敏介质而发挥平喘作用。代表药物有孟鲁司特、扎鲁司特、曲尼司特、色甘酸钠等。由于起效较慢，本类药物不宜用于哮喘的急性发作，临床主要用于预防哮喘发的发作。

活动 2　学习平喘药的典型药物

硫酸沙丁胺醇（Salbutamol Sulfate）

$$\left[\text{HO-CH}_2 \overset{OH}{\underset{}{\text{C}}} \text{-CH}_2 \overset{H}{\underset{}{\text{N}}} \text{-C(CH}_3)_3 \right], H_2SO_4$$

化学名为 4-羟基-α'-[（叔丁氨基）甲基]-1,3-苯二甲醇硫酸盐，又名舒喘灵。

本品结构特征为酚羟基、苯乙醇胺、硫酸盐。

本品为白色或类白色的粉末；无臭。本品在水中易溶，在乙醇中极微溶解，在三氯甲烷和乙醚中几乎不溶。

本品加碳酸氢钠试液即生成橙黄色浑浊；本品具有酚羟基，其水溶液加入三氯化铁试液显紫色。

本品在弱碱性溶液中被铁氰化钾氧化，然后与 3% 4-氨基安替比林溶液生成橙红色缩合物，加三氯甲烷振摇，三氯甲烷层显橙红色。本品的水溶液显硫酸盐的鉴别反应。

本品能选择性兴奋支气管平滑肌的 β_2 受体，有较强的支气管扩张作用。临床上主要用于支气管哮喘、喘息型支气管炎和肺气肿患者的支气管痉挛等。

色甘酸钠（Sodium Cromoglicate）

化学名为 5,5'-[（2-羟基-1,3-亚丙基）二氧]双（4-氧代-4H-1-苯并吡喃-2-羧酸）二钠盐。

本品为白色结晶性粉末；无臭；有引湿性；遇光易变色。

本品在水中溶解，在乙醇或三氯甲烷中不溶。

本品加水与氢氧化钠试液，煮沸，溶液显黄色，加重氮苯磺酸试液，显血红色；本品的水溶液显钠盐的鉴别反应。

本品是肥大细胞的稳定剂，含有苯并吡喃双色酮结构，两个色酮是活性基团，且必须保持共平面才有活性。

本品为抗过敏药，临床主要用于预防和治疗各种慢性支气管哮喘、过敏性鼻炎、和季节性枯草热。口服和灌肠还用于溃疡性结肠炎、溃疡性直肠炎；眼科用于治疗春季卡他性角膜炎及其他过敏性眼病。在肺部吸收约为 8%，在胃肠道为 1%，在眼部约为 0.07%，所以经常采用气雾剂。

活动 3　说一说，练一练

1. 预防过敏性哮喘发作的平喘药是（　　）。

A. 沙丁胺醇   B. 特布他林   C. 色甘酸钠
D. 氨茶碱   E. 异丙肾上腺素

2. 属于糖皮质激素类的平喘药是（　　）。

A. 特布他林   B. 乙酰半胱氨酸   C. 布地奈德   D. 氨茶碱   E. 酮替芬

3. 糖皮质激素类药治疗哮喘的药理作用是（　　）。

A. 降低哮喘患者非特异性气道高反应性   B. 抗炎作用
C. 直接松弛支气管平滑肌   D. 增强气道纤毛的清除功能
E. 呼吸兴奋作用

4. 酮替芬治疗哮喘最常见的不良反应是（　　）。

A. 镇静、疲倦、口干   B. 中枢兴奋   C. 恶心
D. 直立性低血压   E. 呼吸抑制

5. 酮替芬属于下述哪类药物？（　　）

A. 茶碱类   B. β-肾上腺素受体激动药   C. 糖皮质激素类药物
D. 抗过敏平喘药   E. M胆碱受体阻滞药

6. 原因不明的哮喘急性发作首选（　　）。

A. 氨茶碱   B. 麻黄碱   C. 吗啡   D. 异丙肾上腺素   E. 肾上腺素

7. 色甘酸钠预防哮喘发作的主要机制为（　　）。

A. 稳定肺组织肥大细胞膜   B. 直接对抗组胺等过敏介质
C. 具有较中的抗炎作用   D. 直接扩张支气管平滑肌
E. 抑制磷酸二酯酶

8. 可待因是（　　）。

A. 吗啡的去甲衍生物   B. 兼有中枢和外周作用的镇咳药
C. 非成瘾性镇咳药   D. 外周性镇咳药
E. 兼有镇痛作用的镇咳药

9. 有成瘾性，无解痉作用的镇咳药是（　　）。

A. 倍氯米松   B. 喷托维林   C. 可待因   D. 氯化铵   E. N-乙酰半胱氨酸

10. 具有外周性镇咳作用的药物是（　　）。

A. 可待因   B. 右美沙芬   C. 苯佐那酯   D. 乙酰半胱氨酸   E. 喷托维林

11. 下列平喘药中属于M胆碱受体阻滞药的是（　　）。

A. 特布他林   B. 布地奈德   C. 酮替芬   D. 噻托溴铵   E. 沙丁胺醇

12. 属于β-肾上腺素受体激动药的平喘药是（　　）。

A. 孟鲁司特   B. 氨茶碱   C. 酮替芬   D. 布地奈德   E. 沙丁胺醇

13. 对支气管炎症过程中有明显抑制作用的平喘药是（　　）。

A. 肾上腺素   B. 倍氯米松   C. 异丙肾上腺素 D. 沙丁胺醇   E. 噻托溴铵

14. 无平喘作用的药物是（　　）。

A. 肾上腺素   B. 可待因   C. 异丙肾上腺素 D. 氨茶碱   E. 克伦特罗

15. 氨茶碱的平喘机制是（　　）。

A. 激活腺苷酸环化酶   B. 抑制腺苷酸环化酶   C. 激活磷酸二酯酶
D. 抑制磷酸二酯酶   E. 激活腺苷受体

项目八　抗生素类药物

知识目标

1. 掌握 β-内酰胺类抗生素的分类、结构特征及构效关系；代表药物的名称、结构特点以及理化性质。

2. 掌握大环内酯类抗生素的结构特点；代表药物的名称、结构以及理化性质。

3. 掌握氨基糖苷类抗生素、四环素类抗生素的结构特征；代表药物的作用特点和代谢特点。

4. 了解其他类抗生素的结构特点及作用机制。

技能目标

1. 熟练掌握抗生素类药物的结构分类及代表药物。

2. 能够识别典型药物的结构特征，理解其理化性质。

3. 理解典型药物的理化性质在药物制备、检验、配伍及储存过程中的应用

任务一　抗生素基本概念

抗生素（Antibiotics）是某些微生物的次级代谢产物，以及通过半合成或全合成方法制备的衍生物，在体内外能够抑制或杀灭细菌及多种微生物。在临床上，抗生素多用于治疗细菌感染性疾病，此外，还可用于治疗肿瘤、病毒、真菌等引起的疾病。

活动1　抗生素的类型

抗生素种类繁多，结构复杂，分类方法多种多样。按照化学结构可分为 β-内酰胺类、氨基糖苷类、大环内酯类、四环素类、林可霉素类、肽类、氯霉素类、核苷类、蒽醌类、安莎类、多烯类、甾体类、脂环类、聚醚类、烯二炔类、蒽环类、丝裂烷类、香豆素类、戊二酰亚胺类等类型。按作用机制常分为干扰细菌细胞壁合成抗生素、影响细菌蛋白质合成抗生素、影响细菌细胞膜通透性的抗生素、抑制核酸转录和复制的抗生素。

本章主要介绍：β-内酰胺类抗生素，包括青霉素类抗生素和头孢菌素类抗生素，青霉素类抗生素典型药物有青霉素钠、阿莫西林，头孢菌类抗生素典型药物头孢氨苄、头孢噻肟钠等；β-内酰胺酶抑制剂类药物，典型药物有克拉维酸钾、舒巴坦等；四环素类抗生素，典型药物有四环素等；大环内酯类抗生素，典型药物有红霉素、阿奇霉素等；氨基糖苷类抗生素，典型药物有硫酸链霉素、硫酸阿米卡星；氯霉素和林可霉素等。

活动2 说一说，练一练

1. 属于 β-内酰胺类抗生素的是（   ）。
A. 四环素　　　　B. 阿奇霉素　　　　C. 硫酸阿卡米星　D. 阿莫西林
2. 属于 β-内酰胺酶抑制剂的是（   ）。
A. 舒巴坦　　　　B. 头孢氨苄　　　　C. 青霉素钠　　　D. 林可霉素
3.（多选题）按照结构分类，抗生素可以分为（   ）。
A. β-内酰胺类　　B. 氨基糖苷类　　C. 大环内酯类　　D. 四环素类

任务二　β-内酰胺类抗生素

　　β-内酰胺类抗生素（β-Lactam Antibiotics）是分子结构中含有 β-内酰胺环的抗生素，临床应用最为广泛。β-内酰胺环是 β-内酰胺类抗生素抗菌作用必需基团。

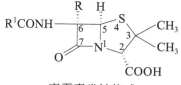

β-内酰胺环

活动1　青霉素类抗生素

　　青霉素类抗生素分为天然青霉素和半合成青霉素。天然青霉素是青霉菌产生的抗生素，主要有 7 种成分，目前仍在使用的是青霉素 G 和青霉素 V。天然青霉素存在酸不稳定、不可口服、抗菌谱窄等缺点，20 世纪 60 年代以来，通过对其结构修饰，以 6-氨基青霉烷酸（6-APA）为原料，利用半合成的方法，合成了耐酸、耐酶和广谱的半合成青霉素。

微课：青霉素类
抗生素

青霉素类结构式

青霉素的构效关系：
（1）四元环和五元环拼合是活性必需结构；
（2）2-羧基是保持活性必需基团，可通过酯化变为前药；
（3）$2S,5R,6R$ 是活性必需构型；
（4）R^1 侧链是结构修饰主要位点，可改变药物抗菌作用特点；
（5）6-α-甲氧基取代，可降低活性，耐 β-内酰胺酶；
（6）3 位甲基非活性必需结构。

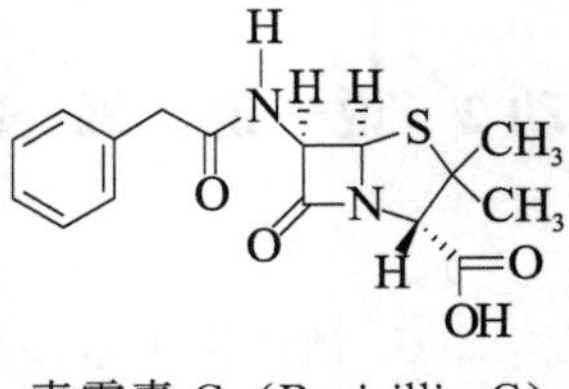

青霉素 G（Penicillin G）

青霉素通常指青霉素 G，也称苄基青霉素，是疗效最好的天然青霉素。青霉素的母核结构为 6-氨基青霉烷酸（6-APA），立体构型为（$2S,5R,6R$）。游离青霉素不溶于水，具有弱酸性（pK_a 2.65～2.70），可溶于有机溶剂。

由于四元 β-内酰胺环和五元噻唑环均具有张力，同时 β-内酰胺环中羰基 π 电子和氮孤对电子不能形成共轭体系，故青霉素稳定性极差，亲核、亲电试剂及耐药细菌产生的 β-内酰胺酶，易于进攻 β-内酰胺环，导致破裂失效。酸性、碱性及酶作用下的水解反应见图 8-1。

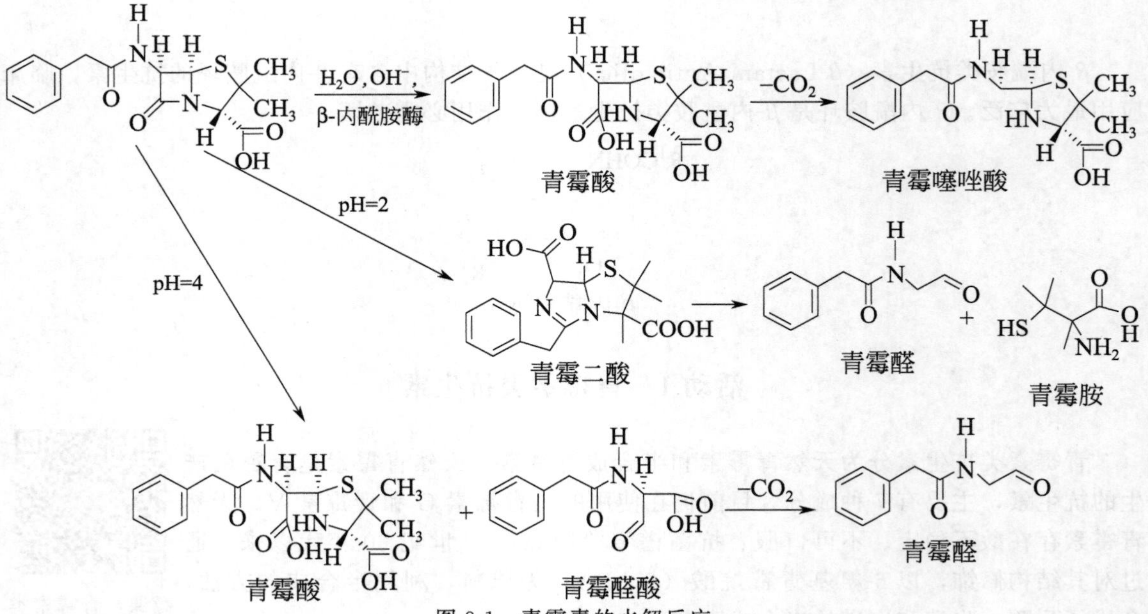

图 8-1　青霉素的水解反应

如图所示，青霉素在酸碱性条件下不稳定，不可口服，不能和碱性药物一起使用。临床常用钠盐和钾盐，钠盐刺激性较小，应用较普遍。

活动 2　青霉素类典型药物

青霉素钠（Benzylpenicillin Sodium）

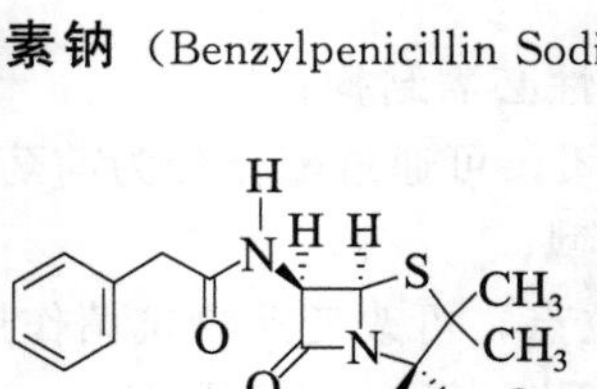

化学名为(2S,5R,6R)-3,3-二甲基-6-(2-苯乙酰氨基)-7-氧代-4-硫杂-1-氮杂双环［3.2.0］庚烷-2-甲酸钠盐。

本品为白色结晶性粉末，无臭或微有特异性臭；有引湿性；遇酸、碱或氧化剂等即迅速失效，水溶液在室温放置易失效。在水中极易溶解，在乙醇中溶解。

本品粉末室温下较稳定，水溶液室温放置24h后基本失效，高温、金属离子、酸、碱、醇或氧化剂均可加速分解。本品不可口服，临床药用形式为注射用无菌粉末，严封，在凉暗干燥处保存。

本品与盐酸羟胺在碱性条件下生成异羟肟酸，在酸性溶液中，与高铁离子络合为酒红色配合物。本品具有钠离子，焰色反应显鲜黄色。

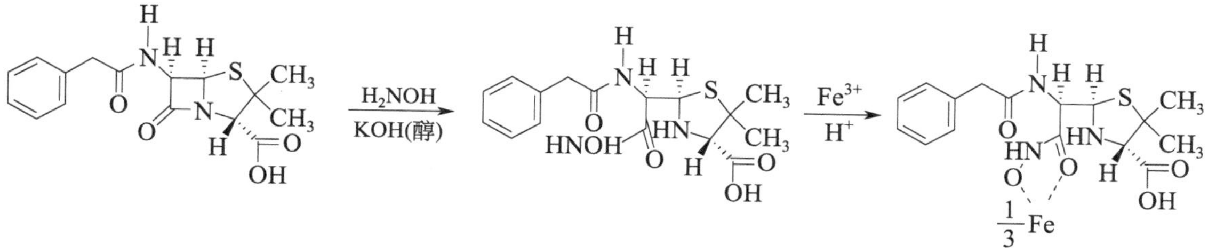

本品是治疗敏感的革兰阳性球菌、杆菌，革兰阴性球菌及螺旋体感染的首选药物，用于治疗敏感菌所致的咽炎、扁桃体炎、猩红热、败血症、心内膜炎、大叶性肺炎、细菌性脑膜炎等疾病。

本品通过静脉滴注或肌内注射给药，吸收迅速，排泄快，半衰期约30min，作用时间较短，以游离酸形式经肾排泄，与丙磺舒合用，可延长体内作用时间。

苯唑西林钠（Oxacillin Sodium）

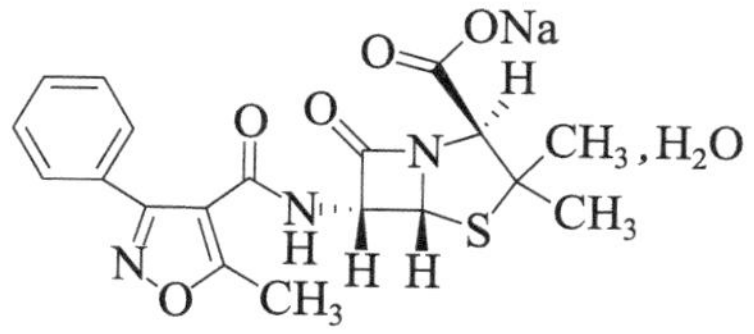

化学名为(2S,5R,6R)-3,3-二甲基-6-(5-甲基-3-苯基-4-异噁唑甲酰氨基)-7-氧代-4-硫杂-1-氮杂双环［3.2.0］庚烷-2-甲酸钠盐一水合物。

本品为白色粉末或结晶性粉末，无臭或微臭。在水中易溶，在丙酮或丁醇中极微溶解。本品水溶液的比旋度为＋195°～＋214°。

本品结构中的6位为3-苯基-5-甲基-4-异噁唑侧链取代，具有较大体积，可阻止药物与β-内酰胺酶活性中心结合，保护β-内酰胺环不被破坏。

本品不稳定，易于聚合，中国药典规定需控制苯唑西林聚合物含量。临床药用剂型为注射用无菌粉末，贮藏时需密闭，在干燥处保存。

本品对革兰阴性菌无效，口服吸收较差，主要用于耐青霉素G的金黄色葡萄球菌（金葡菌）和表皮葡萄球菌感染。

阿莫西林（Amoxicillin）

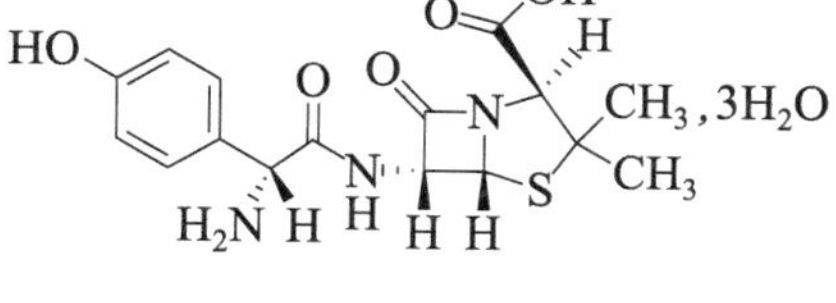

化学名为(2S,5R,6R)-3,3-二甲基-6-[(R)-(一)-2-氨基-2-(4-羟基苯基)乙酰氨基]-7-氧代-4-硫杂-1-氮杂双环[3.2.0]庚烷-2-甲酸三水合物。

本品为白色或类白色结晶性粉末，味微苦。在水中微溶，在乙醇中几乎不溶。本品水溶液的比旋度为+290°～+315°。侧链为 R 构型，右旋体。

本品取代基中具有酸性的羧基、弱酸性的羟基和碱性的氨基，pK$_a$ 分别为 2.4、7.4 和 9.6，2mg/ml 水溶液 pH 为 3.5～5.5。

本品具有酚羟基，可与三氯化铁试液反应呈色。侧链为对羟基苯甘氨酸，具有 α-氨基酸的性质，可与茚三酮试液反应。

本品与氨苄西林类似，亲核性的侧链游离氨基，可直接进攻 β-内酰胺环的羰基发生开环聚合反应，由于酚羟基的催化作用，其聚合反应更易发生，中国药典规定需控制阿莫西林聚合物含量。

阿莫西林聚合物

本品对酸稳定，口服吸收迅速而完全，血药及尿药浓度高，是临床使用较为广泛的口服、广谱青霉素，主要用于泌尿系统、呼吸系统、胆道等的感染。但不耐 β-内酰胺酶，对耐药菌无效。

活动3　青霉素的发展历史

一、天然青霉素

天然青霉素是霉菌属的青霉菌产生的抗生素，主要有 7 种成分，目前临床使用的是青霉素 G（Benzylpenicillin，青霉素）和青霉素 V。1928 年，英国圣玛丽医学院细菌学讲师亚历山大·弗莱明偶然发现随手放置的培养皿由于被污染而长了一种青霉菌，其霉团周围的葡萄球菌被杀死了。经过分离接种及抑菌实验，他发现这种霉菌具有抑制葡萄球菌、链球菌和白喉杆菌等的作用。1929 年，弗莱明发表论文报告了他的发现，并把经过过滤所得的含有这种霉菌分泌物的液体叫做"青霉素"。由于当时无法解决提纯问题，青霉素在大量生产上遇到了困难。1935 年，英国病理学家弗洛里和德国生物化学家钱恩重新研究青霉素的性质和化学结构，并解决了青霉素的浓缩问题。时值二战，青霉素在美国研制和大量生产，拯救了千百万伤员，成为第二次世界大战中与原子弹、雷达并列的三大发明之一。1945 年，弗莱明、钱恩和弗洛里共同获得了诺贝尔生理学或医学奖。青霉素的发现是人类发展抗菌药物历史上的重要里程碑，引发了医学界寻找抗菌素新药的高潮，人类真正进入了对抗细菌性感染的新时代。

青霉素在临床应用中具有很多缺点：对酸不稳定，不可口服，只能注射给药；抗菌谱比较窄，对革兰阴性杆菌不敏感；细菌易产生 β-内酰胺酶而致耐药性；有严重的过敏反应。自 20 世纪 60 年代开始，通过结构修饰，以 6-氨基青霉烷酸（6-APA）为原料，通过半合成方法，形成了耐酸、耐酶和广谱的半合成青霉素。

二、半合成青霉素

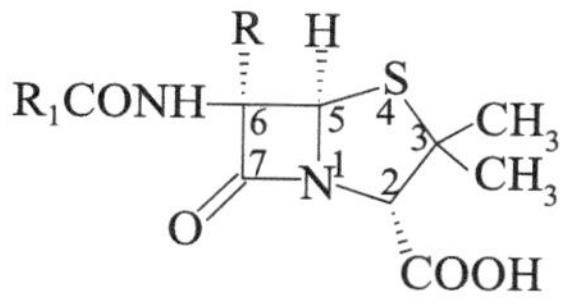

半合成青霉素基本结构

1. 耐酸可口服半合成青霉素

此类半合成青霉素的结构特点是，在 6 位酰胺侧链的 α-碳原子上，具有吸电子基团，如苯氧基团，减弱羰基氧原子上孤对电子进攻 β-内酰胺环的能力，抑制酸性条件下的催化水解，增加对酸的稳定性。曾经使用的药物有青霉素 V、非奈西林和丙匹西林。此类抗生素现已少用。

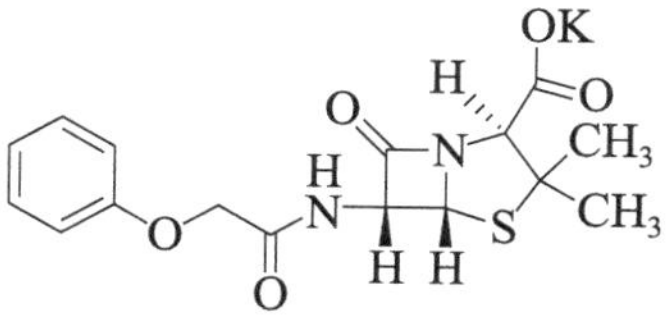

青霉素V钾 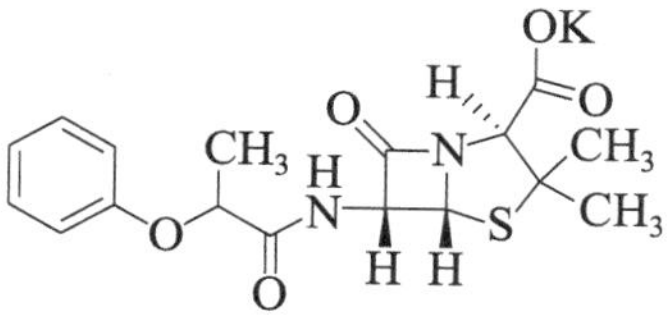   非奈西林

2. 耐酶半合成青霉素

此类半合成青霉素的结构特点是，在 6 位酰胺侧链的 α-碳原子上，具有体积较大的基团，通过空间位阻作用，阻止药物与 β-内酰胺酶活性中心的结合，保护药物分子中的 β-内酰胺环，使药物对耐青霉素的耐药菌有效。

此类代表药物有甲氧西林、苯唑西林、氯唑西林等，主要对耐青霉素的金葡菌作用强。因耐甲氧西林葡萄球菌的广泛发生，甲氧西林目前临床应用较少，多用含有 3-苯基-5-甲基异噁唑结构侧链的苯唑青霉素类衍生物。

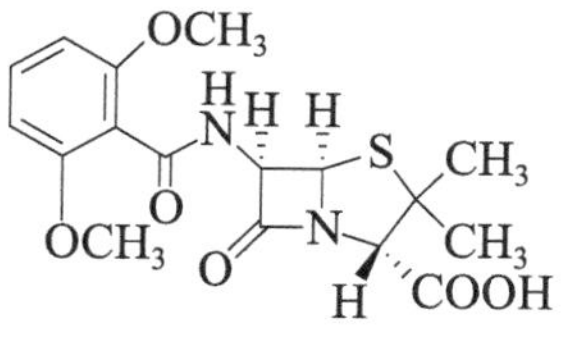

甲氧西林 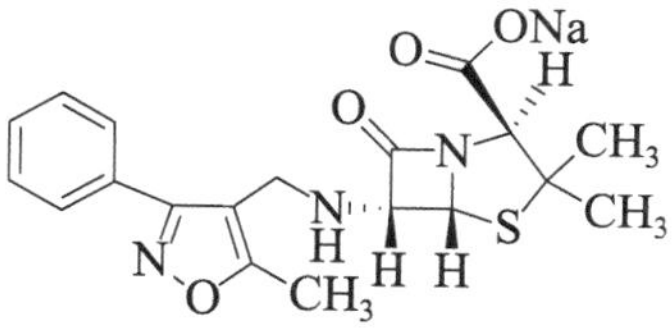   苯唑西林钠

3. 广谱半合成青霉素

此类半合成青霉素的结构特点是，在 6 位酰胺侧链的 α-碳原子上，具有氨基、羧基、磺酸基等极性、亲水性基团。此类药物对革兰阴性菌有效，扩大了抗菌谱。代表药物氨苄西林、阿莫西林，由于取代基兼具吸电子特性，亦可口服。后通过引入噻吩、呋喃、咪唑、萘啶、哌嗪等杂环，适当增大侧链体积，此类药物兼具了广谱和耐酶双重功能，抗菌效果更佳。代表药物哌拉西林、替莫西林等。广谱半合成青霉素已经成为目前临床最常用的半合成青霉素。

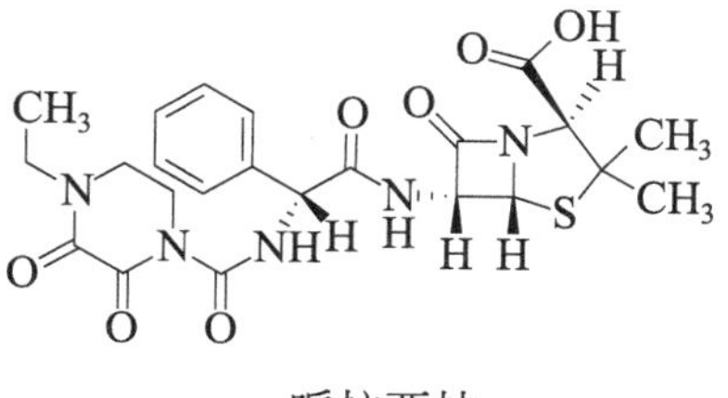

哌拉西林 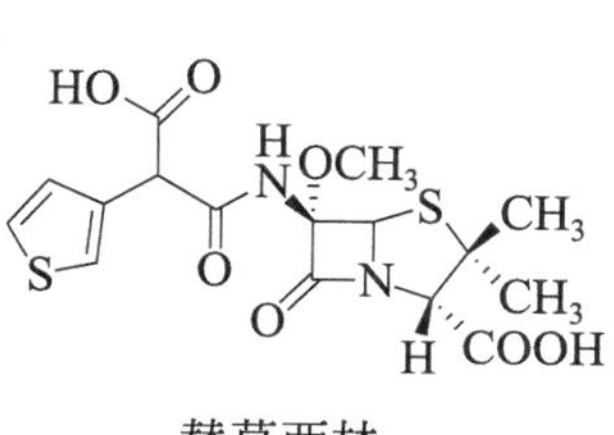   替莫西林

活动4 说一说,练一练

1. 青霉素类抗生素结构中与 β-内酰胺环稠合的杂环是（ ）。

A．氢化噻唑环 B. 氢化噻嗪环 C. 氢化吡啶环

D. 氢化呋喃环 E. 氢化并四苯

2. 属于 β-内酰胺类抗生素的药物是（ ）。

A. 美罗培南 B. 多西环素 C. 克拉霉素 D. 克林霉素 E. 万古霉素

3. 下述非经典的 β-内酰胺药物中,属于青霉烷砜酸类的是（ ）。

A. 亚胺培南 B. 头孢噻肟 C. 舒巴坦 D. 克拉维酸 E. 氨曲南

4. 下述非经典的 β-内酰胺药物中,属于氧青霉烷类的是（ ）。

A. 亚胺培南 B. 头孢噻肟 C. 舒巴坦 D. 克拉维酸 E. 氨曲南

5. 青霉素的8个异构体中,有活性的绝对构型为（ ）。

A.2R,5R,6R B. 2S,5R,6R C.2S,5S,6S

D.2R,5S,6S E.2S,5R,6S

6.（多选题）广谱半合成青霉素的结构特点是,在6位酰胺侧链的 α-碳原子上,具有（ ）。

A. 氨基 B. 羧基 C. 磺酸基 D. 苯氧基团 E. 苯唑基

7.（多选题）青霉素的缺点是（ ）。

A. 不耐酸 B. 不可口服 C. 不耐酶 D. 抗菌谱窄 E. 易产生过敏

任务三 β-内酰胺类抗生素——头孢菌素类

活动1 头孢菌素类抗生素

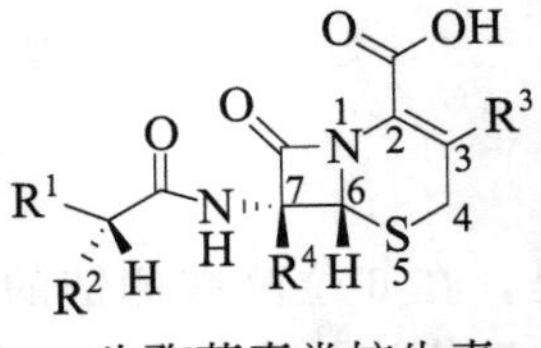

头孢菌素类抗生素

头孢菌素类抗生素构效关系:

(1) C-7位酰氨基的 R^1 侧链是抗菌谱决定位点,引入亲脂性基团苯环、噻吩、噻唑等,可扩大抗菌谱,提高抗菌活性;

(2) C-7位酰氨基的 α 位 R^2 为亲水性取代基,如氨基、磺酸基、羧基,可扩大抗菌谱;

(3) C-7位酰氨基的 α 位如为(Z)-2-(氨基-4-噻唑基)-2-（甲氧基亚氨基）乙酸时,抗菌谱广、抗菌强度高,并对 β-内酰胺酶有较大稳定性;

(4) C-7 α 氢为甲氧基取代,可增加对 β-内酰胺酶的稳定性;

(5) C-3位 R^3 为甲基、氯或含氮杂环取代基,可改变药物的抗菌活性和药代动力学性质;

（6）氢化噻嗪环中的 S 用 O 或 CH_2 取代，可改变抗菌活性。

一、天然头孢菌素的特点及稳定性

头孢菌素 C 是由头孢菌属真菌产生的天然抗生素，结构中的 β-内酰胺环与六元氢化噻嗪环稠合，由于氢化噻嗪环为六元环，张力较小，同时环中双键 π 电子与内酰胺中氮原子孤对电子可形成共轭体系，增加稳定性，故头孢菌素类药物较青霉素类稳定。

研究表明，氢化噻嗪环中 C-3 位的乙酰氧基是导致头孢菌素 C 不稳定的关键结构，一方面其与双键、β-内酰胺环形成的共轭体系，易受亲核试剂攻击，导致 β-内酰胺环开环，活性降低；另一方面乙酰氧基是内源性酯酶的水解位点，生成的游离羟基可与 C-2 羧基形成内酯键，使抗菌活性丧失，导致药物失效。

头孢菌素 C 抗菌活性较弱，临床价值不大，但因抗菌谱广，对酸稳定，可口服，毒性较小，与青霉素交叉过敏反应少的优点，使得半合成头孢菌素的发展优于半合成青霉素。

二、半合成头孢菌素

类型及结构特点

半合成头孢菌素的原料是 7-氨基头孢烷酸（7-ACA）或 7-氨基-3-去乙酰氧基头孢烷酸（7-ADCA）。7-ACA 是头孢菌素 C 水解产物，7-ADCA 则是对青霉素 G 扩环改造后的产物。

7-氨基头孢烷酸(7-ACA)

7-氨基-3-去乙酰氧基头孢烷酸(7-ADCA)

半合成头孢菌素的结构改造，主要体现在 7 位酰氨基侧链、3-位乙酰氧基改造和 7-α 位的结构修饰。半合成青霉素的结构改造经验，被广泛应用在头孢菌素的改造中。

半合成头孢菌素类药物发展快，迄今已经发展了四代，具有抗菌谱广、活性强、毒副作用低的特点。

第一代半合成头孢菌素有头孢氨苄、头孢羟氨苄、头孢拉定、头孢唑林钠，可耐青霉素酶，用于耐药金葡菌感染，但易产生新耐药性。主要用于轻、中度呼吸道和尿路感染。

头孢羟氨苄

头孢拉定

第二代头孢菌素有头孢克洛、头孢呋辛、头孢丙烯，对多数 β-内酰胺酶稳定，抗菌谱增加，抗革兰阴性菌作用增强，对多数 β-内酰胺酶稳定，副作用少。用于大肠杆菌、克雷伯菌、肠杆菌、吲哚阳性变形杆菌等敏感菌所致的肺炎、胆道感染、菌血症、尿路感染和其他组织器官感染。

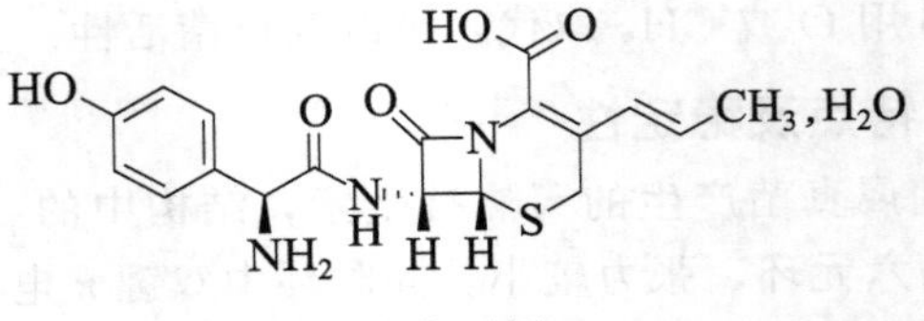

头孢丙烯

第三代头孢菌素有头孢克肟、头孢唑肟、头孢地尼、头孢他啶、头孢曲松、头孢哌酮，7位多具有 2-氨基噻唑-α-甲氧亚氨基乙酰基侧链。亚氨基双键顺式结构对 β-内酰胺酶高度稳定，抗菌谱更广，用于耐药革兰阴性菌感染，治疗尿路感染以及败血症、脑膜炎、肺炎等严重感染。新生儿脑膜炎和肠杆菌科细菌所致的成人脑膜炎须选用第三代头孢菌素。

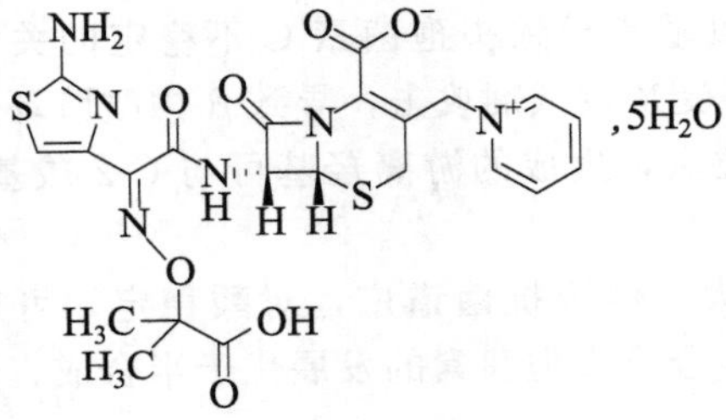

头孢他啶

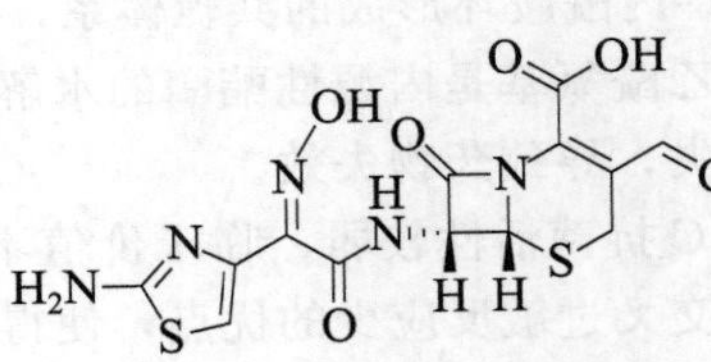

头孢地尼

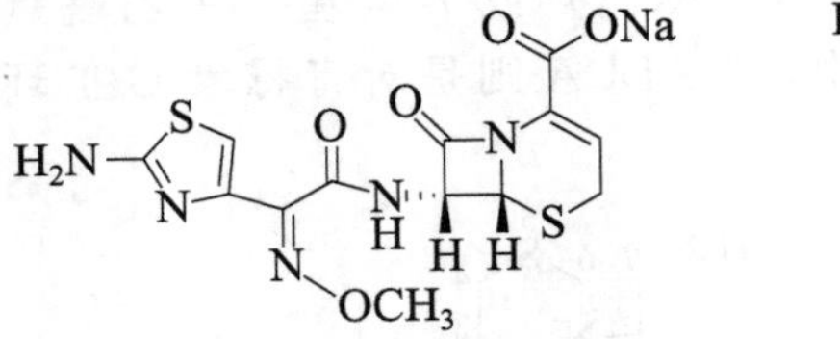

头孢唑肟钠

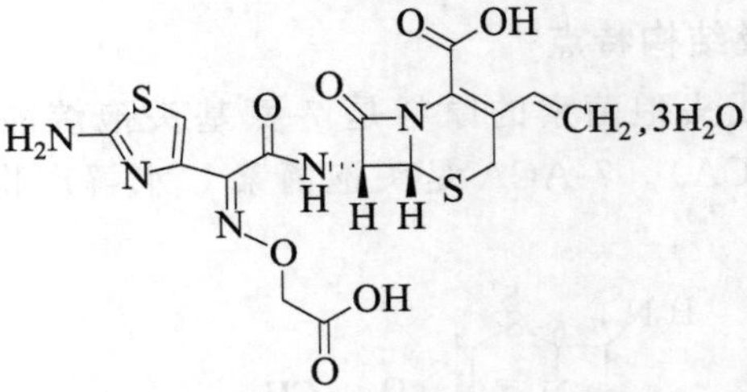

头孢克肟

第四代头孢菌素有头孢吡肟、头孢匹罗、头孢美唑等，在第三代基础上，除 7 位多具有 2-氨基噻唑-α-甲氧亚氨基乙酰基侧链外，3 位引入正电荷季铵基团，使药物迅速穿透细胞壁与青霉素结合蛋白结合，抗菌活性更强，对革兰阳性菌作用增大，对 β-内酰胺酶（尤其是超广谱质粒酶和染色体酶）稳定，穿透力强。

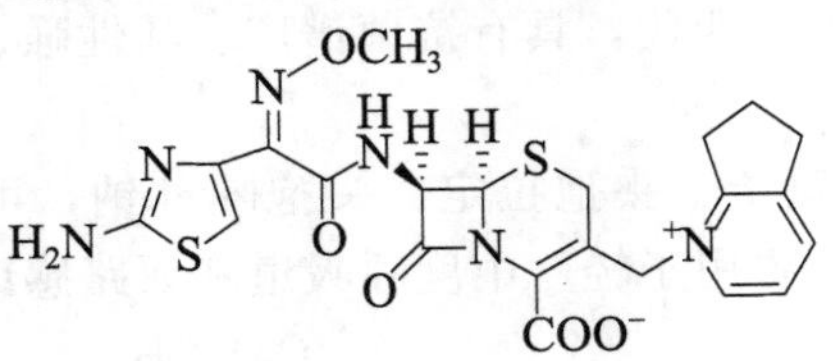

头孢匹罗

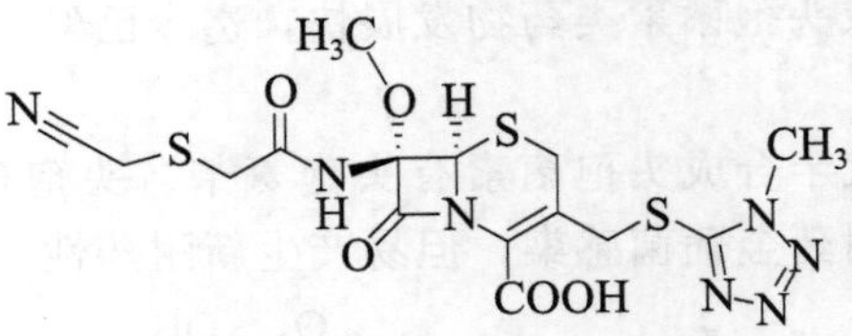

头孢美唑

活动 2　头孢菌素类典型药物

头孢氨苄（Cefalexin）

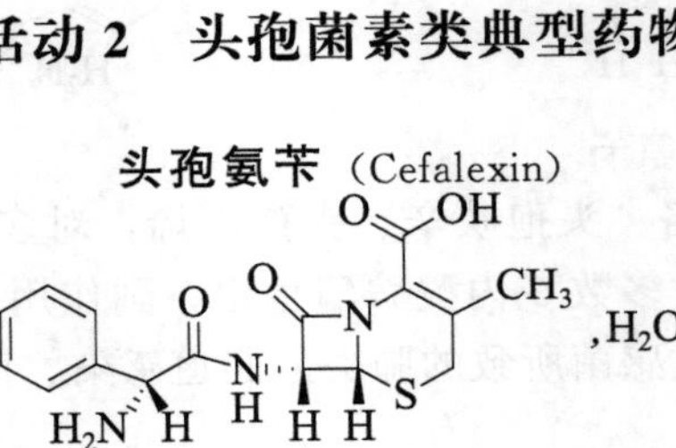

化学名为（6R，7R）-3-甲基-7-[（R）-2-氨基-2-苯基乙酰氨基]-8-氧代-5-硫杂-1-氮杂双环[4.2.0]辛-2-烯-2-甲酸一水合物。

本品为白色至微黄色结晶性粉末；微臭。在水中微溶，乙醇、三氯甲烷或乙醚中不溶。本品水溶液的比旋度为＋149°～＋158°。

本品具有酸性的羧基和碱性的氨基取代基，pK$_a$ 分别为 5.2、7.3。7 位侧链为苯甘氨酸，具有 α-氨基酸的性质，可与茚三酮试液反应显紫色。—CONH—结构可发生双缩脲反应，与碱性酒石酸铜试液反应显紫色。

本品口服吸收良好，吸收后以原型从尿液排泄。对革兰阳性菌作用强，临床用于敏感菌所致呼吸道、泌尿道、皮肤软组织等感染。

头孢噻肟钠（Cefotaxime Sodium）

化学名为（6R，7R）-3-[（乙酰氨基）甲基]-7-[2-(2-氨基噻唑-4-基)-2-(甲氧亚氨基)乙酰氨基]-8-氧代-5-硫杂-1-氮杂双环[4.2.0]辛-2-烯-2-甲酸钠盐。

本品为白色至微黄色结晶或粉末，无臭或微有特殊臭。在水中易溶，乙醇中微溶。水溶液的比旋度为＋58°～＋64°。药用剂型为注射用头孢噻肟钠。中国药典规定需检查头孢噻肟聚合物的含量。

本品结构中具有 2-氨基噻唑基团和甲氧亚氨基（甲氧肟基），这两个基团是第三代头孢类药物耐酶、广谱的特征结构。顺式构型的甲氧亚氨基，抗菌作用和对 β 内酰胺酶的稳定性，远大于反式构型。

本品抗菌活性强，抗菌谱广，对多种 β 内酰胺酶稳定，主要用于大肠杆菌、克雷伯菌等细菌引起的呼吸道、泌尿生殖道感染及败血症的治疗。

活动 3　青霉素类与头孢菌素类抗生素的异同点

（1）分子内均具有 β-内酰胺环（四元环）。

（2）β-内酰胺环是平面结构，但多元稠合环为非平面结构，两环沿稠合边折叠。

（3）除单环 β-内酰胺类抗生素外，β-内酰胺环通过 N 原子和临近的 C 原子与另一个多元环稠合，青霉素类稠合环是氢化噻唑环（五元环），头孢菌素类稠合环是氢化噻嗪环（六元环）。

微课：青霉素与头孢菌素的结构异同

（4）除单环 β-内酰胺类抗生素外，稠合环上与 N 相邻的 2 位 C 原子上的取代基为羧基，具有酸性，可与碱成盐。

（5）青霉素类、头孢菌素类 β-内酰胺环利用 α 位氨基，通过酰氨基引入不同侧链取代。

（6）青霉素类母核为 6-氨基青霉烷酸（6-aminopenicillanic acid，6-APA），有 3 个手性碳原子，活性异构体的绝对构型为（2S，5R，6R）。头孢菌素类母核为 7-氨基头孢烷酸（7-aminocephalosporanic acid，7-ACA），有 2 个手性碳原子，活性异构体的绝对构型为（6R，7R）。

（7）β-内酰胺环张力大，化学性质不稳定，易于开环失活。青霉素类与头孢菌素类的 β-内酰胺环与多元环拼合后，张力减小，相对稳定。

活动 4　说一说，练一练

1. 头孢菌素类抗生素结构中与 β-内酰胺环稠合的杂环是（　　）。
A．氢化噻唑环　　　　　　B．氢化噻嗪环　　　　　　C．氢化吡啶环
D．氢化呋喃环　　　　　　E．氢化并四苯
2. 头孢菌素类抗生素有 2 个手性碳原子，其绝对构型为（　　）。
A. 6R,7R　　　　B. 6S,7S　　　　C. 6S,7R　　　　D. 5R,6S　　　　E. 5R,6R
3. 合成头孢菌素的重要中间体除 7-ACA 外，还有（　　）。
A. 6-APA　　　B. 6-ACA　　　C. 7-ADA　　　D. 6-ADCA　　　E. 7-ADCA
4. （多选题）半合成头孢菌素类抗生素构效关系正确的是（　　）。
A. C-7 位酰氨基的 R^1 侧链引入亲脂性基团苯环、噻吩、噻唑等，可提高抗菌活性
B. C-7 位酰氨基的 α 位引入亲水性取代基，如氨基、磺酸基、羧基，可扩大抗菌谱
C. C-7 位酰氨基的 α 位引入反式肟型取代基，对 β-内酰胺酶有较大稳定性
D. C-7α 氢为甲氧基取代，可增加对 β-内酰胺酶的耐受性
E. C-3 位 R^3 为甲基、氯或含氮杂环取代基，可改变药物的抗菌活性和药代动力学性质

任务四　β-内酰胺酶抑制剂类药物

活动 1　β-内酰胺酶抑制剂

耐药菌可产生多种类型的 β-内酰胺酶，通过水解 β-内酰胺环的灭活机制，或者与抗生素迅速牢固结合的牵制机制，使抗生素失去抗菌作用。β-内酰胺酶抑制剂是克服细菌的耐药性，提高药物疗效的重要辅助药物。目前临床使用的 β-内酰胺酶抑制剂有克拉维酸和舒巴坦。

一、氧青霉烷类

克拉维酸是第一个用于临床的 β-内酰胺酶抑制剂，药用钾盐，其结构特点在于与 β-内酰胺拼合的五元环是氢化异噁唑环（即噻唑环中的硫为氧原子取代），3 位为乙烯基醚结构，且 6 位无酰氨基侧链取代基。由于环张力较青霉素类大，具有高度不稳定性，易受 β-内酰胺酶亲核基团的进攻，可使酶活性部位的羟基、氨基不可逆酰化而失活，是不可逆竞争性 β-内酰胺酶抑制剂。

克拉维酸钾

克拉维酸钾对耐药金葡菌、大肠杆菌、嗜血杆菌等产生的 β-内酰胺酶有较强的抑制作用，但抗菌作用微弱，单独使用无效，需与 β-内酰胺类药物联合应用组成复方制剂。临床多使用阿莫西林和克拉维酸钾的复方制剂，可使阿莫西林增效 130 倍，用于治疗耐阿莫西林细菌感染。

二、青霉烷砜类

青霉烷砜类的结构特点在于与 β-内酰胺拼合的噻唑环中的 S 被氧化为砜，且 6 位无酰氨基侧链取代基。临床常用的青霉烷砜类 β-内酰胺酶抑制剂有舒巴坦钠和他唑巴坦钠。

舒巴坦钠是人工合成的化合物，也是不可逆竞争性 β-内酰胺酶抑制剂，抑酶作用比克拉维酸钾广，化学结构稳定，口服吸收差，多注射给药，对金葡菌与革兰阴性杆菌产生的 β-内酰胺酶有很强且不可逆的抑制作用，与青霉素类和头孢菌素类抗生素合用有协同现象，多与氨苄西林、哌拉西林、头孢哌酮合用。

他唑巴坦是舒巴坦结构中的氢被 1,2,3-三氮唑取代的衍生物，抑酶谱广度和活性强于克拉维酸和舒巴坦，目前多与哌拉西林合用，用于对哌拉西林耐药的敏感菌引起的中、重度感染。

舒巴坦钠　　　　　　　　　他唑巴坦

活动 2　其他类 β-内酰胺类抗生素

一、类型

非经典的 β-内酰胺类抗生素包括单环 β-内酰胺类衍生物以及用 O、CH_2 等代替噻唑和噻嗪环中的硫原子后生成的化合物。临床常用类型有氧青霉烷类、碳青霉烯类、青霉烷砜类以及单环 β-内酰胺类。其中碳青霉烯类和单环 β-内酰胺类化合物具有较强的抗菌作用，氧青霉烷类和青霉烷砜类主要用作 β-内酰胺酶抑制剂。

二、碳青霉烯类

碳青霉烯类药物的结构特点在于与 β-内酰胺环拼合的五元环是二氢吡咯环［即噻唑环中的硫为亚甲基（—CH_2—）取代，2,3 位为双键］，6 位的氢为 β 构型。因二氢吡咯环为平面结构，β-内酰胺环张力降低，故此类药物对 β-内酰胺酶高度稳定，抗菌谱广，抗菌活性强。很多药物杀菌作用超过常用半合成头孢菌素，血药浓度高、组织分布广、结构稳定，是目前公认的治疗医院获得性肺炎（NP）的特效抗生素，也是目前抗感染临床药物的中最有抵御能力的重要品种，被喻为"人类抗感染的最后一道防线"。

第一个上市的药物是亚胺培南，对耐甲氧西林金葡菌有效，但在体内易受肾脱氢肽酶降解失活，临床上需与西司他丁合并使用，药用剂型为注射用亚胺培南/西司他丁钠。西司他丁钠为肾肽酶抑制剂，可保护亚胺培南不被肾肽酶破坏，并阻止亚胺培南进入肾小管上皮组织，减少药物排泄，减轻肾毒性。

现已经开发出对肾脱氢肽酶稳定的碳青霉烯类衍生物，目前临床常用的有美罗培南。美罗培南结构稳定，二氢吡咯环 4 位带有甲基，对肾脱氢肽酶稳定，不需合用酶抑制剂，血药浓度高，组织分布广，对革兰阳性菌、阴性菌均敏感，尤其对革兰阴性菌有很强的抗菌活性，对大

多数 β-内酰胺酶，甚至部分碳青霉烯酶稳定。临床用于治疗肺炎（包括社区获得性肺炎）、泌尿生殖系统感染、皮肤软组织感染、脑膜炎、败血症。

亚胺培南

美罗培南

三、 单环 β-内酰胺类

单环 β-内酰胺类抗生素结构简单，易于全合成，与青霉素类、头孢菌素类无交叉过敏反应，且对 β-内酰胺酶稳定，是研发无过敏反应、高效、广谱的 β-内酰胺类抗生素的新方向。

第一个上市的全合成单环 β-内酰胺类抗生素是氨曲南，2 位具有 α-甲基，对 β-内酰胺酶稳定。临床用于呼吸道感染、尿路感染、软组织感染、败血症等，耐受性好，副作用少。

氨曲南

活动 3　超级细菌和耐药菌株

"超级细菌"泛指临床上出现的多种耐药菌，如耐甲氧西林金黄色葡萄球菌（MRSA）、抗万古霉素肠球菌（VRE）、耐多药肺炎链球菌（MDRSP）、多重抗药性结核杆菌（MDR-TB），以及碳青霉烯酶肺炎克雷伯菌（KPC）等。耐药菌株是指经过长期的抗生素选择之后出现的对相应抗生素产生耐受能力的菌株，其耐药性已经不再是仅仅针对数种抗生素具有"多重耐药性"，而是对绝大多数抗生素均不敏感，这被称为"泛耐药性"（PDR）。

超级细菌的形成原因有三个，第一个是由于环境卫生死角多年长成的。第二个原因是滥用抗生素。由病菌引发的疾病曾经是人类的致命威胁，每一种传染病用抗生素治疗都能取得很好的疗效，因而抗生素得到了广泛的应用。由于抗生素药物在治疗中的滥用，使病菌迅速适应了抗生素的环境，各种超级病菌相继诞生。第三个原因是细菌的基因突变，同时也是超级细菌产生的根本原因。综上，基因突变是产生此类细菌的主要原因，抗生素的滥用对微生物进行了定向选择，导致了超级细菌的盛行。

活动 4　说一说，练一练

1. 氨曲南属于哪类 β-内酰胺类抗生素？（　　）

A. 单环　　　　　B. 碳青霉烯　　　　C. 氧青霉烷　　　　D. 青霉烷砜类　　　E. 头孢菌素

2. 属于碳青霉烯类 β-内酰胺类抗生素的药物是 （　　）。

A. 头孢唑林　　　B. 舒巴坦　　　　　C. 美罗培南　　　　D. 克拉维酸　　　　E. 氨曲南

3. （多选题）属于 β-内酰胺酶抑制剂的药物是 （ ）。

A. 克拉维酸钾　　B. 舒巴坦钠　　C. 氨曲南　　　　D. 亚胺培南　　E. 他唑巴坦钠

4. （多选题）超级细菌形成的原因有 （ ）。

A. 卫生死角长年形成　　　　　　　B. 滥用抗生素

C. 细菌基因变异　　　　　　　　　D. 人口流动

任务五　四环素类抗生素

活动 1　四环素类抗生素概述

四环素类抗生素 （Tetracycline Antibiotics） 是结构中具有氢化并四苯基本骨架的一类广谱抗生素，对革兰阴性菌和阳性菌、立克次体、衣原体等有抑制作用，是布鲁菌病、霍乱、斑疹伤寒、出血热等的首选药物。具有可口服、毒性小、较少过敏等优点。四环素类抗生素属于快速杀菌剂，其作用机制为：与细菌核糖体 30S 亚基 A 位特异性结合，阻断氨酰基 tRNA 与 A 位结合，使其无法进入 mRNA-核糖体复合物，抑制肽链延长和蛋白质的合成；增加细菌膜通透性，导致核苷酸等核内容物外漏，影响 DNA 复制。

天然的四环素类抗生素由放线菌产生，有金霉素 （Chlortetracycline）、土霉素 （Oxytetracycline） 及四环素 （Tetracycline），均具有十二氢化并四苯的基本结构，具有 A.B.C.D 四环。

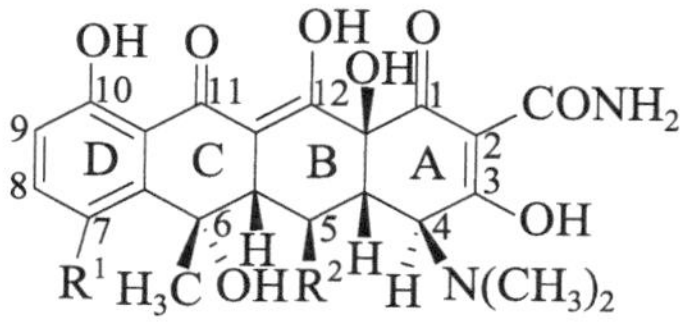

药物名称	结构式	R¹	R²
盐酸四环素	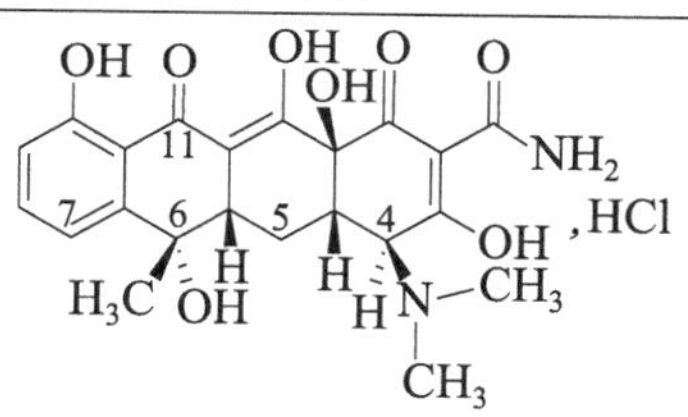	H	H
盐酸土霉素	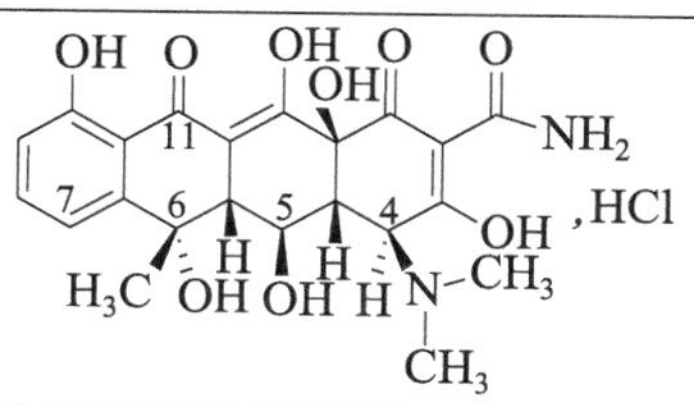	H	OH
盐酸金霉素	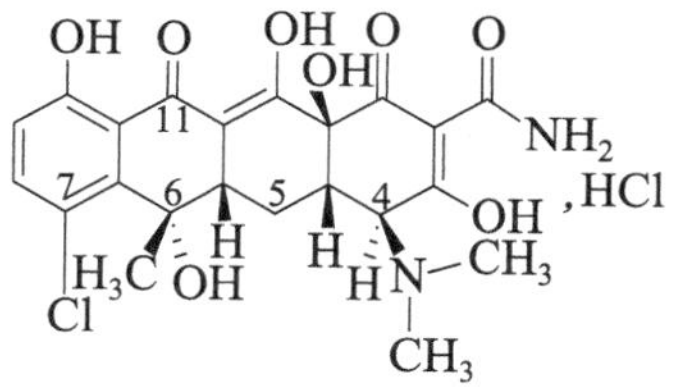	Cl	H

活动 2 四环素类抗生素的理化性质

（1）性状：均为黄色结晶性粉末；味苦，水中溶解度小。

（2）酸碱两性：C-10 位酚羟基和 C-12 位烯醇羟基具有酸性，C-4 位 α-二甲氨基具有碱性，为两性化合物，pK_a 分别为 2.8～3.4、7.2～7.8、9.1～9.7。药用盐酸盐，等电点为 5。

（3）与金属离子络合：含有多个羟基、烯醇羟基和羰基，在近中性条件下，可与多种金属离子形成不溶性络合物。钙离子络合物为黄色，铁离子络合物为红色，铝离子络合物为黄色。

（4）与三氯化铁反应：结构中具有酚羟基，可与三价铁离子络合呈色，四环素为红棕色，金霉素为褐红色，土霉素褐橙色。

（5）浓硫酸呈色反应：浓硫酸可氧化四环素类基本骨架，产物具有不同颜色，如金霉素初显蓝色，后变绿色；土霉素朱红色；四环素为深紫色，多西环素为黄色。

（6）不稳定性：天然的四环素类抗生素，干燥固体比较稳定，但遇到日光会变色，可诱发光敏性反应。四环素在酸性和碱性条件下均不稳定，会发生变质反应，产物无活性，且毒性较大（图 8-2）。

① 酸性条件下：pH＜2 时，C-6 位的羟基和相邻碳上的氢发生消除反应，生成无活性脱水产物。pH2～6 时，C-4 位二甲氨基发生差向异构化反应，差向异构体活性低、毒性大，可引起 Fanconi 综合征，导致肾小管吸收功能受损，产生烦渴、蛋白尿、糖尿、氨基酸尿、低血钾、高尿酸症和酸中毒等反应。

② 碱性条件下：C-6 位羟基会从分子内进攻 C-11 位羰基，C 环破裂，形成具有内酯结构的异构体。

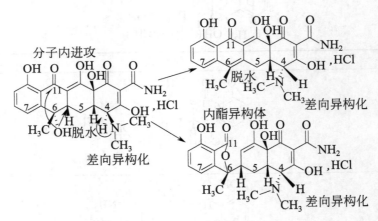

图 8-2 四环素的不稳定性

盐酸多西环素（Doxycycline Hydrochloride）

化学名为 6-甲基-4-(二甲氨基)-3,5,10,12,12a-五羟基-1,11-二氧代-1,4,4a,5,5a,6,11,12a-八氢-2-并四苯甲酰胺盐酸盐半乙醇半水合物。

本品为淡黄色至黄色结晶性粉末;无臭;味苦。在水或甲醇中易溶,在乙醇或丙酮中微溶。水溶液的比旋度为-105°～-120°。

本品是土霉素脱去 C-6 羟基的衍生物,稳定性较好。口服吸收完全而迅速,不受同服食物影响。组织浓度较同类药物高 5～10 倍。半衰期为 12～22h,可每日服药一次。临床用于敏感的革兰阳性球菌和革兰阴性杆菌所致的上呼吸道感染、扁桃体炎、胆道感染、淋巴结炎、蜂窝组织炎、老年慢性支气管炎等,也用于斑疹伤寒、恙虫病、支原体肺炎等,对耐四环素金葡菌有效,是目前四环素类抗生素的首选或次选药物。

盐酸米诺环素(Minocycline Hydrochloride)

化学名为[(4S(4α,4aα,5aα,12aα)]-4,7-双(二甲氨基)-1,4,4a,5,5a,6,11,12a-八氢-3,10,12,12a-四羟基-1,11-二氧代-2-并四苯甲酰胺盐酸盐。

本品为黄色结晶性粉末;无臭;味苦;有引湿性。在甲醇中溶解,在水中略溶,在乙醇中微溶。

本品为四环素脱去 C-6 甲基和羟基,并在 C-7 引入二甲氨基而得到的衍生物,对酸很稳定,不会发生脱水和重排形成内酯环产物。

本品脂溶性高,口服吸收迅速而完全,不受食物影响,组织渗透性高,在肝、肾、肺等组织中浓度较高,在脑及脑脊液中浓度比其他四环素族抗生素为高,半衰期 12.6h。对耐四环素菌株有效,对革兰阳性菌作用强,临床用于治疗葡萄球菌、链球菌、肺炎球菌、淋病奈瑟菌、痢疾杆菌、大肠埃希菌、克雷伯菌、变形杆菌、铜绿假单胞菌、梅毒螺旋体及衣原体等对本品敏感的病原体引起的感染。

活动3 说一说,练一练

1. 盐酸四环素脱去 C-6 甲基和羟基,并在 C-7 引入二甲氨基而得到的衍生物是 (　　)。
   A. 盐酸土霉素　B. 米诺环素　　C. 多西环素　　D. 盐酸金霉素　　E. 克拉霉素
2. 易于发生差向异构化反应的抗生素是 (　　)。
   A. 克林霉素　　B. 金霉素　　　C. 阿莫西林　　D. 罗红霉素　　　E. 盐酸四环素
3. 哪个位置引入羟基可与 C-4 位二甲氨基形成氢键,阻止四环素类药物发生差向异构化反应?(　)
   A. C-5　　　　B. C-6　　　　C. C-7　　　　D. C-10　　　　E. C-11
4. 说一说"四环素牙"的形成原因。

任务六　大环内酯类抗生素

大环内酯类抗生素（Macrolide Antibiotics）是具有十四元、十五元或十六元内酯大环的抗生素，其在临床上的应用仅次于 β-内酰胺类抗生素，主要用于革兰阳性菌和某些革兰阴性菌感染，对葡萄球菌属（包括产 β-内酰胺酶金葡菌）、军团菌、脑膜炎奈瑟菌、破伤风杆菌等感染有特效，对肺炎支原体、衣原体等感染（β-内酰胺类抗生素无效）作用良好。与临床其他类抗生素间无交叉耐药性，此外，还具有抗寄生虫、抗肿瘤、抗病毒等临床作用。常用药物有红霉素、罗红霉素、克拉霉素、阿奇霉素、麦迪霉素、乙酰螺旋霉素等。

一、大环内酯类抗生素的结构分类及代表药物

（1）十四元大环内酯类抗生素，包括红霉素及红霉素衍生物，常用药物有红霉素、琥乙红霉素、克拉霉素、罗红霉素、依托红霉素、氟红霉素、地红霉素。酮基大环内酯类抗生素是新型的十四元大环内酯类抗生素，代表药物泰利霉素。

（2）十六元大环内酯类抗生素，包括麦迪霉素及其衍生物、螺旋霉素及其衍生物，常用药物有麦迪霉素、乙酰螺旋霉素。

（3）十五元大环内酯类抗生素，代表药物是阿奇霉素，是红霉素衍生物。

二、大环内酯类抗生素的结构特点与理化性质

大环内酯类抗生素是由链霉菌产生的弱碱性抗生素，其结构特征在于十四、十五或十六元环的内酯结构，以及与内酯环上羟基通过苷键结合的去氧氨基糖或 6-去氧糖。

生物合成的大环内酯类抗生素多为复合物，含有多种结构相似的组分，如红霉素包括红霉素 A、B 和 C，麦迪霉素包括 A_1、A_2、A_3、A_4。不同组分的理化性质相似，抗菌活性存在差异，药用时需控制组分比例。

大环内酯类抗生素具有如下理化性质：

（1）弱碱性　内酯结构上以苷键结合的去氧氨基糖，含有氨基或取代氨基，具有弱碱性，可与酸成盐，盐易溶于水。

（2）脂溶性　原型药物易溶于机溶剂。

（3）稳定性　天然大环内酯类抗生素，化学性质不稳定，苷键在酸中易水解，内酯环在碱性条件下易于破裂，在体内易被酶水解，口服生物利用度差。对内酯环或去氧糖分子中的羟基进行酰化改造后，可增加对酸的稳定性，易于吸收，增高血药浓度，延长作用时间，降低毒性。

三、大环内酯类抗生素的抗菌机制

大环内酯类抗生素可抑制细菌蛋白质合成，抗菌机制为：与细菌核糖体 50S 亚基可逆结合，阻断 tRNA 转肽及 mRNA 转位作用；与细菌核糖体 50S 亚基 L22 蛋白质结合，破坏核糖体结构，阻碍肽链的延长。

活动 1　大环内酯类典型药物

红霉素是十四元大环内酯类抗生素，由链丝菌产生，包含红霉素 A、B、C 三种组分，药

用红霉素 A，红霉素 B 和红霉素 C 作用弱、毒性高，是中国药典规定需控制的特殊杂质。

红霉素（Erythromycin）

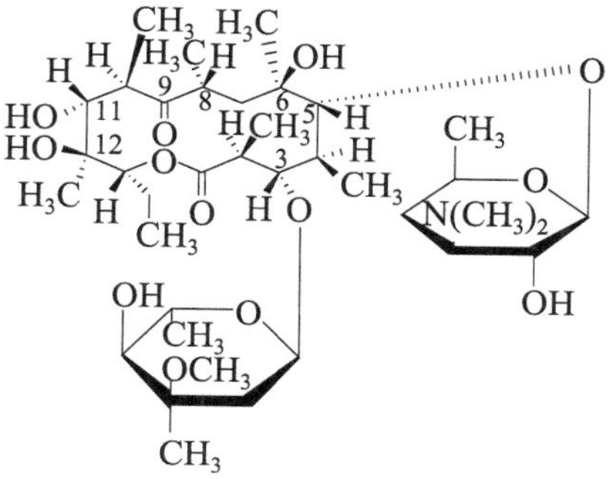

本品为白色或类白色的结晶或粉末；无臭；味苦；略有引湿性。在甲醇、乙醇或丙酮中易溶，水中极微溶解。无水乙醇溶液的比旋度为 $-71°\sim-78°$。

本品具有十四元环的红霉内酯环，在 C-3、C-5、C-6、C-11、C-12 位有 5 个羟基，C-3 羟基与红霉糖、C-5 羟基与去氧氨基己糖以苷键缩合。

本品不耐酸、碱；碱性条件下，苷键水解和内酯键破裂；酸性条件下，C-6 羟基进攻 C-9 羰基，脱水环合形成缩酮，进一步脱水生成 8,9-脱水-6,9 半缩酮的螺环结构，最后降解为红霉胺和红霉糖，丧失抗菌活性。

本品水溶性小，口服易被胃酸破坏，半衰期短（1～2h），多制成肠溶片、肠溶胶囊等肠溶剂型。与乳糖醛酸成盐后可注射使用。制成软膏和眼膏剂型后可外用。

本品抗革兰阳性菌作用强，是耐 β-内酰胺类金黄色葡萄球菌、溶血性链球菌感染的首选药物，也常用于治疗肺炎支原体、衣原体等非典型病原体所致的呼吸道及泌尿生殖系统感染。

阿奇霉素（Azithromycin）

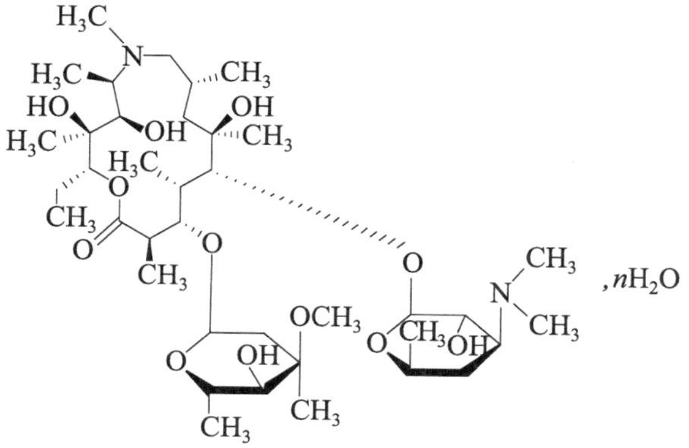

本品为白色或类白色粉末，无臭，味苦，微有引湿性。易溶于甲醇、丙酮、三氯甲烷、无水乙醇或稀盐酸溶液，几乎不溶于水。对胃酸高度稳定。

本品是第一个环内含氮的十五元环大环内酯类红霉素衍生物。本品碱性很强，口服吸收后组织浓度高，可为胞外浓度的 300 倍，抗生素后效应优于 β-内酰胺类抗生素。半衰期为 68～76h，只需每天给药一次。

本品抗菌谱广、抗菌性强，对革兰阴性菌活性高，对流感嗜血杆菌、耐 β-内酰胺细菌抑制作用强，对肺炎支原体的作用在大环内酯类抗生素中最强。临床用于治疗敏感菌所致的急性咽炎、急性扁桃体炎、急性支气管炎、肺炎支原体肺炎、皮肤软组织感染及沙眼衣原体感染等疾病。

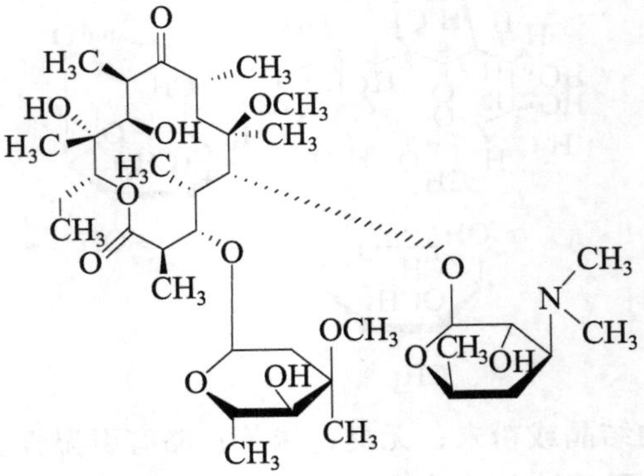

克拉霉素

克拉霉素为红霉素 C-6 羟基甲基化，阻止 6,9-缩酮反应，提高抗菌活性，耐酸，口服吸收后血药浓度高而持久，活性强，毒性低。用于治疗敏感菌所致扁桃体炎、咽喉炎、副窦炎、支气管炎、肺炎、皮肤软组织感染等。

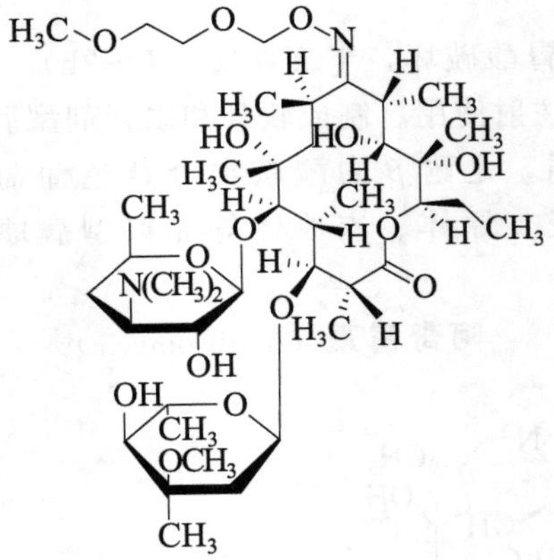

罗红霉素

罗红霉素为红霉素 C-9 羰基转化为肟，并将侧链醚化。对酸稳定，口服吸收快，组织分布广，不良反应小。用于治疗敏感菌所致的五官、呼吸道、生殖系及皮肤感染。可作为与流脑患者密切接触者的预防用药。

活动 2　说一说，练一练

1. 属于十五元大环内酯类抗生素的药物是（　　）。
A. 罗红霉素　　　B. 琥乙红霉素　C. 克拉霉素　　　D. 阿奇霉素　　　E. 麦迪霉素
2. 红霉素衍生物中，将红霉素 C-9 羰基转化为肟，并将侧链醚化的药物是（　　）。
A. 罗红霉素　　　B. 琥乙红霉素　C. 克拉霉素　　　D. 氟红霉素　　　E. 地红霉素
3. （多选题）属于大环内酯类抗生素的是（　　）。
A. 阿奇霉素　　　B. 盐酸四环素　C. 硫酸链霉素　D. 罗红霉素　　　E. 克拉霉素

4.（多选题）属于十四元大环内酯类抗生素的是（　　）。

A. 阿奇霉素　　B. 罗红霉素　　C. 克拉霉素　　D. 克林霉素　　　E. 红霉素

5.（多选题）红霉素衍生物结构改造的方法有（　　）。

A．红霉素 C-9 羰基转化为肟，侧链醚化

B. 利用电子等排原理，将 C-8 位氢用氟代替

C. 红霉素 C-6 位羟基甲基化

D. 红霉素 C-9 羰基转化为肟后经重排扩环后还原及 N-甲基化

E. 红霉素 C-9 羰基转化为肟后还原为氨基，与 2-(2-甲氧基乙氧基)乙醛、C-11 羟基缩合形成噁嗪环

任务七　氨基糖苷类抗生素

氨基糖苷类抗生素（Aminoglycoside Antibiotics）是氨基糖与 1,3-二氨基肌醇以苷键结合而成的抗生素，抗菌谱广，对需氧革兰阴性杆菌具有强大的抗菌活性。临床使用的氨基糖苷类抗生素有链霉素、卡那霉素、庆大霉素、妥布霉素、阿米卡星、奈替米星、依替米星、大观霉素、新霉素、核糖霉素、巴龙霉素等。

氨基糖苷类抗生素目前已经发展三代，第一代药物有链霉素、新霉素和卡那霉素。链霉素抗菌作用弱，是治疗结核病的二线药物。卡那霉素（1959）对需氧革兰阴性菌严重感染和粟粒型结核疗效显著。因严重的肾脏和耳毒性，及耐药菌的出现，目前应用较少。第二代药物主要有庆大霉素和妥布霉素，抗菌谱广，对假单胞菌和耐药菌抗菌作用强，临床应用广泛。第三代以半合成药物为代表，包括阿米卡星、依替米星等，对庆大霉素、卡那霉素耐药菌、β-内酰胺类耐药菌有效，且耳毒性低，是目前最具优势的氨基糖苷类抗生素。

一、氨基糖苷类抗生素的结构特点与理化性质

氨基糖苷类抗生素结构特征相似，具有共同的理化性质。

（1）水解性　结构中均具有苷元（1,3-二氨基肌醇）与配糖体（氨基糖）所形成的苷键，在酸性和碱性条件下易于水解。

（2）碱性　配糖体和苷元结构含有氨基、胍基等碱性基团，具有碱性，可与硫酸、盐酸成盐。

（3）极性大　1,3-二氨基肌醇为碱性多元环己醇，具有多个羟基，导致药物极性大，水溶性较大，亲脂性差，口服吸收不足 10%，需注射给药。

（4）化学稳定性高　固体性质稳定，可加热灭菌。多数药物在体内不代谢失活，多以原型经肾小球滤过排出。

二、氨基糖苷类抗生素的作用机制

氨基糖苷类抗生素是静止期杀菌剂，抗菌机制主要包括：吸附于菌体表面，造成细菌细胞膜缺损，膜通透性增大，引起细菌内容物外泄而死亡；跨膜主动转运入细胞内，与细菌 30S 核糖体亚基结合，阻碍初始复合物的合成，干扰功能性核糖体的组装，诱导细菌合成错误蛋白以及阻抑已合成蛋白的释放，导致细菌死亡。

活动 1　典型药物

硫酸链霉素 （Streptomycin Sulfate）

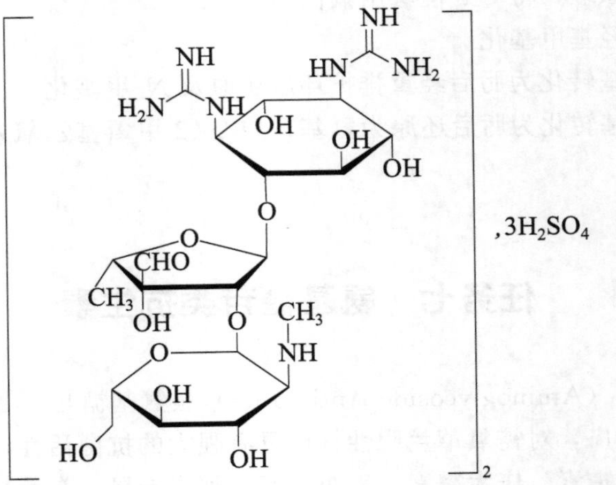

化学名为 O-2-甲氨基-2-脱氧-α-L-吡喃葡糖基-(1→2)-O-5-脱氧-3-C-甲酰基-α-L-来苏呋喃糖基-(1→4)-N^1,N^3-二脒基-D-链霉胺硫酸盐。

本品为白色或类白色粉末，无臭或几乎无臭，味微苦，有引湿性。在水中易溶，在乙醇或三氯甲烷中不溶。

链霉素由链霉胍、链霉糖和 N-甲基葡萄糖以苷键结合而成，具有三个碱性中心，2 个胍基和 1 个甲氨基，与硫酸按 2∶3 成盐。

链霉素具有双糖结构，碱性条件下迅速水解完全，在酸性条件分步水解，水解产物为链霉胍、链霉糖和 N-甲基葡萄糖胺。链霉胍与 8-羟基喹啉乙醇液和次溴酸钠试液发生坂口反应，产物显橙红色。链霉糖可在加热条件下，脱水重排为麦芽酚，与硫酸铁铵试液反应显紫红色，此为麦芽酚反应。

链霉糖中的醛基易于氧化或还原产生链霉素酸而失效，临床上不可与还原性药物配伍使用。

链霉素对结核杆菌抗菌作用强，临床主要用于结核病治疗，尤其用于结核性脑膜炎和极性浸润性肺结核。易产生耐药性，多与其他抗结核药物协同使用。具有较强的肾毒性和耳毒性，可诱发肾衰竭和永久性耳聋。

硫酸阿米卡星 （Amikacin Sulfate）

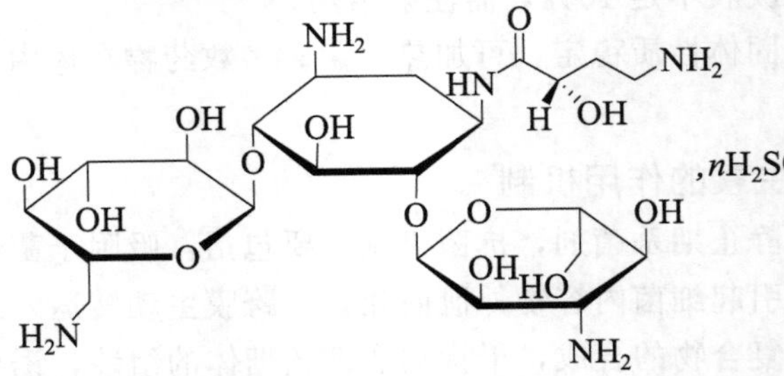

化学名为 O-3-氨基-3-脱氧-α-D-葡吡喃糖基-(1→4)-O-[6-氨基-6-脱氧-α-D-葡吡喃糖基-

(1→6)]-N^3-(4-氨基-2-羟基-1-氧代丁基)-2-脱氧-L-链霉胺硫酸盐。

本品为白色或类白色粉末或结晶性粉末，几乎无臭，无味，在水中极易溶解，在甲醇、丙酮、乙醚或三氯甲烷中几乎不溶。水溶液的比旋度为＋76°～＋84°。

阿米卡星是卡那霉素 C-1 位氨基为 4-氨基-2-羟基丁酰基酰化后的衍生物，具有立体位阻效应，可避免为卡那霉素耐药菌产生的钝化酶灭活，对卡那霉素敏感菌和耐药菌均有效，血药浓度高，毒性小，临床应用广泛，肌内注射吸收迅速，1h 可达峰，半衰期为 2.2h。

阿米卡星是抗菌谱最广的氨基糖苷类抗生素，对革兰阴性杆菌和金葡菌均有较强的抗菌力，是临床治疗耐氨基糖苷类菌株所致感染的首选药物，对阿米卡星耐药的细菌对其他氨基糖苷类均耐药。

本品耳毒性发生率高，主要为耳蜗神经损害，肾毒性较低。

活动2　说一说，练一练

1. 具有氨基糖与 1,3-二氨基肌醇形成的苷键结构的是哪类抗生素？（　）
A. 糖肽类　　　B. 氨基糖苷类　C. 林可霉素类　D. 四环素类　　　　E. 酰胺醇类
2. 以下哪个是治疗结核病的二线药物？（　）
A. 链霉素　　　　B. 阿米卡星　　　C. 大观霉素　　　D. 新霉素

任务八　氯霉素类抗生素及其他

临床常用的其他类型抗生素还有林可霉素类、酰胺醇类抗生素（即氯霉素类抗生素）等，常用药物有林可霉素、氯霉素、甲砜霉素等。

林可霉素类抗生素是 N-甲基-4-正丙基-吡咯烷羧酸和甲硫基脱氧-6-氨基-α-D-半乳辛吡喃糖缩合而成的酰胺化合物，也称林可酰胺类抗生素。临床常用药物有盐酸林可霉素和盐酸克林霉素。

林可霉素类抗生素抑菌机制类似大环内酯类抗生素，主要对革兰阳性菌作用较强，对厌氧菌效果较好。抗菌作用机制为：与细菌核糖体上的 50S 核糖体亚基结合，阻止原核翻译的进行，抑制细菌蛋白质合成；清除细菌表面 A 蛋白和绒毛状外衣，使细菌易被吞噬和杀灭。

活动1　氯霉素类抗生素

酰胺醇类（氯霉素类）抗生素主要有氯霉素及甲砜霉素。氯霉素可与细菌 70S 核糖体的 50S 亚基可逆性结合，阻断氨酰 tRNA 与核糖体受体的结合，抑制细菌蛋白质合成。因人的骨髓造血细胞线粒体 70S 核糖体与细菌 70S 核糖体结构相似，长期和多次应用氯霉素会产生骨髓抑制、再生障碍性贫血，新生儿可致灰婴综合征。甲砜霉素（Thiamphenicol）是氯霉素衍生物，抗菌谱与氯霉素相似，但不会出现再生障碍性贫血。临床可用于敏感菌如流感嗜血杆菌、大肠杆菌、沙门菌属等所致的呼吸道、尿路、肠道等感染。

活动 2　典型药物

氯霉素 （Chloramphenicol）

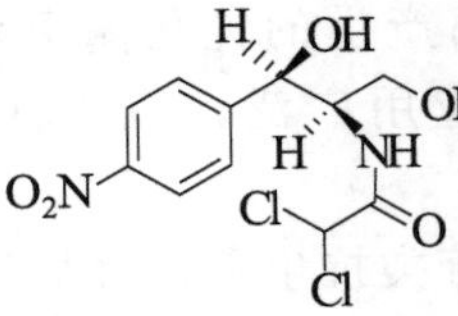

化学名为 D-苏式-(－)-N-[α-(羟基甲基)-β-羟基-对硝基苯乙基]-2,2-二氯乙酰胺。

本品为白色至微带黄绿色针状、长片状结晶或结晶性粉末；味苦。微溶于水，易溶于甲醇、乙醇及丙酮。无水乙醇溶液比旋度为＋18.5°～＋21.5°。

氯霉素最早是 1947 年从委内瑞拉链霉菌中得到的，现用化学方法合成。本品化学结构含有对硝基苯基、丙二醇与二氯乙酰胺三个部分，其抗菌活性主要与丙二醇有关，有两个手性碳原子，四个对映异构体，药用左旋体，1R,2R(－) 或 D-苏阿糖型。

本品性质稳定，耐热，干燥状态时可保持抗菌活性 5 年以上。水溶液在中性、弱酸性（pH 4.5～7.5）条件下稳定，在强碱或强酸条件下，水解生成对硝基苯基-2-氨基-1,3-丙二醇而失效。

本品可经氯化钙和锌粉还原为羟胺衍生物，经苯甲酰氯苯甲酰化后，可与三氯化铁试液形成紫红色的配位化合物。

本品为广谱抗生素，对革兰阴性菌作用强于阳性菌，临床上主要用于治疗伤寒、副伤寒、斑疹伤寒等，对百日咳、砂眼、细菌性痢疾及尿道感染等也有效。

盐酸林可霉素 （Lincomycin Hydrochloride）

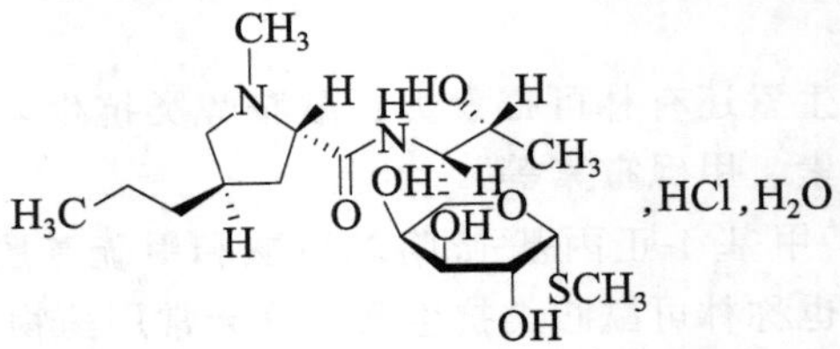

化学名为 6-(1-甲基-反-4-丙基-L-2-吡咯烷甲酰氨基)-1-硫代-6,8-二脱氧-D-赤式-α-D-半乳辛吡喃糖甲苷盐酸盐-水合物。

本品为白色结晶性粉末，无臭。在水中极易溶解，在甲醇或吡啶中易溶，乙醇中微溶。

林可霉素由链霉菌发酵产生，抗菌谱类似大环内酯类抗生素，临床用于金葡菌、肺炎链球菌、溶血性链球菌等需氧革兰阳性球菌感染，亦可治疗敏感厌氧菌引起的严重感染，对耐青霉素菌株引起的肺部感染治疗方面，优于青霉素类，可用作对青霉素过敏或不宜用青霉素者的替代药物。可进入骨组织中，和骨有特殊亲和力，特别适用于敏感菌所致骨髓炎。

活动 3　说一说，练一练

1. 属于酰胺醇类抗生素的是 （　）。
A. 氯霉素　　　　　B. 链霉素　　　　　C. 林可霉素　　　　D. 新霉素
2. 氯霉素有几个光学异构体？（　）
A. 四个　　　　　　B. 五个　　　　　　C. 三个　　　　　　D. 六个

3. 林可霉素类抗生素抑菌机制类似哪类抗生素？（　）

A. 大环内酯类　　　　B. β-内酰胺类　　　　C. 氨基糖苷　　　　D. 酰胺醇

项目八小结

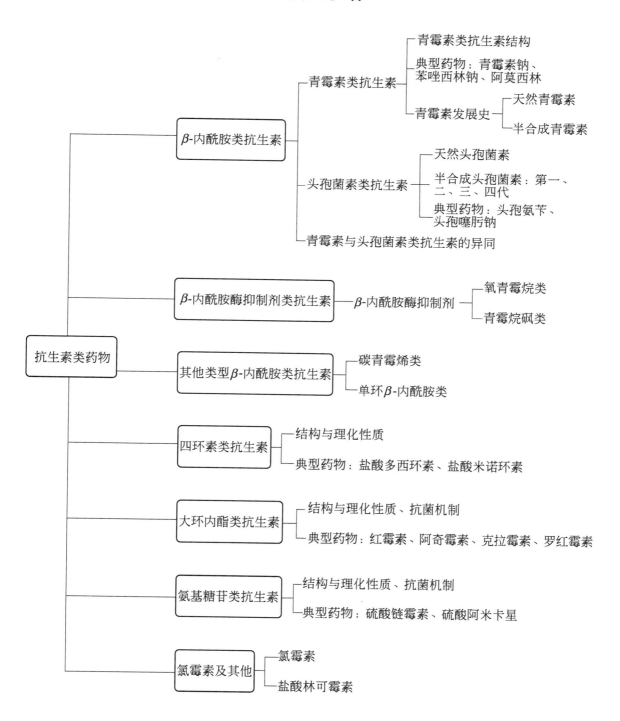

目标检测

一、单选题

1. β-内酰胺类抗生素的作用机制是（　　）。
A. β-内酰胺酶抑制剂，阻止细胞壁的形成
B. 与对氨基苯甲酸竞争，干扰细菌正常生长，属二氢叶酸合成酶抑制剂
C. 与对氨基苯甲酸竞争，干扰细菌正常生长，属二氢叶酸还原酶抑制剂
D. D-丙氨酸多肽转移酶抑制剂，阻止细胞壁的形成
E. 环氧酶抑制剂，干扰细菌生长

2. 下列药物中哪个是 β-内酰胺酶抑制剂？（　　）
A 阿莫西林　　　　　　B. 头孢噻吩钠　　　　　　C. 克拉维酸
D. 盐酸米诺环素　　　　E. 阿米卡星

3. 下列各点中哪个符合氨苄西林的性质？（　　）
A. 易溶于水　　　　　　B. 水溶液稳定　　　　　　C. 不能口服
D. 与茚三酮溶液呈颜色反应　　E. 耐青霉素酶

4. 青霉素性质不稳定，遇酸遇碱容易失效，pH＝4.0 时它的分解产物是（　　）。
A. 6-氨基青霉素烷酸　　　B. 青霉烯酸　　　　　　C. 青霉酸
D. 青霉二酸　　　　　　E. 青霉醛和青霉胺

5. 对于青霉素，描述不正确的是（　　）。
A 能口服　　　　　　　B. 易产生过敏　　　　　　C. 对革兰阳性菌效果好
D. 易产生耐药性　　　　E. 是第一个用于临床的抗生素

6. 属于大环内酯类抗生素的是（　　）。
A 克拉维酸　　　　　　B. 舒巴坦　　　　　　　　C. 罗红霉素
D. 头孢克洛　　　　　　E. 盐酸林可霉素

7. 氯霉素的化学结构的构型为（　　）。
A. D-（－）-苏阿糖型　　　B. L-（＋）-苏阿糖型　　　C. D-（＋）-赤藓糖型
D. L-（－）-赤藓糖型　　　E. D-（＋）-赤藓糖型的外消旋体

8. 能引起骨髓造血系统抑制和再生障碍性贫血的药物是（　　）。
A. 氨苄青霉素　　B. 甲氧苄啶　　C. 利多卡因　　D. 氯霉素　　E. 哌替啶

9. 阿米卡星属于哪一类结构类型的抗生素？（　　）。
A 大环内酯类　　　　　B. 氨基糖苷类　　　　　　C. β 内酰胺类
D. 四环素类　　　　　　E. 多烯多肽类

10. 对第八对脑神经有损害作用，可引起不可逆耳聋的药物是（　　）。
A. 大环内酯类　　B. 四环素类　　C. 氨基糖苷类　　D. β-内酰胺类　　E. 氯霉素类

二、多选题

1. 下列描述中哪些与阿莫西林相符？（　　）。
A. 为广谱的半合成抗生素　　　　　　B. 口服吸收良好
C. 对 β-内酰胺酶稳定　　　　　　　　D. 水溶液室温放置会发生分子间的聚合反应

2. 下列药物中，哪些药物是半合成红霉素衍生物？（　　）。
A. 阿奇霉素　　　　B. 克拉霉素　　　　C、甲砜霉素　　　　D. 泰利霉素

3. 下列描述中哪些与氯霉素相符？（　　）
A. 化学结构中含有两个手性碳原子，临床用 1R,2S-（＋）型异构体

B. 对热稳定，在强酸、强碱条件下可发生水解

C. 主要用于伤寒、斑疹伤寒、副伤寒等

D. 长期多次应用可引起骨髓造血系统损伤，产生再生障碍性贫血

4. 下列描述中哪些与红霉素相符？（　　）

A. 为大环内酯类抗生素　　　　　　　　B. 为两性化合物

C. 结构中有五个羟基　　　　　　　　　D. 对耐青霉素的金黄色葡萄球菌有效

5. 下列描述中哪些与青霉素钠相符？（　　）

A. 遇碱 β-内酰胺环破裂　　　　　　　　B. 有严重的过敏反应

C. 在酸性介质中稳定　　　　　　　　　D. 6 位上具有 α-氨基苄基侧链

三、简答题

1. 简述抗生素抗菌谱和抗菌活性的含义。

2. 抗生素类药物的类型有哪些？各举一例说明。

项目九　抗菌药及抗病毒药

知识目标

1. 掌握喹诺酮类抗菌药、磺胺类药物的理化通性与构效关系；抗结核药、抗真菌药和抗病毒药物的分类及典型药物诺氟沙星、磺胺嘧啶、磺胺甲噁唑、甲氧苄啶、利福平、异烟肼、对氨基水杨酸钠、甲硝唑、两性霉素 B、阿昔洛韦、齐多夫定的化学结构、理化性质和临床用途等。

2. 熟知左氧氟沙星、盐酸乙胺丁醇、盐酸小檗碱、硝酸咪康唑、酮康唑、氟康唑、盐酸金刚烷胺、利巴韦林等的化学结构；喹诺酮类抗菌药的发展；磺胺类药物与抗菌增效剂、抗真菌药物的作用机制；典型药物的化学名称、结构特征、作用特点及代谢特点。

3. 了解磺胺类药物、抗病毒药物等的发展及现状。

技能目标

1. 熟练掌握典型药物的化学鉴别方法。

2. 学会分析典型药物的结构特征；会应用合成抗菌药和抗病毒药的化性质解决药物在合理用药、制剂、分析检验、储存养护、使用等方面的问题。

任务一　抗菌药的概念

活动1　抗菌药物的类型

抗菌药（Antibacterial Drugs）是一类能抑制或杀灭病原微生物，防治感染性疾病的药物。自人类发现磺胺类药物和青霉素以来，抗菌药物迅速发展，品种繁多。本项目主要介绍喹诺酮类抗菌药、磺胺类药物及抗菌增效剂、抗结核药、其他抗菌药、抗真菌药及抗病毒药等。

抗菌药的发展可分为 4 个时期：①20 世纪 30 年代，开发了磺胺类药物，开创了细菌感染性疾病化学治疗的新纪元；②20 世纪 40 年代，研制了以 β-内酰胺类抗生素为主的半合成抗生素，由于其抗菌作用强、抗菌谱广，超过了磺胺类药物，因而得到迅速发展；③20 世纪 60 年代，发展了喹诺酮类合成抗菌药，抗菌活性强，和其他类抗生素之间无交叉耐药性，已有 20 多个品种上市；④20 世纪 80 年代至今，唑烷酮类等新型抗菌药出现。

活动2　抗菌药的临床应用

抗菌药物临床应用应当遵循安全、有效、经济的原则。

抗菌药物临床应用实行分级管理。根据安全性、疗效、细菌耐药性、价格等因素，将抗菌药物分为三级：非限制使用级、限制使用级与特殊使用级。具体划分标准如下。

（1）非限制使用级抗菌药物是指经长期临床应用证明安全、有效，对细菌耐药性影响较小，价格相对较低的抗菌药物。

（2）限制使用级抗菌药物是指经长期临床应用证明安全、有效，对细菌耐药性影响较大，或者价格相对较高的抗菌药物。

（3）特殊使用级抗菌药物是指具有以下情形之一的抗菌药物：

① 具有明显或者严重不良反应，不宜随意使用的抗菌药物；

② 需要严格控制使用，避免细菌过快产生耐药的抗菌药物；

③ 疗效、安全性方面的临床资料较少的抗菌药物；

④ 价格昂贵的抗菌药物。

活动 3   说一说，练一练

案例导入

案例：假如你是某医院的一名临床药师，负责用药咨询工作，面对如下两种情况你该如何回答？

情况一：有个孩子家长来咨询："我家孩子 8 岁了，最近几天拉肚子，我自己用诺氟沙星（氟哌酸）效果挺好，可不可以给孩子用？"

情况二：有个结核病患者咨询：为什么服用利福平后，他的尿液、粪便、唾液甚至出汗都是橘红色呢？

分析讨论

1. 你知道这两个药物属于哪类抗菌药吗？

2. 为什么孩子不能服用诺氟沙星？

3. 你还知道哪些抗结核的药物？

任务二   喹诺酮类抗菌药

活动 1   喹诺酮类抗菌药物概述

一、喹诺酮类药物的发展及类型

自 1962 年萘啶酸被合成以来，特别是 20 世纪 80 年代氟喹诺酮的快速发展，使其中一些药物的抗菌作用完全可与优良的半合成头孢菌素相媲美。这类药物具有抗菌谱广、活性强、生物利用度高、使用方便、与其他抗菌药无交叉耐药性等特点，在临床上广泛用于消化系统、呼吸系统及泌尿系统感染等疾病的治疗，是一类非常重要的合成抗菌药，但同时要注意该类药物的不良反应，以保障用药安全。

喹诺酮类抗菌药是一类以原核生物 DNA 促旋酶和拓扑异构酶 IV 为作用靶点的合成抗

菌药。此类药物发展极为迅速，已经在临床上广泛应用。此类药物的发展可分为四个阶段。

1962～1969年为第一阶段。1962年发现的萘啶酸和1967年发现的吡咯酸等是第一代药物。其特点是对革兰阴性菌有明显的抑制作用，对革兰阳性菌和铜绿假单胞菌几乎无作用，易产生耐药性。但活性属于中等，而且体内易被代谢，作用时间短，对中枢神经系统有明显的副作用，现已很少应用。

1970～1977年为第二阶段。吡哌酸（Pipemidic acid）和西诺沙星（Cinoxacin）等是第二代药物。由于在药物分子结构中引入了哌嗪基团，对DNA促旋酶有较大的亲和作用，抗菌活性大大增强。抗菌谱也在抗革兰阴性菌在基础上增加了抗革兰阳性菌，并且对铜绿假单胞菌也有活性。耐药性低，毒副作用小，临床上用于治疗泌尿道感染和肠道感染及耳鼻喉感染等。

1978～1998年为第三阶段。以诺氟沙星（Norfloxacin）的问世为起点，为第三代喹诺酮类药物，代表药物有诺氟沙星、环丙沙星（Ciprofloxacin）、氧氟沙星（Ofloxacin）等，是6-位氟取代和7-位哌嗪坏取代的含氟喹诺酮类药物，抗菌谱进一步扩大，对革兰阴性菌和革兰阳性菌均有明显的抑制作用，有些药物对支原体、衣原体、军团菌以及分枝杆菌也有效，耐药性低，毒副作用小，在大多数组织（除脑组织和脑脊液外）和体液中均有较好的分布，用于治疗泌尿系统感染、肠道感染及呼吸道感染等，是目前最常用的合成抗菌药。

1999年至今为第四阶段，以莫西沙星（Moxifloxacin）、加替沙星（Gatifloxacin）、司帕沙星（Sparfloxacin）和吉米沙星（Gemifloxacin）为代表的第四代喹诺酮类药物相继上市，又称为"新喹诺酮类"，其抗菌谱进一步扩大，对革兰阳性菌（如肺炎链球菌）和厌氧菌的抗菌活性进一步提高，对革兰阴性菌的抗菌活性与环丙沙星相似或略优，对结核分枝杆菌、军团菌、幽门螺杆菌等亦有良好的活性，具有生物利用度好、半衰期较长等优点，为喹诺酮类药物的临床应用打开了更广阔的空间。

喹诺酮类药物根据母核的结构特征可分为三类：

① 萘啶羧酸类：如萘啶酸、依诺沙星。

② 吡啶并嘧啶羧酸类：如吡哌酸、吡咯酸。

③ 喹啉羧酸类：如诺氟沙星、环丙沙星、洛美沙星、氧氟沙星等。

在这三类结构中，喹啉羧酸类药物最多、发展最快，临床应用十分广泛。

萘啶酸   依诺沙星

吡哌酸   吡咯酸

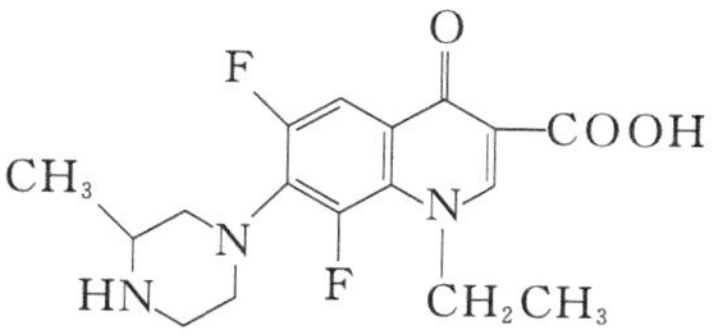

洛美沙星 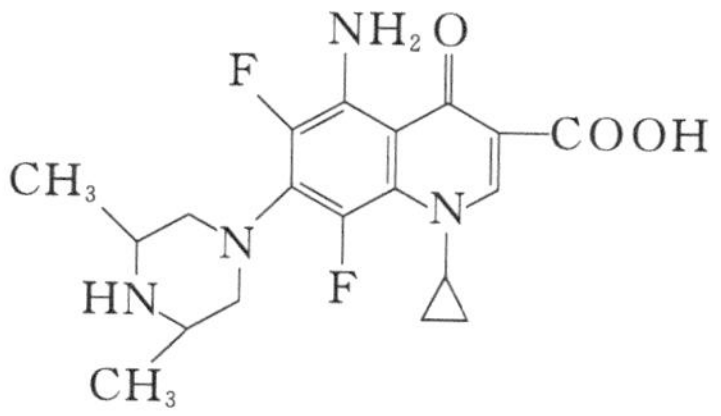　　　　　　　　　司帕沙星

二、喹诺酮类药物的理化性质

（1）喹诺酮类抗菌药母环结构有叔胺显示碱性，3位有游离的羧基显酸性，故喹诺酮类抗菌药具有酸碱两性，既可溶于酸又可溶于碱。

（2）喹诺酮类抗菌药一般为白色或微黄色结晶性粉末，味苦。

（3）第三代喹诺酮类抗菌药结构中均含有氟原子，有机破坏后，具有氟离子的特征性反应。

（4）喹诺酮类抗菌药在室温下相对较稳定，但在光照下可发生分解反应。在酸性下回流可进行脱羧。

（5）喹诺酮类抗菌药7位上连有含氮杂环时，在酸性条件下，水溶液光照可见分解反应。

（6）喹诺酮类抗菌药结构中的4-羰基-3-羧基，极易与金属离子如钙、镁、铁、锌等络合形成螯合物，不仅降低了药物的抗菌活性，同时也使体内的金属离子排出体外，尤其对妇女、老人和儿童易引起缺钙、贫血、缺锌等副作用。因此，这类药物不宜同牛奶等含钙、铁、锌等食物和药品同时服用，老人和儿童也不宜应用。

三、喹诺酮类药物的临床应用及不良反应

喹诺酮类抗菌药临床可用于泌尿系统感染、肠道感染、呼吸道感染、扁桃体感染、胆道感染、皮肤及软组织感染、骨和关节感染、腹腔感染、眼、耳鼻喉感染、妇科感染、淋病、伤寒、败血症等，有的药物还可用于抗结核病、抗肿瘤和抗艾滋病等。

喹诺酮类抗菌药一般口服吸收迅速，在体内分布广泛，多数药物在尿中能保持高于对病原微生物的最小抑制浓度。

喹诺酮类抗菌药一般存在下列不良反应：①中枢神经系统毒性，如眩晕、困倦、失眠、头痛等；②过敏反应，如药疹、光敏反应；③肝、肾毒性及胃肠道反应，如转氨酶升高，肾实质性肾炎、结晶尿以及恶心、呕吐、口干等；④血液系统毒性，如中性粒细胞及血小板减少等；⑤引起体内金属离子如钙、铁、锌等流失，引起缺钙、贫血、缺锌等副作用。

活动 2　喹诺酮类典型药物

诺氟沙星（Norfloxacin）

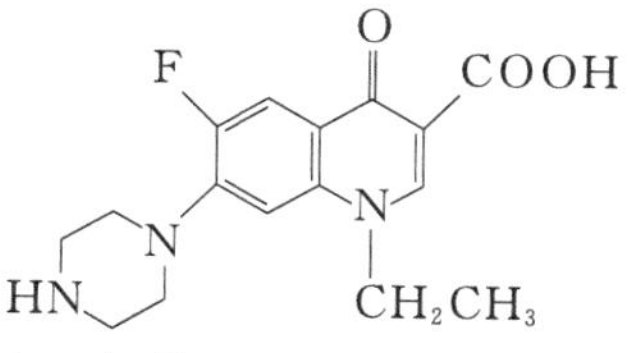

化学名为1-乙基-6-氟-1,4-二氢-4-氧代-7-(1-哌嗪基)-3-喹啉羧酸，又名氟哌酸。

本品为类白色至淡黄色结晶性粉末，无臭，味微苦，在空气中能吸收水分，遇光色泽渐变

深。在水和乙醇中极微溶解，在 N,N-二甲基甲酰胺中略溶，在醋酸、盐酸或氢氧化钠溶液中易溶。熔点 218~224℃。

本品为酸碱两性化合物：3-羧基（酸性）、1-叔胺、7-哌嗪环（碱性）；7-哌嗪环光照下易开环分解，开环产物在光照下进一步氧化，颜色变深。故本品应遮光、密封，于干燥处保存。

本品与丙二酸，醋酐反应显红棕色，可用于鉴别。

本品的 3 位羧基和 4 位酮基极易与金属阳离子（Ca^{2+}、Fe^{2+}、Zn^{2+}）络合。长期大剂量使用，会导致体内金属离子流失，出现缺钙、贫血，以及缺锌症状。

本品为第三代喹诺酮类广谱抗菌药。主要通过抑制细菌 DNA 的旋转酶和拓扑异构酶Ⅳ达到抗菌目的。临床主要用于泌尿道、肠道和耳道感染。服用本品时，最好空腹，不宜和含金属离子的食物（牛奶）或药物（葡萄糖酸钙）同服。不宜长期大剂量使用，易导致缺钙、贫血、缺锌等。老人慎用，18 岁以下小儿及青少年禁用。

盐酸环丙沙星 （Ciprofloxacin Hydrochloride）

化学名为 1-环丙基-6-氟-1,4-二氢-4-氧代-7-(1-哌嗪基)-3-喹啉羧酸盐酸盐一水合物，又名环丙氟哌酸。

本品为白色或微黄色结晶性粉末，味苦；在水中溶解，在甲醇中微溶，在乙醇中极微溶解，在三氯甲烷中几乎不溶，在氢氧化钠试液中易溶。

环丙沙星稳定性好，室温保存 5 年未见异常。当在 0.05mol/L 盐酸中，90℃加热或用 1% 本品水溶液经 50000lx 光照 12h 后，可检出类似诺氟沙星的哌嗪环的开环产物和脱羧产物。

本品的临床用途较诺氟沙星为广，除用于尿路感染、肠道感染、淋病外，还可用于流感杆菌、大肠杆菌等引起的骨和关节感染、皮肤软组织感染和肺炎、败血症等，可口服。

氧氟沙星 （Ofloxacin）

化学名为(±)-9-氟-2,3-二氢-3-甲基-10-(4-甲基-1-哌嗪基)-7-氧代-7H-吡啶并[1,2,3-d,e]-1,4-苯并噁嗪-6-羧酸，又名氟嗪酸。

本品为白色或微黄色结晶性粉末；无臭，味苦，遇光渐变色；在三氯甲烷中略溶，在甲醇中微溶，在冰醋酸中易溶，在稀酸及 0.1mol/L 氢氧化钠溶液中略溶。

本品的抗菌谱与抗菌活性与环丙沙星基本相同，但本品口服吸收好，生物利用度高，不良反应较少。本品临床上主要用于革兰阴性菌所致的呼吸系统、泌尿系统、消化系统、生殖系统感染等。

氧氟沙星结构中含有一个手性碳原子，临床用其消旋体。本品的左旋体为左氧氟沙星，抗菌活性大于其右旋体的 8～128 倍，主要是因为它们对 DNA 促旋酶的活性不同。

左氧氟沙星与氧氟沙星相比其特点主要有三个方面：①左氧氟沙星的抗菌活性是氧氟沙星抗菌活性的 2 倍，如对葡萄球菌和链球菌及厌氧菌的活性都比氧氟沙星强；②左氧氟沙星的水溶性是氧氟沙星的 8 倍，更易于配制成注射液，口服吸收完全；③左氧氟沙星的毒副作用小，是已上市喹诺酮类抗菌药中毒副作用最小的一个，副反应发生率只有 2.77%。本品具有氧氟沙星上述作用外，也广泛用于治疗妇科、外科、耳鼻喉科感染和性传播等疾病。

活动 3　喹诺酮类抗菌药的构效关系

通过学习以上喹诺酮类的典型药物，比较它们的结构特征，总结该类药物的化学结构与抗菌效用之间的关系为以下几点。

（1）1 位取代基应为烃基或烃基的生物电子等排体，以乙基或与乙基体积相近的环丙基为好。

（2）3 位羧基（—COOH）和 4 位氧（C=O）是药物与 DNA 促旋酶和拓扑异构酶 Ⅳ 结合的点，是抗菌活性必不可缺少的部分。B 环为吡啶环，若改变对抗菌活性影响较大，所以 4-吡啶酮-3-羧酸为抗菌作用必需的基本药效基团。此类药物又称吡酮酸类抗菌药。

（3）A 环可以作较大的改变。可以是苯环（X=CH，Y=CH）、吡啶环（X=N，Y=CH）、嘧啶环（X=N，Y=N）等。

（4）5 位被氨基取代，可使活性增强有限，但可提高吸收能力和组织分布选择性。

（5）6 位引入氟原子可使抗菌活性显著增强。

（6）7 位侧链引入五元或六元杂环，抗菌活性增强，抗菌谱扩大。其中以哌嗪环效果最好。

（7）8 位引入氟原子或与 1 位成氧杂环，可使活性增强。如氧氟沙星。8 位引入氟原子的药物，具有光毒性。如司帕沙星。

活动 4　喹诺酮类抗菌药的合理应用

案例导入

一、司帕沙星

某患者因尿路感染在连续服用司帕沙星片几天以后，小便呈现浑浊现象，且外出后皮肤出现了红斑，并伴有水疱产生。

由于喹诺酮类药物的水溶性较小，若服药期间饮水少就容产生结晶尿，使小便呈现浑浊现象，尤其在碱性尿中更易发生。司帕沙星结构中 8-位有氟原子取代，具有较强的光毒性，患者服药后经日光照射，易出现光敏反应。因此用药期间应多饮水，保持 24h 内的排尿量在 1200ml 以上，且应尽量避免暴露于阳光下。

二、诺氟沙星与蒙脱石散

1. 处方

（1）女，29 岁，泌尿系统感染，腹泻。处方：诺氟沙星胶囊加蒙脱石散。

（2）男，45 岁，急性胃肠炎。处方：诺氟沙星胶囊加蒙脱石散。

（3）男，17 岁，急性胃肠炎。处方：诺氟沙星胶囊与蒙脱石散。

2. 处方分析

"（1）"中诺氟沙星与蒙脱石散合用不合理，蒙脱石散的吸附作用，影响诺氟沙星的吸收，对泌尿系统感染疗效降低。即使二者联用，应服用诺氟沙星 1h 后，再用蒙脱石散。

"（2）"中诺氟沙星与蒙脱石散合用合理，蒙脱石散的吸附作用，使诺氟沙星的胃肠道吸收减少，药物在胃肠道有较高的浓度，对病原微生物有较强的作用，疗效好。

"（3）"中诺氟沙星应用不合理，患者 17 岁，而诺氟沙星等喹诺酮类药物临床上禁用于 18 岁以下的人员。

3. 结论

诺氟沙星与蒙脱石散联合使用，应根据患者感染情况决定是否合用。诺氟沙星禁用于 18 岁以上人群。

任务二小结

（1）喹诺酮类药物具有 4-吡啶酮-3-羧酸的基本结构，1-位乙基或环丙基取代活性增强，3-位羧基和 4-位酮基为抗菌活性的必需基团，3-羧基和 4-酮基易与钙、镁离子形成螯合物，影响软骨发育，6-位引入氟原子活性显著增强，7-位哌嗪基取代活性增强，8-位取代基对光毒性强度有影响。

（2）喹诺酮类通过抑制细菌 DNA 螺旋酶和拓扑异构酶Ⅳ发挥抗菌作用。

（3）左氧氟沙星为氧氟沙星的左旋体，为手性药物，其抗菌活性是氧氟沙星的 2 倍。

任务三 磺胺类抗菌药

活动 1 磺胺类抗菌药的结构、性质

一、磺胺类药物简介

20 世纪初，磺胺类抗菌药的发现，开创了化学治疗药物的新纪元。它的发现，使死亡率很高的细菌性疾病如肺炎、脑膜炎等得到了控制，尤其是作用机制的阐明，开辟一条从代谢拮抗寻找新药的途径，对药物化学的发展起到了重要的作用。现在磺胺类药物已很少使用，而降糖和利尿作用成为其主要用途。目前临床上常用的磺胺类药物有：磺胺甲噁唑、磺胺嘧啶、复方新诺明等。

第一个用于临床的磺胺类药物是百浪多息，经过近 30 年的探索，到 20 世纪 40 年代，药物学家才确定了对氨基苯磺酰胺是磺胺类药物的基本结构：

$$H_2N—\!\!\!\!\bigcirc\!\!\!\!—SO_2NH_2$$

对氨基苯磺酰胺

二、磺胺类药物的理化通性

磺胺类药物多为白色或微黄色结晶性粉末，无臭；难溶于水，易溶于丙酮、乙醇。

（1）酸碱两性　因本类药物分子中有芳香伯胺，呈弱碱性；有磺酰氨基，显弱酸性。故本类药物呈酸碱两性，可与酸或碱（氢氧化钠）成盐而溶于水。但其酸性比碳酸弱，所以磺胺类药物钠盐水溶液遇 CO_2 会析出沉淀，配制其钠盐注射液的注射用水要预先煮沸，其钠盐注射液在临床使用中还要避免与酸性药物配伍。

（2）还原性　磺胺类药物的芳香伯胺易被空气中的氧氧化，在日光及重金属条件下，可加速氧化反应，特别是其钠盐在碱性条件下更易氧化，氧化产物主要为偶氮化合物和氧化偶氮化合物。因此，本类药物应遮光、密封保存。

（3）重氮化偶合反应　磺胺类药物含芳香伯胺，在酸性条件下，与亚硝酸钠作用，可进行重氮化反应生成重氮盐，重氮盐在碱性条件下与 β-萘酚偶合，生成橙红色或猩红色偶氮化合物，可作为本类药物的鉴别反应。

（4）与芳醛缩合反应　芳香伯胺能与多种芳醛（如对二甲氨基苯甲醛、香草醛等）在酸性溶液中缩合成具有颜色的希夫碱，可供鉴别及杂质检查。

（5）与金属离子反应　本类药物分子中的磺酰氨基上的氢原子，可被金属离子（如铜、银、钴等）取代，生成不同颜色的难溶性金属盐沉淀，可用于鉴别。如磺胺嘧啶的钠盐水溶液与硫酸铜反应生成黄绿色沉淀，放置后生成紫色沉淀；磺胺醋酰为蓝绿色沉淀。

（6）苯环上的反应　本类药物分子结构中的苯环因受芳香伯胺的影响，在酸性条件下可发生卤代反应，如易发生溴代反应，生成白色或黄白色的溴化物沉淀。

（7）N 上的取代反应　主要是 N′ 上的取代反应，取代基为含氮杂环的可与生物碱沉淀试剂反应生成沉淀。

活动 2　磺胺类典型药物

磺胺甲噁唑（Sulfamethoxazole）

化学名为 N-(5-甲基-3-异噁唑基)-4-氨基苯磺酰胺，又名磺胺甲基异噁唑、新诺明，简称 SMZ。

本品为白色结晶性粉末，无臭，味微苦。易溶于丙酮，在稀盐酸、氢氧化碱溶液和氨溶液中易溶，略溶于乙醇，几乎不溶于水。熔点为 168～172℃。

本品为酸碱两性化合物，具有芳伯氨基和取代的磺酰氨基，即溶于酸溶液中，又可溶于碱溶液中，成为水溶性盐，可用标准碱液直接滴定进行含量测定。

本品的芳伯氨基在酸性溶液中与亚硝酸钠作用，可发生重氮化反应，生成重氮盐，生成的重氮盐在碱性条件下可与 β-萘酚偶合，生成猩红色的偶氮化合物，可以进行鉴别。

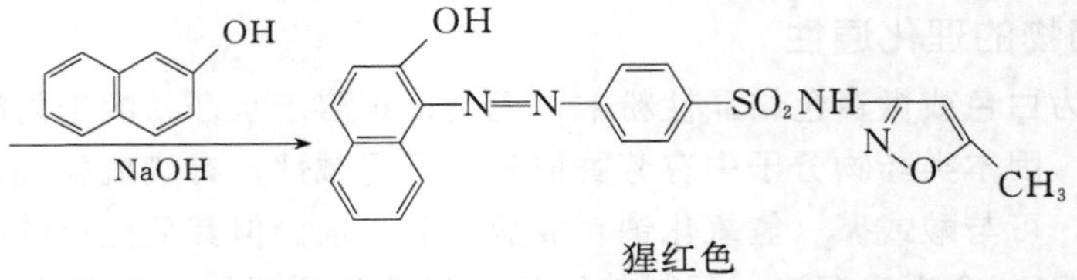

猩红色

本品的芳伯氨基易被氧化，在日光及重金属催化下，氧化反应加速进行，特别是其钠盐或在碱性条件下更易被氧化。本品遇光颜色变黄并逐渐加深。因此本品的盐类注射液需加 0.1% 的硫代硫酸钠溶液作抗氧剂，安瓿内充入惰性气体如氮气以隔绝空气。储存时应密闭、避光。

本品的芳伯氨基乙酰化后生成的衍生物，在水中的溶解度很小。本品在体内排泄时，易于尿酸中的乙酸发生乙酰化，溶解度降低，在泌尿系统形成结晶，引起血尿、结晶尿、闭尿甚至形成泌尿系统结石，因此，长期服用本品应与小苏打同服，多饮水，降低本品的乙酰化率。

本品的半衰期为 11h，抗菌作用较强。现多与抗菌增效剂甲氧苄啶合用，这种复方制剂被称为新诺明，抗菌作用增强数倍至数十倍，应用范围也扩大了，临床用于泌尿道和呼吸道感染及伤寒、布氏杆菌病等。对该类药物过敏者禁用，肝、肾功能不全者慎用。

活动 3　磺胺类抗菌药和抗菌增效剂的作用机制

一、分析讨论

磺胺类药物为什么具有抗菌作用呢？我们从分子水平来看一看。

磺胺类药物的基本结构与细菌生长的必需物质对氨基苯甲酸的结构如下。

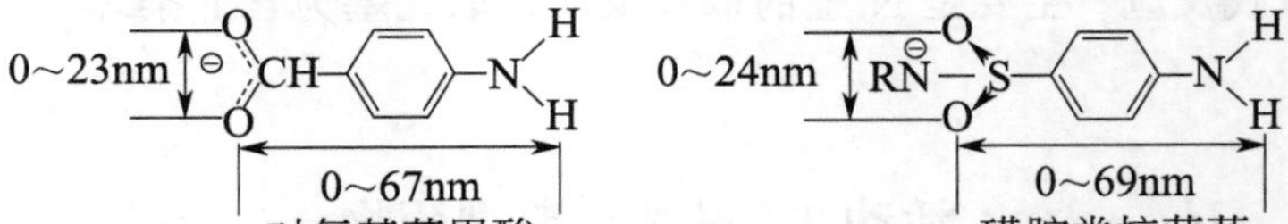

对氨基苯甲酸　　　　　　　　　磺胺类抗菌药

讨论

① 二者结构相似处有哪些？

② 二者结构相似会发生哪些情况？

二、磺胺类药物与甲氧苄啶的作用机制

磺胺类抗菌药的作用机制有多种学说，其中以 Wooel-Fields 学说为人们所公认。该学说的要点为：磺胺类抗菌药能与细菌生长繁殖所必需的对氨基苯甲酸（PABA）产生竞争性拮抗，干扰了细菌的酶系统对 PABA 的利用，使其蛋白质合成受阻，从而抑制细菌的生长繁殖。由此开辟了一条从代谢拮抗来寻找新药的途径。

磺胺类抗菌药的作用靶点是细菌的二氢叶酸合成酶，使其不能充分利用 PABA 合成二氢叶酸。PABA 在二氢叶酸合成酶的催化下，与二氢蝶啶焦磷酸酯及谷氨酸或二氢蝶啶焦磷酸酯与对氨基苯甲酰谷氨酸合成二氢叶酸。再经二氢叶酸还原酶的作用下，还原生成四氢叶酸，后者进一步合成叶酸辅酶 F，再与体内其他代谢物质作用合成 DNA 或 RNA。如图 9-1 所示。

对氨基苯甲酸是细菌生长繁殖过程中的必需物质二氢叶酸的原料，磺胺类抗菌药的化学结构在分子大小、形状及电荷分布上与对氨基苯甲酸极为相似，可以与对氨基苯甲酸竞争二氢叶酸合成酶，使细菌二氢叶酸的合成受到干扰，致使细菌生长受阻。

从作用原理看磺胺类抗菌药对人体无影响。因为微生物不能从环境中摄取二氢叶酸，必须

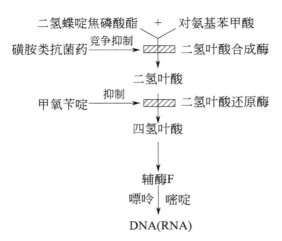

图 9-1　磺胺类抗菌药及甲氧苄啶作用原理示意图

在其体内合成，而人和哺乳动物可以自食物中摄取二氢叶酸。故凡需自身合成二氢叶酸的微生物对磺胺类抗菌药都敏感。

抗菌增效剂甲氧苄啶是二氢叶酸还原酶可逆性抑制剂，它可阻止二氢叶酸被还原成四氢叶酸。当磺胺类抗菌药与甲氧苄啶合用时，形成协同抗菌作用，使细菌体内的叶酸代谢受到双重阻断，抗菌作用成倍增加，并使磺胺类抗菌药具有杀菌作用，且可减少细菌耐药性的产生。故甲氧苄啶又被称为磺胺增效剂。后来发现甲氧苄啶还可增强多种抗生素（如四环素、庆大霉素）的抗菌作用，所以又称为广谱增效剂。

甲氧苄啶对人和哺乳动物的二氢叶酸还原酶同样具有可逆性抑制作用，但由于甲氧苄啶对人和哺乳动物的二氢叶酸还原酶的亲和力要比对微生物的二氢叶酸还原酶的亲和力弱得多，因此，常规剂量下甲氧苄啶对人和哺乳动物的影响很小，毒性也较微弱。

活动 4　抗菌增效剂

甲氧苄啶（Trimethoprim）

化学名为 5-[(3,4,5-三甲氧基苯基)-甲基]-2,4-嘧啶二胺，又称甲氧苄胺嘧啶，简称 TMP。

本品为白色或类白色结晶性粉末；无臭，味苦。在三氯甲烷中略溶，在乙醇或丙酮中微溶，在水中几乎不溶；在冰醋酸中易溶。熔点为 199～203℃。

鉴别方法可利用生物碱的性质。取适量 TMP，用温热乙醇溶解，稀硫酸酸化，再加入碘的碘化钾溶液，产生棕褐色沉淀。

本品为二氢叶酸还原酶抑制剂，具有广谱抗菌作用。本品常与磺胺类抗菌药合用，治疗呼吸道感染、尿路感染、肠道感染、脑膜炎和败血症等。对伤寒、副伤寒疗效不低于氨苄西林。也可增强多种抗生素（如四环素、庆大霉素）的抗菌活性。

甲氧苄啶与磺胺甲噁唑配伍时的比例一般为 5∶1，这种复方制剂被称为复方新诺明。甲氧苄啶与其他抗生素合用也可增强抗菌作用。

知识拓展

磺胺类药物的发展

对氨基苯磺酰胺早在 1908 年已合成，当时只作为合成偶氮燃料的中间体，并未认识到它的医疗作用。1932 年 Domagk 发现含有磺酰氨基的偶氮染料百浪多息（Prontosil）可以使鼠和兔免受链球菌和葡萄球菌的感染。1933 年报告了用百浪多息治疗由葡萄球菌感染引起的败血症有效，引起了人们的重视。为了改善百浪多息的水溶性问题，又制备了水溶性较好的新百浪多息。

百浪多息

新百浪多息

当时受分子结构中偶氮基（—N═N—）染色作用的影响，曾认为偶氮基是抑菌的有效基团，又称"偶氮学说"。但其后发现百浪多息在体外无抑菌作用，并非所有的含有偶氮基团的化合物均有抗菌作用。偶氮基团为"生效基团"的说法被动摇。

其后发现百浪多息在体内的代谢产物为对乙酰氨基苯磺酰胺，并确定它在体内外均具有生理活性，由此确定磺胺类抗菌药的基本结构为对氨基苯磺酰胺。此后磺胺类抗菌药的发展极为迅速，到 1946 年已经合成了 5500 多种磺胺类化合物，有 20 余种供临床应用。如磺胺醋酰（Sulfacetamide）、磺胺嘧啶（Sulfadiazine）、磺胺噻唑（Sulfathiazole）和磺胺脒（Sulfaguanidine）等。

磺胺醋酰　　　　　　　　　　磺胺嘧啶

磺胺脒　　　　　　　　　　　磺胺噻唑

1940 年青霉素的问世及在临床上的应用，使磺胺类抗菌药的研究发展一度受阻。但随着青霉素的过敏性、不稳定性、耐药性等缺点的显现，使磺胺类药物的研究再度受到关注。20 世纪 60 年代磺胺类抗菌药的开发又进入了一个新时期，磺胺甲噁唑（Sulfamethoxazole）、磺胺对甲氧嘧啶（Sulfamethoxydiazine）等中长效磺胺类抗菌药相继问世。此外还发现了磺胺类抗菌药的增效剂甲氧苄啶。在此期间对磺胺类抗菌药的作用机制和构效关系都进行了深入的讨论，并建立了药物化学的抗代谢学说。

磺胺甲噁唑　　　　　　　　　　磺胺对甲氧嘧啶

任务三小结

（1）对氨基苯磺酰胺是磺胺类药物抗菌作用的必需结构，该类药物能与 PABA 竞争性拮抗，为二氢叶酸合成酶抑制剂；抗菌增效剂甲氧苄啶为二氢叶酸还原酶抑制剂，两者合用产生协同作用，抗菌作用增强。

（2）磺胺类药物为酸碱两性化合物，具有还原性，遇光易氧化；能发生重氮偶合反应；能与金属离子反应。

（3）SD在脑脊液中的浓度高，可预防和治疗流行性脑膜炎；SMZ与TMP配伍增效，应用范围扩大，用于呼吸道、泌尿道感染等。

任务四　结核病的防治药物

活动1　结核病及防治药物类型

案例导入

患者，男，75岁。轻咳、乏力、倦怠3个月。胸片见左上中肺斑点斑片条索状阴影，密度较高，边界不清。30年前患"肺结核"，服用异烟肼等药2年，治愈。

诊断：左肺继发型结核，涂阳，进展。

处方如下。

① 异烟肼片：0.1g×100片；用法：每次0.3g，每日1次，口服。

② 利福平胶囊：0.15g×100粒；用法：每次0.45g，每日1次，口服。

③ 吡嗪酰胺片：0.25g×100片；用法：每次0.5g，每日3次，口服。

④ 乙胺丁醇片：0.25g×100片；用法：每次0.75g，每日1次，口服。

治疗后症状逐渐消失，对抗结核治疗耐受良好，3个月后痰菌转阴，胸片见病灶吸收，范围缩小，仅存较高密度条索或钙化影。完成6个月治疗方案停药。随访2年，病情稳定。

分析讨论

① 案例中患者服用了哪些药物？

② 你知道这些药物的类型吗？

③ 患者为什么要合用这么多抗结核药？

结核病是一种由结核杆菌引起的一种常见传染病，中医又叫"痨病"。由于结核杆菌结构和性质的特殊性，导致结核病一度成为难治之病。结核病可以发生在身体的任何部位，最常见的是肺结核。肺结核的主要症状是咳嗽、咳痰、痰中带血、午后低烧、胸痛、食欲不振、疲乏和消瘦。

肺结核患者在咳嗽、打喷嚏、大声说话时，会把带有结核菌的飞沫播散到空气中，周围人群吸入带有结核菌的飞沫即可能受到传染。健康人可能通过吸入传染性肺结核患者喷出的飞沫而被感染。但是，一般人感染结核菌后不会发病，只有身体抵抗力低的时候才会发病。感染结核菌的人群一生中发生结核病的概率约为10%。感染结核菌但不发病的人不会传染他人。肺结核患者在传染期间主要注意和家人隔离，最好要有单独的卧室，光线要充足。如果没有条件，则分床和分头睡，保证通风良好。患者所在房间可用紫外线照射消毒，每日或隔日一次，每次2h。患者用过的食具、衣物等耐热物煮沸消毒，煮沸时间为10～15min。患者用过的衣物要经常清洗并在太阳下曝晒，以达到杀死结核菌的目的。患者要避免对着别人大声说话，咳嗽、打喷嚏等要捂住口鼻，痰要用纸包好焚烧，不要随地吐痰。特别要注意保护儿童，大部分儿童结核病是由家庭成员传染的。肺结核病如果能坚持吃完 6～8 个月的药，是可以治好的；但如果不坚持吃药，就不能治愈或变成耐药的患者，很难再完全治好。

抗结核病药根据化学结构分为合成抗结核病药和抗生素抗结核病药两大类。

活动 2　常用的抗结核病药

一、合成抗结核病药

1944 年发现苯甲酸和水杨酸能促进结核杆菌的呼吸，根据代谢拮抗原理，寻找其他的抗结核病治疗药，终于在 1946 年找到了对结核杆菌有选择性抑制作用的对氨基水杨酸钠（Sodium Aminosalicylate）。1950 年在合成氨基硫脲类化合物时，意外地发现了中间体异烟肼（Isoniazid）具有强大的抑制和杀灭结核杆菌的作用，成为抗结核病首选药物之一。1962 年采用随机筛选的方法又发现了盐酸乙胺丁醇（Ethambutol Hydrochloride），结构中含有两个手性碳原子，它的右旋体，抗结核活性较强，与其他抗结核病药无交叉耐药性，可用于治疗对异烟肼、链霉素有耐药性的各型肺结核及肺外结核，可单用，但多与异烟肼、链霉素合用，以提高活性。

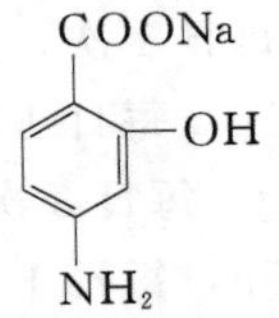

对氨基水杨酸钠

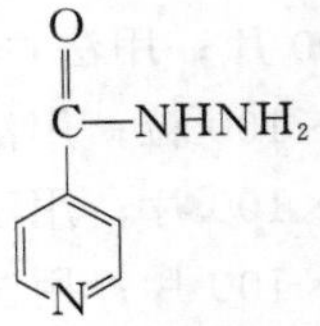

异烟肼

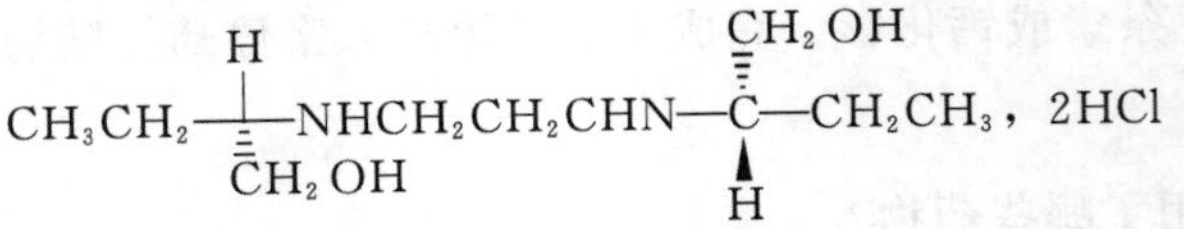

盐酸乙胺丁醇

对氨基水杨酸钠（Sodium Aminosalicylate）

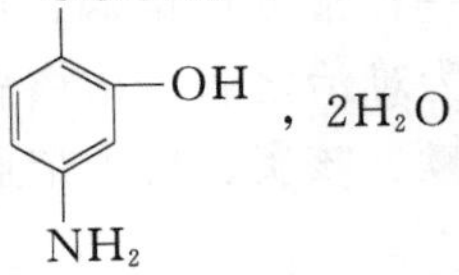

化学名为 4-氨基-2-羟基-苯甲酸钠盐二水合物，简写为 PAS-Na。

本品为白色或类白色结晶性粉末，无臭，味甜带咸。在水中易溶（1:2），其 2% 水溶液 pH 为 6.5～7.0。在乙醇中略溶，在乙醚中不溶。

羧酸的性质：本品水溶液在酸性条件下受热，结构中的羧基易脱去生成间氨基苯酚。脱羧反应受温度及 pH 影响较大。在酸性条件下脱羧较快，在中性或偏碱性条件下较慢；温度愈高，脱羧也愈快。本品见光或遇热，色泽变深，可显淡黄、黄或红棕色，这是脱羧后生成的间氨基苯酚继续被氧化成醌所致。所以药典规定本品制成粉针剂，于临用前加水溶解，遮光下使用。

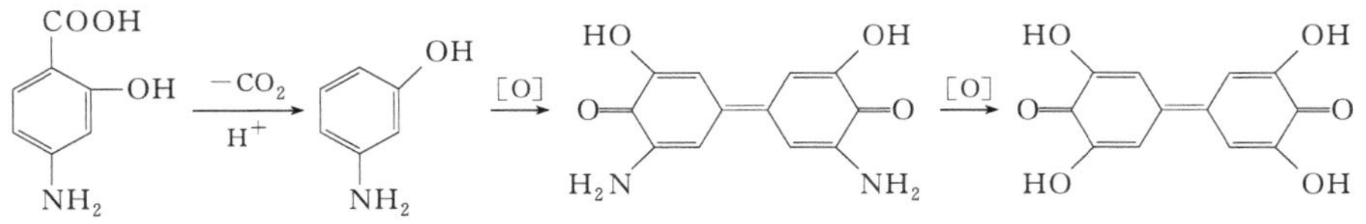

定性鉴别反应：本品结构中具有芳伯氨基，可进行重氮偶合反应。

酚-OH 的性质（鉴别）：本品结构中具有酚羟基，在稀盐酸中，与三氯化铁作用生成紫红色络合物，放置 3h，不产生沉淀（与 5-氨基水杨酸钠区别）。

作用：本品在体内与对氨基苯甲酸竞争二氢叶酸合成酶，使二氢叶酸形成发生障碍，蛋白质合成受阻，致使结核杆菌不能繁殖和生长。本品口服吸收快且完全，但不易透入脑脊液和细胞。因排泄快、使用剂量大以及只对结核杆菌有抑制作用，所以很少单独使用，多与异烟肼、链霉素合用，以增强疗效和避免细菌产生耐药性。本品主要副作用为胃肠不适，如恶心、呕吐、食欲不振、腹泻、腹痛等。饭后服用或同服碳酸氢钠可减轻症状。

异烟肼 (Isoniazid)

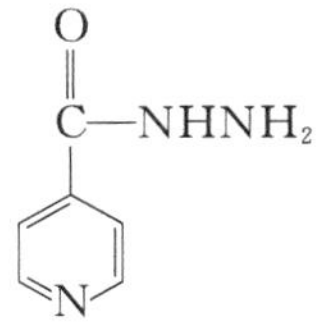

化学名为 4-吡啶甲酰肼，又名雷米封。

本品为无色结晶，或为白色至类白色结晶性粉末，无臭，味微甜后苦，遇光渐变质。本品在水中易溶（1:8），微溶于乙醇，极微溶于乙醚。熔点为 $170 \sim 173\,^{\circ}\mathrm{C}$，$pK_a$ 10.8。

稳定性：本品含有酰肼基结构，不稳定，在酸或碱作用下，均可水解生成异烟酸和肼，游离肼的存在使毒性增加，水解变质后的异烟肼不可再供药用。光、金属离子、温度、pH 等均可影响异烟肼的水解速度。注射用的异烟肼应制成粉针剂，$100\,^{\circ}\mathrm{C}$，30min 灭菌，使用前再配制成水溶液，并用盐酸调 pH 为 5～6。

异烟肼的肼基具有还原性，可被多种弱的氧化剂氧化，如与硝酸银试液作用，异烟肼被氧化生成异烟酸，同时生成氮气与黑色的金属银沉淀；在酸性溶液中与溴酸钾作用生成异烟酸、溴化钾，并放出氮气。

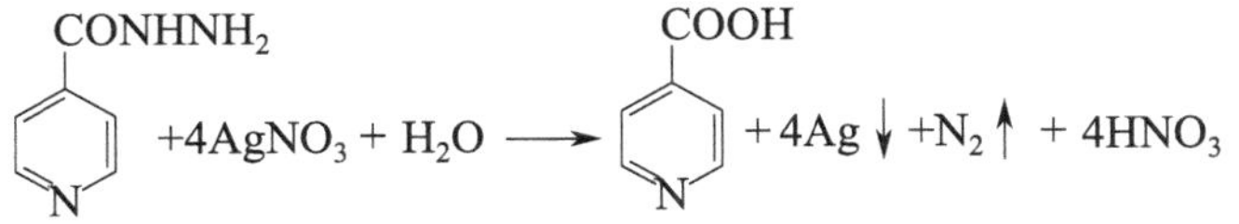

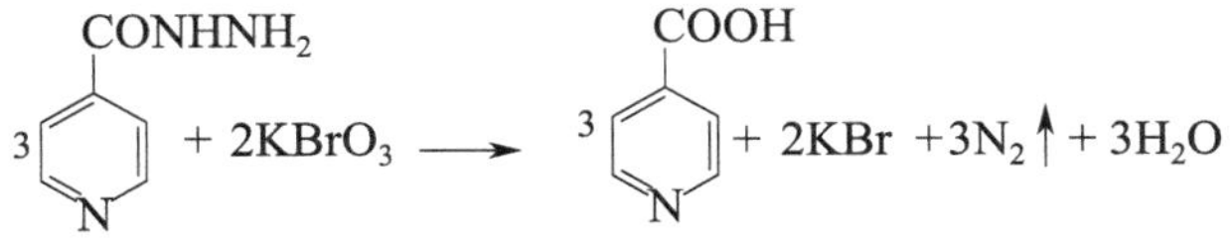

异烟肼与香草醛缩合生成异烟腙，为黄色结晶，熔点为 $228 \sim 231\,^{\circ}\mathrm{C}$（分解）。异烟腙也具有较好的抗结核杆菌活性。

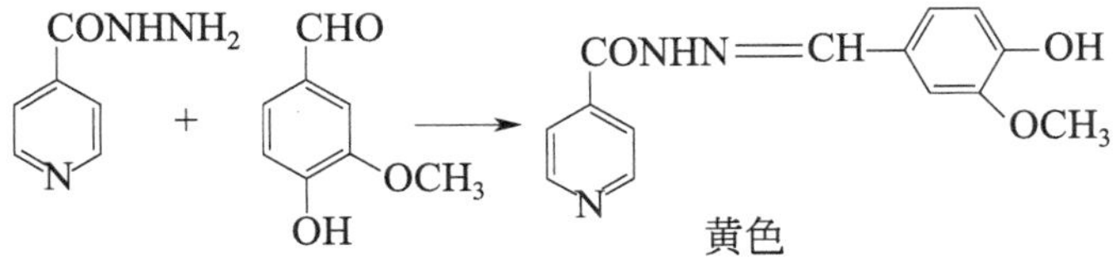

异烟肼可以与铜离子、铁离子、锌离子等金属离子络合，如与铜离子在酸性条件下生成一分子螯合物，呈红色，在pH7.5时，生成两分子螯合物。微量金属离子的存在可使异烟肼溶液变色，故配制其注射液时，避免与金属器皿接触。

一分子螯合物(红色)　　　　二分子螯合物

异烟肼口服后迅速被吸收，食物及耐酸性药物可干扰或延误其吸收，特别是含有铝的耐酸药物，例如氢氧化铝凝胶，因此，异烟肼应空腹使用。异烟肼在包括病灶在内的各种组织中均能有很好的吸收，其大部分代谢物无活性，主要代谢物为 N-乙酰异烟肼，约占服用量的50%～90%，并由尿排出。N-乙酰异烟肼的抗结核活性只有异烟肼的1%。在人体内这种乙酰化作用受到乙酰化酶的控制，乙酰化酶的活性受基因控制，因此，应根据乙酰化速度的差异，调节患者的用药量。

本品为临床上常用的抗结核病药，对结核杆菌具有抑制杀灭作用，疗效好，用量小，易于口服，用于各种类型的活动性结核病，因其较易透过血脑屏障，故尤适用于结核性脑膜炎。本品多与链霉素、对氨基水杨酸钠合用，可减少结核杆菌耐药性的产生。

二、抗生素类抗结核病药

抗生素类抗结核病药主要有硫酸链霉素和利福霉素类等。链霉素为氨基糖苷类抗生素，对结核杆菌具有抑制杀灭作用，临床主要用于治疗各种结核病，对急慢性浸润性肺结核有很好疗效。其缺点是结核杆菌对其易产生耐药性；对第八对脑神经有显著损害，严重时可导致眩晕、耳聋；对肾脏也有毒性。与对氨基水杨酸钠或异烟肼合用，可减少耐药性的产生。

利福霉素是链丝菌发酵所产生的一类抗生素，它包括利福霉素 A、B、C、D、E 五种成分。其中利福霉素 A、C、D、E 为碱性物质，性质不稳定且难分离，称为利福霉素混合体。仅利福霉素 B 分离得到了纯品。利福霉素的化学结构为 27 个碳原子的大环内酰胺，环中含有一个萘母核，它是一个平面芳核与一立体脂肪链相连所成桥环的大环内酰胺类抗生素。

	R^1	R^2
利福霉素 B	—CH_2COOH	—H
利福霉素 SV	—OH	—H
利福平	—OH	—C=N—N N—CH_3
利福米特	—$OCH_2CON(C_2H_5)_2$	—H
利福定	—OH	—C=N—N N—$CH_2CH(CH_3)_2$
利福喷汀	—OH	—C=N—N N—环戊基

利福霉素 B 的抗菌作用很弱，经氧化、水解、还原得到利福霉素 SV（Rifamycins SV），对革兰阴性菌和结核杆菌的作用较利福霉素 B 强已用于临床，但口服吸收差，对革兰阴性菌作用弱。

将利福霉素 B 的羧基成酯、酰胺和酰肼时，发现利福米特（Rifamide）的效果与利福霉素 SV相似，已用于临床，但吸收也不好，只能注射给药。

为寻找口服吸收好、抗菌谱广、长效和高效的抗结核药，对利福霉素进行结构改造，以利福霉素 SV 与 1-甲基-4-氨基哌嗪形成腙，得到利福平（Rifampicin），它是半合成的抗生素，其抗结核活性比利福霉素高 32 倍，但缺点是细菌对其产生耐药性较快。

以利福平为基础,进一步合成新的衍生物,其中在临床应用较为突出的是利福定(Rifandin)和利福喷汀(Rifapentine)。利福定的抗菌谱与利福平相似,对结核杆菌和麻风杆菌有良好的抗菌活性。但其用量仅为利福平的三分之一,口服吸收良好,毒性低。利福喷汀的抗菌谱与利福平相似,但其抗结核杆菌作用比利福平强 2～10 倍。

利福平(Rifampicin)

化学名为 3-[[(4-甲基-1-哌嗪基)亚氨基]甲基]利福霉素,又名甲哌利福霉素。

本品为鲜或暗红色结晶性粉末,无臭,无味;在三氯甲烷中易溶,在甲醇中溶解,在水中几乎不溶。其 1% 水混悬液的 pH 为 4～6.5。本品遇光易变质,水溶液易氧化损失效价。

本品遇亚硝酸溶液易被亚硝酸氧化成暗红色的酮类化合物。

本品分子结构中含有 1,4-萘二酚结构,在碱性条件下易氧化成醌型化合物。

利福平作用于 RNA 聚合酶,并且对细胞内外的结核杆菌均显较高的活性。利福平对革兰阴性菌和革兰阳性菌都有较强的抑制作用,但由于利福平对这些细菌的穿透能力差,所以,对这些病原微生物的感染治疗应用较少。本品主要用于耐药的结核杆菌感染,对进行性空洞肺结核疗效更好。与异烟肼或乙胺丁醇等合用可提高疗效,减少耐药性,且毒副作用小。也可用于麻风杆菌、厌氧菌感染。可作片剂口服。用药前应检查肝功能,肝功能不全者慎用。

本品代谢物具有色素基团,因而尿液、粪便、唾液、痰液及汗液常现橘红色。

任务四小结

(1) 抗结核药分为合成抗结核病药和抗结核抗生素两大类。

(2) 异烟肼结构中的酰肼基性质不稳定,具有还原性、水解性,易发生缩合反应,易分解产生游离肼而引起肝毒性。

(3) 利福平为含 27 个碳原子的大环内酰胺,外观为红色粉末,结构中的萘二酚具有还原性,酯键和醛缩氨基哌嗪可发生水解,水解代谢产物呈橘红色。

任务五　其他类型抗菌药

活动　其他抗菌药的类型

其他类抗菌药主要有异喹啉类、硝基咪唑类和噁唑烷酮类等抗菌药。

异喹啉类抗菌药的典型药物为盐酸小檗碱(Berberine Hydrochloride),它是黄连和三颗针等植物中的生物碱,又名盐酸黄连素,外观为黄色结晶性粉末,味极苦,具有抗菌活性强、毒性低、副作用弱的特点,主要用于肠道感染。

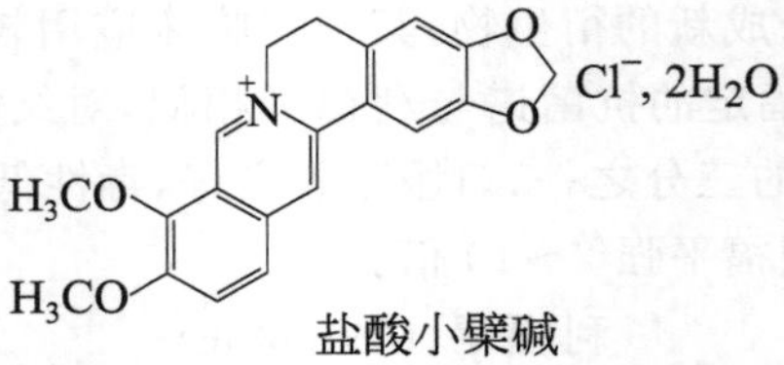

盐酸小檗碱

硝基咪唑类抗菌药主要有甲硝唑（Metronidazole）、替硝唑（Tinidazole），临床上主要应用于治疗滴虫病、阿米巴虫病、厌氧菌引起的系统及局部感染。药物结构中的硝基在无氧环境中还原成氨基而显示抗厌氧菌作用，对需氧菌或兼性需氧菌则无效。

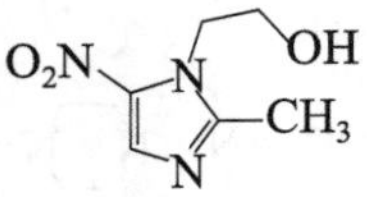

甲硝唑 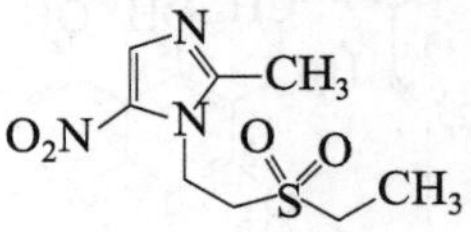　　　　　　　替硝唑

噁唑烷酮类抗菌药是近年来新开发的一类新型抗菌药，具有独特的抑制细菌蛋白质合成的作用机制，与其他抗菌药无交叉耐药性，对多重耐药的革兰阳性球菌和部分厌氧菌具有很强的活性，尤其是对万古霉素耐药的肠球菌最有效。噁唑烷酮类药物的发现为临床治疗耐药菌感染性疾病提供了一条新途径，具有很好的发展前景。

利奈唑胺（Linezolid）为第一个用于临床的噁唑烷酮类药物，主要用于治疗社区获得性肺炎、皮肤或软组织感染、医院获得性肺炎和万古霉素耐药的肠球菌感染。

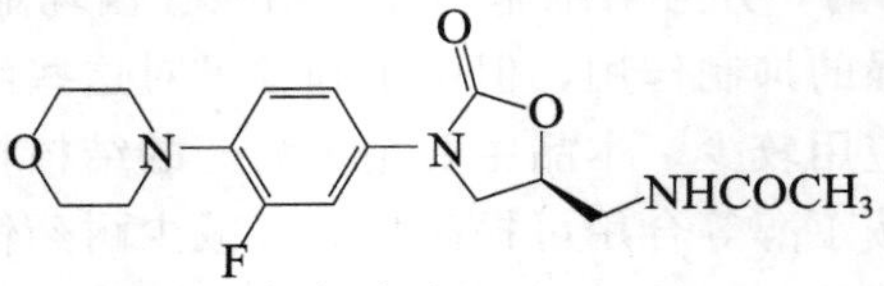

利奈唑胺

案例导入

患者，男，58 岁，因皮肤软组织厌氧菌感染就医，给予静脉滴注甲硝唑治疗，嘱患者不能饮酒，患者表示接受医嘱。治疗第 2 日晚餐时，由于朋友盛情难却饮酒 1 杯，随即出现颜面紫红、肿胀、头晕、心慌气促、呼吸困难、恶心、呕吐等症状，测量血压下降至 80/50mmHg，送医院紧急抢救后恢复正常，医生嘱咐患者使用甲硝唑期间和停药后的 1 周内禁止饮酒和服用含乙醇的饮料与药品。

分析讨论

以上出现的不良反应是由于服用某些药物（硝基咪唑类抗菌药、头孢菌素类、氯霉素等药物）后饮酒导致的体内乙醛蓄积的中毒反应，称为双硫仑样反应。乙醇进入体内后，首先在肝细胞内经过乙醇脱氢酶作用氧化为乙醛，乙醛在乙醛脱氢酶的作用下氧化为乙酸，乙酸进一步代谢为二氧化碳和水排出体外。由于甲硝唑、替硝唑、头孢哌酮和头孢曲松等药物能抑制乙醛脱氢酶的活性，使乙醛产生后不能进一步氧化代谢，从而导致体内的乙醛聚集，出现双硫仑样反应。

任务五小结

（1）盐酸小檗碱为异喹啉类生物碱，外观为黄色，味极苦，主要用于肠道感染。

（2）甲硝唑、替硝唑为硝基咪唑类药物，用于抗滴虫病、抗阿米巴虫病和抗厌氧菌感染，可抑制乙醛脱氢酶，导致双硫仑样反应。

（3）利奈唑胺为噁唑烷酮类新型抗菌药，用于治疗耐药菌所致的感染性疾病。

任务六　抗真菌药

活动1　抗真菌药物的类型

案例导入

女，25岁，一年前车门夹伤食指，出现指甲甲板增厚分离，变为灰白色，影响了美观，令该女士十分烦恼。用药：外用联苯苄唑软膏；内用氟康唑。经过一段时间治疗，病情有所好转。

想一想

1. 患者的手指甲症状？怎么引起的？

2. 患者用了哪些药物？

3. 你还知道哪些药物能治疗该女士的指甲病？

真菌也称霉菌。真菌感染疾病是危害人类健康的常见病之一，特别是由于居住环境较差、卫生习惯不好等情况下更易发生。真菌感染可分为两种：一种是感染表皮、毛发和指甲等部位的浅表真菌感染，常引起一些癣病，占真菌患者的90%；另一种是感染皮下组织和内脏的深部真菌感染，深部真菌感染的危害性大，严重者可导致死亡。近年来，由于临床上广谱抗生素的大量使用，破坏了细菌与真菌之间的共生关系，加之药物的滥用、器官移植和传染病的传播等，使机体的免疫能力下降，导致深部真菌感染疾病的发病率明显增加，因而对抗真菌药物的研究和开发日益受到重视。

水杨酸和苯甲酸是最早用来治疗皮肤、指甲等真菌感染疾病的药物，效果满意，但刺激性特大。两性霉素B是最早用于治疗深部真菌感染的药物，可静脉滴注给药。后来唑类抗真菌药物的出现，使内服给药治疗深部真菌感染方面也有了良好的效果。

临床上使用的抗真菌药物按结构可分为抗真菌抗生素、唑类抗真菌药物和其他抗真菌药物三类。

活动2　常用的抗真菌药物

一、唑类抗真菌药

克霉唑（Clotrimazole）是20世纪60年代末第一个问世的唑类抗真菌药，随后大量的唑类抗真菌药被开发，这些药物不仅可用于治疗浅表真菌感染，而且还可口服治疗全身性真菌感染。克霉唑为第一个应用于临床的唑类抗真菌药，虽然对深部真菌感染有效，但由于吸收不规则和毒性较大而主要外用。后来开发的硝酸咪康唑（Miconazole Nitrate）、硝酸益康唑（Econazole Nitrate）和噻康唑（Tioconazole）其化学结构类似，为广谱抗真菌药，其作用优于克霉唑。特别是硝酸咪康唑除可用于黏膜、阴道的白色念珠菌及皮肤真菌感染外，还可用于深部真菌感染，为临床上常见的抗真菌药物。酮康唑是第一个口服有效的咪唑类广谱抗真菌药物，对皮肤真菌及深部真菌感染均有效。伊曲康唑是1980年合成的三氮唑类药物，用三氮唑环代替了咪唑环，该药具有广谱抗真菌作用，体内体外抗真菌作用比酮康唑强5～100倍。

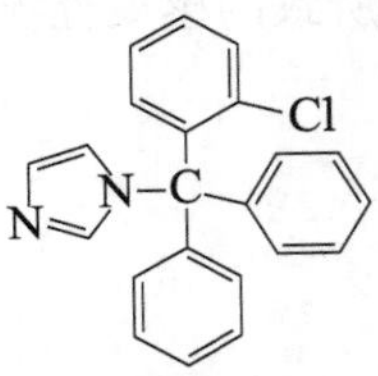

克霉唑

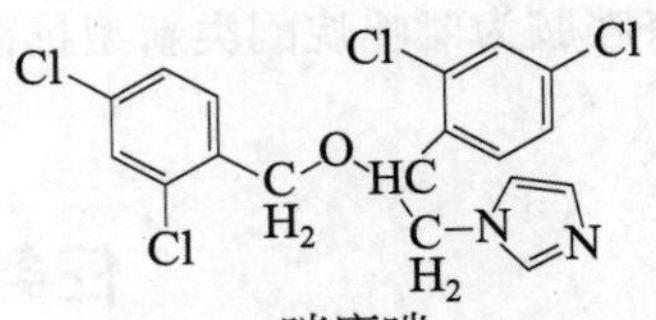

咪康唑

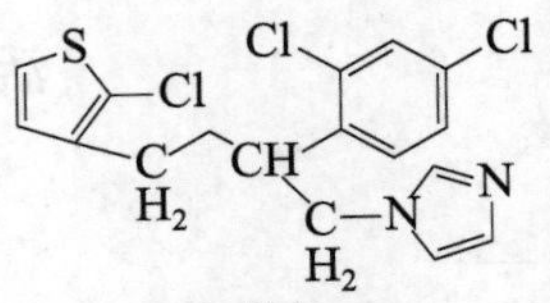

酮康唑

噻康唑

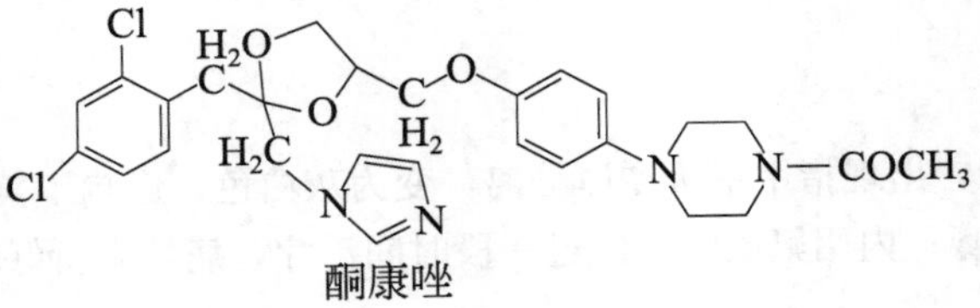

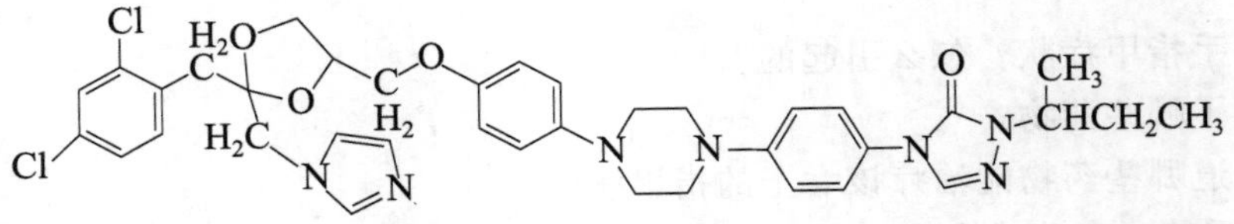

伊曲康唑

比较唑类抗真菌药物的结构，其特点为：分子结构中至少有一个唑环（咪唑或三氮唑）；以唑环 1 位氮原子通过中性碳原子与芳烃基相连，芳烃基一般为一卤或二卤取代苯环。

氟康唑（Fluconazole）

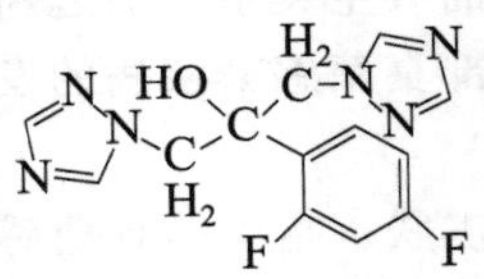

化学名为 α-(2,4-二氟苯基)-α-(1H-1,2,4-三唑-1-基甲基)-1H-1,2,4-三唑-1-基乙醇。

本品为白色或类白色结晶性粉末；无臭或微带特异臭，味苦；在甲醇中易溶，在乙醇中溶解，在二氯甲烷、水或醋酸中微溶，在乙醚中不溶。熔点为 137～141℃。

氟康唑是根据咪唑类抗真菌药物构效关系研究结果，以三氮唑替换咪唑环后得到的抗真菌药物。它的特点是与蛋白结合率较低，生物利用度高，并具有穿透中枢的特点，对白色念珠菌及其他念珠菌、黄曲菌、烟曲菌、皮炎芽生菌、粗球孢子菌、荚膜组织胞浆菌等有抗菌作用。氟康唑对真菌的细胞色素 P-450 有高度的选择性，它可使真菌细胞失去正常的甾醇，而使 14a-甲基甾醇在真菌细胞内蓄积，起到抑制真菌的作用。

本品为含氟的三氮唑类抗真菌药，可口服，且可制成粉针剂供静注。抗念珠菌及表皮真菌的作用比酮康唑强 5～10 倍，口服吸收好，蛋白结合率低，可渗入脑脊液。

二、抗真菌抗生素

抗真菌抗生素按化学结构可分为多烯类和非多烯类。

1. 非多烯类抗生素

非多烯类抗生素主要对浅表真菌感染有效，其代表药物主要为灰黄霉素（Griseofulvin）和西卡宁（Siccanin）。灰黄霉素对皮肤真菌有效，但有一定毒性，一般只可外用。西卡宁用于浅表真菌感染，疗效与灰黄霉素相似，不良反应少见。

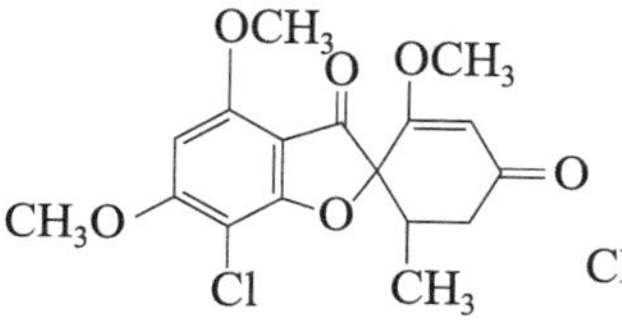

灰黄霉素 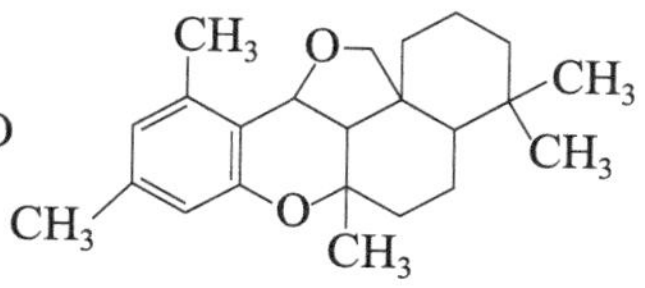　　　　　　　　西卡宁

2. 多烯类抗生素

1951年至今，已发现约60多种烯类抗生素，其结构为含碳数目为12～14到35～37的大环内酯类，一般含有4～7个共轭双键，且连有一个氨基糖。此类药物在水和一般有机溶剂中的溶解度较小，只是在二甲基甲酰胺、二甲基亚砜、吡啶等极性溶剂中溶解度较大。

多烯类抗生素对深部真菌感染有效。由于多烯结构稳定性差，可被光、热、氧等迅速破坏，应在无水、中性、避光、密闭条件下，在凉处保存。常见的多烯类抗生素药物有两性霉素B（Amphotericin B）、制霉菌素（Nystatin）和曲古霉素（Trichomycin）等。

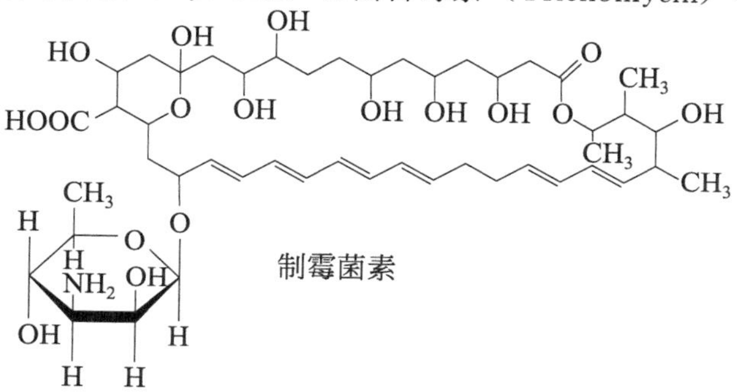

制霉菌素

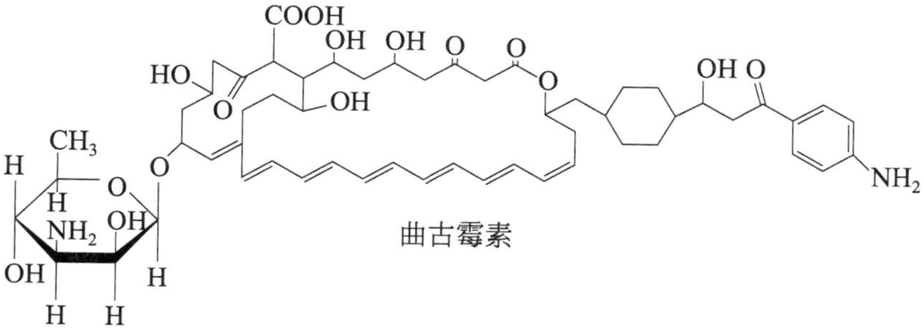

曲古霉素

三、其他抗真菌药

1981年发现了萘替芬（Naftifine），具有较高的抗真菌活性，局部用药治疗皮肤癣病的效果优于益康唑，治疗白色念珠菌病效果同克霉唑。由于其良好的抗真菌活性和新颖的结构特征，而受到重视，继而又发现抗菌作用更高、毒性更低的特比萘酚（Terbinafine），为烯丙胺类抗真菌药物，抑制真菌细胞麦角甾醇合成过程中的鲨烯环氧化酶，并使鲨烯在细胞中蓄积而起杀菌作用。本品具有广谱抗真菌作用，适用于浅表真菌引起的皮肤、指甲感染。另外，还有胞嘧啶的衍生物氟胞嘧啶（Flucytosin），其对念珠菌、隐球菌等感染有较好的疗效。其结构与抗肿瘤药物氟尿嘧啶相似，而且在酸、碱性条件下，可水解脱氨生成氟尿嘧啶。

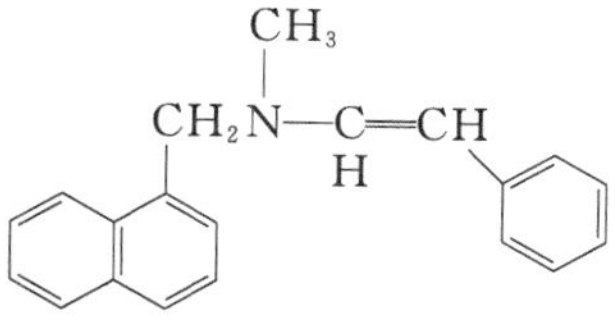

萘替芬 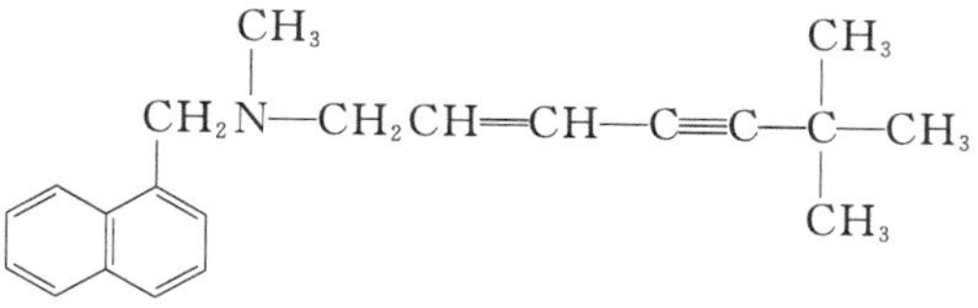　　　　　　　　特比萘酚 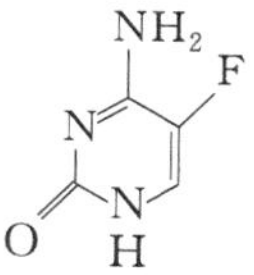　　　　　　　　氟胞嘧啶

任务六小结

（1）抗真菌药分为抗真菌抗生素、氮唑类和其他类抗真菌药三大类。

（2）两性霉素 B 是以大环内酯为苷元与氨基糖结合形成的苷，含有 7 个共轭双键发色团，外观呈黄色，具有酸碱两性，性质不稳定，易水解和氧化变质；本品为深部真菌感染的首选药物，毒副作用较强。

（3）氟康唑结构中含有 2 个弱碱性的三氮唑环和 1 个亲脂性的 2,4-二氟苯基，抗菌活性强，口服吸收好，具有有机氟化物的反应特性。

任务七　抗病毒药物

活动 1　了解病毒的危害和特性

一、新型冠状病毒肺炎

新型冠状病毒肺炎（Corona Virus Disease 2019，COVID-19），简称"新冠肺炎"。2020 年 1 月 12 日，世界卫生组织正式将该病毒命名为 2019-nCoV。冠状病毒是一个大型病毒家族，已知可引起感冒以及中东呼吸综合征和严重急性呼吸综合征等较严重疾病。新型冠状病毒是以前从未在人体中发现的冠状病毒新毒株。潜伏期通常为 1～14 天，多为 3～7 天。以发热、干咳、乏力为主要表现。部分患者以嗅觉、味觉减退或丧失等为首发症状，少数患者伴有鼻塞、流涕、咽痛、结膜炎、肌痛和腹泻等症状。重症患者多在发病一周后出现呼吸困难和（或）低氧血症，严重者可快速进展为急性呼吸窘迫综合征、脓毒症休克、难以纠正的代谢性酸中毒和出凝血功能障碍及多器官功能衰竭等。极少数患者还会有中枢神经系统受累及肢端缺血性坏死等表现。值得注意的是重型、危重型患者病程中可为中低热，甚至无明显发热。为进一步做好新型冠状病毒肺炎医疗救治工作，中华人民共和国国家卫生健康委员会办公厅和国家中医药管理局办公室发布了《新型冠状病毒肺炎诊疗方案（试行第八版修订版）》。2020 年至 2021 年 4 月，我国政府部门近十次修订新型冠状病毒肺炎诊疗方案，凸显此种疾病的复杂性，也彰显了我国政府对人民生命安全和身体健康高于一切的责任担当。

二、非典型肺炎

传染性非典型肺炎（严重急性呼吸综合征）是由 SARS 冠状病毒（SARS-CoV）引起的一种具有明显传染性、可累及多个脏器系统的特殊肺炎，世界卫生组织（WHO）将其命名为严重急性呼吸综合征（SARS）。临床上以发热、乏力、头痛、肌肉关节酸痛、干咳、胸闷和呼吸困难等为主要表现，部分病例可有腹泻等消化道症状。重症病例表现明显的呼吸困难，并可迅速发展成为急性呼吸窘迫综合征（ARDS）。2002 年 11 月在我国内地出现病例并开始大范围流行，疫情从粤港两地向全国扩散，其中尤以北京为烈。经过我国政府采取有效的强有力的措施，以及各界的共同努力，我们取得了抗击"非典"的胜利。

三、禽流感

禽流感是禽流行性感冒的简称，它是一种由甲型流感病毒的一种亚型（也称禽流感病毒）引起的传染性疾病，被国际兽疫局定为甲类传染病，又称真性鸡瘟或欧洲鸡瘟。禽流感（Bird Flu 或 Avian Influenza）是由禽流感病毒引起的一种急性传染病，也能感染人类，人感染后的症状主要表现为高热、咳嗽、流涕、肌痛等，多数伴有严重的肺炎，严重者心、肾等多种脏器衰竭导致死亡，病死率很高，通常人感染禽流感死亡率约为 33%。此病可通过消化道、呼吸道、皮肤损伤和眼结膜等多种途径传播，区域间的人员和车辆往来是传播本病的重要途径。

文献中所记录的禽流感最早发生于 1878 的意大利。当时，意大利发生鸡群大量死亡，当时被称为鸡瘟。到 1955 年，科学家证实其致病病毒为甲型流感病毒。此后，这种疾病被更名为禽流感。禽流感被发现 100 多年来，人类并没有掌握特异性的预防和治疗方法，仅能以消毒、隔离、大量宰杀禽畜的方法防止其蔓延。

四、艾滋病

艾滋病的元凶是人类免疫缺陷病毒（HIV），顾名思义它会造成人类免疫系统的缺陷。1981 年，人类免疫缺陷病毒在美国首次发现。它是一种感染人类免疫系统细胞的慢病毒，属反转录病毒的一种。该病毒破坏人体的免疫能力，导致免疫系统失去抵抗力，而导致各种疾病及癌症得以在人体内快速发展，导致艾滋病（获得性免疫缺陷综合征）发生。

HIV 主要攻击人体的辅助 T 淋巴细胞系统；一旦侵入机体细胞，病毒将会和宿主基因组 DNA 整合在一起终生难以消除；病毒基因变化多样；广泛存在于感染者的血液、精液、阴道分泌物、唾液、尿液、乳汁、脑脊液等，其中以血液、精液、阴道分泌物中浓度最高；对外界环境的抵抗力较弱，对乙肝病毒有效的消毒方法对艾滋病病毒也有效；感染者潜伏期长、死亡率高；艾滋病病毒的基因组比已知任何一种病毒基因都复杂。

活动 2 常用的抗病毒药物的类型

病毒是能感染所有生物细胞的微小有机体。病毒的结构不同于细菌，它的中心是一种核酸（RNA 或 DNA），蛋白质包括在外而组成微小颗粒。它没有细胞壁，没有自己的代谢系统，必须寄生在宿主（动物、植物或微生物）的活细胞内，利用宿主的核酸、蛋白质、酶等进行增殖。病毒在寄生细胞内的增殖称为复制。

因为病毒没有自己的代谢系统，必须依靠宿主细胞进行复制，某些病毒极易变异。又因为近年来临床上药物的滥用，使病毒的变异速度大大加快，使我们的生活中出现了越来越多无法治愈的新型病毒性疾病，例如新冠病毒、禽流感、超级病毒等。故研制新的抗病毒药物以及加强临床合理用药已刻不容缓。

目前，临床上常用的抗病毒药物依据化学结构可分为核苷类、三环胺类、多肽类和其他类等。

活动 3 抗病毒的典型药物

一、核苷类抗病毒药

核苷类药物在抗病毒药物中具有相当重要的地位。核苷类抗病毒药物依据化学结构可以分为非开环类和开环类。

1. 非开环核苷类抗病毒药

非开环核苷类抗病毒药物主要有利巴韦林（Ribavirin）、齐多夫定（Zidovudine）、司他夫定（Stavudine）和拉米夫定（Lamivudine）等。

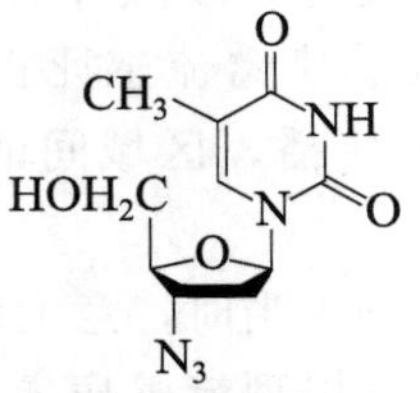

齐多夫定 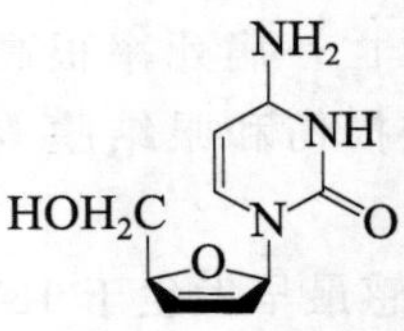　　　　　　　　　司他夫定

利巴韦林是目前广泛应用的抗病毒药物。

利巴韦林（Ribavirin）

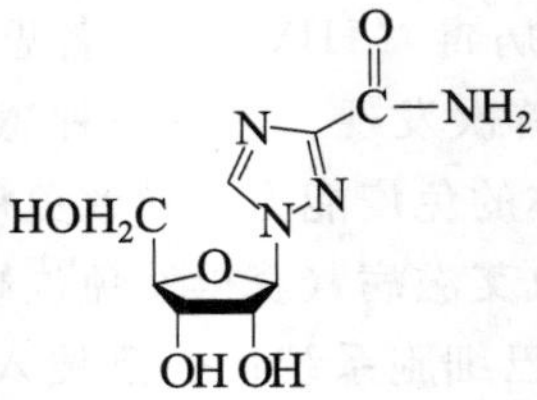

化学名为 1-β-D-呋喃核糖基-1H-1,2,4-三氮唑-3-羧酰胺。又名三氮唑核苷、病毒唑。

本品为无色或白色结晶性粉末，无臭，无味；易溶于水，微溶于乙醇，不溶于三氯甲烷或乙醚。常温下稳定，精制品有两种晶型：熔点为 166～168℃（乙醇）及 256～257℃。

利巴韦林为广谱抗病毒药物，可用于治疗麻疹、水痘、腮腺炎等，也可用喷雾、滴鼻方法治疗上呼吸道病毒感染，静脉注射治疗小儿腮病毒肺炎，均有较好疗效。对流行性出血热能明显缩短退热时间。也可抑制免疫缺陷病毒（HIV）感染者出现艾滋病前期临床症状。

齐多夫定是第一个抗免疫缺陷病毒（HIV）的药物，1986 年被推荐在临床上治疗艾滋病和与艾滋病有关的疾病。但毒副作用较大，主要表现为骨髓抑制、贫血等。后来又发现作用强、毒副作用小的司他夫定和拉米夫定等。

拉米夫定（Lamivudine）

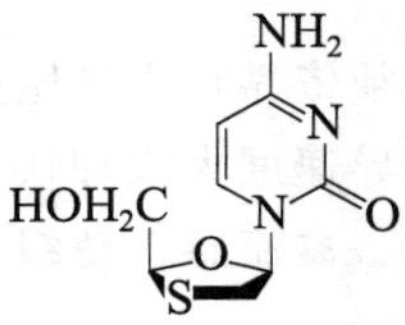

拉米夫定

化学名为（－）-1-[（2R,5S）-2-（羟甲基）-1,3-氧硫杂环戊烷-5-基]胞嘧啶，又称 3-TC。在中国上市后的商品名为贺普丁。

近几年来，拉米夫定作为一种新的核苷类似物广泛被医患接受，是目前临床应用中疗效较好的、具代表性的核苷类似物。它的作用机制为抑制病毒 DNA 多聚酶和逆转录酶活性，并对病毒 DNA 链的合成和延长有竞争性抑制作用。拉米夫定是核苷类似物，而核苷酸则是合成人体遗传物质 DNA 和 RNA 的原料（DNA 和 RNA 实际上就是核苷酸链）。核苷类似物在结构上模拟核苷酸的结构，但却不具有核苷酸的功能。因此在 DNA 合成过程中，核苷类似物的"掺入"使所合成的核苷酸链不具备正常功能，从而使病毒的复制终止。拉米夫定模拟的是胞嘧啶，其结构与人的天然的胞嘧啶结构不同，只作用于病毒，而对人体没有副作用。

2. 开环核苷类抗病毒药

开环核苷类抗病毒药物主要有阿昔洛韦（Acyclovir）、更昔洛韦（Ganciclovir）、喷昔洛韦（Penciclovir）和泛昔洛韦（Famciclovir）等。泛昔洛韦是喷昔洛韦的前体药物，口服给药后迅速吸收，生成具有很高生物利用度的活性代谢物，增强抗病毒作用。在治疗生殖器疱疹上优于阿昔洛韦，是阿昔洛韦的有效替代药物。

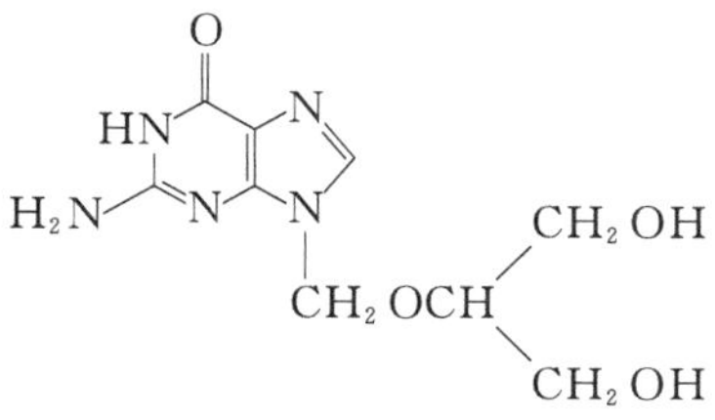

更昔洛韦 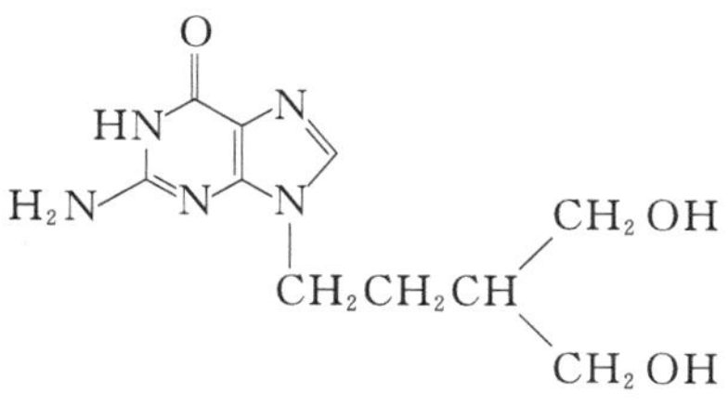　　　　　　　　　　　　喷昔洛韦

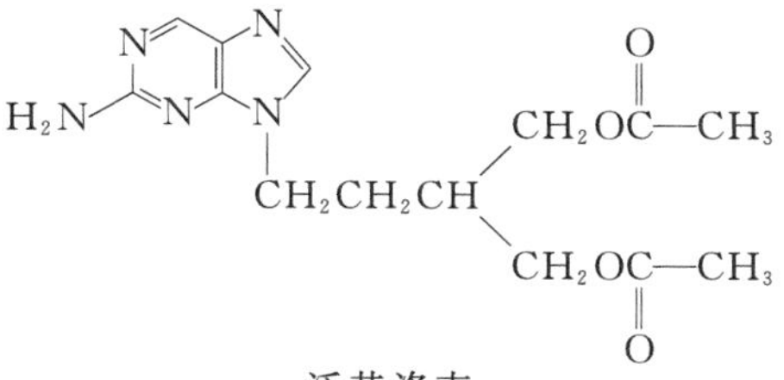

泛昔洛韦

阿昔洛韦（Acyclovir）

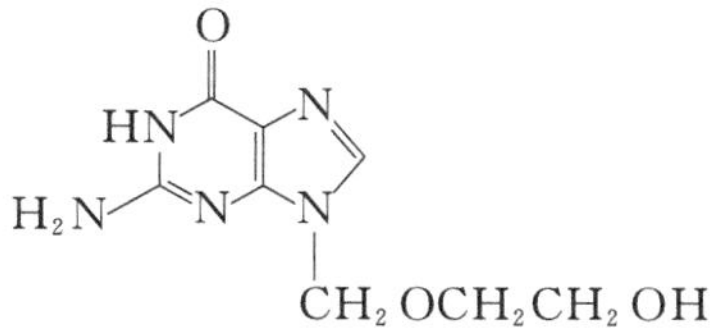

化学名为 9-(2-羟乙氧甲基) 鸟嘌呤，又名无环鸟苷。

本品为白色结晶性粉末；无臭，无味；在冰醋酸或热水中略溶，在水中极微溶解，在乙醚或三氯甲烷中几乎不溶，在稀氢氧化钠溶液中溶解；5％溶液的 pH 为 11；1 位氮上的氢因有酸性可制成钠盐，易溶于水可供注射用。

本品为广谱抗病毒药，是抗疱疹病毒的首选药物，是第一个上市的开环核苷类抗病毒药。该品进入疱疹病毒感染的细胞后，与脱氧核苷竞争病毒胸苷激酶或细胞激酶，药物被磷酸化成活化型阿昔洛韦三磷酸酯，然后通过两种方式抑制病毒复制：①干扰病毒 DNA 多聚酶，抑制病毒的复制；②在 DNA 多聚酶作用下，与增长的 DNA 链结合，引起 DNA 链的延伸中断。阿昔洛韦被广泛用于治疗疱疹性角膜炎、生殖器疱疹、全身性带状疱疹和疱疹性脑炎及病毒性乙型肝炎等。

二、三环胺类抗病毒药

盐酸金刚烷胺（Amantadine Hydrochloride）

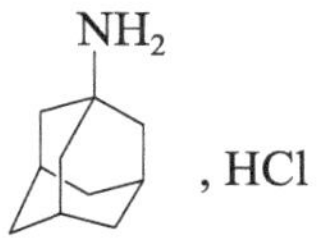

化学名为三环[3.3.1.1^{3,7}]癸烷-1-胺盐酸盐。

金刚烷胺为一对称的三环状胺，它可以抑制病毒颗粒进入宿主细胞，也可以抑制病毒早期复制和阻断病毒基因的脱壳及核酸向宿主细胞的侵入。盐酸金刚烷胺能有效预防和治疗所有 A 型流感毒株，尤其是亚洲流感病毒 A_2 毒株。另外，对德国水痘病毒、B 型流感病毒、一般流感病毒、呼吸道合胞体病毒和某些 RNA 病毒也具有一定活性。盐酸金刚烷胺口服能被很好吸收，可通过血脑屏障，并可分泌于唾液、鼻腔分泌物和乳汁中，约 90％的药物以原型排泄，主要从肾小管排泄，也可用于震颤麻痹。适用于原发性帕金森病、脑炎后的帕金森综合征、药物诱发的锥体外系反应、一氧化碳中毒后帕金森综合征及老年人合并有脑动脉硬化的帕金森综合征。也可用于预防或治疗亚洲甲-Ⅱ型流感病毒所引起的呼吸道感染。本品与灭活的甲型流感病毒疫苗合用时可促使机体产生预防性抗体。

　　金刚烷胺的类似物还有金刚烷乙胺（Rimantadine），它对 A 型流感病毒的作用强于金刚烷胺。而且中枢神经副作用小于金刚烷胺。

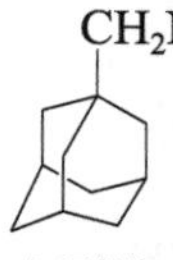

金刚烷乙胺

三、多肽类抗病毒药

1. 免疫缺陷病毒（HIV）蛋白酶抑制剂

　　免疫缺陷病毒（HIV）蛋白酶抑制剂是治疗艾滋病的另一类药物。有两种免疫缺陷病毒蛋白产物是裂解成熟蛋白的前体，裂解过程受免疫缺陷病毒蛋白酶的催化，抑制免疫缺陷病毒蛋白酶的活性，使免疫缺陷病毒蛋白不能裂解出来，免疫缺陷病毒就无感染性。此类药物主要有沙奎那韦（Saquinavir）、利托那韦（Ritonavir）等。

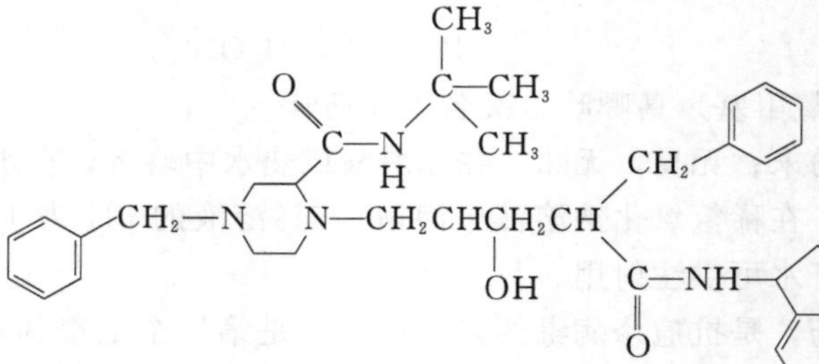

沙奎那韦

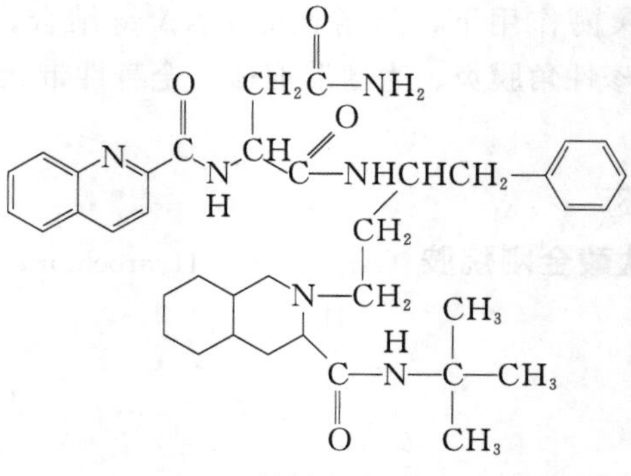

利托那韦

沙奎那韦是一个多肽衍生物，它能抑制人免疫缺陷病毒（HIV）蛋白酶，从而阻断病毒蛋白酶转录后的修饰，它是此类药物第一个用于治疗免疫缺陷病毒感染的药物。利托那韦为蛋白酶抑制剂，它可阻断免疫缺陷病毒蛋白酶，而该酶影响病毒的终末形成，可阻止发生新的感染病灶，并延缓疾病的进展。

2. 神经氨酸酶抑制剂

磷酸奥司他韦（Oseltamivir Phosphate）

奥司他韦为乙酯型前药，是全碳六元环类作用于神经氨酸酶的特异性抑制剂，其抑制神经氨酸酶的作用，可以抑制成熟的流感病毒脱离宿主细胞，从而抑制流感病毒在人体内的传播以起到治疗流行性感冒的作用。奥司他韦是基于结构的合理药物设计的成功案例，在这种药物的研发过程中大量应用了计算机辅助药物设计的手段，根据靶酶的三维结构有针对性地设计了高效低毒专一性强的神经氨酸酶抑制剂。

磷酸奥司他韦为口服制剂。临床上用于预防和治疗 A 型和 B 型流感病毒导致的流行性感冒，是预防和治疗流感最有效的药物之一。该药对禽流感病毒有一定的疗效。

3. 核苷类似物

瑞德西韦（Remdesivir）

本品是一种核苷类似物，是一种具有广谱抗 RNA 病毒活性的核苷类似物，通过抑制病毒中 RNA 依赖性的 RNA 聚合酶活性从而发挥作用。

2020 年 5 月 7 日，日本批准了美国吉利德科技公司研发的瑞德西韦作为其国内首款新冠肺炎治疗药物，被用于重症患者治疗。

2020 年 10 月 22 日，美国食品药品管理局（FDA）批准了吉利德科学的抗病毒药物瑞德西韦用于治疗新冠住院患者，成为美国首个正式获批的新冠治疗药物。

任务七小结

（1）由于病毒具有宿主细胞内寄生的特性，抗病毒药在抑制病毒复制的同时也损害宿主细胞，对人产生毒性。

（2）通过修饰天然核苷中的碱基或糖基得到核苷类抗病毒药，能抑制 RNA 病毒的逆转录酶或 DNA 病毒的 DNA 聚合酶而杀灭病毒。

（3）阿昔洛韦为开环核苷类，是鸟嘌呤核苷类似物，为抗疱疹病毒的首选药物；伐昔洛韦是阿昔洛韦与 L-缬氨酸制成的酯类前药，口服吸收好；奥司他韦为非核苷类抗病毒药，能抑制病毒神经氨酸酶，用于预防和治疗流行性感冒，安全性较好。

项目九小结

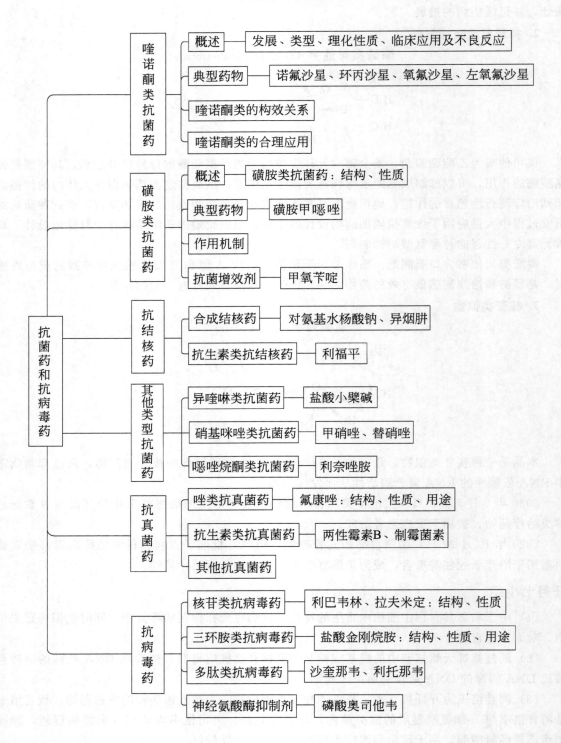

喹诺酮类抗菌药	概述	发展、类型、理化性质、临床应用及不良反应
	典型药物	诺氟沙星、环丙沙星、氧氟沙星、左氧氟沙星
	喹诺酮类的构效关系	
	喹诺酮类的合理应用	
磺胺类抗菌药	概述	磺胺类抗菌药：结构、性质
	典型药物	磺胺甲噁唑
	作用机制	
	抗菌增效剂	甲氧苄啶
抗结核药	合成结核药	对氨基水杨酸钠、异烟肼
	抗生素类抗结核药	利福平
其他类型抗菌药	异喹啉类抗菌药	盐酸小檗碱
	硝基咪唑类抗菌药	甲硝唑、替硝唑
	噁唑烷酮类抗菌药	利奈唑胺
抗真菌药	唑类抗真菌药	氟康唑：结构、性质、用途
	抗生素类抗真菌药	两性霉素B、制霉菌素
	其他抗真菌药	
抗病毒药	核苷类抗病毒药	利巴韦林、拉夫米定：结构、性质
	三环胺类抗病毒药	盐酸金刚烷胺：结构、性质、用途
	多肽类抗病毒药	沙奎那韦、利托那韦
	神经氨酸酶抑制剂	磷酸奥司他韦

抗菌药和抗病毒药

目标检测

一、选择题

（一）单选题

1. 磺胺类药物能与细菌生长所必需的哪种物质产生竞争性拮抗？（　　）

A. 多巴胺　　　　　B. 对氨基苯甲酸　　　C. 组氨酸　　　　　D. 乙酰胆碱

2. 磺胺类药物的作用机制是抑制（　　）。

A. 二氢叶酸合成酶　　　　　　　　B. 二氢叶酸还原酶

C. 叶酸合成酶　　　　　　　　　　D. 叶酸还原酶

3. 甲氧苄啶属于（　　）。

A. 抗寄生虫药　　　　　　　　　　B. 抗菌增效剂

C. 抗病毒药　　　　　　　　　　　D. 抗高血压药

4. 长期服用磺胺类药物应同服（　　）。

A. NaCl　　　　　B. Na_2CO_3　　　　　C. $NaHCO_3$　　　　　D. NH_4HCO_3

5. 最早用于治疗细菌感染性疾病的磺胺类药物是（　　）。

A. 对氨基苯磺酰胺　　　　　　　　B. 百浪多息

C. 磺胺醋酰　　　　　　　　　　　D. 磺胺嘧啶

6. 复方新诺明由（　　）。

A. 磺胺醋酰与甲氧苄啶组成

B. 磺胺嘧啶与甲氧苄啶组成

C. 磺胺甲噁唑与甲氧苄啶组成

D. 对氨基苯磺酰胺与甲氧苄啶组成

7. 能进入脑脊液的磺胺类药物是（　　）。

A. 磺胺嘧啶　　　B. 磺胺甲噁唑　　　C. 磺胺醋酰钠　　　D. 对氨基苯磺酰胺

8. 我国创制的喹诺酮类抗菌药物是（　　）。

A. 氧氟沙星　　　B. 安妥沙星　　　　C. 诺氟沙星　　　　D. 环丙沙星

9. 根据喹诺酮类的构效关系，环丙沙星的关键药效基团是（　　）。

A. 1-环丙基和 3-羧基　　　　　　B. 3-羧基和 6-氟

C. 3-羧基和 4-酮基　　　　　　　D. 6-氟和 7-哌嗪基

10. 左氧氟沙星具有下列何种性质？（　　）

A. 酸性　　　　　B. 碱性　　　　　　C. 中性　　　　　　D. 酸碱两性

11. 喹诺酮类抗菌药物的光毒性主要来源于第几位取代基？（　　）

A. 5　　　　　　　B. 6　　　　　　　　C. 7　　　　　　　　D. 8

12. 异烟肼保存不当时，产生的毒性较大的物质是（　　）。

A. 异烟酸　　　　B. 游离肼　　　　　C. 异烟腙　　　　　D. 吡啶

13. 属于噁唑烷酮类抗菌药物的是（　　）。

A. 甲硝唑　　　　B. 金刚烷胺　　　　C. 利巴韦林　　　　D. 利奈唑胺

14. 下列具有三氮唑结构的抗真菌药物是（　　）。

A. 酮康唑　　　　B. 氟康唑　　　　　C. 克霉唑　　　　　D. 两性霉素 B

15. 外观为黄色结晶的药物是（　　）。

A 盐酸小檗碱　　　B. 利福平　　　　　C. 青蒿素　　　　　D. 异烟肼

16. 奥司他韦抗病毒的作用机制是（　　）。

A. 蛋白酶抑制剂   B. 神经氨酸酶抑制剂

C. DNA 聚合酶抑制剂   D. 逆转录酶抑制剂

17. 不属于抗疟药的是（　　）。

A. 阿苯哒唑   B. 青蒿素   C. 青蒿琥酯   D. 奎宁

18. 青蒿素是从黄花蒿中提取出的具有何种结构的化合物？（　　）

A. 生物碱类   B. 倍半萜内酯类   C. 酚类   D. 黄酮类

（二）多选题

1. 关于磺胺类药物的构效关系描述正确的是（　　）。

A. 对氨基苯磺酰胺是必需的基本结构

B. 苯环被其他芳环代替后，抗菌活性下降

C. 当 N-1 上的 2 个氢都被取代后，抗菌活性消失

D. 当 N-4 上的氢被取代后可增强活性

E. 当 N1 上的 1 个氢被杂环取代后，抗菌活性升高

2. 磺胺类结构中的芳香伯胺具有的性质包括（　　）。

A. 重氮化-偶合反应   B. 碱性   C. 酸性

D. 金属离子取代反应   E. 自动氧化

3. 磺胺类药物的结构特点包括（　　）。

A. 哌嗪环   B. 芳香伯胺   C. 三氮唑环

D. 磺酰氨基   E. 苯环

4. 喹诺酮类药物的抗菌作用机制是抑制（　　）。

A. DNA 螺旋酶   B. 拓扑异构酶Ⅳ   C. 二氢叶酸合成酶

D. 二氢叶酸还原酶   E. 逆转录酶

5. 下列关于喹诺酮类药物的构效关系描述正确的是（　　）。

A. 吡酮酸环是抗菌作用必需的基本结构

B. 2-位上引入取代基活性增加

C. 3-位羧基和 4-位酮基是抗菌活性的必需基团

D. 在 6-位引入氟原子抗菌活性增加

E. 在 7-位上引入哌嗪基使活性增加

6. 以青蒿素为先导化合物，开发的新药有（　　）。

A. 双氢青蒿素   B. 蒿甲醚   C. 青蒿琥酯

D. 小檗碱   E. 氯喹

7. 需要避光、密闭保存的药物是（　　）。

A. 磺胺嘧啶   B. 磺胺甲噁唑   C. 异烟肼

D. 对氨基水杨酸钠   E. 两性霉素 B

8. 具有抗真菌活性的药物有（　　）。

A. 两性霉素 B   B. 克霉唑   C. 伊曲康唑

D. 特比萘芬   E. 氟胞嘧啶

9. 属于抗生素类抗结核病药物的是（　　）。

A. 异烟肼   B. 利福平   C. 吡嗪酰胺

D. 盐酸乙胺丁醇   E. 硫酸链霉素

10. 抗真菌类药物有（　　）。

A. 抗生素类   B. 氮唑类   C. 磺胺类

D. 喹诺酮类　　　　　　　　　E. 核苷类

11. 下列具有抗厌氧菌作用的药物有（　　）。

A. 甲硝唑　　　　　　　B. 盐酸小檗碱　　　　　C. 利巴韦林

D. 替硝唑　　　　　　　E. 阿昔洛韦

12. 下列属于前体药物的是（　　）。

A. 伐昔洛韦　　　　　　B. 利巴韦林　　　　　　C. 阿昔洛韦

D. 青蒿琥酯　　　　　　E. 齐多夫定

13. 属于非核苷类的抗病毒药是（　　）。

A. 金刚烷胺　　　　　　B. 奥司他韦　　　　　　C. 齐多夫定

D. 阿昔洛韦　　　　　　E. 阿德福韦

二、简答题

1. 简述磺胺类药物的结构与活性的关系。

2. 从结构分析，什么情况下可以使喹诺酮类药物的疗效增加、抗菌谱扩大？

3. 何为前药？请举例说明。

4. 磺胺类药物的抗菌作用机制学说对药物化学的发展有何贡献？

5. 简述异烟肼产生肝毒性的主要原因。

三、实例分析

1. 分析磺胺类药物和甲氧苄啶具有协同抗菌作用的原因。

2. 分析喹诺酮类药物可能产生的毒性。应如何合理使用该类药物？

3. 分析常用核苷类抗病毒药的结构特点和作用特点，举例说明。

4. 分析天然青蒿素的优缺点。如何进行结构改造得到更好的抗疟药？

项目十　抗寄生虫病药物

任务目标

1. 了解驱肠虫药、抗疟药、抗血吸虫病药的种类。
2. 了解阿米巴病的特点和抗阿米巴药物的分类。
3. 熟悉常用抗寄生虫药物及其用途。
4. 熟悉抗疟药青蒿素的相关知识。

技能目标

1. 熟练掌握抗寄生虫药典型药物的化学鉴别方法。
2. 学会根据不同寄生虫对象合理用药。

微课：抗寄生
虫病药

任务一　驱肠虫药

活动1　寄生虫病及其治疗药物分类

案例导入

随着经济的发展，人们的生活水平得到提高，"刺身"这种食材也慢慢进入我们的生活中。常见的"刺身"一般以海鱼为材料，虽然味道鲜美，但防疫专家提醒，"刺身"中可能寄生有华支睾吸虫等多种鱼源性寄生虫，感染华支睾吸虫会导致肝细胞坏死，诱发肝硬化和肝癌。食用"刺身"还可能感染异形科吸虫、棘口科吸虫、东方次睾吸虫等寄生虫病。有报道指出，食用"刺身"和未煮熟的鱼还会感染颚口线虫病。颚口线虫进入人体后会在皮肤、内脏到处移行，引起发烧、局部肿块，钻进脏器则会引起严重病变。针对这些寄生虫病，我们应该选择哪些药物来进行治疗呢？

分析讨论

寄生虫防治药是用于预防或治疗由肠虫、血吸虫、丝虫、疟原虫、阿米巴原虫及滴虫引起疾病的药物。其药物种类因寄生虫的种类及寄生的部位不同而各异。理想的抗寄生虫病药物既能选择性地高效抑杀寄生虫，又对人体安全有效。本章主要介绍驱肠虫药、抗疟药、抗血吸虫病药及抗阿米巴病药。

常见的肠道寄生虫有蛔虫、钩虫、绦虫及鞭虫等。驱肠虫药是指作用于肠道寄生虫并将其杀死或驱出体外的药物。药物一般是通过麻痹肠道寄生虫的神经肌肉，使虫体失去附着于宿主肠壁的能力而被排出体外这一过程而起作用的。理想的驱肠虫药，应对寄生虫具有高度的选择性，人体吸收应极少，毒性低，对胃肠道黏膜的刺激性小。常用的驱肠虫药按化学结构可分为哌嗪类、咪唑类、嘧啶类、三萜类和酚类，现在常用的药物有枸橼酸哌嗪、盐酸左旋咪唑、阿苯达唑等药物。

活动 2　抗肠道寄生虫病典型药物

阿苯达唑（Albendazole）

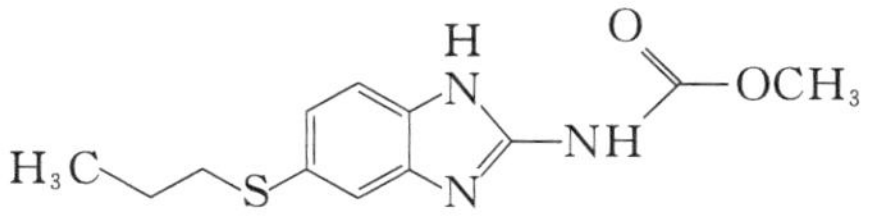

化学名为 *N*-(5-丙硫基-1*H*-苯并咪唑-2-基)氨基甲酸甲酯，又名肠虫清。

本品合成方法：以多菌灵为原料，在搅拌和冰浴冷却下，向氯磺酸中缓慢加入多菌灵，得氯磺化产物，把该氯磺化产物加到甲酸、水和 40% 氢溴酸的溶液中，再加金属铝粉。冷却后过滤，滤液用 40% 氢氧化钠调至 pH 值 3，得巯基化合物。将该巯基化合物加到氢氧化钠水溶液中，活性炭脱色。加入溴化四丁基铵，再加入溴丙烷的甲醇溶液冷却，滤集沉淀，洗至中性，干燥，得白色结晶为阿苯达唑。

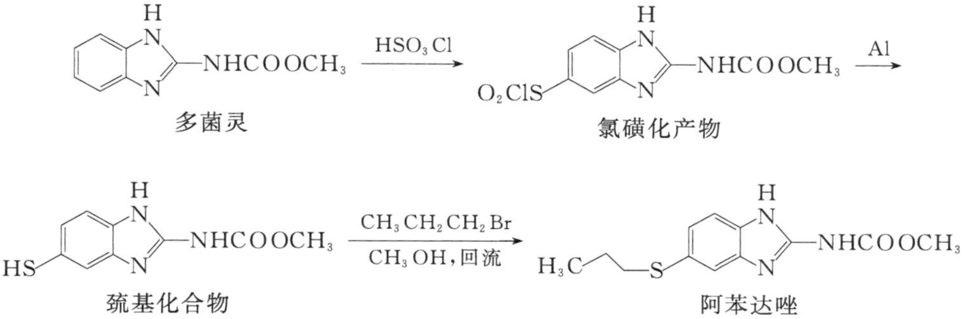

阿苯达唑为白色或类白色粉末，无臭。本品在丙酮或三氯甲烷微溶，在乙醇中几乎不溶，在冰醋酸中溶解，不溶于水。熔点 206～212℃，熔融的同时分解。

取本品约 0.1g，置试管底部，管口放一湿润的醋酸铅试纸，加热灼烧试管底部，产生的气体能使醋酸铅试纸显黑色。

取本品约 0.1g，溶于微温的稀硫酸中，滴加碘化铋钾试液，即生成红棕色沉淀。

阿苯达唑为高效低毒的广谱驱虫药。临床可用于驱蛔虫、蛲虫、绦虫、鞭虫、钩虫、粪圆线虫等。在体内代谢为亚砜类或砜类后，抑制寄生虫对葡萄糖的吸收，导致虫体糖原耗竭，或抑制延胡索酸还原酶系统，阻碍 ATP 的产生，使寄生虫无法存活和繁殖。对寄生于动物体的各种线虫、血吸虫、绦虫以及囊尾蚴亦具有明显的驱除作用，也可用于家畜的驱虫。

本品有致畸作用和胚胎毒性，故 2 岁以下幼儿及孕妇禁用。

盐酸左旋咪唑（Levamisole Hydrochloride）

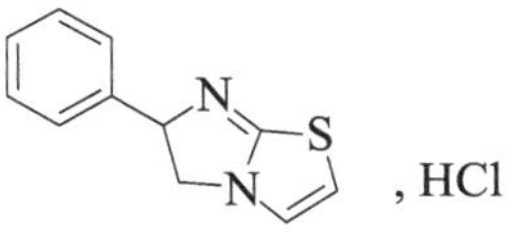

化学名为(*S*)-(－)-6-苯基-2,3,5,6-四氢咪唑并［2,1-*b*］噻唑盐酸盐。

本品合成方法：以乙醇胺为原料，在室温下与氯化氢反应，生成的乙醇胺盐酸盐与二氯亚砜反应，生成的β-氯乙胺盐酸盐与硫脲环合，得到2-亚氨基噻唑烷与α-氯代苯乙酮缩合，生成2-亚氨基-3-（苯甲酰甲基）噻唑烷，经硼氢化钾欢迎，再经硫酸脱水环合，生成*dl*-四咪唑。*dl*-四咪唑与酸性拆分剂［如（+）-酒石酸、（+）-樟脑酸、（+）-樟脑-10-磺酸、L-（+）-甘氨酸等］成盐，生成左旋咪唑盐和右旋咪唑盐的对映体。根据两者的理化性质的不同，将其分离，从而得到纯度较高的左旋咪唑，最后与盐酸成盐得到本品。

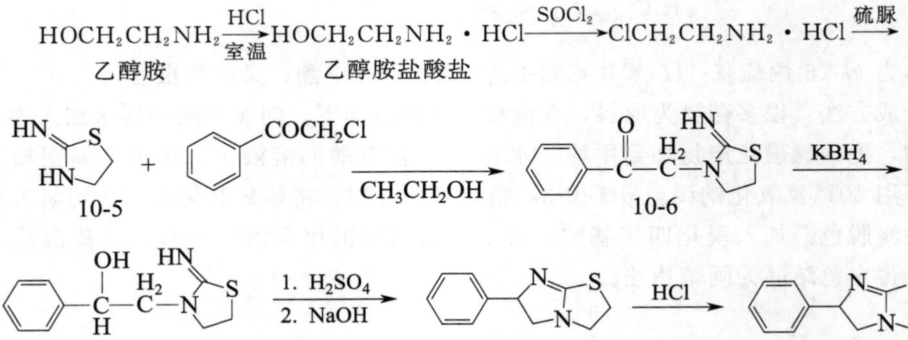

HOCH₂CH₂NH₂ —HCl, 室温→ HOCH₂CH₂NH₂ · HCl —SOCl₂→ ClCH₂CH₂NH₂ · HCl —硫脲→
乙醇胺
乙醇胺盐酸盐
COCH₂Cl
CH₃CH₂OH
KBH₄
10-5
10-6
1. H₂SO₄
2. NaOH
HCl

本品为四咪唑的左旋体，白色或类白色的针状结晶或结晶性粉末，无臭，味苦。本品在水中极易溶解，在乙醇中易溶，在三氯甲烷中微溶，在丙酮中极微溶解。熔点为225～230℃，比旋度为不低于－121.5°。

取本品约60mg，加水20ml溶解后，加氢氧化钠试液2ml煮沸10min，放冷，加亚硝基铁氰化钠试液，即显红色，放置后颜色逐渐变浅。

取本品溶液滴加碘试液生成红棕色沉淀。遇氯化汞试液产生白色沉淀。

本品为广谱驱肠虫药，对驱除蛔虫、钩虫、蛲虫都有高效，能选择性地抑制虫体琥珀酸脱氢酶的活性，阻断虫体的无氧代谢，使虫体肌肉麻痹，随粪便排出体外。而本品对哺乳动物的琥珀酸脱氢酶无影响。

此外，本品还可调节机体免疫功能，可增强机体抗感染能力，可用于癌症的辅助治疗。

枸橼酸哌嗪（Piperazine Citrate）

, 2(OH)—C—COOH , 5H₂O
H₂C—COOH
H₂C—COOH

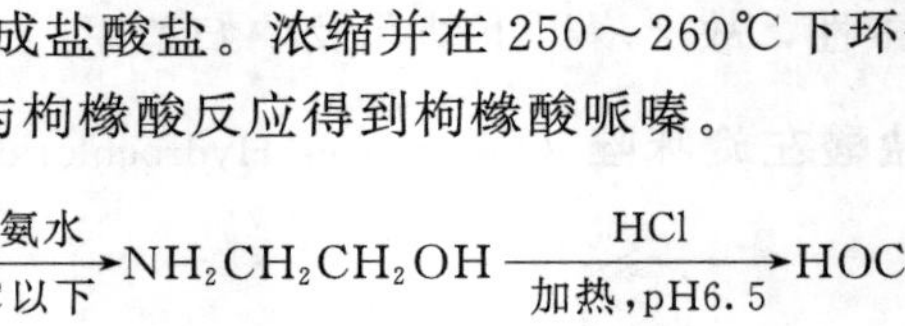

本品又名枸橼酸胡椒嗪、驱蛔灵。

本品合成方法：将环氧乙烷气体在5℃以下通入浓氨水中，得到氨基乙醇。蒸去过量的氨，加盐酸中和至pH6.5生成盐酸盐。浓缩并在250～260℃下环合得盐酸哌嗪。加氢氧化钠中和后蒸馏得六水哌嗪，再与枸橼酸反应得到枸橼酸哌嗪。

浓氨水
5℃以下
NH₂CH₂CH₂OH
HCl
加热，pH6.5
HOCH₂CH₂NH₂ · HCl
白蜡
250～260℃
NH · 2HCl
NaOH
NH · 6H₂O
枸橼酸
· 2C₇H₈O₇ · 5H₂O

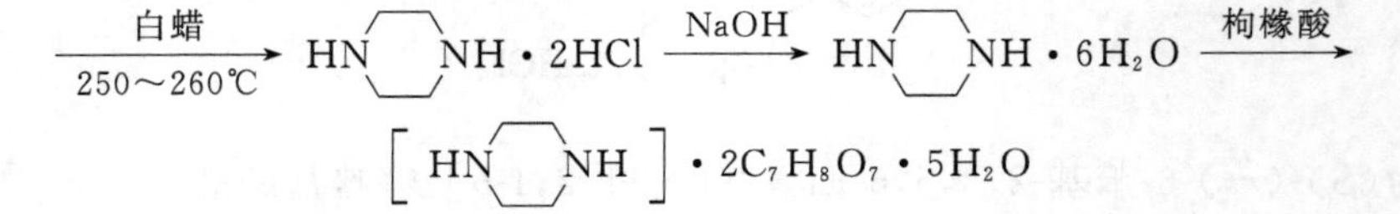

本品为白色结晶性粉末或半透明结晶性颗粒，无臭，味酸；微有引湿性。

本品在水中易溶，在甲醇中极微溶解，在乙醇、三氯甲烷、乙醚或石油醚中不溶。本品水溶液遇石蕊试纸显酸性反应。

本品对空气和热稳定。其水溶液在碳酸氢钠碱性条件下，在汞的作用下与铁氰化钾反应，放置，逐渐显红色。在稀盐酸中与亚硝酸钠加热，生成亚硝基哌嗪，有小叶状结晶析出。

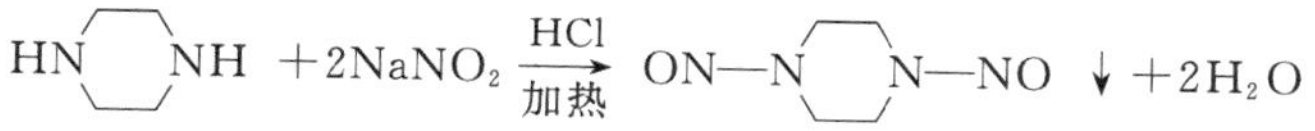

$$HN\boxed{}NH + 2NaNO_2 \xrightarrow[\text{加热}]{HCl} ON-N\boxed{}N-NO \downarrow + 2H_2O$$

本品对光敏感，易使其颜色加深。其酸性水溶液与雷氏盐（$NH_4[Cr(NH_3)_2(SCN)_4]$）反应生成红色沉淀，溶于丙酮。

本品在酸性溶液中，能与许多生物碱沉淀剂如钼酸铵、苦味酸生成不溶性沉淀。

本品水溶液显枸橼酸盐的特殊反应。

本品为常用驱蛔虫药，对蛔虫、蛲虫具有较强的驱除作用，对钩虫、鞭虫作用不明显。其驱虫作用机制是通过改变虫体肌细胞膜对离子的通透性，引起膜超极化，阻断神经肌肉接头处的正常传导，导致虫体迟缓性麻痹，虫体随粪便排出体外。

活动3　说一说，练一练

通过以上三个药物的学习和网络上有关盐酸左旋咪唑、阿苯达唑、枸橼酸哌嗪知识，请填写下表。

问　　题	盐酸阿苯达唑	左旋咪唑	枸橼酸哌嗪
作用靶点			
作用特点			
应用注意事项			

任务二　抗疟药

活动1　疟疾及传播途径

案例导入

患者，男，27岁，腹泻每日3～4次，稀水样便，呕吐4次，自服感冒药、止泻药无效。期间因发热伴头痛、全身酸痛、腹泻3天入院。既往曾有过疟疾病史。查体：39.7℃，血压95/55mmHg，心率115次/min，急性病容、神差、无力、痛苦表情，心肺无异常，肝脾未及，肝肾区无叩痛。实验室检查：间日疟原虫阳性。诊断：间日疟。治疗：口服氯喹、伯氨喹，症状和血液中疟原虫消失后出院。出院后随访未见复发。

疟疾是通过蚊子叮咬或输入带疟原虫者的血液而感染疟原虫所引起的虫媒传染病。寄生于人体的疟原虫共有四种，即间日疟原虫、三日疟原虫、恶性疟原虫和卵形疟原虫。在我国主要是间日疟原虫和恶性疟原虫；其他两种少见，近年偶见国外输入的一些病例。不同的疟原虫分别引起间日疟、三日疟、恶性疟及卵形疟。本病主要表现为周期性规律发作，全身发冷、发热、多汗，长期多次发作后，可引起贫血和脾肿大。

疟原虫有两个发育阶段，即在蚊体内的有性生殖阶段和在人体内的无性生殖阶段。在人体内的发育又分红细胞前期（疟疾潜伏期）、红细胞外期（疟疾复发的根源）、红细胞内期（临床症状发作）及配子体（疟疾流行传播的根源）。

各期的疟原虫对不同抗疟药的敏感性也不同，因此，在治疗疟疾时应根据不同的周期，选用不同的抗疟药。

活动 2 抗疟药的类型

抗疟药是指能预防、治疗或控制疟疾传播的药物。现抗疟药中尚无一种能对疟原虫生活史的各个环节都有杀灭作用。因此，必须了解各种抗疟药对疟原虫生活史的不同环节的作用，以便根据不同的目的正确选择药物。各种抗疟药通过影响疟原虫生活史的不同发育阶段发挥其抗疟效果。用于不同阶段的抗疟药见表 10-1。

表 10-1 用于不同阶段的抗疟药

类别	药名	作用特点
红细胞前期药	乙胺嘧啶	对红细胞外期速发型子孢子发育、繁殖而成的裂殖体有杀灭作用，用于病因性预防
红细胞外期和配子体药	伯氨喹	对间日疟和卵形疟红细胞外期迟发型孢子有较强的杀灭作用，是唯一用于根治间日疟和卵形疟的药物
红细胞内期药	氯喹	杀灭红细胞内期的裂殖体，从而控制症状和预防性抑制临床症状发作
	奎宁	与氯喹相似，临床用于控制症状，但不良反应多且严重
	青蒿素	有效作用维持时间短，主要用于耐氯喹或耐多药的恶性疟的治疗
蚊子体内有性繁殖药	乙胺嘧啶	抑制配子体在蚊体内发育，有效控制疟疾传播

抗疟疾药物根据结构和来源不同分为：

（1）喹啉醇类 用于杀灭红细胞内期的疟原虫，用于症状发作的治疗。如奎宁。

（2）氨基喹啉类 有效地控制疟疾症状，作用快而持久、效力强，是治疗疟疾症状发作的有效药物。如磷酸氯喹、磷酸伯胺喹。

（3）2,4-二氨基嘧啶类 抑制疟原虫的二氢叶酸还原酶，干扰疟原虫的叶酸正常代谢，使核酸合成减少，从而抑制疟原虫的细胞核分裂，使疟原虫的繁殖受到抑制。如乙胺嘧啶。

（4）青蒿素类 对疟原虫红细胞内期裂殖体有杀灭作用，能迅速控制症状和杀灭疟原虫，且与氯喹几乎无交叉耐药性，不良反应少。如青蒿素、蒿甲醚、蒿乙醚。

学习青蒿素的有关知识

但随着抗疟药物的大量长期使用，疟原虫的耐药性问题逐渐凸显出来，寻找新型的抗疟药物尤为重要。典籍记载青蒿可以治疗疟疾，但是大量实验发现青蒿提取物抗疟效果并不理想。屠呦呦提出采用乙醚为溶剂，获得了具有明显抗疟效果的青蒿提取物。科学家们在青蒿素基础上合成了多种衍生物，如双氢青蒿素、蒿甲醚、青蒿琥酯等。事实证明，用乙醚提取，对于发现青蒿素的抗疟作用和进一步研究青蒿素都至关重要。

青蒿素类药物毒性低、抗疟性强，被WTO批准为世界范围内治疗脑型疟疾和恶性疟疾的首选药物。

2015年屠呦呦获得诺贝尔生理学或医学奖，这是中国科学家首次因为在中国本土进行的科学研究而获诺贝尔科学奖，是中国药学界迄今为止获得的最高奖项。

活动3　抗疟典型药物

青蒿素（Artemisinin）

化学名为（3R，5aS，6R，8aS，9R，12S，12aR）-八氢-3，6，9-三甲基-3，12-氧桥-12H-吡喃并[4,3-j]-1,2-苯并二氧杂环庚熳-10(3H)-酮，又叫黄花蒿素、黄蒿素。

本品为无色或白色针状晶体，味苦。本品在丙酮、乙酸乙酯、三氯甲烷及冰醋酸中易溶，在甲醇和乙醇、稀乙醇、乙醚及石油醚中溶解，在水中几乎不溶。熔点为150～153℃，旋光度+75°～+78°（$c=0.5$，$CHCl_3$）。

青蒿素结构中含有过氧键，极易被硫酸亚铁还原；遇碘化钾试液氧化析出碘，加淀粉指示剂，立即显紫色。本品含内酯结构，遇强碱则很快溶解，其内酯环打开的同时发生重排和分解；本品的无水乙醇溶液加盐酸羟胺试液及氢氧化钠，置水浴微沸，放冷后，加盐酸和三氯化铁试液，立即生成深紫红色的异羟肟酸铁。

青蒿素主要作用于虫体的膜结构，使膜发生变性，阻断疟原虫从宿主红细胞胞浆中摄取营养从而达到杀灭疟原虫的作用。主要用于间日疟、恶性疟的症状控制，以及耐氯喹的恶性疟的治疗，也可用以治疗凶险型恶性疟，如脑型、黄疸型疟疾等。

对青蒿素的结构进行改造，得到了更为优良的半合成衍生物，如蒿甲醚、青蒿琥酯和双氢青蒿素。

（1）蒿甲醚　其抗疟作用为青蒿素的10～20倍，对疟原虫红细胞内期裂殖体有很强的杀灭作用，与氯喹几乎没有交叉耐药性。适用于脑型及各种凶险性疟疾。对恶性疟、间日疟均能临床治愈，可作为治疗危重疟疾患者的首选药物。也可用于疟疾的症状预防。

（2）青蒿琥酯　是青蒿素的水溶性有效衍生物，给药非常方便，有多种给药方式。作为抗疟药，不但效价高，而且不易产生耐受性。适用于脑型疟及各种危重疟疾的抢救。

（3）双氢青蒿素　比青蒿素有更强的抗疟作用，它由青蒿素经硼氢化钾还原而获得。用于治疗各类疟疾，尤其适用于抗氯喹和哌喹的恶性疟和凶险型疟疾的救治。

活动4　说一说，练一练

1. 根据本章学习内容和网络上有关于疟疾的知识，完成下表。

序号	任　务	完成过程说明	评价
1	疟原虫的发育阶段		
2	根据病情选用抗疟药的方法		
3	青蒿素的临床用途		

2. 根据本章学习内容和网络上有关青蒿素的知识，完成下表。

药　物	结　构	作用特点
青蒿素		
蒿甲醚		
青蒿琥酯		
双氢青蒿素		

任务三　抗血吸虫病药

活动1　血吸虫病及药物类型

血吸虫病是由裂体吸虫属血吸虫引起的一种慢性寄生虫病，主要流行于亚、非、拉美等国家。血吸虫病主要分两种类型，一种是肠血吸虫病，主要为曼氏血吸虫和日本血吸虫引起；另一种是尿路血吸虫病，由埃及血吸虫引起。我国主要流行的是日本血吸虫病，是日本血吸虫病4个流行国中最严重的国家，也是全球血吸虫病危害最严重的4个国家之一。我国的血吸虫病流行于长江流域及南方省份，受威胁的人群达1亿。

治疗血吸虫病的药物分为锑剂和非锑剂两类。锑剂疗效好但毒性大，对心脏和肝脏均有一定毒性。为了克服它的缺点，1932年开始进行非锑剂抗血吸虫病药物的研究。以高效杀菌剂往往可能兼有杀虫作用这一事实为依据，我国合成了大量硝基呋喃类衍生物，发现抗菌药物呋喃西林及硝基呋喃丙烯酰胺类化合物对感染日本血吸虫的小白鼠有明显疗效。其中呋喃丙胺是我国创制的口服抗日本血吸虫病药物，在呋喃丙胺结构的基础上，国内外先后合成了呋喃二唑、呋喃烯唑和呋喃双胺等药物。

德国发现的吡喹酮为广谱抗蠕虫新药，对曼氏血吸虫病、埃及血吸虫病和日本血吸虫病均有较高的疗效，毒性低，对绦虫病疗效尤佳，现广泛用于治疗日本血吸虫病。此外又发现氯硝柳胺除了能驱绦虫外，还能杀灭血吸虫的中间宿主钉螺，可用作灭螺药。

吡喹酮（Praziquantel）

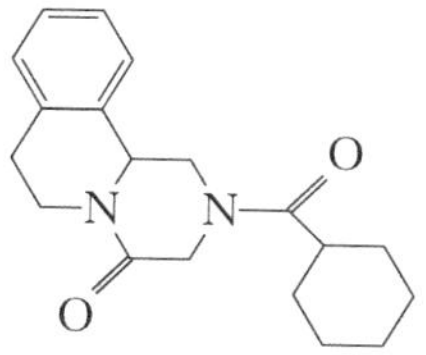

化学名为 2-(环己基羰基)-1,2,3,6,7,11b-六氢-4H-吡嗪并[2,1-a]异喹啉-4-酮。

本品合成方法：以异喹啉为原料，与苯甲酰氯和氰化钾经 Reissert 醛缩合反应，生成氰基苯甲酰二氢异喹啉，经催化氢化、分子重排，生成 1-苯甲酰胺甲基-1,2,3,4-四氢异喹啉与氯乙酰氨缩合，生成 1-苯甲酰胺甲基-2-氯乙酰基-1,2,3,4-四氢异喹啉。在叔丁醇钾的作用下脱氯化氢环合成 2-苯甲酰-1,2,3,6,7,11b-六氢-4H-吡嗪并[2,1-a]异喹啉-4-酮，经磷酸水解去苯甲酰基，最后用环己甲酰氯进行酰化，得到吡喹酮。

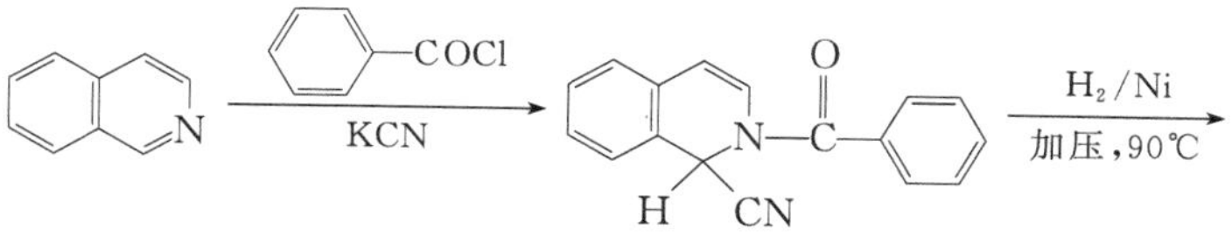

氰基苯甲酰二氢异喹啉

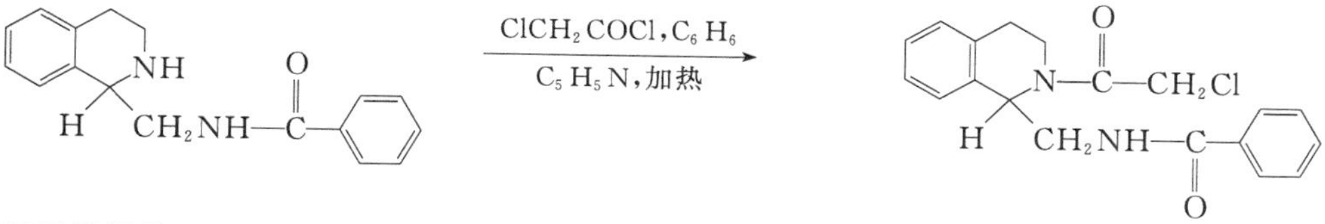

1-苯甲酰胺甲基-1,2,3,4-四氢异喹啉   1-苯甲酰胺甲基-2-氯乙酰基-1,2,3,4-四氢异喹啉

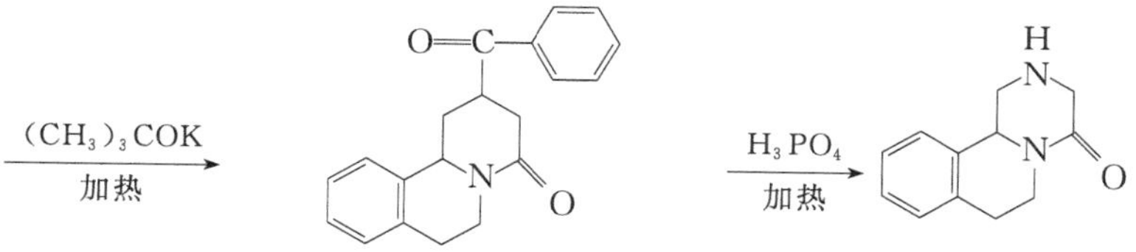

2-苯甲酰-1,2,3,6,7,11b-六氢-
4H-吡嗪并[2,1-a]异喹啉-4-酮

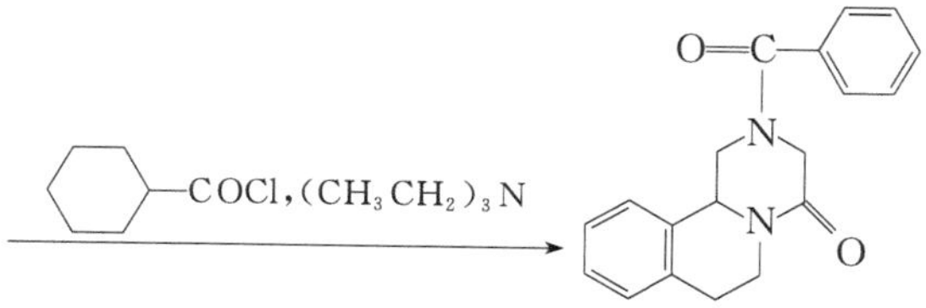

本品为白色或类白色结晶性粉末，味苦。熔点为 136～141℃。本品在三氯甲烷中易溶，在乙醇中溶解，在水或乙醚中不溶。

对虫体可起两种主要药理作用：①虫体肌肉发生强直性收缩而产生痉挛性麻痹。②使虫体表抗原暴露，从而易遭受宿主的免疫攻击，大量嗜酸性粒细胞附着皮损处并侵入，促使虫体死亡。

本品具有广谱抗寄生虫作用，对日本血吸虫病、埃及血吸虫病和曼氏血吸虫病均有很好的疗效，主要用于防治日本血吸虫病。其特点为剂量小、疗程短、代谢快、毒性低、副作用较轻、可口服，有取代呋喃丙胺的趋势。

活动 2　说一说，练一练

1. 血吸虫病有何危害？
2. 我国医疗事业对血吸虫病治疗的贡献有哪些？
3. 血吸虫病的传播途径是什么？

任务四　抗阿米巴病药

活动　阿米巴病及治疗药物

阿米巴是一种单细胞原虫，分包囊和滋养体两个发育阶段。一般由吞食包囊而感染，包囊在肠内变成滋养体，在结肠黏膜寄生，引起急性病变，即为阿米巴痢疾。滋养体又可随血液扩散到肝、肺、脑、肾等器官，成为继发性阿米巴病，如肝脓肿和肺脓肿等。滋养体又可变成包囊，随粪便排出体外，伺机再传入宿主体内。

抗阿米巴药作用于滋养体，对包囊无作用。临床用药一般分为肠内抗阿米巴药、肠外抗阿米巴药和兼抗肠内外阿米巴药三类。肠内抗阿米巴药有 8-羟基喹啉类的喹碘方、氯碘喹啉、双碘喹啉和抗生素类的巴龙霉素等。喹碘方等因毒、副作用已渐趋淘汰，巴龙霉素能直接杀灭阿米巴，对急性阿米巴痢疾疗效好，不良反应少。肠外抗阿米巴药常以氯喹为首选药。兼抗肠内外阿米巴药有甲硝唑和哌硝噻唑。甲硝唑对肠内外阿米巴病的疗效都较显著，已成为最常用的抗阿米巴病药。哌硝噻唑对阿米巴痢疾和阿米巴肝脓肿都有高效。

阴道毛滴虫也为原虫，寄生于泌尿生殖道，为妇科常见病，甲硝唑和哌硝噻唑均对滴虫病有高效。

甲硝唑（Metronidazole）

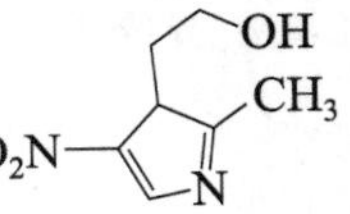

化学名为 2-甲基-5-硝基咪唑-1-乙醇。又叫灭滴灵、甲硝唑羟乙唑。

本品合成方法：以乙二胺为原料，在硫、锌粉的存在下，与乙腈环合，生成 2-甲基咪唑啉，经活性镍催化脱氢生成 2-甲基咪唑，进行硝化得到 2-甲基-5-硝基咪唑，最后与环氧乙烷反应，得到本品。

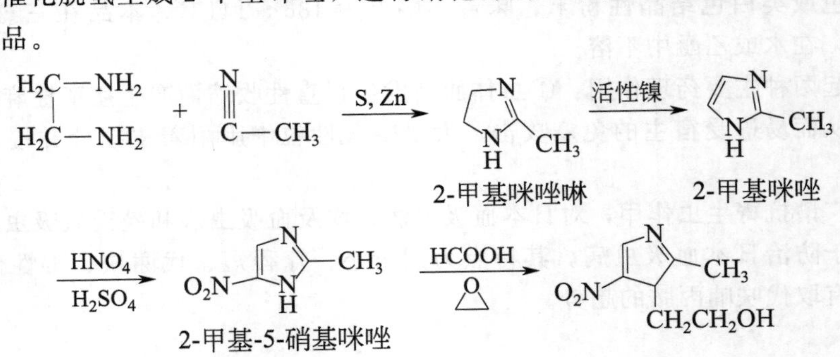

本品为白色或微黄色结晶或结晶性粉末，有微臭，味苦而略咸。在乙醇中略溶，本品在水或三氯甲烷中微溶，在乙醚中极微溶解。熔点为159～163℃。

本品加入氢氧化钠试液，温热，即得紫红色溶液；滴加稀盐酸使成酸性后即变成黄色，再加过量氢氧化钠试液则变成橙红色。此为芳香性硝基化合物的一般反应。

本品为含氮杂环化合物，具有碱性，加硫酸溶解后，加三硝基苯酚试液，放置后即生成黄色沉淀。熔点为150℃。

本品分子中的硝基，在锌粉、盐酸作用下，还原生成氨基，发生重氮化、偶合反应，可用于鉴定。

本品口服、静注或直肠给药后都能迅速完全地被吸收，用药后极易分布到人体各组织，并易透过血脑屏障。在脑脊液、唾液、胆汁及肝脓肿脓液、阴道分泌液中，均能达到有效浓度，临床应用广泛。

本品为治疗阴道滴虫病的特效药，有对阿米巴滋养体有很强的杀灭作用，可与肠内或肠外抗阿米巴药交替应用，如与氯喹交替应用，治疗阿米巴肝脓肿，可提高疗效。此外，本品对厌氧菌感染也有疗效，作用类似于克林霉素，临床用于腹腔感染引起的脓毒症、败血症、胸腔感染引起的肺脓肿、心内膜炎及中耳感染引起的脑脓肿等，治愈率较高。

本品不良反应以消化道反应最为常见，包括恶心、呕吐、食欲不振、腹部绞痛，一般不影响治疗；神经系统症状有头痛、眩晕，偶有感觉异常、肢体麻木、共济失调、多发性神经炎等，大剂量可致抽搐。少数病例发生荨麻疹、潮红、瘙痒、膀胱炎、排尿困难、口中金属味及白细胞减少等，均属可逆性症状，停药后自行恢复。

本品应遮光、密闭保存。

替硝唑（Tinidazole）

化学名为2-甲基-1-[2-(乙基磺酰基)乙基]-5-硝基-1H咪唑，又叫甲磺咪唑。

本品合成方法：以羟基乙硫醚和2-甲基-5-硝基咪唑为原料，甲基异丁基酮为溶剂，经过路易斯酸催化下缩合反应得到缩合物1-(乙硫乙基)-2-甲基-5-硝基咪唑，然后在酸性条件下用30%左右的双氧水氧化得到替硝唑。

1-(乙硫乙基)-2-甲基-5-硝基咪唑

本品为白色至淡黄色结晶或结晶性粉末。熔点为125～129℃。本品在丙酮中溶解，在水或乙醇中微溶。

替硝唑与甲硝唑同属硝基咪唑类。对原虫（溶组织阿米巴、阴道滴虫等）和厌氧菌有良好活性。对阿米巴和兰氏贾第虫的作用优于甲硝唑。用于肠道及肠道外阿米巴病、阴道滴虫病、贾第虫病、加得纳菌阴道炎等的治疗。

本品有抑制乙醛脱氢酶作用，故用药过程中应避免饮酒。

项目十小结

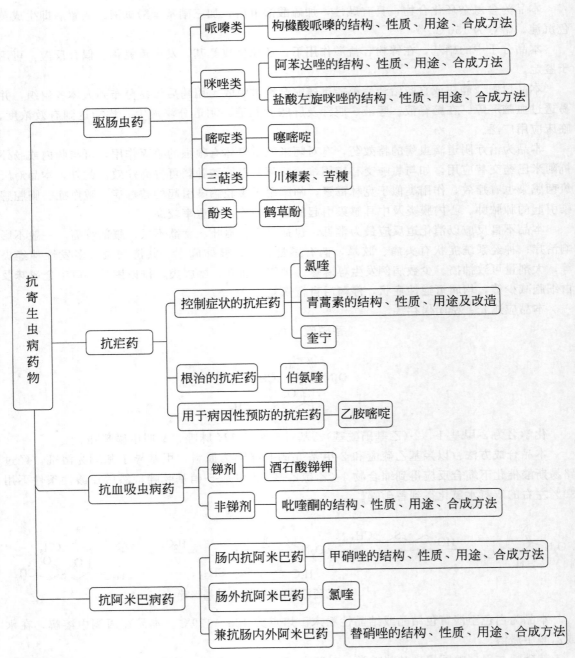

目标检测

一、选择题

1. 主要用于疟疾病因性预防的药物是（　　）。

A. 乙胺嘧啶　　　　B. 奎宁　　　　　　C. 氯喹　　　　　　D. 青蒿素

2. 通过抑制疟原虫的二氢叶酸还原酶，阻碍核酸合成的药物是（　　）。

A. 氯喹　　　　　　B. 青霉素　　　　　C. 乙胺嘧啶　　　　D. 伯氨喹

3. 阻止疟原虫在蚊体内的孢子繁殖，控制传播的药物是（　　）。

A. 氯喹　　　　　　B. 奎宁　　　　　　C. 青蒿素　　　　　D. 乙胺嘧啶

4. 对甲硝唑无效或禁忌的肠外阿米巴病患者可选用（　　）。

A. 氯喹　　　　　　B. 替硝唑　　　　　C. 乙胺嘧啶　　　　D. 喹碘方

5. 目前临床治疗血吸虫病的首选药物是（　　）。

A. 酒石酸锑钾　　　　　　　　　　　B. 甲苯咪唑

C. 吡喹酮　　　　　　　　　　　　　D. 噻嘧啶

6. 以下属于哌嗪类驱虫药的是（　　）。

A. 阿米腺苷　　　　　　　　　　　　B. 噻嘧啶

C. 哌嗪　　　　　　　　　　　　　　D. 阿苯达唑

7. 哌嗪类驱虫药主要用于治疗（　　）。

A. 疟疾　　　　　　　　　　　　　　B. 绦虫病

C. 蛔虫病和蛲虫病　　　　　　　　　D. 姜片虫病

8. 阿苯达唑的化学结构为（　　）。

A. 　　　　B. ，HCl

C. 　　　　D.

9. 下述关于阿苯达唑的描述，错误的是（　　）。

A. 具有潜在的神经-肌肉毒性

B. 2 岁以下儿童不宜服用

C. 治疗蛔虫病、鞭虫病的首选药

D. 用于驱钩虫、蛔虫、鞭虫、旋毛虫等

10. 2015 年屠呦呦凭借（　　）获得诺贝尔生理学或医学奖。

A. 发现了青蒿素　　　　　　　　　　B. 发明了青蒿素提取方法

C. 发现了疟疾治疗方法　　　　　　　D. 发明了抗血吸虫病药吡喹酮

二、填空题

1. 常用的驱肠虫药按化学结构可分为（　　　　　　　　　　　　　　　　）。

2. 疟原虫有两个发育阶段，即在蚊体内的有性生殖阶段和在人体内的无性生殖阶段。在人体内的发育又分红细胞前期（　　）、红细胞外期（　　）、红细胞内期（　　）及配子体（　　）。

3. 各种抗疟药通过作用环节的不同而分为：红细胞前期药、红细胞外期和配子体药、（　　）、蚊子体内有性繁殖药。

4. 抗阿米巴药临床用药一般分为肠内抗阿米巴药、（　　）和兼抗肠内外阿米巴药三类。

5. 甲硝唑为治疗（　　）的特效药，有对阿米巴滋养体有很强的杀灭作用，可与肠内或肠外抗阿米巴药交替应用，如与氯喹交替应用，治疗阿米巴肝脓肿，可提高疗效。

项目十一　抗肿瘤药

知识目标

1. 掌握抗肿瘤药的分类、作用机制及结构类型；典型药物环磷酰胺、塞替派、氟尿嘧啶、巯嘌呤、甲氨蝶呤的化学结构、理化性质及临床用途。

2. 熟悉典型药物的化学名称、结构特征、作用特点及代谢特点；典型药物卡莫司汀、白消安、顺铂、盐酸阿糖胞苷的化学结构及临床用途。

3. 了解抗肿瘤药的发展。

技能目标

1. 熟练掌握典型药物的化学鉴别方法。

2. 学会分析典型药物的结构特征；会应用抗肿瘤药的理化性质解决药物在合理用药、制剂、分析检验、储存养护、使用等方面的问题。

任务一　抗肿瘤药的概念

活动1　学习肿瘤的分类及防治措施

肿瘤是指机体在各种致瘤因素作用下，局部组织的细胞异常增生而形成的局部肿块。按其生长的特性和对人体的危害程度可分成两大类：良性肿瘤和恶性肿瘤。良性肿瘤容易清除干净，一般不转移、不复发，对器官、组织只有挤压和阻塞作用。但恶性肿瘤可以破坏组织、器官的结构和功能，引起坏死、出血合并感染，患者最终可能由于器官功能衰竭而死亡。目前肿瘤的治疗方法主要包括：手术治疗、放射治疗、药物治疗（化学治疗，简称化疗）、靶向治疗、免疫治疗和中医中药治疗等。

活动2　抗肿瘤药的类型

抗肿瘤药是指用于治疗恶性肿瘤的药物，又称抗癌药。按照作用机制，抗肿瘤药可分为：①干扰DNA合成的药物，如氟尿嘧啶；②直接作用于DNA的药物，如环磷酰胺；③作用于RNA合成的药物，如放线菌素D；④干扰微管蛋白质合成的药物，如紫杉醇；⑤以肿瘤信号转导分子为靶点的药物，如喜树碱；⑥表观遗传学类抗肿瘤药物，如地西他滨等。按照作用原理和来源，抗肿瘤药又可分为：①生物烷化剂；②抗代谢药物；③抗肿瘤抗生素；④抗肿瘤植物药有效成分及其衍生物；⑤新型靶向抗肿瘤药等。

抗肿瘤药物的不良反应

抗肿瘤药物种类很多，多数在抑制或杀伤肿瘤细胞的同时，会对机体的某些正常细胞、组织和器官造成损害。抗肿瘤药物的不良反应主要有以下几个方面。①消化系统：如恶心、呕吐、黏膜炎、腹泻和便秘等；②造血系统：如白细胞、血小板减少等；③呼吸系统：如间质性肺炎、肺水肿、肺纤维化、急性呼吸衰竭等；④泌尿系统：如肾实质损伤和泌尿道刺激反应等；⑤神经系统：如肢体麻木和感觉异常、可逆性末梢神经炎、短暂性语言障碍、意识混乱、耳鸣、耳聋等；⑥肝脏毒性：如肝细胞功能障碍、静脉阻塞性肝病和慢性肝纤维化等；⑦心脏毒性：如窦性心动过速、心律失常、呼吸困难、心脏扩大等；⑧其他：如皮疹、脱发、栓塞性静脉炎等。

活动3　说一说，练一练

多选题

1. 按作用原理和来源分类，抗肿瘤药物可分为（　　）。

A. 烷化剂 　　　　　　　　　B. 抗代谢物 　　　　　　　　　C. 抗肿瘤抗生素
D. 生物碱抗肿瘤药 　　　　　E. 金属络合物

2. 恶性肿瘤的治疗方法主要有（　　）。

A. 手术治疗 　　　　　　　　B. 放射治疗 　　　　　　　　　C. 药物治疗
D. 靶向治疗 　　　　　　　　E. 免疫治疗

任务二　生物烷化剂类抗肿瘤药

活动1　生物烷化剂的种类及作用原理

生物烷化剂简称烷化剂，是最早使用的一类抗肿瘤药物。这类药物化学性质很活泼，在体内能形成缺电子活泼中间体或其他具有活泼亲电性基团的化合物，能与生物大分子（如蛋白质、核酸、某些酶类）中含有丰富电子的基团（如氨基、巯基、羟基、羧基、磷酸基等）以共价键结合，使细胞的结构和生理功能发生变异，抑制细胞分裂，从而导致恶性肿瘤细胞死亡。

生物烷化剂属于细胞毒类药物，在抑制或破坏增生较快的肿瘤细胞的同时，对增生较快的正常细胞，如骨髓细胞、肠上皮细胞、毛发细胞、生殖细胞等也同样产生抑制作用，因而会产生很多严重的不良反应，如恶心、呕吐、骨髓抑制、脱发等。

生物烷化剂的结构类型较多，目前临床使用的生物烷化剂药物按照化学结构可分为氮芥类、亚硝基脲类、乙撑亚胺类、甲磺酸酯及多元醇类。

活动2　学习生物烷化剂类典型药物

案例导入

芥子气又称硫芥，它能使皮肤、眼睛、呼吸道黏膜发泡、坏死，是一种糜烂性毒气。1917年德国人把它装在炮弹内，于同年7月12日晚用这种炮弹向英军阵地轰击，曾造成14000多人的伤亡。被芥子气毒死的尸体上，可看到皮肤、眼球、呼吸道的糜烂坏死。尸体解剖后，还看到造血系统的破坏、淋巴组织溶解和胃肠溃疡。因为芥子气对造血和淋巴组织的破坏性严重，有人就想用它来治疗造血系统和淋巴系统的肿瘤。1931年，有人进行了动物肿瘤的试验，结果因毒性太大，试验失败了。1935年，有位化学家合成了芥子气的类似物，他用 NH 取代了硫原子，因此称它为氮芥。氮芥的作用和芥子气一样，只是毒性稍小一些。

$$S \begin{cases} CH_2CH_2Cl \\ CH_2CH_2Cl \end{cases} \qquad CH_3-N \begin{cases} CH_2CH_2Cl \\ CH_2CH_2Cl \end{cases}$$

芥子气（硫芥）　　　　　　氮芥

一、氮芥类

氮芥类抗肿瘤药物是最早用于临床的生物烷化剂，是 β-氯乙胺类化合物的总称，一般通式为：

$$R-N \begin{cases} CH_2CH_2Cl \\ CH_2CH_2Cl \end{cases}$$

载体部分　烷基化部分

微课：氮芥类抗
肿瘤药物的
作用机制

通式中的双（β-氯乙基）氨基为烷基化部分，又称氮芥基，是发挥烷化作用的关键药效基团；R 为载体部分，虽不是直接发生烷化作用的部分，但与氮芥基的活性密切相关。载体部分的变化可以用于改善这类药物在体内的吸收、分布以及提高药物的稳定性、选择性和抗肿瘤活性，并使其毒性降低。

根据载体及结构的不同，氮芥类药物可分为脂肪氮芥、芳香氮芥、氨基酸氮芥、杂环氮芥和甾体氮芥等。常见的氮芥类药物见表 11-1。

表 11-1　常见的氮芥类药物

药物名称	化学结构	结构特点	作用特点
盐酸氮芥	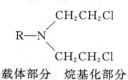	脂肪氮芥	第一个用于临床的氮芥类药物，主要用于恶性淋巴瘤、网状细胞肉瘤的治疗，毒性大，选择性差，不能口服
苯丁酸氮芥		芳香氮芥	主要用于慢性淋巴细胞白血病治疗，口服有效
美法仑		氨基酸氮芥	又名溶肉瘤素，载体部分为 L-苯丙氨酸，是一个良好的载体，主要用于卵巢癌、乳腺癌、恶化淋巴瘤和多发性骨髓瘤的治疗。选择性高，可以口服或动脉灌注给药
氮甲		氨基酸氮芥	又名甲酰溶肉瘤素，本品选择性高，毒性较差美法仑低，可口服。在临床上主要适用于睾丸精原细胞瘤，对多发性骨髓瘤，疗效较明显，缓解期较长

药物名称	化学结构	结构特点	作用特点
异环磷酰胺		杂环氮芥	为前药,主要用于骨及软组织肉瘤、非小细胞肺癌、乳腺癌、头颈部癌等,具有神经毒性

环磷酰胺 (Cyclophosphamide)

微课:环磷酰胺

, H_2O

化学名为 P-[N,N-双(β-氯乙基)]-1-氧-3-氮-2 磷杂环己烷-P-氧化物—水合物。又名癌得星、环磷氮芥。

本品含 1 个结晶水时为白色结晶或结晶性粉末;失去结晶水即液化为油状液体。在乙醇中易溶,在水或丙酮中溶解。熔点为 $48.5\sim52.0℃$。

本品分子中含有磷酰氨基,其水溶液不稳定,在 pH4.0～6.0 时易分解,遇热更易分解而失去生物烷化作用,故制成粉针剂,临用前新鲜配制。

本品与无水碳酸钠加热熔融后,冷却,加水溶解,滤过,滤液加硝酸使其呈酸性后,显磷酸盐和氧化物的鉴别反应。

环磷酰胺是一个前药,由于氮芥部分与一个吸电子的环状磷酰基相连,降低了烷基化的功能,在体外几乎无抗肿瘤活性,但在肝脏中经细胞色素 P450 氧化酶的作用,氧化生成具有活性的 4-羟基环磷酰胺,在正常组织中 4-羟基环磷酰胺可经酶促反应被转化为无毒的 4-酮基环磷酰胺和无毒的羧酸化合物;而在肿瘤组织中因缺乏正常组织中所具有的酶,就不能进行以上的转化,经非酶促反应分解为磷酰氮芥和丙烯醛,其中磷酰氮芥可以进一步经非酶促反应分解生成去甲氮芥,以上三种代谢产物均为强烷化剂,可以抑制肿瘤组织的生长。虽然磷酰氮芥的氮芥基也连在吸电子的磷酰基上,但是其游离羟基在生理 pH 条件下可解离成氧负离子,该负离子的电荷分散在磷酰胺的两个氧原子上,从而降低了磷酰氨基对氮原子的吸电子作用,因此磷酰氮芥具有较强的烷基化能力。

4-羟基环磷酰胺

4-酮基环磷酰胺

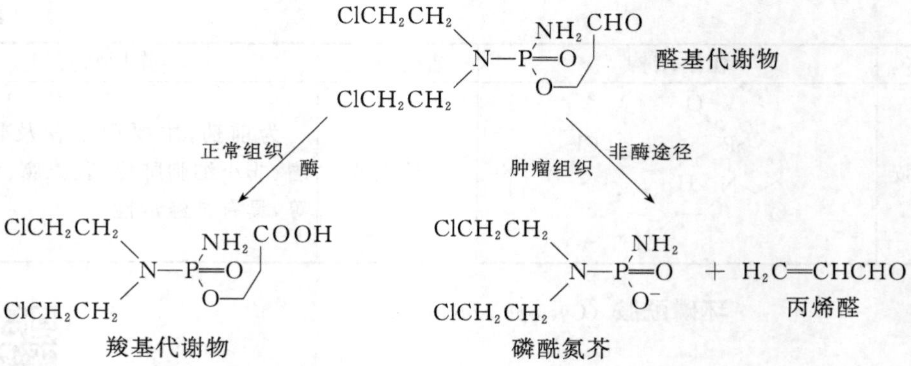

本品抗肿瘤谱较广，临床上主要用于恶性淋巴瘤、多发性骨髓瘤、急性淋巴细胞白血病、神经母细胞瘤、肺癌等，对卵巢癌、乳腺癌、鼻咽癌也有疗效。对少数患者有膀胱毒性，可能与代谢产物丙烯醛有关。

二、亚硝基脲类

本类抗肿瘤药物具有 β-氯乙基亚硝基脲结构，由于结构中含有 β-氯乙基，具有较强的脂溶性，易透过血脑屏障进入脑脊髓液中，因此，适用于脑瘤、转移性脑瘤、其他中枢神经系统肿瘤和恶性淋巴瘤的治疗，主要有迟发性和累积性骨髓抑制的副作用。临床常见的亚硝基脲类药物有：卡莫司汀（Carmustine）、洛莫司汀（Lomustine）、司莫司汀（Semustine）和尼莫司汀（Nimustine）等。

卡莫司汀（Carmustine）

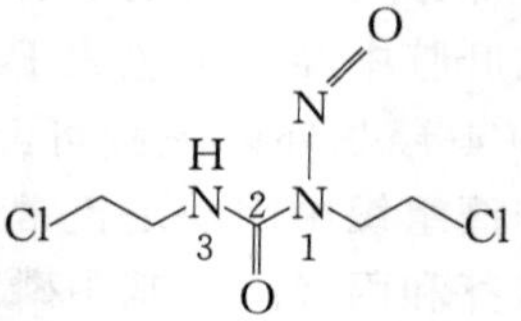

化学名称为 1,3-双(2-氯乙基)-1-亚硝基脲；又名卡氮芥、BCNU。

本品为无色至微黄或微黄绿色的结晶或结晶性粉末；无臭。熔点为 30～32℃，熔融的同时分解。本品的脂溶性高，在甲醇或乙醇中溶解，在水中不溶，其注射液用聚乙二醇的灭菌溶液。

本品含脲的结构，对酸、碱均不稳定，在氢氧化钠条件下水解，经稀硝酸酸化后，再加硝酸银试液，可生成氯化银白色沉淀。

本品的水溶液加磺胺溶液，加热，冷却，再加 1% N-(甲萘基)盐酸二氨基乙烯溶液显红色。

本品在临床上主要用于治疗脑瘤及转移性脑瘤、恶性淋巴瘤、肺癌等，与其他抗肿瘤药物合用时可增强其疗效。

三、乙撑亚胺类

在研究氮芥类药物的构效关系中发现，氮芥类药物特别是脂肪氮芥类药物在体外多数无抗肿瘤作用，但是在体内经酶活化后可转变为乙撑亚胺活性中间体而发挥烷基化作用，因此，人们研究并合成出一系列乙撑亚胺类抗肿瘤药物。临床上常用的主要有替派（Tepa）和塞替派（Thiotepa）。

塞替派（Thiotepa）

化学名为 1,1′,1″-硫次膦基三氮丙啶。又名三胺硫磷。

本品为白色鳞片状结晶或结晶性粉末；无臭或几乎无臭。熔点为 52～57℃。在水、乙醇或三氯甲烷中易溶，在石油醚中略溶。

本品不稳定，酸性条件下，乙烯亚胺环易破裂并进一步聚合而失效。

本品水溶液与硝酸共热后，分解产生磷酸盐，加入钼酸铵试液，产生淡黄色沉淀，久置后，变为蓝绿色。

本品水溶液加入稀硝酸和高锰酸钾试液，分子中的硫原子被氧化为硫酸盐，再加氯化钡则产生硫酸钡白色沉淀。

本品由于含有硫代磷酰基，脂溶性大，对酸不稳定，不能口服，在胃肠道中的吸收较差，须通过静脉注射给药。本品进入人体后，在肝脏代谢，被肝脏 P-450 酶系代谢生成替派而发挥作用，因此，塞替派被认为是替派的前药。

本品主要用于乳腺癌、膀胱癌、卵巢癌和消化道癌，该药是治疗膀胱癌的首选药物，可直接注入膀胱，疗效较好。

四、甲磺酸酯及多元醇类

甲磺酸酯及多元醇的衍生物是一类非氮芥类的烷化剂，是在氮芥类药物临床应用以后寻找到的新的结构类型的抗肿瘤药物。

甲磺酸酯类是作用很强的生物烷化剂，能生成碳正离子可与生物大分子发生亲核取代反应而发挥烷基化作用。在研究甲磺酸酯类药物时发现，1～8 个次甲基的双甲磺酸酯是一类具有抗癌活性的双功能烷化剂，其中活性最强的是含有 4 个次甲基的白消安（Busulfan）。

临床应用的多元醇类抗肿瘤药物主要是卤代多元醇，这些药物在进入体内后被转化为烷基化能力很强的双环氧化合物而发挥抗肿瘤作用，如二溴甘露醇、二溴卫矛醇、脱水卫矛醇等。二溴甘露醇主要用于慢性粒细胞白血病的治疗，二溴卫矛醇对某些实体瘤如肺癌、胃癌和乳腺癌有一定疗效，脱水卫矛醇能通过血脑屏障，对胃肠道、支气管肺癌及泌尿道肿瘤有效。

白消安（Busulfan）

化学名为 1,4-丁二醇二甲磺酸酯，又名马利兰。

本品为白色结晶性粉末，几乎无臭。熔点为 114～118℃。在丙酮中溶解，在水或乙醇中微溶。

本品含有磺酸酯结构，在碱性条件下不稳定，易水解失效，加热会加速水解。水解液加稀盐酸（HCl）酸化后，再加氯化钡试液可产生硫酸钡白色沉淀。

本品在氢氧化钠的水溶液中可水解生成丁二醇，再经脱水生成具有乙醚样气味的四氢呋喃。

$$H_3C\overset{\displaystyle O}{\underset{\displaystyle O}{S}}O\diagdown\diagup O\overset{\displaystyle O}{\underset{\displaystyle O}{S}}CH_3 \xrightarrow{NaOH} NaSO_2CH_3 + HO\diagdown\diagup OH \xrightarrow{-H_2O} \text{(四氢呋喃)}$$

本品因含有磺酸酯结构，口服吸收良好，吸收后可迅速分布到各组织中。本品在体内发生水解代谢生成甲磺酸，自尿中缓慢排出，代谢速度较慢，24h 内排出不足 50%，反复用药可引起蓄积。

临床上主要用于治疗慢性粒细胞白血病，其疗效优于放射治疗，主要不良反应为消化道反应和骨髓抑制。

五、金属配合物

自 1969 年首次报道顺铂对动物肿瘤有强烈的抑制作用后，引起人们对这类金属配合物抗肿瘤药物研究的重视，合成了大量的金属配合物抗肿瘤药物，其中有金、锡、铂、铑等元素的配合物或络合物，尤其是铂的配合物引起了人们的极大关注。

顺铂（Cisplatin）是第一个用于临床的抗肿瘤铂配合物。研究证实，其进入机体后，部分或全部水解成水合或羟基合络合离子，与 DNA 的两个鸟嘌呤碱基 N^7 络合成一个封闭的五元螯合环，从而破坏了两条多核苷酸链上嘌呤碱基和胞嘧啶碱基之间的氢键，扰乱了 DNA 正常的双螺旋结构，使肿瘤细胞 DNA 丧失复制能力，阻碍细胞分裂，最终导致肿瘤细胞死亡。顺铂的水溶性差，只能注射给药，缓解期短，并伴有严重的肾毒性、胃肠道毒性、耳毒性及神经毒性，长期使用会产生耐药性。为了克服顺铂的这些缺点，人们用不同的胺类（如乙二胺、环己二胺等）及各种酸根（无机酸、有机酸）与铂（Ⅱ）络合，开发出第二代金属铂配合物，如卡铂（Carboplatin）、奥沙利铂（Oxaliplatin）等。卡铂的毒性降低，但仍需注射给药。奥沙利铂是由铂原子与 1,2-二氨基环己烷（DACH）及一个草酸基结合而成，可用于对顺铂和卡铂耐药的肿瘤株，是第一个对结肠癌有效的铂类烷化剂。

顺铂（Cisplatin）

$$
\begin{array}{c}
Cl \quad\quad NH_3 \\
\diagdown \quad \diagup \\
Pt \\
\diagup \quad \diagdown \\
Cl \quad\quad NH_3
\end{array}
$$

化学名为（Z）-二氨二氯铂，又名顺氯氨铂。

本品为亮黄色至橙黄色的结晶性粉末；无臭。本品在二甲基亚砜中易溶，在 N,N-二甲基甲酰胺中略溶，在水中微溶，在乙醇中不溶。

本品加硫酸即显灰绿色。

本品水溶液加硫脲后加热显黄色。

本品通常通过静脉注射给药，由于其水溶液不稳定，可逐渐水解和转化为无活性的反式异构体，并可进一步水解生成无抗肿瘤活性且有剧毒的低聚物，但低聚物在 0.9% 氯化钠溶液中不稳定，可迅速完全转化为顺铂，所以供药用的顺铂是含有甘露醇和氯化钠的注射用冷冻干燥粉末。

本品是最先用于临床的第一代金属铂络合物，在临床上对睾丸癌、乳腺癌、肺癌、膀胱癌、前列腺癌、头颈部癌、卵巢癌、骨肉瘤及黑色素瘤等实体瘤都有疗效，是当前联合化疗中最常用的药物之一。

知识拓展

抗癌药顺铂的发现

顺铂作为一种有效的抗癌药物，它的发现过程是一个曲折而有趣的故事。1961年，年轻的物理学家Barnett Rosenberg离开纽约大学物理系，应聘去密歇根州立大学建立生物物理系。他对生物学是个外行，常常以一个物理学家的头脑去思考生物现象，有时他的想法非常奇特。一次，当他从显微镜下观察到细胞有丝分裂的丝状物时，就联想起这种形状非常像电场或磁偶极场方向图。于是，他设计了一个实验以确定电磁能是否可以让细胞生长停止，结果意外发现由铂电极产生的电解产物可以抑制大肠杆菌的细胞分裂。这种生物活性物质就是顺铂。Barnett Rosenberg迅速转向研究顺铂的抗肿瘤作用。1978年FDA批准了顺铂的临床应用。

活动3 说一说，练一练

一、单选题

1. 烷化剂类抗肿瘤药物的结构类型不包括（　　）。

A. 氮芥类 　　　　　　　　B. 乙撑亚胺类 　　　　　　　C. 亚硝基脲类

D. 磺酸酯类 　　　　　　　E. 硝基咪唑类

2. 环磷酰胺的毒性较小的原因是（　　）。

A. 在正常组织中经酶代谢生成无毒的代谢物

B. 烷化作用强，使用剂量小

C. 在体内的代谢速度很快

D. 在肿瘤组织中的代谢速度快

E. 抗瘤谱广

3. 抗肿瘤药物卡莫司汀属于（　　）。

A. 亚硝基脲类烷化剂 　　　B. 氮芥类烷化剂 　　　　　　C. 嘧啶类抗代谢物

D. 嘌呤类抗代谢物 　　　　E. 叶酸类抗代谢物

4. 环磷酰胺的商品名为（　　）。

A. 乐疾宁 　　　　　　　　B. 癌得星 　　　　　　　　　C. 氮甲

D. 白血宁 　　　　　　　　E. 争光霉素

5. 下列哪一个药物是烷化剂？（　　）

A. 氟尿嘧啶 　　　　　　　B. 巯嘌呤 　　　　　　　　　C. 甲氨蝶呤

D. 塞替派 　　　　　　　　E. 喜树碱

二、多选题

1. 下列药物中，哪些药物为前体药物？（　　）

A. 紫杉醇 　　　　　　　　B. 卡莫氟 　　　　　　　　　C. 环磷酰胺

D. 异环磷酰胺 　　　　　　E. 甲氨蝶呤

2. 环磷酰胺在体外没有活性，在体内代谢活化。在肿瘤组织中所生成的具有烷化作用的代谢产物有（　　）。

A. 4-羟基环磷酰胺 　　　　B. 丙烯醛 　　　　　　　　　C. 去甲氮芥

D. 醛基磷酰胺 　　　　　　E. 磷酰氮芥

3. 属于烷化剂的抗肿瘤药物有（　　）。

A. 环磷酰胺   B. 塞替派   C. 巯嘌呤

D. 甲氨蝶呤   E. 三尖杉酯碱

任务二小结

（1）生物烷化剂类抗肿瘤药包括氮芥类、亚硝基脲类、乙撑亚胺类、甲磺酸酯及多元醇类和金属铂配合物等。

（2）环磷酰胺为杂环氮芥类，含1分子结晶水，水溶液不稳定，是前体药物，在肿瘤组织中被代谢为磷酰氮芥、丙烯醛和去甲氮芥而发挥药效，选择性高，毒副作用小。

任务三　抗代谢类抗肿瘤药物

活动1　抗代谢类抗肿瘤药物的种类及作用原理

代谢拮抗是指设计与生物体内基本代谢物的结构有某种程度相似的化合物，使其与基本代谢物竞争，阻止基本代谢物（如 DNA 合成中所需的叶酸、嘌呤、嘧啶及嘧啶核苷）的利用，或掺入生物大分子的合成之中，形成伪生物大分子，从而抑制增生较快的肿瘤细胞生存和复制所需的代谢途径，进而抑制肿瘤细胞的生长。

临床上应用的抗代谢类抗肿瘤药物就是依据代谢拮抗原理而设计的，化学结构一般与基本代谢物很相似，大多是将代谢物的结构应用生物电子等排原理进行细微改变而得的。常见的有以—F 代替—H、以—S—代替—O—、以—NH$_2$ 或—SH 代替—OH 等。例如，抗肿瘤药物氟尿嘧啶，以原子半径与—H 相似的—F 替代尿嘧啶分子中的 5-位氢，分子体积与代谢物尿嘧啶几乎相等，而且碳-氟键很稳定，在代谢过程中不易分解，因此能在分子水平代替正常代谢物尿嘧啶的作用。

由于正常细胞与肿瘤细胞之间存在生长分数的不同，所以理论上抗代谢药物能较好地杀死肿瘤细胞而不影响正常细胞。但本类药物对肿瘤细胞的选择性较差，对增殖较快的正常组织如骨髓、消化道黏膜等也呈现出一定的毒性。抗代谢类抗肿瘤药物的抗瘤谱相对于生物烷化剂较窄，目前临床上常用的抗代谢类抗肿瘤药有嘧啶类抗代谢物、嘌呤类抗代谢物、叶酸类抗代谢物等。

活动2　抗代谢类典型药物

一、嘧啶类抗代谢物

嘧啶类抗代谢物主要有尿嘧啶和胞嘧啶衍生物。由于尿嘧啶渗入肿瘤组织的速度比其他嘧啶快，根据生物电子等排原理，用卤原子代替氢原子合成出一系列卤代尿嘧啶衍生物，如氟尿嘧啶（Fluorouracil，5-FU），其抗肿瘤活性最好，临床上可作为治疗实体肿瘤的首选药物，但此药物的毒性较大，可引起严重的消化道反应和骨髓抑制。为了降低氟尿嘧啶的毒副作用，人们在此基础上研制出了其他的衍生物，如替加氟（Tegafur）、去氧氟尿苷（Doxifluridine）、卡莫氟（Carmofur）等。

在研究尿嘧啶类抗代谢药的构效关系时发现，将尿嘧啶 4-位上的氧用氨基取代后得到的胞嘧啶衍生物也具有较好的抗肿瘤作用，如阿糖胞苷（Cytarabine）、吉西他滨（Gemcitabine）、卡培他滨（Capecitabine）。阿糖胞苷为嘧啶核苷拮抗剂，可抑制脱氧胸腺嘧啶三磷酸核苷掺入 DNA 中去，主要用于治疗急性白血病，特别是急性粒细胞白血病。吉西他滨为双氟取代的胞嘧啶核苷衍生物，在体内经核苷激酶代谢为活性的二磷酸吉西他滨和三磷酸吉西他滨而发挥作用。卡培他滨是氟尿嘧啶的前体药物，疗效高，毒性比 5-FU 小，临床用于治疗对紫杉醇和蒽醌类抗肿瘤药产生耐药性的恶性乳腺癌，还可以用于转移性结肠癌、直肠癌、食管癌患者的治疗。

氟尿嘧啶 （Fluorouracil）

化学名为 5-氟-2,4-(1H,3H)-嘧啶二酮，简称 5-FU。

本品为白色或类白色的结晶或结晶性粉末。本品在水中略溶，在乙醇中微溶，在三氯甲烷中几乎不溶；在稀盐酸或氢氧化钠溶液中溶解。

本品是应用生物电子等排原理，以原子半径与氢相似的氟替代尿嘧啶分子中的 5-位氢而得到的，能竞争性地抑制胸苷酸合成酶，干扰脱氧胸苷酸的合成，而脱氧胸苷酸是 DNA 复制中的 4 种底物之一。抗代谢物氟尿嘧啶分子的体积与代谢物尿嘧啶分子的体积几乎相等，而且碳-氟键很稳定，在代谢过程中不易分解，因此抗代谢物氟尿嘧啶能在分子水平代替正常代谢物尿嘧啶。

本品在空气及水溶液中都非常稳定，在亚硫酸钠水溶液中较不稳定。在强碱溶液中，酰亚胺结构可水解开环。

本品结构中有烯键，遇溴试液发生加成反应，溴的红色消失。

本品的水溶液遇氢氧化钡试液生成紫色沉淀。

本品与碱熔融破坏后的水溶液显氟化物的特殊反应。

本品抗瘤谱较广，对绒毛膜上皮癌、恶性葡萄胎疗效显著，对结肠癌、直肠癌、胃癌、乳腺癌等有效，是治疗实体肿瘤的首选药。

盐酸阿糖胞苷 （Cytarabine Hydrochloride）

化学名为 1-β-D-阿拉伯呋喃糖基-4-氨基-2(1H)-嘧啶酮盐酸盐。

本品为白色或类白色细小针状结晶或结晶性粉末。本品在水中极易溶解，在乙醇中略溶，在乙醚中几乎不溶。熔点为 189～195℃，熔融的同时分解。

本品水溶液显氯化物的鉴别反应。

本品在体内转化为具有抗肿瘤活性的三磷酸阿糖胞苷，三磷酸阿糖胞苷通过抑制 DNA 多聚酶及少量掺入 DNA 结构，阻止 DNA 的合成，从而抑制肿瘤细胞的生长。

本品口服吸收差，由于该药在体内迅速被肝脏的胞嘧啶脱氨酶作用脱氨，生成无活性的代谢物尿嘧啶阿糖胞苷，因此需要通过静脉连续滴注给药才能得到较好的效果。为了减少脱氨基失活，将氨基用长链脂肪酸酰化，如依诺他滨（Enocitabine）和棕榈酰阿糖胞苷，在体内代谢为阿糖胞苷而起作用，抗肿瘤作用比阿糖胞苷强而持久。

本品在临床上主要用于治疗急性粒细胞白血病，与其他抗肿瘤药合用可提高疗效。

二、嘌呤类抗代谢物

嘌呤类抗代谢物主要是鸟嘌呤和次黄嘌呤的衍生物以及腺嘌呤核苷拮抗物。次黄嘌呤是腺嘌呤和鸟嘌呤合成的重要中间体，而腺嘌呤和鸟嘌呤是脱氧核糖核酸（DNA）和核糖核酸（RNA）的主要成分。最早应用于临床的嘌呤类抗代谢药物是巯嘌呤（Mercaptopurine），其结构与黄嘌呤相似，在体内经酶的作用转变为有活性的 6-硫代次黄嘌呤核苷酸（硫代肌苷酸），干扰嘌呤类核苷酸的生物合成，影响 DNA 和 RNA 的合成，从而抑制肿瘤细胞的生长，但其存在耐药性、水溶性差和起效慢的缺点。通过在其巯基上以二硫键引入磺酸基合成了具有水溶性的前体药物磺巯嘌呤钠，增加了水溶性，该药物在体内遇酸时巯基化合物可分解成巯嘌呤而发挥作用。

根据巯嘌呤在体内能抑制嘌呤核苷酸生物合成的原理，人们对鸟嘌呤的结构也进行了类似的改造，得到硫鸟嘌呤（Thioguanine），在体内转化为硫代鸟嘌呤核苷酸，阻止嘌呤核苷酸的相互转换影响 DNA 和 RNA 的合成，临床用于各类型白血病，与阿糖胞苷合用可提高疗效。

巯嘌呤（Mercaptopurine）

化学名为 6-嘌呤硫醇一水合物，简称 6-MP。又名乐疾宁。

本品为黄色结晶性粉末，含一分子结晶水；无臭。本品在水或乙醇中极微溶解，在乙醚中几乎不溶。

本品的乙醇溶液与醋酸铅作用，生成黄色的巯嘌呤铅沉淀。

本品分子中的巯基可被硝酸氧化生成 6-嘌呤亚磺酸，进一步氧化生成黄色的 6-嘌呤磺酸，再与氢氧化钠试液反应生成黄棕色的 6-嘌呤磺酸钠。

本品分子中的巯基还可与氨试液反应生成铵盐而溶解，遇硝酸银试液生成不溶于热硝酸的白色的巯嘌呤银沉淀。

本品用于治疗各种类型的急性白血病、绒毛膜上皮癌和恶性葡萄胎，对恶性淋巴瘤和多发性骨髓瘤也有效。

三、叶酸类抗代谢物

叶酸（Folic Acid）是核酸生物合成的代谢产物，也是红细胞发育生长的重要因子，临床上常用于抗贫血。当叶酸缺乏时，白细胞减少，因此叶酸拮抗剂能有效地缓解急性白血病。现已合成多种叶酸拮抗剂，如甲氨蝶呤（Methotrexate），为二氢叶酸还原酶的抑制剂，能几乎不可逆地与二氢叶酸还原酶结合，使二氢叶酸不能还原为四氢叶酸，从而影响辅酶 F 的生成，干扰胸腺嘧啶脱氧核酸和嘌呤核苷酸的合成，进而抑制 DNA 和 RNA 的合成，阻碍肿瘤细胞的生长。甲氨蝶呤在大剂量使用引起中毒时，可用亚叶酸钙解救。亚叶酸钙又名甲酰四氢叶酸钙，可提供四氢叶酸，与甲氨蝶呤合用降低毒性，但不降低甲氨蝶呤的抗肿瘤活性。

甲氨蝶呤（Methotrexate）

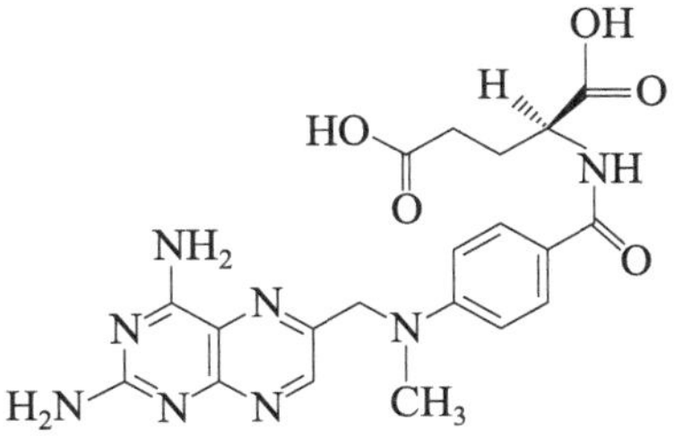

化学名为 L-(＋)-N-[4-[[(2,4-二氨基-6-蝶啶基)甲基]甲氨基]苯甲酰基]谷氨酸，简称 MTX。又名氨甲蝶呤、氨甲基叶酸。

本品为橙黄色结晶性粉末。本品在水、乙醇、三氯甲烷或乙醚中几乎不溶；在稀碱溶液中易溶，在稀盐酸中溶解。

本品因结构中有酰胺键，在强酸性溶液中不稳定，酰胺键容易水解生成谷氨酸和蝶呤酸而失去活性。

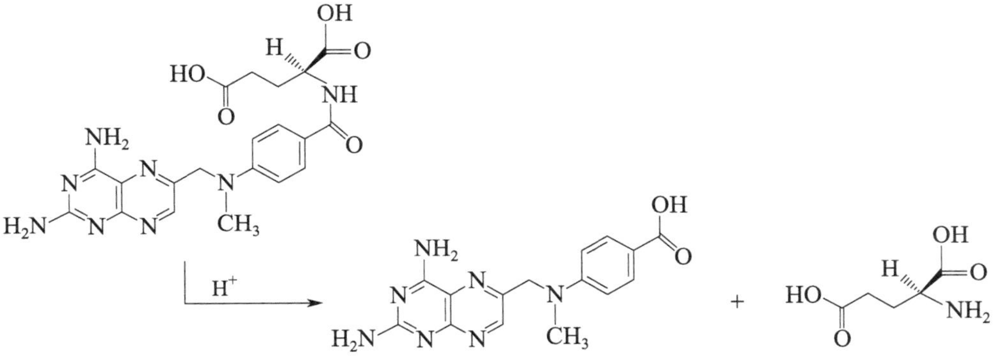

蝶呤酸　　　　　　　　　　　谷氨酸

本品在临床上主要用于治疗急性白血病、绒毛膜上皮癌和恶性葡萄胎等，对头颈部肿瘤、乳腺癌、消化道癌和恶性淋巴癌也有一定的疗效。

活动3　说一说，练一练

一、单选题

1. 下列哪个药物不是抗代谢药物？（　）

A. 盐酸阿糖胞苷　　　　　　B. 甲氨蝶呤　　　　　　C. 氟尿嘧啶

D. 卡莫司汀　　　　　　　　E. 巯嘌呤

2. 氟尿嘧啶是（　）。

A. 喹啉衍生物　　　　　　　B. 吲哚衍生物　　　　　C. 烟酸衍生物

D. 嘧啶衍生物　　　　　　　E. 吡啶衍生物

3. 属于抗代谢类药物的是（　）。

A. 盐酸氧化氮芥　　B. 呋氟尿嘧啶　　　C. 表阿霉素　　　D. 顺铂　　　E. 长春新碱

二、多选题

1. 巯嘌呤具有以下哪些性质？（　　）
A. 为二氢叶酸还原酶抑制剂
B. 临床可用于治疗急性白血病
C. 为前体药物
D. 为抗代谢抗肿瘤药
E. 为烷化剂抗肿瘤药
2. 关于氟尿嘧啶的下列叙述，哪些是正确的？（　　）
A. 遇溴试液，溴的红色消失
B. 可被硝酸氧化成亚磺酸
C. 易水解脱氟
D. 遇强氧化剂重铬酸溶液微热后生成氢氟酸
E. 水解后显 α-氨基酸的反应

任务三小结

（1）抗代谢抗肿瘤药物包括嘧啶类抗代谢物、嘌呤类抗代谢物及叶酸类抗代谢物。
（2）氟尿嘧啶是应用生物电子等排原理设计得到的嘧啶类抗代谢物。

任务四　其他抗肿瘤药物

活动 1　抗肿瘤天然药物

抗肿瘤天然药指来源于植物等的具有抗肿瘤作用的药物，其有效成分以生物碱占多数，如作用于微管和微管蛋白的长春花生物碱类和紫杉烷类、作用于拓扑异构酶的喜树碱类和鬼臼毒类、抑制肿瘤细胞 DNA 合成的三尖杉酯碱类等。目前，从植物中寻找抗肿瘤药物，已成为国内外学者进行抗肿瘤药物研究的重要组成部分。这些天然抗肿瘤药物结构复杂，来源有限，虽然表现出良好的抗肿瘤活性，但是毒副作用大，因此人们对天然药物的有效成分进行了结构修饰，得到了一些疗效更好、毒性较小的半合成衍生物，近年来这些药物已成为抗肿瘤药的一个重要组成部分。常见的抗肿瘤天然药物有喜树碱类、长春花生物碱类、鬼臼毒素类、紫杉烷类等有效成分及其衍生物（表 11-2）。

表 11-2　常见的抗肿瘤天然药及其衍生物

药物类别	天然药物	半合成药物
喜树碱类	喜树碱、羟基喜树碱	伊立替康、托泊替康、9-氨基喜树碱
长春花生物碱类	长春碱、醛基长春碱	长春地辛、长春瑞滨
鬼臼毒素类	鬼臼毒素	依托泊苷、替尼泊苷
三尖杉酯碱类	三尖杉碱	脱氧三尖杉酯碱
紫杉烷类	紫杉醇	紫杉特尔

一、喜树碱类

该类药物是从喜树中分离得到的一类抗肿瘤生物碱类，其基本母核结构为：

R^1	R^2	R^3	药物
—H	—H	—H	喜树碱
—OH	—H	—H	羟基喜树碱
—OH	—CH$_2$N(CH$_3$)$_2$	—H	托泊替康

喜树碱（Camptothecin）和羟基喜树碱（Hydroxycamptothecin）是从我国特有的植物喜树中分离得到的含五个稠合环的内酯生物碱，二者都不溶水，也几乎不溶于或微溶于有机溶剂，给临床应用带来了困难。喜树碱有较强的细胞毒性，对消化道肿瘤（如胃癌、结肠直肠癌）、肝癌、膀胱癌和白血病等恶性肿瘤有较好的疗效。但毒性比较大，主要表现为尿频、尿痛和尿血等。羟基喜树碱抗肿瘤活性更高，毒性比喜树碱低，很少引起血尿和肝、肾功能损伤，临床主要用于肠癌、肝癌和白血病的治疗。

20 世纪 80 年代后期，发现喜树碱类药物的作用靶点是 DNA 拓扑异构酶Ⅰ，而使 DNA 复制和转录受阻，最终导致 DNA 的断裂，又重新引起了人们的重视，设计和合成了一些水溶性较大、毒性较低的衍生物，如伊立替康（Irinotecan）、托泊替康（Topotecan）等。伊立替康是在 7-乙基-10-羟基喜树碱（SN-38）结构中引入羰酰基哌啶基哌啶侧链，可与盐酸成盐，得到水溶性药物，在体内（主要是肝脏）经代谢生成 SN-38 而发挥作用，属前体药物，临床主要用于小细胞、非小细胞肺癌、结肠癌、卵巢癌、子宫癌、恶性淋巴瘤等的治疗，主要副作用是中性粒细胞减少和腹泻。托泊替康是羟基喜树碱的羟基邻位引入二甲氨基甲基得到半合成可以成盐酸盐的水溶性喜树碱衍生物，主要用于转移性卵巢癌的治疗，对小细胞肺癌、乳腺癌、结肠癌、直肠癌的疗效也较好。

二、长春花生物碱类

该类药物是从夹竹桃科植物长春花中分离出来的一类具有抗肿瘤活性的生物碱。主要有长春碱（Vinblastine）和长春新碱（Vincristine）及半合成衍生物长春地辛（Vindesine）。前两者对淋巴细胞白血病有较好的治疗作用，临床上采用其硫酸盐，称为硫酸长春碱和硫酸长春新碱。

R^1	R^2	R^3	药物
—OCH$_3$	—COCH$_3$	—CH$_3$	长春碱
—OCH$_3$	—COCH$_3$	—CHO	长春新碱
—NH$_2$	—H	—CH$_3$	长春地辛

长春碱类抗肿瘤药物均能与微管蛋白结合，阻止微管蛋白双微体聚合成为微管，又可诱导微管的解聚，使纺锤体不能形成，细胞停止于分裂中期，从而阻止癌细胞分裂增殖。长春碱和长春

新碱的神经毒性较突出，对其结构修饰得到神经毒性小的硫酸长春地辛，又名长春酰胺，对非小细胞肺癌、小细胞肺癌、恶性淋巴癌、乳腺癌、食管癌及恶性黑色素瘤等恶性肿瘤有效。

三、鬼臼毒素类

鬼臼毒素（Podophyllotoxin）是从喜马拉雅鬼臼和美鬼臼的根茎中分离得到的生物碱，是一种有效的抗肿瘤成分。由于毒性较大，不能用于临床。经结构改造，获得其半合成衍生物 DNA 拓扑异构酶 II 抑制剂替尼泊苷（Teniposide）和依托泊苷（Etoposide）。

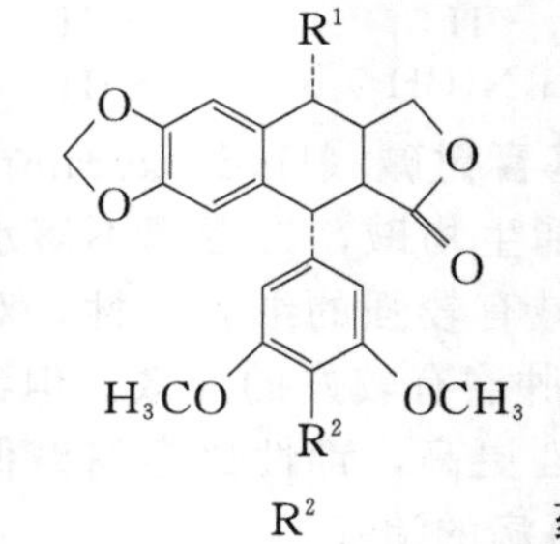

R^1	R^2	药物
—OH	—OCH₃	鬼臼毒素
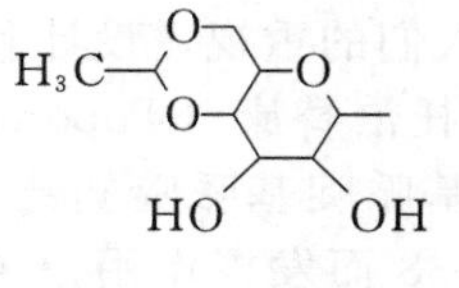	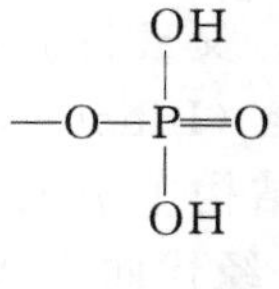	依托泊苷磷酸酯
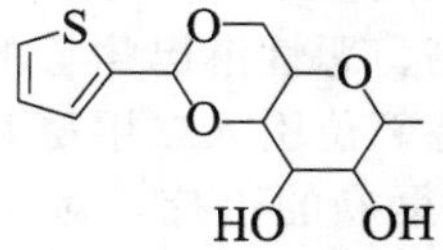	—OH	替尼泊苷

其中，依托泊苷在同类药物中毒性较低，对单核细胞白血病有效，特别是对小细胞肺癌、淋巴癌、睾丸肿瘤等疗效较为突出，是临床上常用的抗肿瘤药物之一，为小细胞肺癌化疗首选药物。由于依托泊苷在使用过程中存在水溶性差的问题，人们将依托泊苷的 4′-位酚羟基改造为磷酸酯后得到水溶性增加的前药依托泊苷磷酸酯，依托泊苷磷酸酯在体内可迅速水解成依托泊苷而发挥作用。而替尼泊苷脂溶性高，易透过血脑屏障，为脑瘤首选药物。

四、紫杉烷类

该类药物最早是从美国西海岸的短叶红豆杉树皮中分离得到的具有紫杉烯环的二萜类化合物。该类药物的抗肿瘤作用机制是通过诱导和促使微管蛋白聚合成微管，同时抑制所形成微管的解聚，从而导致维管束的排列异常，形成星状体，使细胞在有丝分裂时不能形成正常的有丝分裂纺锤体，从而抑制了肿瘤细胞分裂和增殖，导致肿瘤细胞死亡。其基本母核结构如下：

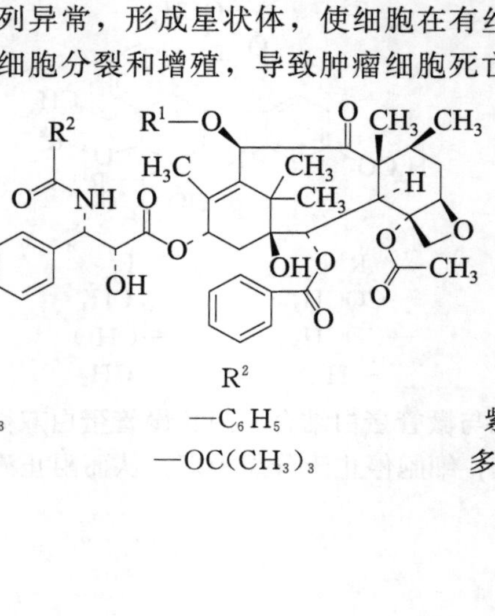

R^1	R^2	药物
—COCH₃	—C₆H₅	紫杉醇
—H	—OC(CH₃)₃	多西他赛

紫杉醇（Paclitaxel）临床上为广谱抗肿瘤药，主要用于治疗乳腺癌、非小细胞肺癌及卵巢癌，为治疗难治性卵巢癌及乳腺癌的有效药物之一。由于在植物中的含量很低（最高约0.02%），且红豆杉生长缓慢，树皮剥去后不能再生，树木将死亡，因此其来源受到限制。另外，紫杉醇由于水溶性小，其注射剂通常需加入表面活化剂助溶，如聚环氧化蓖麻油等，常会引起血管舒张、血压降低及过敏反应等副作用。

多西他赛（Docetaxel，又称紫杉特尔）为紫杉醇的半合成衍生物，其水溶性比紫杉醇好，毒性更小，抗肿瘤谱更广，对晚期乳腺癌、卵巢癌、非小细胞肺癌有较好的疗效。对头颈部癌、胰腺癌、小细胞肺癌、胃癌、黑色素瘤、软组织肉瘤也有一定的疗效，在同样的情况下活性优于紫杉醇。

案例导入

患者，男，61岁。因持续性上腹疼痛入院，经检查确诊为胃癌，行胃癌根治术后，予以 DCF 化疗方案。该方案是常见的胃癌化疗方案吗？所用的药物你熟悉吗？分别属于哪类抗肿瘤药物？

分析讨论

DCF 方案是常见的胃癌化疗方案，所用的药物为多西他赛、顺铂和氟尿嘧啶。多西他赛又称紫杉特尔，为抗肿瘤植物药有效成分紫杉醇的半合成衍生物。顺铂为金属配合物，是第一个用于临床的铂类抗肿瘤药物。氟尿嘧啶的分子体积与尿嘧啶几乎相等，为抗代谢抗肿瘤药物。

活动 2　其他抗肿瘤药

一、抗肿瘤抗生素

抗生素类抗肿瘤药是由微生物产生的具有抗肿瘤活性的化学物质。目前已发现多种抗肿瘤抗生素，这些抗生素大多是直接作用于 DNA 或嵌入 DNA 结构中，干扰模板的功能，为细胞周期非特异性药物。按照其化学结构可分为：多肽类抗肿瘤抗生素，如放线菌素 D、平阳霉素、博来霉素等；蒽醌类抗肿瘤抗生素，如柔红霉素、多柔霉素、表柔霉素、佐柔比星、米托蒽醌等。常用抗生素类抗肿瘤药见表 11-3。

表 11-3　常用抗生素类抗肿瘤药

药物名称	化学结构	作用特点
柔红霉素		又称正定霉素,临床上主要用于治疗急性粒细胞性白血病及急性淋巴细胞白血病
多柔比星		又名阿霉素,在结构上与柔红霉素仅在 9 位不同,为广谱的抗肿瘤药物,具有酸碱两性,临床用其盐酸盐。具有脂溶性蒽环和水溶性柔红糖胺,易通过细胞膜进入肿瘤细胞,药效强。临床上主要用于治疗乳腺癌、甲状腺癌、肺癌、卵巢癌、肉瘤等实体瘤

药物名称	化学结构	作用特点
表柔霉素	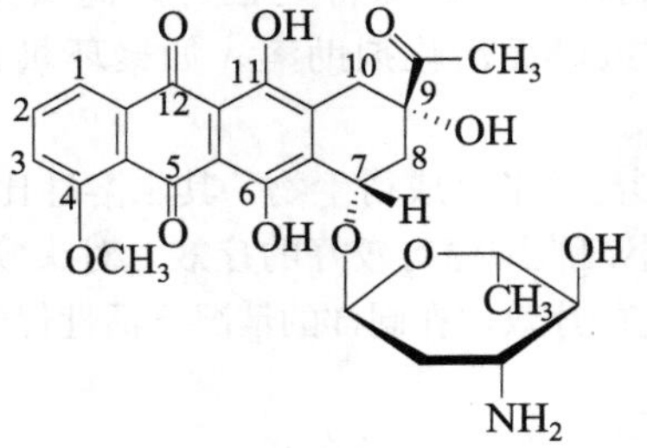	又名表阿霉素,是多柔比星在柔红霉素4′-OH差向异构化的化合物,骨髓抑制和心脏毒性比多柔比星低。临床用于治疗乳腺癌、恶性淋巴癌、肺癌、白血病、头颈部癌、软组织肉瘤、膀胱癌、肾癌、恶性黑色素瘤等
米托蒽醌	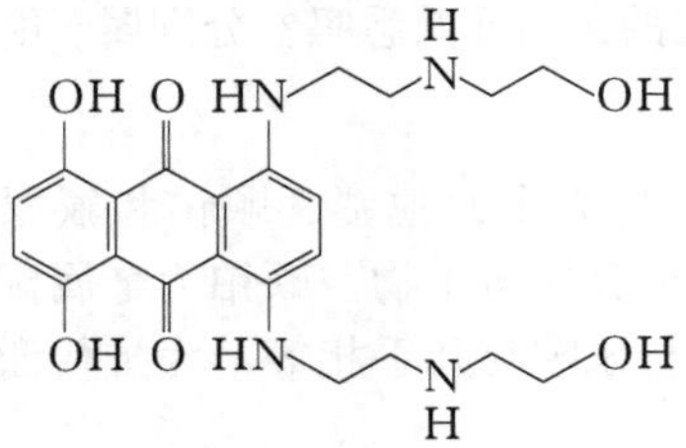	抗肿瘤作用是多柔比星的5倍,心脏毒性较小,临床用于治疗晚期乳腺癌、非霍奇金病和成人急性非淋巴细胞白血病复发

二、靶向抗肿瘤药物

近年来,随着生命科学学科的发展,人们在分子水平对肿瘤发生和发展的生物学机制有了更加深入的认识,抗肿瘤药物开始走向靶向合理药物设计的研究途径,产生了一些新的高选择性的靶向药物,并在临床实践中取得了显著的疗效。以细胞受体、关键基因和调控分子等为靶点的肿瘤靶向治疗进展很快。

靶向治疗是在细胞分子水平上,针对已经明确的致癌位点比如肿瘤细胞内部的一个蛋白分子来设计相应的治疗药物,使肿瘤细胞特异性死亡,而不会波及肿瘤周围的正常组织细胞。靶向治疗是利用肿瘤细胞与正常细胞之间分子生物学上的差异,以肿瘤细胞的特性改变来抑制其生长增殖的,在发挥更强的抗肿瘤活性的同时,减少对正常细胞的毒副作用,大大改善了治疗效果。

靶向抗肿瘤药物可以按照分子大小分为大分子单克隆抗体和小分子抑制剂。也可以根据药物的作用靶点和性质分为 BCR-ABL 蛋白激酶抑制剂,如甲磺酸伊马替尼（Imatinib Mesylate）;表皮生长因子受体酪氨酸激酶抑制剂,如吉非替尼（Gefitinib）;血管内皮生长因子受体抑制剂,如贝伐组单抗（Bevacizumab）;多靶点酪氨酸激酶抑制剂,如索拉非尼（Sorafenib）蛋白酶体抑制剂,如硼替佐米（Bortezomib）;组蛋白去乙酰化酶抑制剂,如伏立诺他（Vorinostat）等。

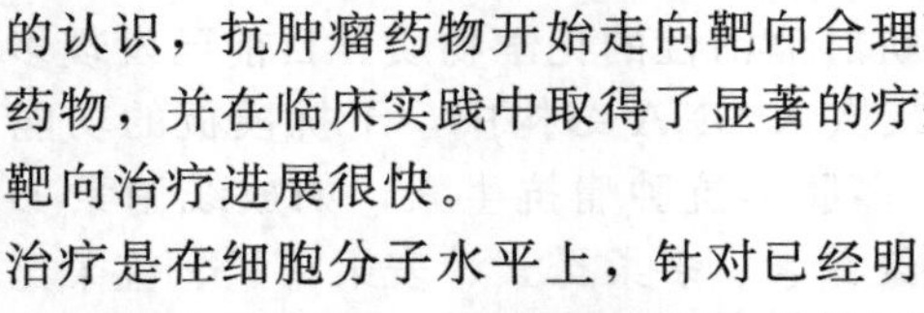

伊马替尼

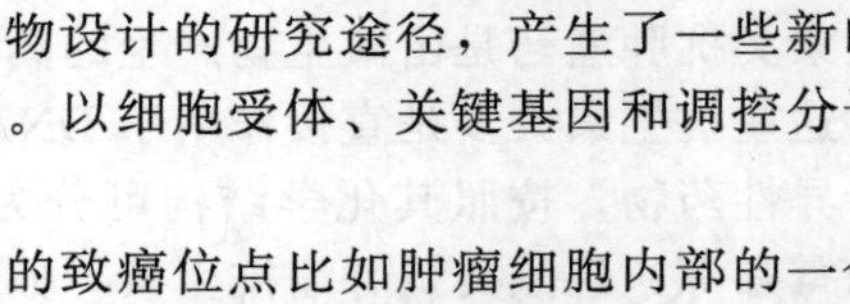

吉非替尼

蛋白激酶（PK）是一种磷酸转移酶,在细胞信号转导、细胞周期调控等系统中都有重要作用。其可催化蛋白质磷酸化反应,能将腺苷三磷酸（通常是ATP）上的磷酸转移到底物蛋白的受体氨基酸上，从而改变蛋白质的构象和活性。

蛋白质酪氨酸激酶（PTK）能催化多种底物蛋白质酪氨酸残基磷酸化，在细胞生长、增殖、分化中具有重要作用。蛋白质酪氨酸激酶功能失调会引发生物体的一系列疾病。近年来发现很多原癌基因和癌基因产物都具有蛋白质酪氨酸激酶活性，它们的异常表达将导致细胞增殖调节发生紊乱，进而导致肿瘤的发生。此外，酪氨酸激酶的异常表达还与肿瘤的侵袭和转移、肿瘤新生血管的生成、肿瘤的化疗抗性密切相关。因此蛋白质酪氨酸激酶可以作为靶向抗肿瘤药物的作用靶点，设计蛋白激酶抑制剂，干扰细胞信号转导通路，寻找有效的肿瘤治疗药物。

替尼类抗肿瘤药物是一类新型生物靶向治疗肿瘤药物，通过选择性地抑制表皮生长因子受体酪氨酸激酶（EGFR-TK）的信号转导通路而发挥作用。目前在我国市场上常见的替尼类抗肿瘤药物包括吉非替尼、伊马替尼、甲磺酸伊马替尼、尼罗替尼、舒尼替尼、拉帕替尼。

活动 3　说一说，练一练

一、单选题

1. 化学结构如下的药物的名称为（　　）。

A. 羟基喜树碱　　　　　　　B. 依托泊苷　　　　　　　C. 多西他赛
D. 托泊替康　　　　　　　　E. 长春瑞滨

2. 下列哪个药物是通过诱导和促使微管蛋白聚合成微管，同时抑制所形成微管的解聚而产生抗肿瘤活性的？（　　）

A. 盐酸多柔比星　　　　　　B. 紫杉醇　　　　　　　　C. 伊立替康
D. 鬼白毒素　　　　　　　　E. 长春瑞滨

二、多选题

常用的抗肿瘤抗生素有（　　）。

A. 多肽抗生素　　　　　　　B. 青霉素类抗生素　　　　C. 氯霉素类抗生素
D. 蒽醌类抗生素　　　　　　E. 氨基糖苷类抗生素

任务四小结

（1）抗肿瘤天然药是指来源于植物的具有抗肿瘤作用的药物，其有效成分以生物碱占多数，如喜树碱类、长春花生物碱类、鬼白毒素类、紫杉烷类等有效成分及其衍生物。

（2）抗肿瘤抗生素是由微生物产生的具有抗肿瘤活性的物质，根据化学结构可以分为多肽类、蒽醌类抗肿瘤抗生素。

（3）放线菌素 D 是多肽类抗肿瘤抗生素，又称更生霉素，能与 DNA 结合形成复合体，阻碍 RNA 多聚酶的功能，抑制 RNA 合成，特别是 mRNA 合成，从而阻碍蛋白质合成，抑制肿瘤生长。

（4）蒽醌类抗肿瘤抗生素是 20 世纪 70 年代发展起来的一类抗肿瘤药物，主要有柔红霉素、多柔比星和表柔比星等。

（5）米托蒽醌是人工合成的蒽醌类衍生物，其抗癌活性为多柔比星的 5 倍，心脏毒性小，可与很多抗肿瘤药物合用。

（6）靶向治疗是在细胞分子水平上，针对已经明确的致癌位点来设计相应的治疗药物，使肿瘤细胞特异性死亡，而不会波及肿瘤周围的正常组织细胞。

（7）伊马替尼是第一个获得批准的蛋白酪氨酸激酶抑制剂，是选择性地抑制 BCR-ABL 阳性细胞系细胞的特异性酪氨酸激酶抑制剂，不是广谱抗肿瘤药。

（8）吉非替尼是第一个选择性表皮生长因子受体酪氨酸激酶抑制剂。

项目十一小结

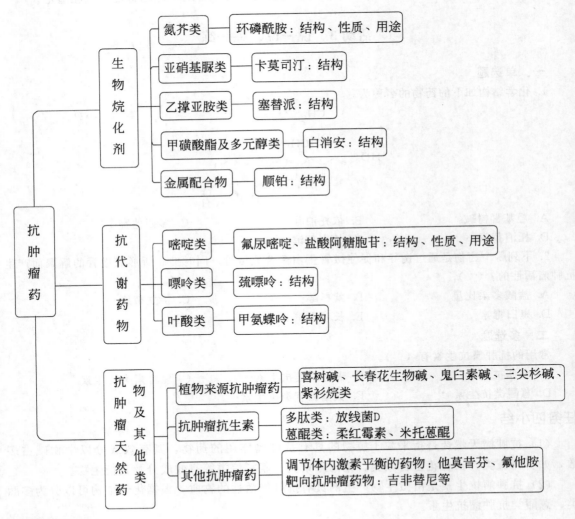

目标检测

一、选择题

（一）单选题

1. 烷化剂类抗肿瘤药物的结构类型不包括（ ）。

A. 氮芥类　　　　　　　　　B. 乙撑亚胺类　　　　　　　C. 亚硝基脲类

D. 多元醇类　　　　　　　　E. 硝基咪唑类

2. 环磷酰胺毒性小的原因是（　　）。

A. 抗肿瘤谱广　　　　　　　　　　　B. 在肿瘤组织中代谢速度快

C. 在体内代谢速度很快　　　　　　　D. 烷化作用强，使用剂量小

E. 在正常组织中，经酶代谢生成无毒的代谢物

3. 属于烷化剂类抗肿瘤药的是（　　）。

A. 氮甲　　　　　　　　　　B. 氟尿嘧啶　　　　　　　　C. 巯嘌呤

D. 紫杉醇　　　　　　　　　E. 甲氨蝶呤

4. 抗肿瘤药甲氨蝶呤属于（　　）。

A. 氮芥类烷化剂　　　　　　B. 亚硝基脲类烷化剂　　　　C. 嘌呤类拮抗剂

D. 嘧啶类拮抗剂　　　　　　E. 叶酸类拮抗剂

5. 抗肿瘤药氟尿嘧啶属于（　　）。

A. 烷化剂　　　　　　　　　B. 氮芥类抗肿瘤药　　　　　C. 抗代谢抗肿瘤药

D. 抗生素抗肿瘤药　　　　　E. 金属配合物

6. 下列药物中，属于前体药物的是（　　）。

A. 巯嘌呤　　　　　　　　　B. 环磷酰胺　　　　　　　　C. 长春新碱

D. 紫杉醇　　　　　　　　　E. 博来霉素

7. 下列药物不属于抗肿瘤天然药有效成分的是（　　）。

A. 长春碱　　　　　　　　　B. 鬼臼毒素　　　　　　　　C. 白消安

D. 紫杉醇　　　　　　　　　E. 羟喜树碱

8. 白消安属哪一类抗癌药？（　　）

A. 抗肿瘤抗生素　　　　　　B. 金属络合物　　　　　　　C. 白消安

D. 抗代谢药物　　　　　　　E. 生物烷化剂

9. 下列药物属于抗代谢抗肿瘤药物的是（　　）。

A. 塞替派　　　　　　　　　B. 环磷酰胺　　　　　　　　C. 巯嘌呤

D. 氮甲　　　　　　　　　　E. 顺铂

10. 环磷酰胺在体外没有活性，在体内经代谢而活化。在肿瘤组织中所生成的具有烷化作用的代谢产物是（　　）。

A. 4-羟基环磷酰胺　　　　　　　　　B. 4-酮基环磷酰胺

C. 醛基磷酰胺　　　　　　　　　　　D. 磷酰氮芥、丙烯醛、去甲氮芥

E. 羧酸化合物

11. 化学结构如下的药物的名称为（　　）。

, H_2O

A. 米托蒽醌　　　　　　　　B. 喜树碱　　　　　　　　　C. 甲氨蝶呤

D. 巯嘌呤　　　　　　　　　E. 阿糖胞苷

12. 化学结构如下的药物的名称为（　　）。

A. 喜树碱   B. 巯嘌呤   C. 甲氨蝶呤

D. 环磷酰胺   E. 卡莫司汀

（二）多选题

1. 下列哪些是生物烷化剂？（ ）

A. 氟尿嘧啶   B. 白消安   C. 卡莫司汀

D. 氮甲   E. 塞替派

2. 抗肿瘤抗生素有（ ）。

A. 青霉素类   B. 氮芥类   C. 乙撑亚胺类

D. 多肽类   E. 蒽醌类

3. 抗肿瘤代谢拮抗药物有（ ）。

A. 氟尿嘧啶   B. 米托蒽醌   C. 甲氨蝶呤

D. 巯嘌呤   E. 氮甲

4. 下列药物来自植物的抗肿瘤药有（ ）。

A. 长春碱   B. 紫杉醇   C. 多柔比星

D. 鬼白毒素   E. 喜树碱

（三）配伍选择题

[1~5]

A. 伊立替康   B. 卡莫司汀   C. 环磷酰胺

D. 塞替派   E. 鬼白噻吩苷

1. （ ）为乙撑亚胺类烷化剂。

2. （ ）为 DNA 拓扑异构酶 I 抑制剂。

3. （ ）为亚硝基脲类烷化剂。

4. （ ）为氮芥类烷化剂。

5. （ ）为 DNA 拓扑异构酶 II 抑制剂。

[6~10]

A. 结构中含有 1,4-苯二酚   B. 结构中含有吲哚环

C. 结构中含有亚硝基   D. 结构中含有蝶啶环

E. 结构中含有磺酸酯基

6. 甲氨蝶呤（ ）。

7. 硫酸长春碱（ ）。

8. 米托蒽醌（ ）。

9. 卡莫司汀（ ）。

10. 白消安（ ）。

[11~15]

A. 顺铂   B. 环磷酰胺   C. 链霉素

D. 氟尿嘧啶   E. 巯嘌呤

11. 具有氨基糖苷结构的是（ ）。

12. 具有 β-氯乙基的是（ ）。

13. 具有嘧啶结构的是（ ）。

14. 属于金属配合物的是（ ）。

15. 具有嘌呤结构的是（ ）。

二、简答题

1. 试解释环磷酰胺的选择性抗肿瘤作用原理。
2. 抗代谢类抗肿瘤药有哪些种类？各举一例说明。
3. 生物烷化剂按结构可分为几类？各举一例说明。
4. 常用的天然植物抗肿瘤药物有哪些类别？各举一例说明。
5. 画出下列典型药物的化学结构，并说明其作用和用途：环磷酰胺、顺铂、氟尿嘧啶、甲氨蝶呤、盐酸氮芥。

三、实例分析

某患者，男，60岁，鼻咽癌，伴心功能不全，试分析该患者是否可使用环磷酰胺进行静脉注射给药？若可以使用，则需要同时配合使用哪类药物降低毒性？

项目十二　内分泌系统药物

知识目标

1. 理解内分泌系统疾病，理解激素类药物和降血糖药物的发展。

2. 熟知激素类药物类型及代表性药物，降血糖药物类型及代表性药物及降血糖药的作用机制。

3. 掌握典型药物雌二醇、己烯雌酚、炔雌醇、甲睾酮、黄体酮、炔诺酮、醋酸地塞米松、格列本脲、吡格列酮、盐酸二甲双胍、阿卡波糖等的化学名称、结构特征、作用特点、代谢特点及用途。

技能目标

1. 熟练掌握典型药物的化学鉴别方法。

2. 学会分析典型药物的结构特征；会应用理化性质分析、解决药物在合理用药、制剂、分析检验、储存养护、使用等方面的问题。

案例导入

高中生小李的脸上长了几颗痘痘（痤疮），他自己在药店买了"肤轻松软膏"涂搽，两天后，脸上的痘痘几乎不见了。可是没多久，小李脸上的痘痘又长起来了，比以前还严重，又红又肿。小李去看了医生才知道：使痘痘加重的罪魁祸首是"肤轻松软膏"。

分析讨论

进入青春期后，人体内雄性激素特别是睾酮的水平迅速升高，促进皮脂腺发育并产生大量皮脂。皮脂腺分泌过于旺盛，如果没有及时清理会堵塞毛孔引起痤疮。"肤轻松软膏"虽然有较强的抗炎、抗过敏和止痒的作用。但是属于肾上腺皮质激素类药物，长期使用会造成色素沉着、多毛、痤疮样皮疹等副作用，而且治疗后很容易复发。激素类药物除了肾上腺皮质激素外，还有雌激素、雄激素、孕激素，它们都是内分泌系统药物，内分泌系统药物还有降血糖药物、调节骨代谢与形成药物。

任务一　内分泌系统疾病和药物类型

一、内分泌系统疾病

内分泌系统是由内分泌腺及存在于某些脏器中的内分泌组织和细胞所组成的一个体液调节系统。其主要功能是在神经系统支配下和物质代谢反馈基础上释放激素，调节人体的生长、发育、生殖、代谢、运动、病态、衰老等生命现象，维持人体内环境的相对稳定。内分泌疾病的发生，是由于内分泌腺及组织发生病理改变所致。许多疾病通过代谢紊乱也可影响内分泌系统的结构和功能。人体主要内分泌腺包括：下丘脑、垂体、甲状腺、甲状旁腺、肾上腺、胰岛、性腺等。

内分泌系统常见疾病有垂体功能减退症（主要由多种激素缺乏导致）、甲状腺疾病、肾上腺皮质疾病、糖尿病、骨质疏松等。

二、内分泌系统药物类型

内分泌系统药物主要包括激素、降血糖药、调节骨代谢与形成药物等。激素是一种化学信使物质，由内分泌腺上皮细胞合成并直接分泌进入血液或淋巴液，经血流到达全身，并在特定组织与相应受体结合，具有调节新陈代谢、生长发育和生殖等生理作用。本项目中介绍的激素类药物包括甾体激素、胰岛素。其中甾体激素按照药理作用又分为性激素和肾上腺皮质激素。另外，本项目也将介绍口服的降血糖药物等。

任务二　甾体激素药物

活动 1　甾体激素药物基本结构

甾体激素是指含有甾体母核结构的激素，是维持生命，调节机体物质代谢、细胞发育分化、促进性器官发育、维持生殖的重要活性物质。甾体激素可治疗多种疾病，并且也是免疫抑制等不可缺少的药物。

甾体激素是一类稠合四环脂肪烃类化合物，其基本结构是环戊烷并多氢菲的甾环，即甾烷。甾烷是由 A、B、C 和 D 四个环稠合而成，其中 A、B、C 三个环为六元环，而 D 环为五元环。通常 A、B 环稠合处和 C、D 环稠合处各有一个角甲基分别为 C-18 和 C-19，许多甾类药物在 D 环 17 位有侧链，如 C-20～C-27。当甾烷平面平放在纸面平面上时，虚楔形表示取代基在环的下方，为 α 取代；实楔形表示取代基在环的上方，为 β 取代，如 C-18 和 C-19 为 β 取代，用实线表示。

甾烷

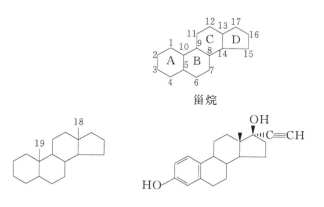

微课:甾烷,甾体
激素药物

活动 2　甾体激素的类型

甾体激素包括性激素和肾上腺皮质激素，是一类促进性器官发育、维持生殖功能的重要活性物质。

甾体激素按生理作用分类，可分为甾体激素，如性激素和肾上腺皮质激素；性激素，包括雌激素、雄激素、孕激素；肾上腺皮质激素，包括盐皮质激素和糖皮质激素。

甾体激素按化学结构分类，可分为雌甾烷类、雄甾烷类、孕甾烷类。当甾烷结构中只有 C-13 位有甲基时为雌甾烷；当 C-10、C-13 位均有甲基时为雄甾烷；当 C-10、C-13 位均有甲基，且 C-17 位有两个碳的侧链时为孕甾烷。

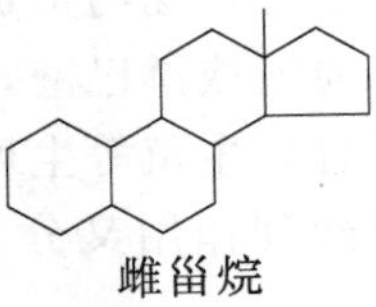

雌甾烷 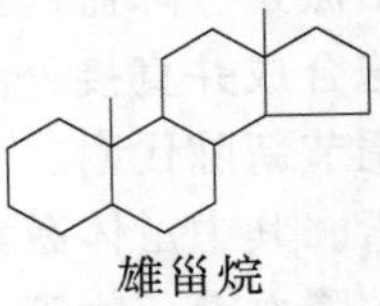   雄甾烷

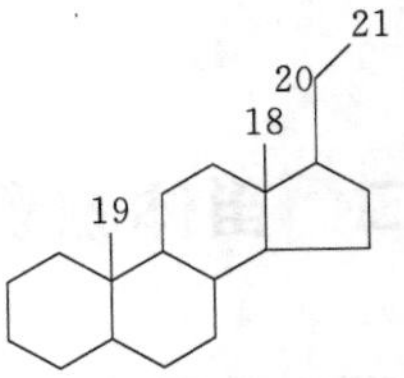

孕甾烷

活动 3   说一说，练一练

1. 甾体激素的基本结构是什么？
2. 甾体激素有哪几类？

任务二小结

（1）甾体激素的基本结构是环戊烷并多氢菲结构，结构中有四个环。

（2）甾体激素按药理作用可分为雌激素、雄激素、孕激素、盐皮质激素、糖皮质激素。

任务三   雌激素类药物

活动 1   雌激素的生理功能和结构特征

一、雌激素的生理功能

雌激素在男女体内都有，包括天然的雌激素及其衍生物和非甾体雌激素类化合物。雌性动物体内的雌激素主要是由其卵巢分泌产生。雌激素对于女性器官的发育、成熟和维持女性第二性征有着极其重要的作用。雌激素对男性的机体和生理也有重要作用，对男性胚胎大脑的发育、心血管系统和生殖系统都有影响。男性的前列腺癌在某种程度上就是因为雌激素不足引起的，因此可以用雌激素受体激动剂来治疗。

临床上，雌激素类药物主要用于雌激素缺乏症、性周期障碍、绝经症状和骨质疏松、乳腺癌以及前列腺癌等症的治疗。雌激素最广的用途是生育控制，是口服避孕药的主要成分之一。

二、雌激素的结构特征

雌激素可分类为甾体雌激素及非甾体雌激素两大类。

雌激素是最早被发现的甾体激素，天然的雌激素有雌酚酮、雌二醇和雌三醇，其中雌二醇的活性最强。雌二醇口服后经胃肠道微生物降解及肝脏代谢迅速失活，因而口服无效，这也是天然雌激素的一大缺陷。故需对其进行结构修饰，将雌二醇 C-3 位的羟基或 C-17 位羟基酯化，得到长效的药物，如苯甲酸雌二醇（Estradiol Benzoate）、戊酸雌二醇（Estradiol Valerate）。

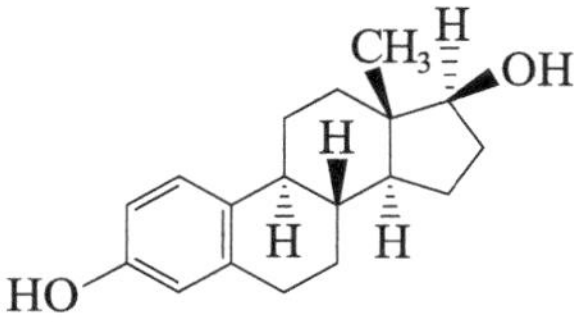

雌二醇

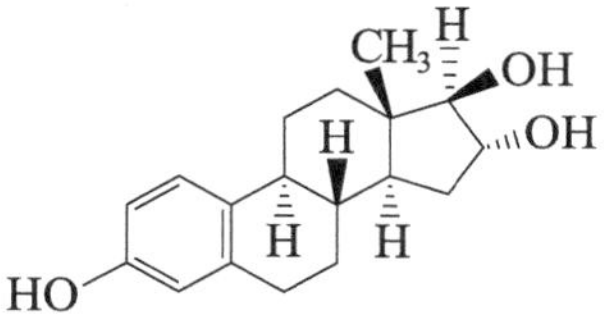

雌三醇

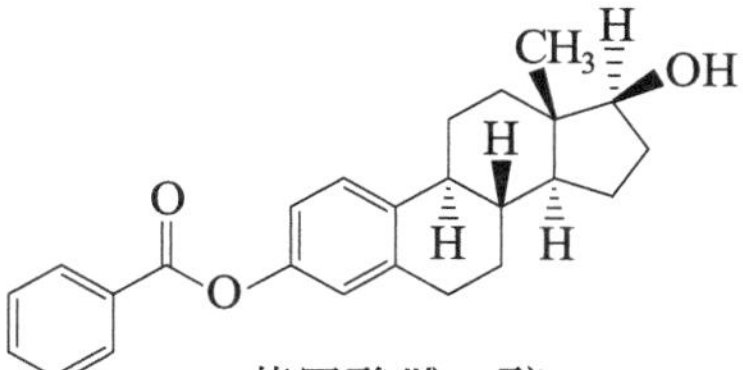

苯甲酸雌二醇

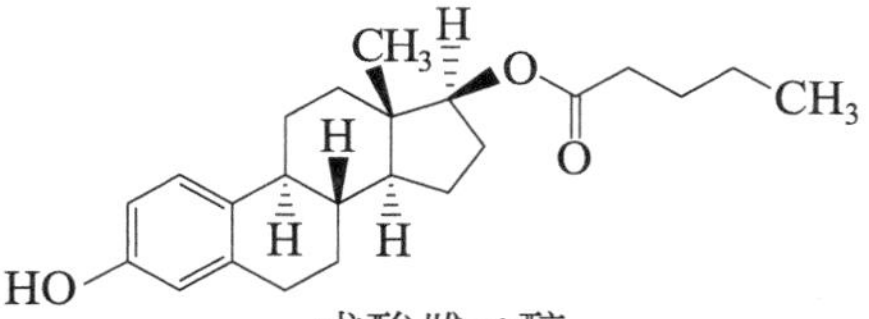

戊酸雌二醇

在雌二醇 17α 位引入乙炔基，使药物的空间位阻增加，得到可口服的药物炔雌醇（Ethinylestradiol）。将炔雌醇 C-3 位的羟基醚化，得到可口服的长效药炔雌醚（Quinestrol）。

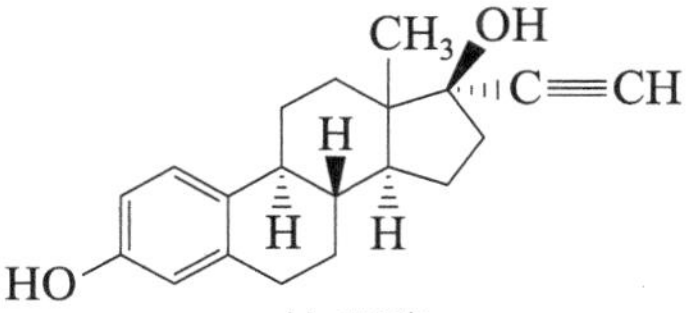

炔雌醇

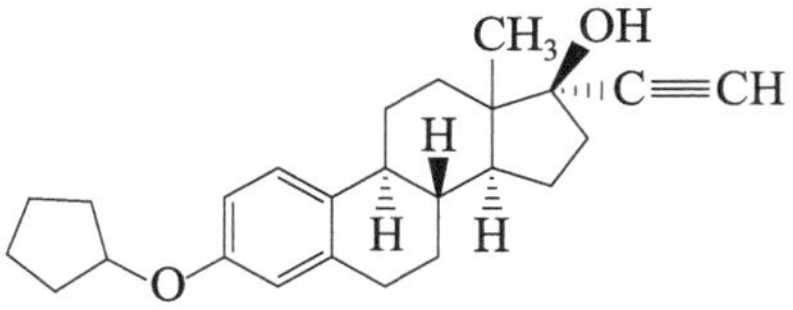

炔雌醚

甾体雌激素在结构上属于雌甾烷衍生物，其结构特征为：A 环为苯环，C-3 位有羟基或羟基与酸形成的酯，C-17β 位有酮基或羟基或羟基与酸形成的酯。雌激素对甾体母核的要求并不严格。非甾体雌激素主要是二苯乙烯类化合物，如反式己烯雌酚。反式己烯雌酚立体结构的两个官能团的空间距离与雌二醇相同，药理作用与雌二醇相近，顺式己烯雌酚的活性仅为反式的 1/10。选择性雌激素受体调节剂主要是三苯乙烯类化合物，如枸橼酸他莫昔芬。

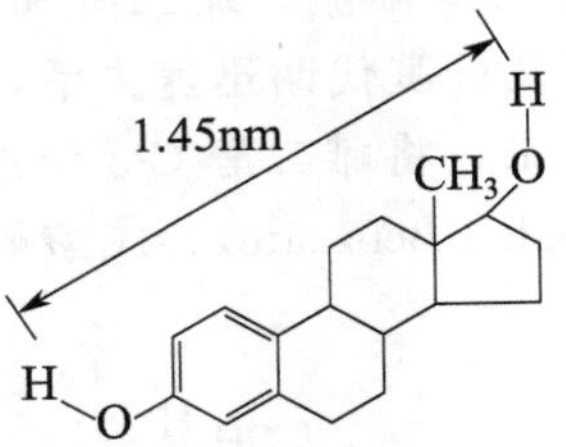

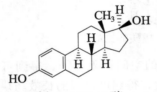

雌二醇

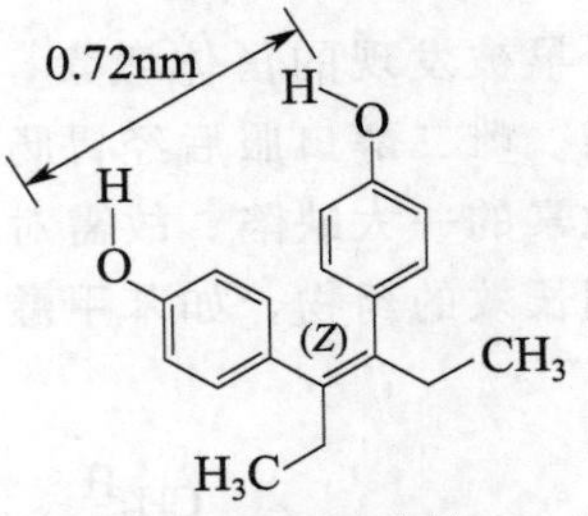

1.45nm

顺式己烯雌酚

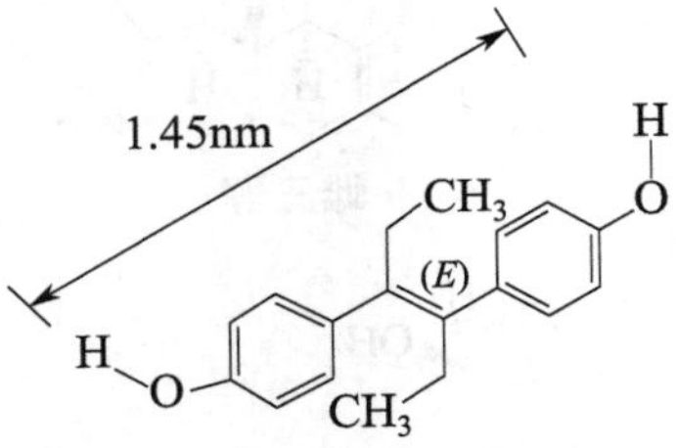

0.72nm

反式己烯雌酚

1.45nm

活动 2　典型药物

雌二醇 （Estradiol）

微课：雌二醇

化学名为雌甾-1,3,5(10)-三烯-3,17β-二醇。

本品为白色或类白色结晶粉末；无臭。本品在丙酮中溶解，在乙醇中略溶，在水中不溶。熔点为 175～180℃。

雌二醇口服后在肝及胃肠道中迅速失活，因而口服无效，临床上多采用肌内注射或做成透皮贴剂通过皮肤吸收，也可做成栓剂用于阴道经黏膜吸收。

本品与硫酸作用显黄绿色荧光，加三氯化铁呈草绿色，再加水稀释，则变为红色。

本品的氢氧化钠溶液与苯甲酰氯反应生成苯甲酸酯。

本品 C-3 位上有酚羟基，显酸性，故本品可溶于碱性溶液，如氢氧化钠水溶液。

己烯雌酚 （Diethylstilbestrol）

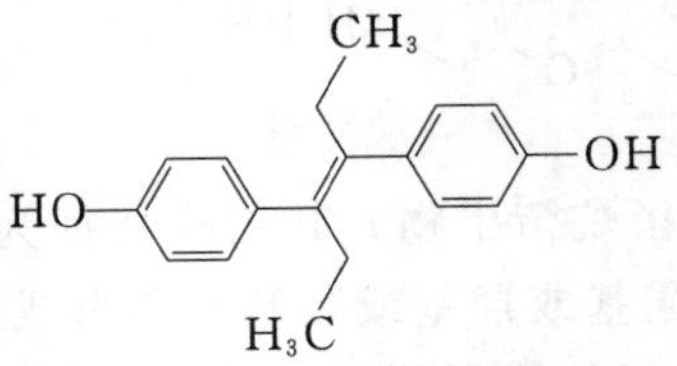

化学名为(E)-4,4′-(1,2-二乙基-1,2-亚乙烯基)双苯酚。

本品为无色结晶或白色结晶性粉末；几乎无臭。本品在甲醇中易溶，在乙醇、乙醚或脂肪油中溶解，在三氯甲烷中微溶，在水中几乎不溶；在稀氢氧化钠溶液中溶解。熔点为 169～172℃。

己烯雌酚结构中的两个酚羟基是活性基团，可以和有机酸或者无机酸反应制成其酯的衍生物，如己烯雌酚丙酸酯、己烯雌酚磷酸酯。前者为长效药，后者主要用于前列腺癌，是由于癌细胞中的磷酸酯酶的活性较高，己烯雌酚磷酸酯进入癌细胞后容易水解释放出己烯雌酚，提高了药物的选择性。己烯雌酚还可以做成钠盐，用于静脉注射。

本品与硫酸作用显橙黄色，加水稀释后颜色消失。

本品的稀乙醇溶液，加三氯化铁溶液，显绿色，慢慢变成黄色。

本品与乙酸酐、无水吡啶一起加热，生成二乙酰己烯雌酚沉淀。

本品在空气中易氧化变质，应避光、密封储存。

反式己烯雌酚由于在空间结构上和雌二醇极其相似，所以其是有效构型，顺式则无效。其作用是雌二醇的 2～3 倍，临床用途也相同。口服有效，可以很快从胃肠道吸收，在肝脏中失活很慢，常制成口服片剂使用，也可以溶解在植物油中制成油针剂。临床上用于卵巢功能不全或垂体功能异常所引起的月经紊乱，大剂量用于治疗前列腺癌。

炔雌醇（Ethinylestradiol）

化学名为 3-羟基-19-去甲-17α-孕甾-1,3,5(10)-三烯-20-炔-17-醇。

本品为白色或类白色的结晶性粉末；无臭。本品在乙醇、丙醇或乙醚中易溶，在三氯甲烷中溶解，在水中不溶。熔点为 180～186℃。

本品是在雌二醇的 C-17α 位引入乙炔基，增加了空间位阻，从而提高了稳定性，可以制成口服或长效制剂。同时，由于其分子中乙炔基的存在，本品的乙醇溶液与硝酸银试液反应产生白色的炔雌醇银沉淀。

临床上主要用于治疗月经紊乱、功能性子宫出血、更年期综合征；用于绝经后妇女的乳腺癌晚期、前列腺癌晚期的治疗；与孕激素类药物合用能抑制排卵，可作避孕药。

活动 3　抗雌性激素药物

抗雌激素类药物主要有雌激素受体拮抗剂和芳香化酶抑制剂两种。临床上主要用于治疗与雌激素相关的乳腺癌和控制生育功能。

雌激素受体拮抗剂以三苯乙烯类化合物为主，氯米芬（Clomiphene）是这类药物的先驱，它的靶器官是生殖器官，对卵巢的雌激素受体亲和力较强，用于不孕症的治疗。他莫昔芬（Tamoxifen）的靶器官是乳腺，还可促使阴道上皮角化和子宫重量增加，防止受精卵着床，延迟排卵，临床上用于治疗晚期乳腺癌、卵巢癌和男性不育症。他莫昔芬口服吸收好，有肝肠循环和白蛋白结合度高的特点，故其半衰期可长达约 7 天。同类的雌激素受体拮抗剂还有雷洛昔芬（Raloxifene）、艾多昔芬（Idoxifene）等。

枸橼酸他莫昔芬（Tamoxifen Citrate）

化学名为 (Z)-N,N-二甲基-2-[4-(1,2-二苯基-1-丁烯基)苯氧基]乙胺枸橼酸盐。

本品为白色或类白色结晶性粉末；无臭。本品在甲醇中溶解，在乙醇或丙酮中微溶，在三氯甲烷中极微溶解，在水中几乎不溶；在冰醋酸中易溶。熔点为142～148℃，熔融时同时分解。

结构特征为苯环间以双键相连、叔胺、顺式异构体。

本品加入醋酐-吡啶溶液（1:5）摇匀，置水浴上加热，溶液颜色由黄色变为红色。

他莫昔芬为三苯乙烯类抗雌激素药物，有弱雌激素样作用。本品可促进阴道上皮角化和子宫重量增加，并能防止受精卵着床，延迟排卵，临床上用于治疗晚期乳腺癌、卵巢癌和男性不育症。

活动4 说一说，练一练

1. 雌激素的结构特征是什么？
2. 抗雌激素类药物有哪几类？代表药有哪些？
3. 哪种天然雌激素活性最好？有什么缺点？

任务三小结

（1）雌激素的药理作用和临床应用，天然的雌激素活性好的是雌二醇，但是口服无效，对雌二醇进行结构修饰得到炔雌醇，可口服。

（2）抗雌激素类药物有雌激素受体拮抗剂和芳香化酶抑制剂两大类。

（3）雌激素受体拮抗剂结构上属于三苯乙烯类，代表药有己烯雌酚；芳香化酶抑制剂有氨鲁米特、法曲唑、来曲唑等。

任务四 雄性激素类药物

活动1 雄性激素的生理功能和结构特征

一、雄性激素的生理功能

雄性激素可由睾丸、卵巢及肾上腺分泌。

雄性激素兼具性和代谢两方面的作用。雄激素对男性青春期的发育、雄性性器官发育和维持其生理功能、第二性征的维持有重要作用，并具有蛋白同化作用，能促进氨基酸合成蛋白质，减少氨基酸分解，使肌肉发达，体重增加，增加骨量和骨强度。雄激素的生理作用主要通过雄激素受体来实现。

雄性激素在临床上用于治疗内源性雄性激素不足所引起的疾病，比如去睾症和内无睾症；另外雄激素还对一些疾病有不错的疗效，如慢性消耗性疾病、再生障碍性贫血、血细胞减少症、血小板减少症、骨质疏松症等。

天然的雄激素主要有睾酮和二氢睾酮。睾酮主要由睾丸间质细胞分泌，是体内主要的循环雄激素，绝大部分被前列腺、肝、皮肤中的 5α-还原酶转化为 5α-二氢睾酮。睾酮口服易吸收，但在肝脏内被迅速破坏，口服无效，因此可做成片剂置于皮下，吸收缓慢，作用可长达6周。睾酮的作用对男性性欲的产生和性功能的维持非常重要。

二、雄性激素的结构特征

天然的雄激素主要是睾酮及其衍生物，它们均具有雄甾烷的结构，此外还有 4-烯-3-酮结构，C-17β 位有羟基或羟基与酸成酯。

　　睾酮作为雄性激素替补治疗药物有口服无效的缺陷，故对其进行结构修饰，以延迟作用时间、方便使用。如在 C-17β 位的羟基成丙酸酯得丙酸睾酮，其作用时间延长，此外还有睾酮戊酸酯和睾酮十一烯酸酯作为长效药可每周或每月给药一次。在睾酮的 C-17α 位引入烃基，以增加空间位阻，使其不易被代谢，可供口服，如甲睾酮。

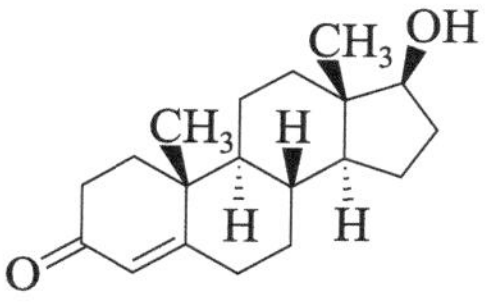

睾酮 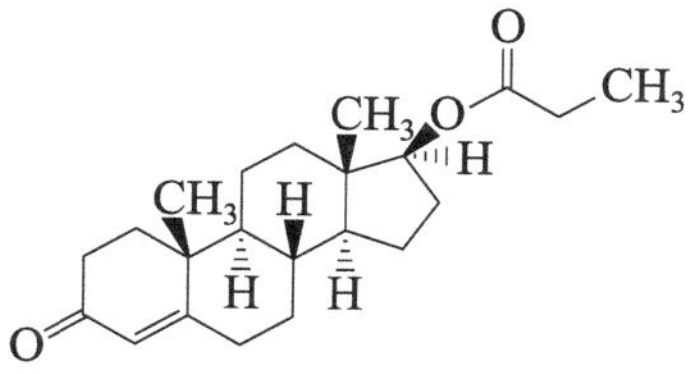　　　　　　　　　　　　　　　丙酸睾酮

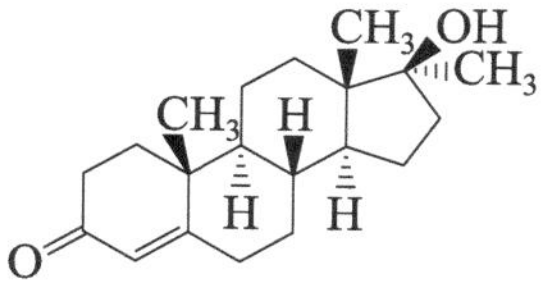

甲睾酮

活动 2　典型药物甲睾酮

甲睾酮（Methyltestosterone）

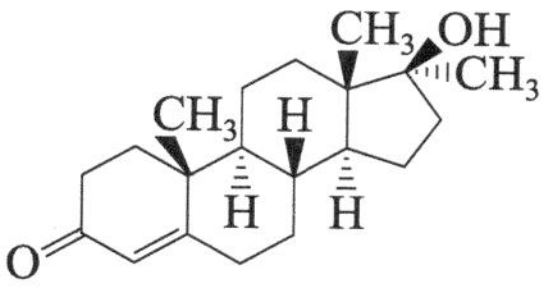

化学名为 17α-甲基-17β-羟基雄甾-4-烯-3-酮。

　　本品位白色或类白色结晶性粉末；无臭，无味；微有引湿性。本品在乙醇、丙酮或三氯甲烷中易溶，在乙醚中略溶，在植物油中微溶，在水中不溶。熔点为 163～167℃。

　　本品遇光易变质。

　　加硫酸-乙醇（2：1）溶液显黄色并带有绿色荧光；遇硫酸铁铵显橘红色后变为樱红色。

　　本品与醋酐-吡啶反应得到乙酰化物，熔点为 176℃。

　　本品用于男性缺乏睾酮所引起的疾病，也可用于绝经期妇女晚期乳腺癌。口服给药，其主要的副作用是肝脏毒性，女性大剂量使用还有男性化的副作用。

活动 3　蛋白同化激素

　　对雄性激素的化学结构进行合适的修饰，如 A 环取代、A 环并环、19-去甲基等就可以得到雄性激素活性降低、蛋白同化作用增强的化合物，这些化合物就是蛋白同化激素。但是完全没有雄激素作用是很难做到的，所以，雄激素作用是蛋白质同化激素的主要副作用。

　　蛋白同化激素能促进氨基酸合成蛋白质，减少氨基酸分解，从而使肌肉发达，体重增加；促进钙、磷的在骨组织中的吸收和沉积，促进骨细胞间质的形成，加速骨钙化；促进组织新生和肉芽形成，促进伤口和溃疡的愈合；还能降低血液中的胆固醇。临床上用于治疗病后虚弱和营养不良，消耗性疾病，骨质疏松，胃及十二指肠溃疡等疾病。

临床常用的蛋白同化激素有苯丙酸诺龙、羟甲烯龙（康复龙）、司坦唑醇（康力龙）、达那唑等。

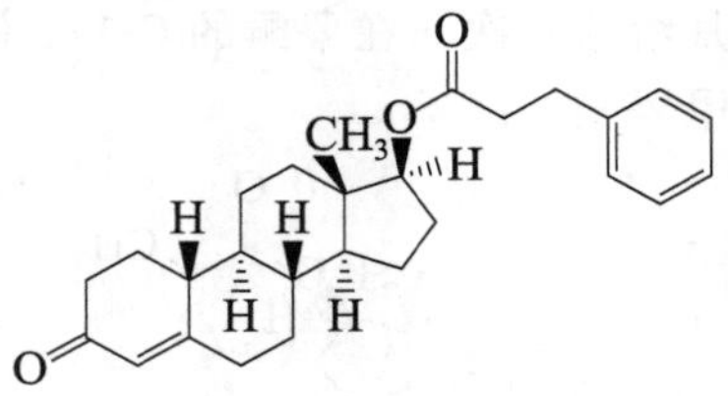

苯丙酸诺龙

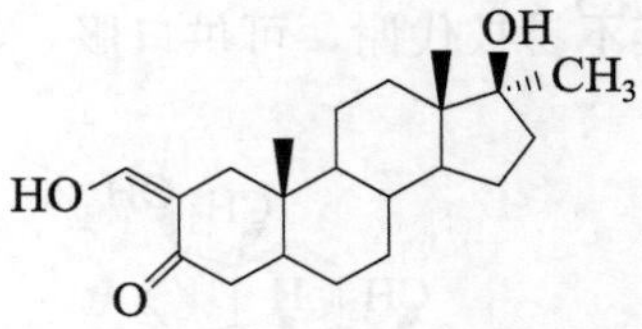

羟甲烯龙

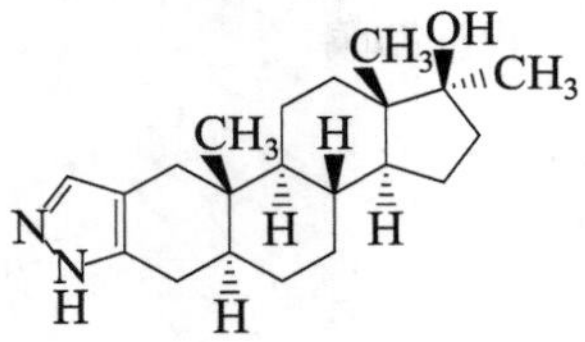

司坦唑醇

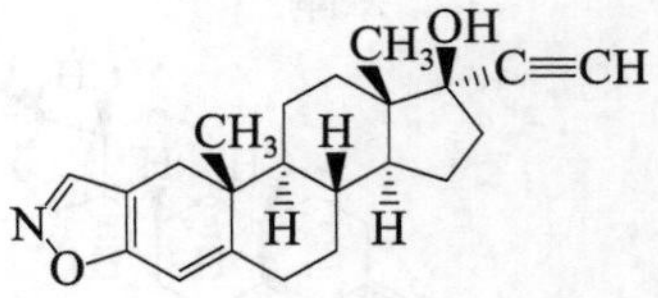

达那唑

活动 4　苯丙酸诺龙的有关知识

苯丙酸诺龙（Nandrolone Phenylpropionate）

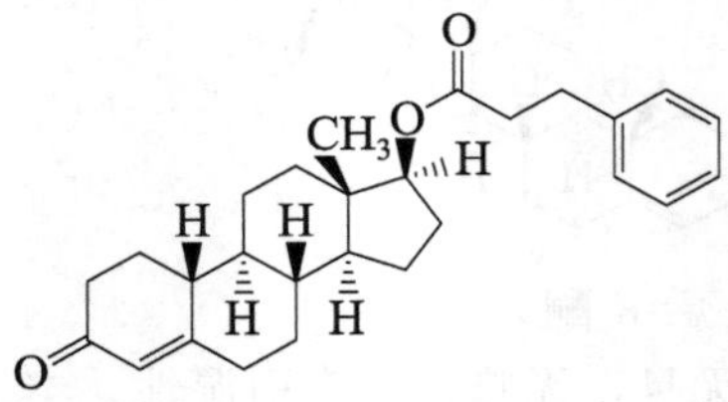

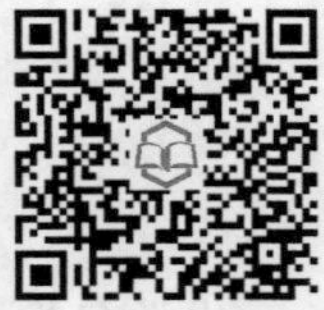

微课：苯丙酸诺龙

化学名为 17β-羟基雌甾-4-烯-3-酮-3-苯丙酸酯。

本品为白色或类白色结晶性粉末；有特殊臭。

本品再甲醇或乙醇中溶解，在植物油中略溶，在水中几乎不溶。熔点为 93～99℃。

本品的甲醇溶液与盐酸氨基脲缩合，生成氨基脲衍生物，熔点为182℃，熔融的同时分解。

本品是 C-19 去角甲基的雄激素类药物，C-19 去角甲基后，其雄激素样作用降低，蛋白同化作用增强。可肌内注射使用，作用时间长达 1～2 周。临床用于慢性消耗性疾病、烫伤、恶性肿瘤手术前后、骨折不愈、烫伤、骨质疏松、发育不良等疾病的治疗。长期使用，女性有轻微男性化的副作用，有肝毒性。

活动 5　说一说，练一练

1. 蛋白同化激素如何使用？如何管理？
2. 如何对睾酮结构进行修饰使其具长效性和口服性？
3. 如何对雄性激素进行结构修饰以增加其蛋白同化作用？

任务四小结

（1）雄性激素的生理功能和临床应用。

（2）天然的雄性激素有睾酮，但口服无效。对睾酮进行结构修饰得到可口服的甲睾酮。

（3）A 环改变或去 19-角甲基，得到一些蛋白同化激素如苯丙酸诺龙、羟甲烯龙、司坦唑醇、美雄酮、达那唑等。

任务五　孕激素类药物

活动 1　孕激素结构特征和生理功能

孕激素是由雌性动物卵巢的黄体细胞分泌的一类甾体激素，与雌激素共同作用机体，产生一系列生理变化：抑制排卵，促使子宫内膜分泌，保证妊娠安全；促进乳腺腺泡的生长，为泌乳作准备。

按照来源，孕激素包括天然孕激素类和合成类孕激素。天然孕激素主要是指黄体酮，黄体酮是由卵巢的黄体合成和分泌的一类甾体激素。科学家发现将受孕后的黄体割除可终止妊娠，以及从孕妇尿中分离出黄体酮，从而发现黄体酮具有维持妊娠的作用。黄体酮口服易代谢失活，仅能注射给药。为改善这一缺点，研究可口服的长效孕激素，成为孕激素类药物结构改造的主要目的。合成类孕激素主要分为睾酮和孕酮两大类。

甾体孕激素的结构特征：孕酮类孕激素以孕甾烷为母体，而睾酮类孕激素则以雌甾烷为母体；A 环都具有 4-烯-3-酮结构；孕酮类孕激素在 17β-位上具有甲基酮结构，而睾酮类孕激素则是 17β-羟基。临床常见的孕激素类药物见表 12-1。

表 12-1　临床常见的孕激素类药物

药物名称	药物结构	结构特征	作用特点
黄体酮	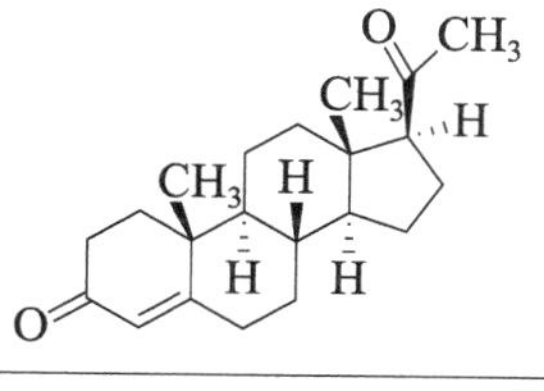	孕甾烷为母体；4-烯-3-酮结构；17β-位甲基酮	口服无效，肌内注射后作用快，消失亦快，现已人工合成
醋酸甲羟孕酮	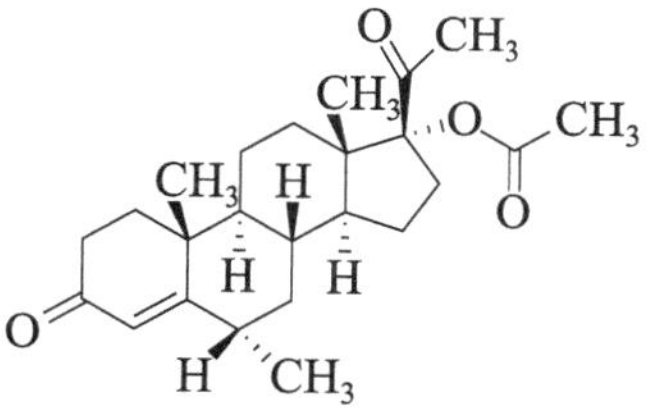	以黄体酮结构为母体，6α-位甲基，17α-位羟基酯化	又名安宫黄体酮，口服或肌内注射均有效，活性为炔诺酮的 20 倍
醋酸甲地孕酮	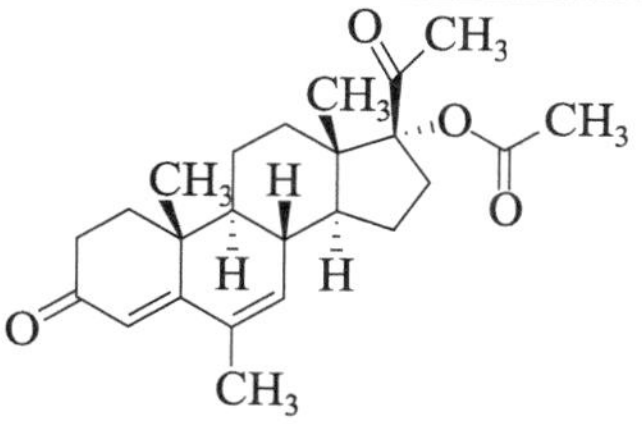	以黄体酮结构为母体；6,7-位双键；6-位甲基；17α-位羟基酯化	活性为炔诺酮的 12 倍

药物名称	药物结构	结构特征	作用特点
醋酸氯地孕酮	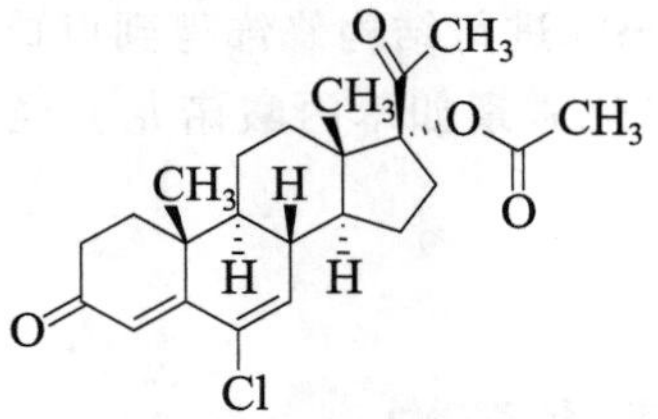	以黄体酮结构为母体；6，7-位双键；6-位氯；17α-位羟基酯化	活性为炔诺酮的50倍

活动 2 典型药物

黄体酮（Progesterone）

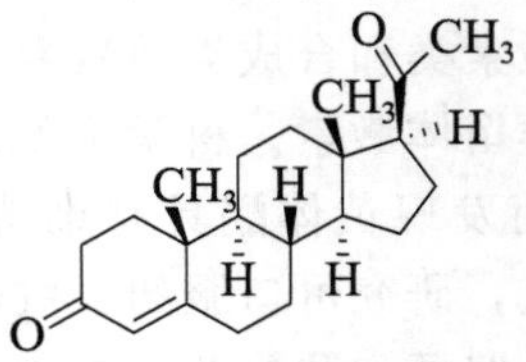

化学名为孕甾-4-烯-3,20-二酮，又名孕酮，助孕素。

本品为白色或类白色的结晶性粉末；无臭。

本品在三氯甲烷中极易溶解，在乙醇、乙醚或植物油中溶解，在水中不溶。熔点为128～131℃；比旋度（1％乙醇溶液）为＋186°～＋198°。

本品的甲醇溶液，加亚硝基铁氰化钠、碳酸钠与醋酸铵，摇匀，放置一段时间后，应显蓝紫色。

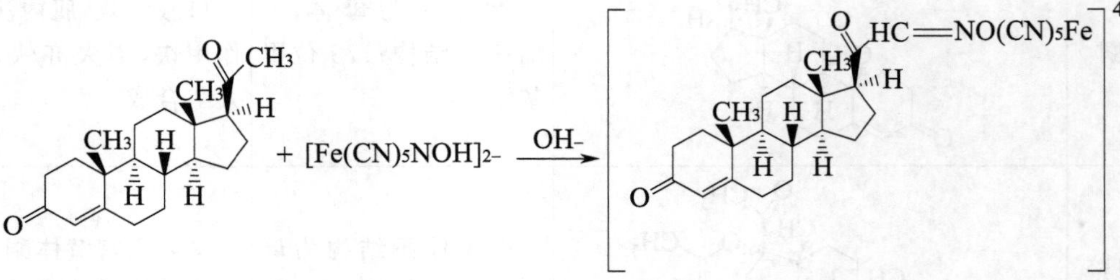

本品的甲醇溶液，遇异烟肼与稀盐酸，即生成黄色的异烟腙。

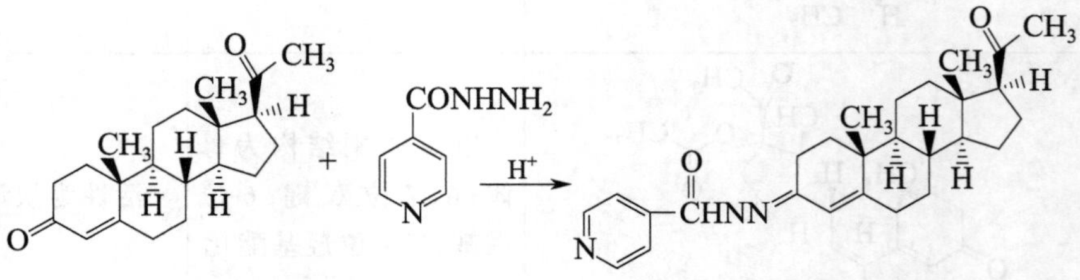

本品为一种天然孕激素，临床主要用于先兆性流产、习惯性流产及月经失调等疾病。本品

口服经 1～3h 血药浓度达峰值，在吸收过程中经肠黏膜和肝脏中的 4-烯还原酶和 20-羟甾脱氢酶迅速代谢失活。故一般采用注射给药，但舌下含用或阴道、直肠给药也有效。

活动 3　抗孕激素药物

抗孕激素药物指与孕激素受体结合，通过拮抗孕激素与受体的结合，干扰受精卵着床和妊娠等过程，达到抗早孕的目的，是终止早孕的重要药物。抗孕激素作用的靶点是孕激素受体，目前主要用于抗早孕，也有些用于乳腺癌的治疗。第一个抗早孕药物米非司酮于 1982 年由法国 Roussel-Uclaf 公司开发上市，不仅促进了抗孕激素及抗皮质激素药的研究发展，而且在甾体药物研究历史上起着里程碑的作用。

米非司酮（Mifepristone）

化学名为 11β-[4-(N,N-二甲氨基)-1-苯基]-17β-羟基-17α-(1-丙炔基)-雌甾-4,9-二烯-3-酮。

本品为淡黄色结晶性粉末；无臭，无味。本品在甲醇或二氯甲烷中易溶，在乙醇或乙酸乙酯中溶解，在水中几乎不溶。熔点为 192～196℃；比旋度（0.5％二氯甲烷溶液）为＋124°～＋129°。

本品的乙醇溶液在 304nm 与 260nm 的波长处有最大吸收。

本品为抗孕激素药，与孕酮竞争受体而达到拮抗孕酮的作用，从而终止早孕、抗着床、诱导月经及促进宫颈成熟等。主要用于抗早孕，也可用于紧急避孕。

活动 4　说一说，练一练

1. 黄体酮的基本结构为（　　）。

A. 甾体　　　　　B. 对氨基苯环酰胺　　C. 丙二酰脲　　　D. 氮芥基　　　　E. 6-APA

2. 米非司酮属于下列哪类激素药物？（　　）

A. 孕激素　　　　B. 雌激素　　　　　　C. 雄激素　　　　D. 抗孕激素　　　E. 抗雌激素

3. 属于天然孕激素的是（　　）。

A. 黄体酮　　　　B. 炔诺酮　　　　　　C. 炔雌醚　　　　D. 地塞米松　　　E. 可的松

4. 下列叙述哪个与黄体酮不符？（　　）

A. 为孕激素类药物

B. 结构中有羰基，可与盐酸羟胺反应生成肟

C. 可口服使用，也可静脉注射使用

D. 与异烟肼反应则生成浅黄色的异烟腙化合物

E. 用于先兆性流产和习惯性流产等症

任务五小结

（1）按照来源，孕激素包括天然孕激素类和合成类孕激素。天然孕激素主要是指黄体酮，黄体酮口服易代谢失活，仅能注射给药；合成类孕激素包括睾酮和孕酮两大类。

（2）抗孕激素作用的靶点是孕激素受体，目前主要用于抗早孕。第一个抗早孕药物米非司酮于 1982 年在法国首先上市。

任务六　甾体避孕药

活动 1　甾体避孕药的类型

避孕药主要是指口服避孕药，分为女性口服避孕药和男性口服避孕药。避孕的原理主要是通过抑制排卵，改变子宫颈黏液，使精子不易穿透，或是改变子宫和输卵管的活动方式，阻碍受精卵的形成；或抑制精子生成，从而达到避孕目的。女性口服避孕药的主要成分是孕激素和雌激素，男性避孕药主要有醋酸棉酚、庚酸睾酮。本节主要介绍甾体类避孕药，临床常见甾体避孕药见表 12-2。

表 12-2　临床常见甾体避孕药

药物名称	药物结构	作用特点
炔诺酮	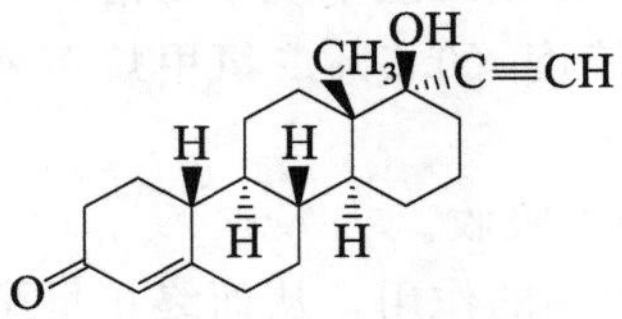	第一个口服强效孕激素，除具有孕酮作用外，还具有轻微的雄激素和雌激素活性
左炔诺孕酮	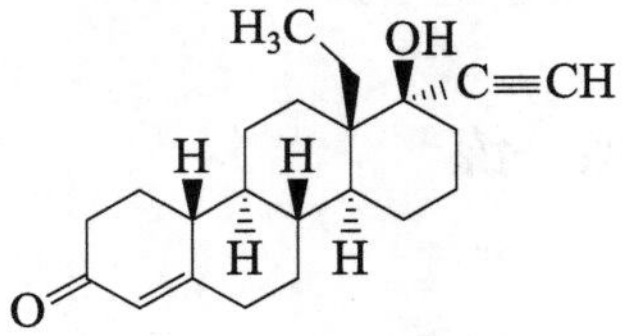	作用与炔诺酮类似。主要用于女性紧急避孕
醋炔诺酮	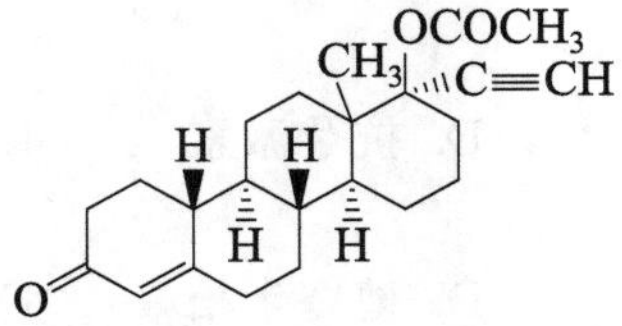	孕激素作用活性为炔诺酮的 5～10 倍，并有雄激素、雌激素和抗雌激素活性
双醋炔诺酮	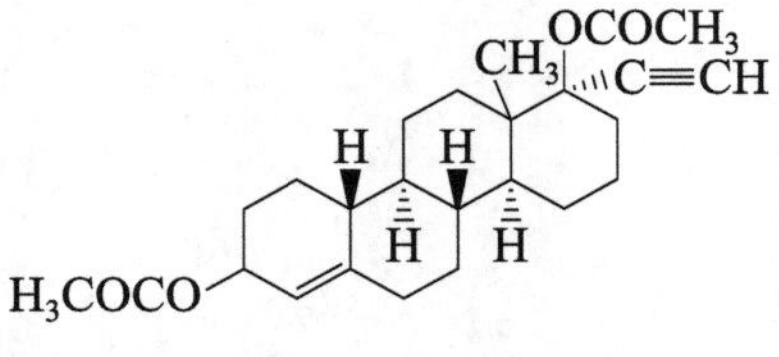	具有抑制排卵作用，可用作短效口服避孕药

活动 2 典型药物

炔诺酮（Norethistrone）

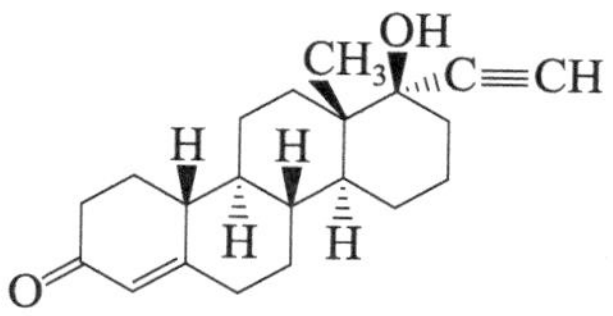

化学名为 17β-羟基-19-去甲-17α-孕甾-4-烯-20-炔-3-酮。

本品为白色或类白色粉末或结晶性粉末；无臭。本品在三氯甲烷中溶解，在乙醇中微溶，在丙酮中略溶，在水中不溶。本品熔点为 202～208℃；比旋度（1%丙酮溶液）为 −32°～−37°。

本品的乙醇溶液加硝酸银试液，即生成白色的炔诺酮银盐沉淀。

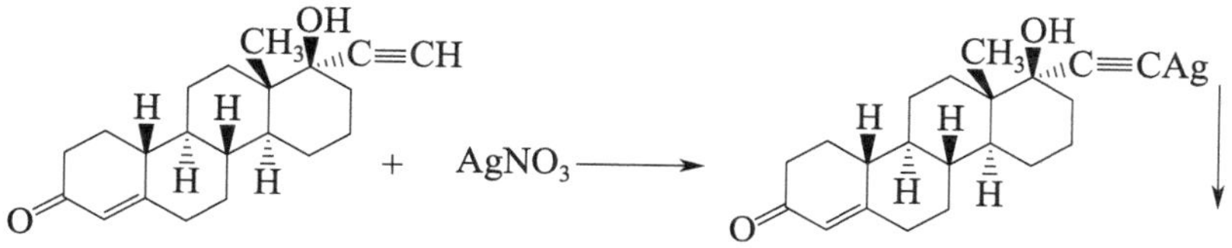

本品临床用于治疗功能性子宫出血、子宫内膜异位症等；单方或与雌激素合用能抑制排卵，用作短效口服避孕药。本品的避孕是通过三个方面的作用实现的：抑制垂体促性腺激素分泌而抑制排卵，使子宫内膜萎缩不利于孕卵着床，使宫颈黏液变稠阻碍精子穿透。

活动 3 说一说，练一练

1. 炔诺酮属于哪一类甾体激素药物？（ ）

A. 雌激素　　　　　　　　B. 雄激素　　　　　　　　C. 孕激素

D. 盐皮质激素　　　　　　E. 糖皮质激素

2. 炔诺酮在 17α-位引入炔基，其设计的主要考虑是（ ）。

A. 可以口服　　　　　　　B. 活性增强　　　　　　　C. 作用时间延长

D. 副作用减小　　　　　　E. 靶向

3. 以下药物具有抗孕作用的是（ ）。

A. 米非司酮　　　　　　　B. 雷洛昔芬　　　　　　　C. 氯米芬

D. 他莫昔芬　　　　　　　E. 黄体酮

4. 下列药物可作为甾体避孕药的是（ ）。

A. 醋酸氢化可的松　　　　B. 醋酸地塞米松　　　　　C. 苯丙酸诺龙

D. 炔诺酮　　　　　　　　E. 以上均是

任务六小结

炔诺酮是临床上第一个口服强效孕激素，用于治疗功能性子宫出血、子宫内膜异位症等；单方或与雌激素合用能抑制排卵，可用作短效口服避孕药。

任务七　肾上腺皮质激素类药物

肾上腺皮质激素是由肾上腺皮质合成和分泌的具有甾体结构的一类激素，简称皮质激素。肾上腺位于肾脏上端，由髓质和皮质两部分组成，肾上腺素是由髓质分泌的，皮质则合成大量甾体类激素。主要功能是调节体内的水盐代谢、脂肪、蛋白质和糖代谢。

活动1　肾上腺皮质激素类型、结构特征、生理功能

肾上腺皮质激素按其生理功能可分为盐皮质激素及糖皮质激素（表12-3）。盐皮质激素如醛固酮主要调节机体的水、盐代谢和维持电解质平衡，对糖和蛋白质影响较小。糖皮质激素如可的松、氢化可的松，主要调节糖、脂肪、蛋白质代谢和生长发育功能，同时具有抗炎、抗病毒、抗休克、抗免疫的作用。两者在结构上的差别表现在：通常糖皮质激素同时具有17α-羟基和11-氧（羟基或氧代）；而盐皮质激素不同时具有17α-羟基和11-氧（羟基或氧代）。

表 12-3　天然肾上腺皮质激素

类型	药物名称	药物结构	结构特征
糖皮质激素	氢化可的松	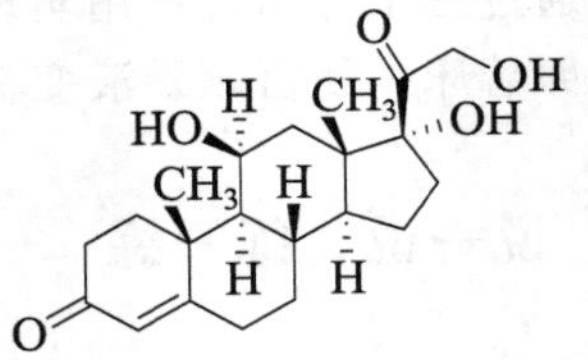	以孕甾烷为母体；4-烯-3-酮结构；11β,17α-位羟基；17β-位 α-醇酮基
	可的松	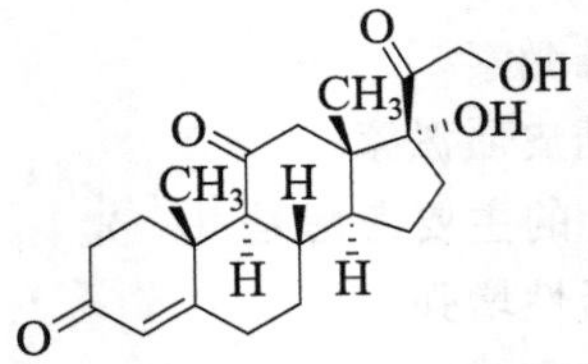	以孕甾烷为母体；4-烯-3-酮结构；11β-位酮基；17β-位 α-醇酮基，17α-位羟基
	皮质酮	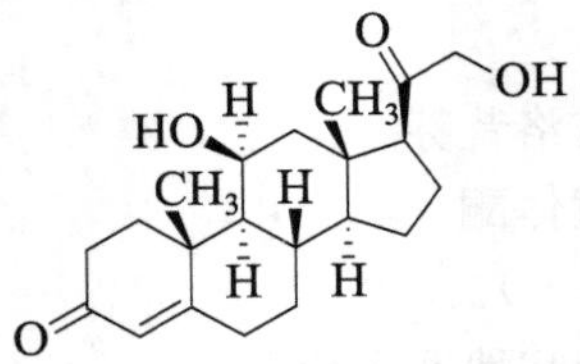	以孕甾烷为母体；4-烯-3-酮结构；11β-位羟基；17β-位 α-醇酮基
盐皮质激素	醛固酮	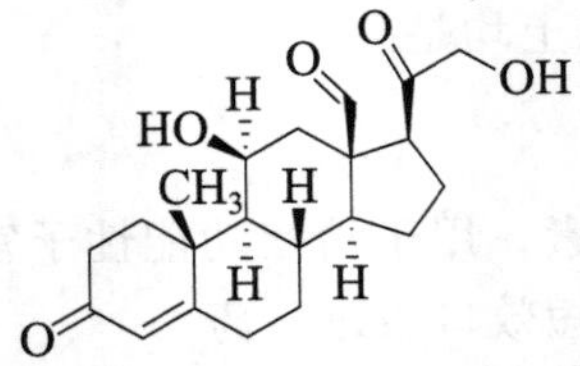	以孕甾烷为母体；4-烯-3-酮结构；11β-位羟基；13β-位醛基；17β-位 α-醇酮基

活动 2　常见糖皮质激素的结构特征与临床用途

糖皮质激素类药物都具有共同的结构特征：以孕甾烷为母核；17β-位上含有 α-醇酮基；4-烯-3-酮结构；11-位上含有羟基或氧。临床常见药物见表 12-4。

表 12-4　临床常见的糖皮质激素

药物名称	药物结构	结构特征	临床用途
地塞米松		以孕甾烷为母体；4-烯-3-酮结构；1,2-位双键；9-位氟；11β、17α-位羟基；16α-位甲基；17β-位 α-醇酮基	本品主要用于过敏性与自身免疫性炎症性疾病
倍他米松		结构与地塞米松一致，除16-位甲基为 β-位	本品为地塞米松的对映异构体，具有相同药理作用，但其钠、水潴留作用及剂量都比后者小
泼尼松		以孕甾烷为母体，4-烯-3-酮结构；1,2-位双键；11-位酮基；17β-位 α-醇酮基，17α-位羟基	本品具有抗炎及抗过敏作用。其水钠潴留及排钾作用比可的松小，抗炎及抗过敏作用较强，副作用较少，故比较常用
泼尼松龙		以孕甾烷为母体，4-烯-3-酮结构；1,2-位双键；11-位羟基；17β-位 α-醇酮基，17α-位羟基	本品主要用于过敏性与自身免疫性炎症性疾病，胶原性疾病，各种肾上腺皮质功能不足症、剥脱性皮炎、天疱疮、神经性皮炎、湿疹等
醋酸氟轻松		以孕甾烷为母体，4-烯-3-酮结构；1,2-位双键；6,9-位氟；11β-位羟基；16α-位、17α-位羟基与丙酮缩合；17β-位 α-醇酮基酯化	本品为外用药，适用于接触性皮炎、特应性皮炎、脂溢性皮炎、湿疹、皮肤瘙痒症、银屑病、神经性皮炎等瘙痒性及非感染性炎症性皮肤病

活动 3　抗炎作用增强的结构变化

天然糖皮质激素通常存在稳定性差、作用时间短，不良反应多，同时对水盐代谢也有较大的影响。因此，对天然糖皮质激素进行结构修饰，增加抗炎活性，提高稳定性，降低对水盐代谢的影响，减小不良反应是结构改造的主要目的。目前临床上主要从以下几个部位进行结构修饰。

（1）C-21 位的修饰　将 C-21 位羟基成酯，成为前药后不仅不改变糖皮质激素的活性，还显著提高其生物利用度。如将氢化可的松 C-21 位羟基与醋酐反应，得到醋酸可的松，稳定性提高，作用时间延长。这种结构修饰在很多药物中都被广泛应用，如醋酸地塞米松、醋酸泼尼松龙等。

（2）C-1 位的修饰　在 C-1 位引入双键，可使活性明显增强。如将可的松和氢化可的松的 A 环 C-1 与 C-2 之间引入双键，分别得到活性更高的泼尼松和泼尼松龙，同时不改变对水盐代谢的影响。泼尼松龙由于 A 环 1,2-位上有双键，其构型由半椅式变为船式，与糖皮质激素受体的亲和力大大提高，而与盐皮质激素受体的亲和力并未改变，因此，抗炎活性提高了 4 倍，而副作用不变。

（3）C-6 位修饰　在 C-6 位引入氟原子后可阻碍 C-6 氧化失活，如醋酸氟轻松，其抗炎及抗钠潴留活性均大幅度增加，对水盐代谢的影响更大，因此只能作为外用药，治疗皮肤过敏症。

（4）C-9 位修饰　研究发现，9-卤代中间体的活性比母体大大增强，特别是 9α-氟化物的活性最高，但同时盐皮质激素功能也大为提升。对糖皮质激素药物 C-9 位结构修饰是提高药效的非常重要的手段，现在强效糖皮质激素几乎都是 C-9F 取代。

（5）C-16 位修饰　研究发现，C-16 引入羟基或甲基都可以降低副作用，降低对水盐代谢的影响。在服用氢化可的松的患者的尿液中发现 16α-羟基代谢物，其糖皮质激素作用仍存在，盐皮质激素作用明显下降，提示 C-16 位引入羟基可以降低对水盐代谢的影响。曲安西龙在 C-9 位引入氟增强活性的同时又在 C-16 位上引入羟基消除了钠潴留的作用。将曲安西龙的 16α-羟基和 17α-羟基与丙酮缩合又得到另一个活性更强的药物曲安奈德。

曲安西龙　　　　　　　　曲安奈德

同时在研究中发现，16-甲基的引入使 17α-羟基及 20-羰基稳定性提高，抗炎活性比氢化可的松提高 20 倍，抗风湿作用大 30 倍，并且降低了盐皮质激素作用。引入 16α-甲基的地塞米松和 16β-甲基的倍他米松都是典型例子。

活动 4　典型药物

醋酸地塞米松（Dexamethasone Acetate）

化学名为 16α-甲基-11β,17α,21-三羟基-9α-氟孕甾-1,4-二烯-3,20-二酮-21-醋酸酯。

本品为白色或类白色的结晶或结晶性粉末；无臭。本品在丙酮中易溶，在甲醇或无水乙醇中溶解，在乙醇或三氯甲烷中略溶，在乙醚中极微溶解，在水中不溶。本品比旋度（1%二氧六环溶液）为$+82°\sim+88°$。

本品的甲醇溶液与碱性酒石酸铜共热，生成氧化亚酮的红色沉淀。

本品加乙醇制氢氧化钾试液，置水浴中加热，放冷，加硫酸煮沸，可发出乙酸乙酯的香气。

本品显有机氟化物的鉴别反应。

本品用于治疗风湿性关节炎、湿疹、神经性皮炎及各种皮肤病，是目前甾体皮质激素中活性较强而盐皮质激素活性副作用较弱的糖皮质激素。本品作用强而持久，具有显著抗炎抗过敏作用，主要用于湿疹、神经性皮炎、过敏性皮肤病及风湿性关节炎等。抗炎作用大约是氢化可的松的 20 倍，不引起钠潴留或钾损失。

活动5 说一说，练一练

1. 氢化可的松的几位引入氟，可使抗炎作用与副作用都增加？（　　）

A. 1 位　　　　　　　B. 17 位　　　　　　　C. 9 位

D. 16 位　　　　　　E. 11 位

2. 糖皮质激素的 6α 和 9α-位同时引入卤素原子后，抗炎作用增强，但具有较强的钠潴留作用，只可皮肤局部外用的药物是（　　）。

A. 醋酸可的松　　　　B. 地塞米松　　　　　C. 倍他米松

D. 泼尼松　　　　　　E. 醋酸氟轻松

3. 关于醋酸地塞米松叙述错误的是（　　）。

A. 化学结构属于孕甾烷类　　　　B. 17α-位含有甲酮基

C. 17β-位含有 α-醇酮基　　　　D. 9-位含有氟

E. 11β-位含有羟基

4. 属肾上腺皮质激素药物的是（　　）。

A. 米非司酮　　　　　B. 醋酸地塞米松　　　C. 炔雌醇

D. 黄体酮　　　　　　E. 己烯雌酚

5. 属于孕甾烷结构的甾体激素是（　　）。

A. 雌性激素　　　　　B. 雄性激素　　　　　C. 蛋白同化激素

D. 糖皮质激素　　　　E. 睾丸素

任务七小结

（1）肾上腺皮质激素按其生理功能可分为盐皮质激素及糖皮质激素。两者在结构上的差别表现在是否同时具有 17α-羟基和 11-氧（羟基或氧代）。

（2）糖皮质激素类药物都具有共同的结构特征：以孕甾烷为母核；17β-位上含有 α-醇酮基；4-烯-3-酮结构；11-位上含有羟基或氧。

（3）对天然糖皮质激素进行结构修饰，以减小不良反应是结构改造的主要目的。结构修饰的部位主要集中在 C-1 位、C-6 位、C-9 位、C-16 和 C-21 位。

任务八　降血糖药物

活动1　糖尿病及降血糖药物类型

糖尿病是一种以血液中持续高血糖为基本生化特征的慢性代谢型综合征，表现为高血糖及尿糖，并出现多饮、多尿、多食、消瘦、头晕、乏力等症状。临床上有1型糖尿病（又称胰岛素依赖型糖尿病）和2型糖尿病（又称非胰岛素依赖型糖尿病）两种类型。1型糖尿病约占糖尿病患者总数的10%，发病年龄多是30岁以下，以儿童和青少年为主；2型糖尿病发病年龄多数是30岁以上的中、老年人，主要原因是机体对胰岛素不敏感。遗传和环境等多种因素均可引起体内胰岛素分泌不足或胰岛素受体功能异常，目前临床上多采用综合疗法，即在控制饮食和加强体育锻炼的基础上，用降血糖药物控制患者的血糖在正常或接近正常范围，纠正代谢紊乱，防止或减少并发症的发生。

临床常见降血糖药物主要包括胰岛素及其类似物、胰岛素分泌促进剂（磺酰脲类）、胰岛素增敏剂（双胍类、噻唑烷二酮类）以及 α-葡萄糖苷酶抑制剂（阿卡波糖）等。

活动2　胰岛素类药物知识

胰岛素是由人体胰岛 β 细胞分泌的一种酸性肽类激素，由氨基酸通过肽键连接而成。对于1型糖尿病，必须使用胰岛素及代用品进行治疗。

胰岛素（Insulin）

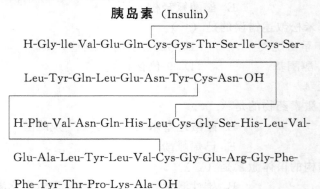

本品系自猪胰脏中提取制得的由51个氨基酸残基组成的蛋白质。本品为白色或类白色的结晶粉末。本品在水、乙醇中几乎不溶，在无机酸或氢氧化钠溶液中易溶。

胰岛素具有酸碱两性，能与酸、碱成盐。等电点在 pH5.35～5.45，在微酸性（pH2.5～3.5）中稳定，在碱性溶液中及遇热不稳定，蛋白酶、强酸或强碱均能使其破坏，因易被胃肠道消化酶破坏，故不能口服给药。室温情况下保存不易被降解，但冷冻下由于会有一定程度的变性，生物活性有所下降。

利用胰岛素结构中的游离羧基与鱼精蛋白或组蛋白等碱性蛋白制成分子量更大的复盐，在水中的溶解度降低，作用时间延长，可制成长效制剂。

临床应用的胰岛素制剂根据其作用时间的长短，可分为速效、短效、中效、长效四类。①速效类包括天冬胰岛素和赖脯胰岛素，餐前餐后皮下注射，均可达到良好的控制血糖作用。

②短效类包括胰岛素（又称正规胰岛素，Regular Insulin）、中性胰岛素（Neutral Insulin）等，前者是从家畜的胰脏内提取，具有酸性；后者是经层析法分离提纯的高纯度猪或牛胰岛素中性溶液，可更好地保持其活性，局部组织反应及其他不良反应较前者少。③中效类包括低精蛋白胰岛素（Isophane Insulin）、珠蛋白锌胰岛素等，低精蛋白胰岛素是由胰岛素和适量鱼精蛋白、氯化锌相结合而制成的中性灭菌白色混悬液，pH 为 7.1～7.4，每 100 单位胰岛素的混悬液中含鱼精蛋白 0.3～0.6mg，含锌量折合氯化锌不超过 0.04mg，适合血糖波动较大、不易控制的患者使用。④长效类主要有精蛋白锌胰岛素（Protamine Zinc Insulin），为含鱼精蛋白与氯化锌的胰岛素的灭菌混悬液，吸收缓慢而均匀，皮下注射后持续时间达 24～36h。

活动 3　口服降糖药

2 型糖尿病其发病原因复杂，与遗传和生活方式等因素有关，约 90% 以上的糖尿病患者属于此类。患者有胰岛素抵抗和胰岛素分泌缺陷，发病较为缓慢，多数患者并不需要胰岛素治疗，在严格控制饮食的情况下，使用口服降血糖药后可控制病情，少数无效者才用胰岛素治疗。口服降血糖药按化学结构可分为：磺酰脲类、双胍类、噻唑烷二酮类、α-葡萄糖苷酶抑制剂等。

20 世纪 40 年代，磺胺类药物被用来治疗伤寒性发热，在使用中发现大量应用磺胺异丙基噻二唑可以刺激胰腺释放胰岛素，引起患者血糖降低。氨磺丁脲是第一个应用于临床的磺酰脲类降血糖药，其降血糖作用更强，但副作用较多，尤其是对骨髓的毒性大，后来被停用。

磺胺异丙基噻二唑　　　　　　　　　　　氨磺丁脲

按照发现的时间，口服磺酰脲类降糖药通常可以分为三代。第一代以甲苯磺丁脲、氯磺丙脲、醋酸己脲等为代表。第二代以格列本脲、格列吡嗪、格列齐特、格列波脲等为代表。第二代降低血糖的活性较第一代大数十至数百倍，口服吸收快，作用强且用量小，引发低血糖、粒细胞减少以及心血管不良反应的概率也小。第三代以格列美脲为代表，通过增加组织对胰岛素敏感性而发挥降血糖的作用，适用于其他磺酰脲类失效的糖尿病患者。

甲苯磺丁脲　　　　　　　　　　　　　　格列本脲

格列吡嗪　　　　　　　　　　　　　格列美脲

格列本脲 （Glibenclamide）

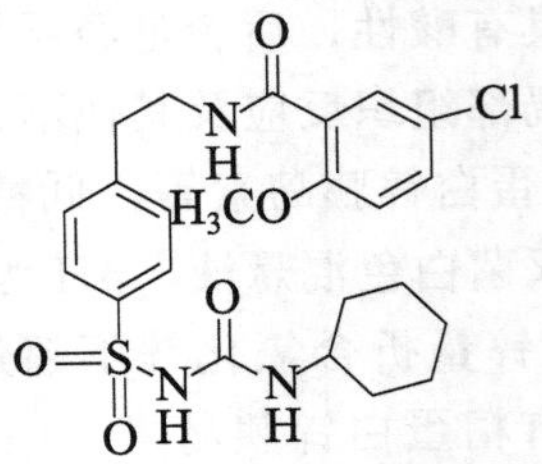

化学名为 N-[2-[4-[[[(环己氨基)羰基]氨基]磺酰基)苯基]乙基]-2-甲氧基-5-氯苯甲酰胺，又名优降糖、氯磺环己脲。

本品为白色结晶粉末；几乎无臭。本品在三氯甲烷中略溶，在甲醇或乙醇中微溶，在水或乙醚中不溶。本品熔点为 170～174℃。

本品在常温、干燥环境中储存比较稳定，但在潮湿条件下不稳定。其酰脲结构在潮湿环境中可发生水解反应。

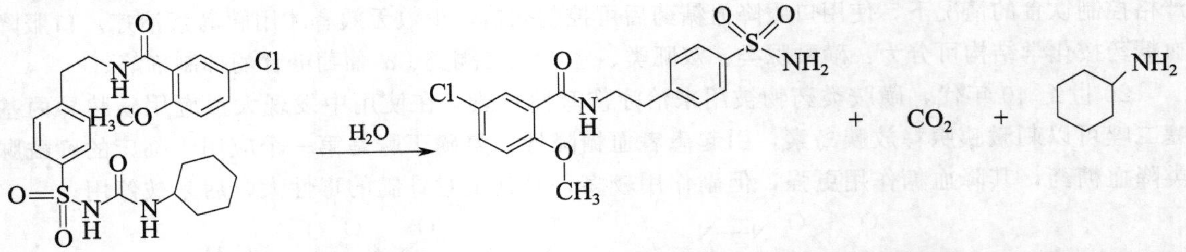

本品为第二代磺酰脲类口服降糖药中第一个上市的药物，属于强效降糖药，于 1969 年在欧洲首次上市，作用比甲苯磺丁脲强约 200 倍，用于饮食不能控制的中、重度 2 型糖尿病患者。

目标检测

一、选择题

（一）A 型题（单选题）

1. 甾体激素为什么称甾体激素？（　　）

A. 结构含有环戊烷并多氢菲　　　　　　B. 结构含有环戊烷并苯

C. 结构含吲哚环　　　　　　　　　　　D. 结构含菲环

2. 孕甾烷和皮质激素的母环是（　　）。

A. 雌甾烷　　　　　B. 雄甾烷　　　　　C. 孕甾烷　　　　　D. 皮甾烷

3. 雌甾烷与雄甾烷在化学结构上的区别是（　　）。

A. 雌甾烷具 18-位甲基，雄甾烷不具有

B. 雄甾烷具 18-位甲基，雌甾烷不具有

C. 雌甾烷具 19-位甲基，雄甾烷不具有

D. 雄甾烷具 19-位甲基，雌甾烷不具有

4. 雄激素的母环是（　　）。

A. 雄甾烷　　　　　B. 雌甾烷　　　　　C. 孕甾烷　　　　　D. 谷甾烷

5. 下列说法正确的是（　　）。

A. 男性能分泌孕激素　　　　　　　　　B. 女性也能分泌雄性激素

C. 男性和女性都能分泌皮质激素　　　　D. 女性不能分泌皮质激素

6. 激素的特点是（　　）。

A. 体内大量分泌　　　　　　　　　　B. 对人体影响不大

C. 量小，作用大，保持平衡　　　　　D. 激素多少对人体影响不大

7. 天然活性最大的雌激素是（　　）。

A. 雌二醇　　　　B. 雌三醇　　　　C. 雌酮　　　　D. 睾酮

8. 睾丸素在 17α-位增加一个甲基，其设计的主要目的是（　　）。

A. 可以口服　　　　　　　　　　　　B. 雄激素作用增强

C. 雄激素作用降低　　　　　　　　　D. 蛋白同化作用增强

9. 雄性激素结构改造可得到蛋白同化激素，主要原因是（　　）。

A. 甾体激素合成工业化以后，结构改造工作难度下降

B. 雄性激素结构专属性高，结构稍加改变，雄性活性降低，蛋白同化活性增加

C. 雄性激素已可满足临床需要，不需再发明新的雄性激素

D. 蛋白同化激素比雄性激素稳定，不易代谢

10. 能口服的雄激素是（　　）。

A. 睾酮　　　　B. 甲睾酮　　　　C. 丙酸睾酮　　　　D. 炔雌醇

11. 关于雌激素的结构特征叙述不正确的是（　　）。

A. 3-羰基　　　B. A 环为芳香环　　　C. 13-角甲基　　　D. 17β-羟基

12. 下列药物中其反式异构体有效，顺式异构体无效的是（　　）。

A. 他莫昔芬　　　B. 己烯雌酚　　　C. 炔诺孕酮　　　D. 米非司酮

13. 不具有雌甾烷母核，但具有雌激素样作用的药物是（　　）。

A. 炔雌醇　　　B. 炔雌醚　　　C. 尼尔雌醇　　　D. 己烯雌酚

14. 苯丙酸诺龙为（　　）。

A. 雌激素类药物　　　　　　　　　　B. 雄激素类药物

C. 孕激素类药物　　　　　　　　　　D. 蛋白同化激素类药物

（二）B 型题（每小组 5 个备选答案，备选答案可重复，可不选）

[1～5]

A. 丙酸睾酮　　　　　　B. 苯丙酸诺龙　　　　　　C. 甲羟孕酮

D. 雌二醇　　　　　　　E. 黄体酮

1. 用于恶性肿瘤手术前后与骨折后的愈合的是（　　　）。

2. 临床上注射用的孕激素是（　　　）。

3. 与雌激素配伍作为避孕药的孕激素是（　　　）。

4. C-3 位有羟基的甾体激素的是（　　　）。

5. 临床上用于治疗男性缺乏性雄激素病的甾体激素是（　　　）。

[6～10]

A. 乙醇溶液加硫酸苯肼试液，加热后显黄色

B. 甲醇溶液与碱性酒石酸铜试液作用，生成氧化亚铜的红色沉淀

C. 乙醇溶液遇硝酸银试液产生白色沉淀

D. 与硫酸作用显黄绿色，有黄绿色荧光，用水稀释后呈淡橙色

E. 与亚硝基铁氰化钠反应生成深蓝紫色阴离子复合物

6. 氢化可的松的性质是（　　　）。

7. 炔诺酮的性质是（　　　）。

8. 黄体酮的性质是（　　　）。

9. 雌二醇的性质是（　　　）。

10. 醋酸地塞米松的性质是（　　）。

（三）C 型题

某患者，经诊断为 2 型糖尿病，经过食疗方法无法有效控制血糖，医生建议服用格列本脲片。

1. 格列本脲属于哪类型的降血糖药？（　　）

A. 胰岛素增敏剂　　　　　　　　　　B. 醛糖还原酶抑制剂

C. 磺酰脲类胰岛素分泌促进剂　　　　D. 非磺酰脲类胰岛素分泌促进剂

E. α-葡萄糖苷酶抑制剂

2. 与格列本脲结构类型不同，但具有促进胰岛素分泌的药物是（　　）。

A. 二甲双胍　　　　　　B. 罗格列酮　　　　　　C. 阿卡波糖

D. 那格列奈　　　　　　E. 胰岛素

（四）X 型题（多选题）

1. 甾体激素根据结构可分为（　　）。

A. 雌甾烷类　　　B. 雄甾烷类　　　C. 孕甾烷类　　　D. 胆甾烷类

2. 激素根据作用可分为（　　）。

A. 雌性激素　　　B. 雄性激素　　　C. 孕激素　　　D. 皮质激素

3. 激素应用有可能引起（　　）。

A. 免疫功能降低　　B. 胃酸分泌过多　　C. 体型改变　　D. 月经周期改变

4. 含有孕甾烷的激素类是（　　）。

A. 雌性激素　　　B. 雄性激素　　　C. 孕激素　　　D. 皮质激素

5. 具有雌甾烷母核的药物是（　　）。

A. 己烯雌酚　　　B. 炔雌醇　　　C. 炔雌醚　　　D. 尼尔雌醇

6. 能口服的雌激素有（　　）。

A. 己烯雌酚　　　B. 炔雌醇　　　C. 炔雌醚　　　D. 雌二醇

7. 下列属于蛋白同化激素的有（　　）。

A. 苯丙酸诺龙　　　B. 羟甲烯龙　　　C. 黄体酮　　　D. 氢化可的松

8. 有关雄性激素类药物，说法正确的有（　　）。

A. 天然活性最大的是睾酮　　　　　　B. 具有雄甾烷母核

C. 具有 4-烯-3-酮结构　　　　　　　D. 结构中的 A 环是苯环

二、简答题

1. 以雌二醇为例，阐述雌激素类药物的共同结构特征。

2. 在雄甾烷母核上引入不同的取代基可以减弱雄性激素的活性，请举例说明结构改造对活性的影响。

项目十三　维生素类药物

知识目标

1. 掌握维生素 A 醋酸酯、维生素 D_3、维生素 E 醋酸酯、维生素 K、B 族维生素（B_1、B_2、B_6）和维生素 C 的化学结构、理化性质及临床用途。

2. 熟知维生素类药物的分类、常用维生素类药物的化学名称、结构特征、作用特点及代谢特点。

3. 了解各类维生素的概念和发展状况。

技能目标

1. 熟练掌握典型药物的化学鉴别方法。

2. 学会分析典型药物的结构特征；会应用理化性质分析、解决药物在合理用药、制剂、分析检验、储存、使用等方面的问题。

任务一　维生素的含义

活动　维生素基本知识

一、维生素的发现

在 1795 年之前英国海军中流行一种疾病，该疾病导致人体皮肤出现红色斑点，牙龈肿胀出血，所有的黏膜出血。皮肤的斑点分布以腿部最多，该病的患者脸色苍白，感觉沮丧，部分患者甚至无法自行活动。严重的会出现开放性的溃烂伤口，以及掉齿，最终导致死亡。这种病被称为坏血病。

1911 年从米糠中分离出抗脚气病因子，1912 年 Funk 证明治疗脚气病的化学物质为胺类，并将该化合物命名为 Vitamine。但后来发现有些维生素并不属于胺类，1920 年科学家 Drummond 将其改为 Vitamin。此后，随着科学技术的不断进步，先后分离和提纯出了大量的维生素。迄今为止，已发现的维生素有 60 多种，绝大部分维生素均可以人工合成和生产。

二、维生素的概念与分类

维生素（Vitamin）是维持机体正常代谢功能所必需的微量有机物质，许多维生素是酶的辅基或辅酶的一部分，参与机体的能量转移和代谢调节。人体自己不能合成或合成量很少，必须由食物中获得，如常见的水果中所含的维生素 C、动物肝脏内的维生素 A 等。

人体缺乏某种维生素会呈现特殊的症状，如维生素 A 缺乏或不足会患夜盲症、维生素 C 不足或缺乏会患坏血病；维生素 B_1 缺乏或不足会患脚气病等。

维生素的种类很多，化学结构各异，理化性质和生理功能各不相同，维生素按溶解度不同分为脂溶性维生素和水溶性维生素两大类。

常用的脂溶性维生素有维生素 A、维生素 D、维生素 E、维生素 K 等；常用的水溶性维生素有维生素 B_1、维生素 B_2、维生素 B_6、维生素 B_{12}、烟酸、叶酸、泛酸、生物素及维生素 C 等。水溶性维生素可迅速由尿排出，摄入过量的不良反应甚微。如过量摄取脂溶性维生素将会积蓄在体内，有潜在中毒风险。

任务二　脂溶性维生素

脂溶性维生素不溶于水，而溶于脂肪或有机溶剂，包括维生素 A、维生素 D、维生素 E、维生素 K 等。因脂溶性维生素在机体内排泄较慢，若摄取过多则可引起积蓄中毒。

活动 1　维生素 A 类的有关知识

1913 年 McCollum 等学者发现维生素 A 广泛存在于动物的肝、乳汁、肉类及蛋黄中，它能显著改善动物的生长。1931 年 Karrer 从鱼肝油中分离提纯得到了维生素 A_1，又名视黄醇，并确定了它的化学结构，它广泛存在于哺乳动物及海水鱼的肝脏中。后来又从淡水鱼的肝脏中分离出了另一种维生素，命名为维生素 A_2，其化学结构与维生素 A_1 类似，均为多烯烃一元醇，只是环己烯的 3-位多了 1 个双键，但生物活性仅为维生素 A_1 的 $30\% \sim 40\%$。

在植物中仅有如胡萝卜素、玉米黄素等维生素 A 原。理论上 1 分子胡萝卜素在体内可转变为 2 分子维生素 A，在人类营养中约 2/3 的维生素 A 来自 β 胡萝卜素；玉米黄素能转变为 1 分子维生素 A，但由于维生素 A 原在体内的吸收率和转化率均较低，故目前主要由人工合成方法制备。

维生素A_1　　　　维生素A_2

胡萝卜素

维生素 A 主要包括维生素 A_1（又称视黄醇，Retinol）和维生素 A_2（又称 3-脱氢视黄醇）。自然界中，维生素 A_1 主要存在于哺乳动物和海水鱼中，如鱼油、脂肪、肝、蛋黄等；而维生素 A_2 则主要存在于淡水鱼中，其生物活性为维生素 A_1 的 $30\% \sim 40\%$。维生素 A 一般指维生素 A_1。另外，植物中的 β 胡萝卜素和玉米黄素在体内相关酶的作用下能转化为维生素 A，它们称为维生素 A 原。

维生素 A 性质不稳定，易被氧化，多制成稳定性较强的维生素 A 醋酸酯，中国药典收载的维生素 A 实际上为维生素 A 醋酸酯。

维生素 A 醋酸酯 （Vitamin A Acetate）

本品为黄色菱形结晶。熔点 57～60℃。易溶于乙醇、三氯甲烷、乙醚、脂肪和油中，不溶于水。本品为维生素 A 醋酸酯，化学稳定性比维生素 A 好，便于贮存。在体内被酶水解得到维生素 A。

维生素 A 的分子结构中含有共轭多烯醇的侧链，化学性质不稳定，易被空气氧化，氧化的初步产物为环氧化合物，在酸性介质中，这种环氧化合物发生重排，生成呋喃型氧化物。加热或金属离子都可促进这种氧化反应。

本品的三氯甲烷溶液加入无水三氯化锑的三氯甲烷溶液后，即显蓝色，逐渐变为紫红色。维生素 A 在油溶液中比在空气中稳定，故常制成油溶液制剂。临床常将维生素 A 醋酸酯或维生素 A 棕榈酸酯溶于植物油中应用，其用途同维生素 A。

本品主要用于防治维生素 A 缺乏症，如角膜软化病、眼干燥症、夜盲症、皮肤角化粗糙等。若长期过量使用，可造成维生素 A 过多症，表现为疲劳、烦躁、精神抑制、呕吐、低热、高血钙、骨和关节痛等。

维 A 酸 （Tretinoin）

又名维生素 A 酸。

本品为黄色至淡橙色的结晶性粉末。微溶于乙醇、异内醇或三氯甲烷，在水中几乎不溶。
本品遇光、热均不稳定，在空气中易吸潮，故应密闭、避光冷藏保存。

本品在临床上主要用于治疗寻常痤疮、扁平台鲜、黏膜日斑、脂溢性皮炎、角鳞病、手囊角化病以及其他角化异常类皮肤病，对银屑病、恶性上皮癌、皮肤基底细胞癌、光化性唇炎癌变等有效，是目前治疗急性早幼粒细胞白血病的首选药物。

知识拓展

维生素 A 的发现

早在 1300 多年前，孙思邈在《千金方》中就记载了动物肝脏可治疗夜盲症。1913 年，美国台维斯等 4 位科学家发现鱼肝油可以治愈眼干燥症。并从鱼肝油中提纯出一种黄色黏稠液体。1920 年英国科学家曼俄特将其正式命名为维生素 A。国际上正式将维生素 A 看做营养上的必需因素，缺乏后会导致夜盲症。

维生素在空气中容易发生自动氧化，但食物中的维生素 A 即使在加热状态下也不易被破坏，其原因可能是在食物中同时存在具有抗氧化作用的维生素 E。

维生素 A 的生物效价常用单位（U）表示，一般用全反式维生素 A 醋酸酯或全反式维生素 A 醇作为测定效价的标准。

活动 2　熟知维生素 D 类的有关知识

案例导入

1.1913 年，美国科学家 Elmer McCollum 和 Marguerite Davis 在鱼肝油里发现了一种物质，起名叫"维生素 A"，后来，英国医生 EdwardMellanby 发现，喂了鱼肝油的狗不会得佝偻病，于是得出结论维生素 A 或者其协同因子可以预防佝偻病。1921 年 Elmer McCollum 使用破坏掉鱼肝油中维生素 A 做同样的实验，结果相同，说明抗佝偻病并非维生素 A 所为。他将其命名为维生素 D，即第四种维生素，但当时的人们还不知道，这种东西和其他维生素不同，因为只要有紫外线，人自己就可以而合成

1923 年威斯康辛大学 Harry Steenbock 证明了用紫外线照射食物和其他有机物可以提高其中的维生素 D 含量，用紫外线照射过兔子的食物，可以治疗兔子的佝偻病。就用自己攒下的 300 美元为自己申请了专利，Steenbock 用自己的技术对食品中的维生素 D 进行强化，到 1945 年他的专利权到期时，佝偻病已经在美国绝迹了。

2. 奶牛场常常将奶牛在太阳光下晒太阳，并将牛奶放在紫外光灯下，目的是以强化其中的维生素 D3。

维生素 D 是一类具有抗佝偻病作用的维生素的总称，均为甾醇的衍生物。最常见的维生素 D 为维生素 D_2（麦角骨化醇，Ergocalciferol）和维生素 D3（胆骨化醇，Cholecalciferol）。维生素 D 常与维生素 A 共存于鱼肝油中，此外，鱼类的肝脏、脂肪组织以及蛋黄、乳汁、奶油、鱼子中也含有一定量的维生素 D。动物组织、人体皮肤内贮存的 7-脱氢胆固醇，在日光或紫外线的照射下，经裂解转化为维生素 D_3；植物油和酵母中含有的麦角甾醇，在日光或紫外线的照射下，经裂解转化为维生素 D_2；故 7-脱氢胆固醇和麦角甾醇被称为维生素 D 原，因此常晒太阳可预防维生素 D 的缺乏。

维生素 D_3（Vitamin D_3）

化学名为 9,10-开环胆甾-5,7,10(19)-三烯-3β-醇，又名胆固化醇。

本品为无色针状结晶或白色结晶性粉末，无臭无味，遇光或空气均易变质。在植物油中略溶，水中不溶，乙醇、丙酮、三氯甲烷或乙醚中极易溶解。比旋度为＋105°～＋112°。

维生素 D_3 本身在体外并无活性，进入人体后必须先在肝细胞线粒体中经 25-羟化酶作用生成 25-羟基维生素 D_3，它是维生素 D_3 在肝中的贮存形式，也是血液中的转运形式，然后再经过肾近侧小管上皮细胞线粒体 25-OH 维生素 $D_3$1α-羟化酶催化形成 1α,25-（二羟基）维生素 D_3，才是真正起作用的"活性维生素 D_3"。

科学家们从维生素 D_3 体内生物转化的研究中得到启示，研制开发了活性更强的维生素 D 类药物骨化三醇（Calcitriol）、阿法骨化醇（Alfacalcidol），目前均已广泛应用于临床。

维生素 D 促进小肠黏膜对钙、磷的吸收，促进肾小管对钙、磷的吸收，促进骨代谢，维

持血钙、血磷的平衡。维生素 D 缺乏时儿童易患佝偻病，出现骨骼畸形、骨质疏松、多汗等；成人缺乏时可出现骨软化，骨骼含有过量未钙化的基质，出现骨骼疼痛，软弱乏力等症状。临床上常用维生素 D 防治佝偻病、骨软化症及老年性骨质疏松症等。

临床常用的维生素 D 的制剂有：维生素 D$_2$ 胶性钙注射液，维生素 D$_2$ 胶丸（片），维生素 D$_3$ 注射液，维生素 AD 胶丸（滴剂），骨化三醇及阿法骨化醇胶囊。

阿法骨化醇（Alfacalcidol）

化学名为(5Z,7E)-9,10-开环胆甾-5,7,10(19)-三烯-1a,3β-二醇。又名 α-骨化醇。

本品为维生素 D$_3$ 的 C-1 位上 α-羟基的取代产物，1973 年由 Bortou 等人率先合成，并于 1981 年开发成功而用于临床。

本品在临床上主要用于慢性肾衰竭合并骨质疏松症、甲状旁腺功能低下及抗维生素 D 的佝偻病患者等。

骨化三醇（Calcitriol）

化学名为(5Z,7E)-(1S,3R)-9,10-开环胆甾-5,7,10(19)-三烯-1,3,25-三醇。又名 1,25-二羟基维生素 D$_3$。

本品在体内可由维生素 D$_3$ 经过两步氧化代谢得到，即第一步是在肝内质网上被维生素 D 的 25-羟化酶氧化成 25-羟维生素 D$_3$；第二步则是在肾线粒体中被维生素 D 的 1α-羟化酶催化生成骨化三醇，它被认为是真正起作用的活性维生素 D$_3$。

本品在临床上主要用于绝经后及老年性骨质疏松症、肾性骨营养不良症、手术后甲状旁腺功能低下、特发性甲状旁腺功能低下、假性甲状旁腺功能低下、血液透析患者的肾性营养不良、维生素 D 依赖性佝偻病及低血磷性抗维生素 D 型佝偻病等。

活动 3　维生素 E 类有关知识

维生素 E 是一类与生育有关的维生素，因其分子中含有酚羟基，故又称为生育酚。该类药物均是苯并二氢吡喃类衍生物。已知的维生素 E 主要有 α 生育酚、β 生育酚、γ 生育酚、δ 生育酚和 α-生育三烯酚、β-生育三烯酚、γ-生育三烯酚、δ-生育三烯酚。前四种由于苯环上甲基的数目和位置的不同而相互区别，后四种的侧链因双键数目不同而相互区别。在这些药物中，α-生育酚活性最强（通常即指维生素 E），δ-生育酚活性最弱。天然的生育酚都是右旋体，而人工合成品则为消旋体。

由于维生素 E 结构中含有酚羟基，遇光、空气易被氧化，为增加其稳定性，常将其转化为酯衍生物，如维生素 E 醋酸酯。中国药典收载的维生素 E 即维生素 E 醋酸酯。

维生素 E（Vitamin E）

化学名为（±）-2,5,7,8-四甲基-2-(4,8,12-三甲基十三烷基)-6-苯并二氢吡喃醇醋酸酯，又名 α-生育酚醋酸酯。

本品为微黄色或黄色透明的黏稠液体，几乎无臭，遇光色渐变深。在无水乙醇、丙酮、三氯甲烷、乙醚或石油醚中易溶，在水中不溶。

维生素 E 醋酸酯为酯类化合物，与氢氧化钾醇溶液共热时发生水解，得到 α-生育酚（α-Tocopherol）。用三价铁离子氧化 α-生育酚后，生成对生育醌（α-Tocopherol Quinone）和亚铁离子。亚铁离子与 2,2′-联吡啶作用生成血红色的配离子，以此进行鉴别。

维生素 E 的乙醇溶液与硝酸共热氧化后，生成生育红，溶液显橙红色。

维生素 E 对氧十分敏感，在空气中发生自氧化反应。其侧链上的叔碳原子(4′,8′,12′)氧化生成 4′-OH、8′-OH 和 12′-OH 化合物。环状结构部位的氧化产物为 α-生育醌及 α-生育酚二聚体。遇光促进氧化进行。

维生素 E 的构效关系研究表明：分子中羟基为活性基团，且必须与杂环氧原子成对位。苯环上甲基数目减少和位置改变，均导致活性降低；缩短或除去分子中侧链，活性降低或丧失；维生素 E 的立体结构对活性也有影响，左旋维生素 E 的活性仅为天然品右旋维生素 E 活性的 42%，故天然右旋维生素 E 的活性最强。

维生素 E 作用广泛。维生素 E 的还原作用，对生物膜的保护、稳定及调控作用，可综合为抗衰老作用。临床用于习惯性流产、不孕症、更年期障碍、进行性肌营养不良、间歇性跛行及动脉粥样硬化等的防治。长期过量服用维生素 E 可产生眩晕、视力模糊，并可导致血小板聚集及血栓形成。

活动 4　维生素 K 类有关知识

维生素 K 是一类具有凝血作用的维生素的总称。常见的维生素 K 有维生素 $K_1 \sim K_7$，其中维生素 $K_1 \sim K_4$ 均属于 2-甲基-1,4-萘醌类衍生物，维生素 $K_5 \sim K_7$ 均属于萘胺类衍生物。维生素 K_3 的生物活性最强，而维生素 K_1 的作用快而持久。临床上常用的维生素 K 制剂有维生素 K_1 和 K_3 注射液，主要用于凝血酶原过低症、新生儿出血症等的防治。

维生素 K_3（Vitamin K_3）

化学名为 2-甲基-1,4-二氧-1,2,3,4-四氢-萘-2-磺酸钠盐三水合物。

本品为白色结晶或结晶性粉末，几乎无臭；有引湿性，遇光易变色。易溶于水，微溶于乙醇，不溶于苯和乙醚。

本品的水溶液与甲萘醌、亚硫酸氢钠间存在动态平衡，遇酸、碱或空气中氧，平衡破坏，分解产生甲萘醌沉淀。光和热加速上述变化，加入氯化钠或焦亚硫酸钠可增加稳定性。

活动 5 说一说，练一练

1. 案例导入

某女性，65 岁，有骨痛，睡觉易醒，易疲劳无力，免疫力下降，容易感冒等症状，诊断为绝经后骨质疏松。医生开具处方如下：

碳酸钙，0.25g，每天 3 次，口服；

骨化三醇，0.25μg，每天 2 次，口服；

阿仑膦酸钠，70mg，每周 1 次，口服。

处方分析：

碳酸钙适量，可补充钙，以平衡钙的流失；骨化三醇是维生素 D 类药物，可补充维生素 D 的缺乏；阿仑膦酸钠为骨吸收抑制剂，可抑制骨的吸收。三者合用适用于绝经期骨质疏松。

2. 老年人与维生素 D

老年人每天需要 10μg 的维生素 D。经调查，大约 60%～70% 老年人不能达到需要量，而老年女性更易缺乏。为什么老年人会缺乏维生素 D 呢？

人体内维生素 D 有两个来源，一是来自含维生素 D 丰富的食物，如海产鱼类、动物肝及蛋黄等；另一来源是皮肤中的 7-脱氢胆固醇经阳光照射后可转变成维生素 D_3。体内的维生素 D 还得经肝、肾两个脏器代谢活化才能真正有活性。而老年人常由于进食少，怕吃动物肝脏和蛋黄，加之久居室内，很少接受阳光照射，以及体内肾脏活化维生素 D 的能力随年龄增大而降低，因此容易出现维生素 D 活性不足，患上维生素 D 缺乏症，以致引起血钙、磷降低，骨骼质量下降，易出现骨质疏松、病理性的骨折以及身体虚弱。体弱多病的老人较易患骨软化症，最常见的症状是骨痛、肌无力和压痛，脊柱有压迫性弯曲，身材变矮，骨盆变形等现象。

3. 思考题

老年人如何补充维生素 D？

任务三 水溶性维生素

水溶性维生素（Water Soluble Vitamins）通常是指溶于水而不溶于油脂的维生素，但部分水溶性维生素可以微溶于有机溶剂。水溶性维生素可分为 B 族维生素和维生素 C 两类。

活动 1 B 族维生素有关知识

B 族维生素包括很多化学结构和生理活性完全不同的一类物质，但是由于最初是从同一来源中分离得到的，所以将其归为一类。B 族维生素主要有维生素 B_1（硫胺素）、维生素 B_2（核黄素）、维生素 B_6（含吡哆醛、吡哆胺、吡哆醇）、维生素 B_{12}（氰钴胺素）、烟酸及烟酰胺等。

一、维生素 B_1

维生素 B_1（Vitamin B_1）

化学名为氯化 4-甲基-3-[（2-甲基-4-氨基-5-嘧啶基）甲基]-5-（2-羟基乙基）噻唑鎓盐酸盐。又名硫胺素。

本品为白色结晶或结晶性粉末；有微弱的特臭，味苦；干燥品在空气中迅速吸收约 4％的水分。熔点为 248～250℃，熔融的同时分解。易溶于水，微溶于乙醇，不溶于乙醚。其水溶液显酸性。

本品固体在干燥环境中性质稳定，如在密闭容器中长期放置或于 100℃加热 24h 均无明显的变化。但其水溶液与空气接触或在铁氰化钾碱性溶液中，易被氧化成具荧光的硫色素而失效。遇光、金属离子（如铜、铁、锰）等均能加速其氧化作用。

本品水溶液遇酸较稳定，当 pH 升高时稳定性下降，若在碱性条件下，则噻唑环被破坏，生成硫醇型化合物而失效。基于上述原因，本品遇碱性药物（如苯巴比妥钠、氨茶碱等）易引起变质，故不宜与碱性药物配伍使用。

本品在氢氧化钠溶液中，噻唑环可被破坏生成硫醇型化合物，加入铁氰化钾试液，则氧化成硫色素，将产物溶于正丁醇中，醇层显蓝色荧光，加酸呈酸性时，荧光消失，再加碱，荧光又显现，这个反应被称为硫色素反应。

本品水溶液在 pH5.0～6.0 时，遇碳酸氢钠或亚硫酸氢钠均可发生分解，故本品的制剂不能使用亚硫酸氢钠或碳酸氢钠作为稳定剂。

本品的分子结构中含有嘧啶环和噻唑环 2 个杂环，能与某些生物碱沉淀试剂反应生成沉淀。如与碘化汞钾反应生成黄色的沉淀（$B \cdot H_2Hg_2I_4$）；与三硝基苯酚作用生成扇形结晶；与碘生成红色沉淀（$B \cdot HI \cdot I_2$）。

维生素 B_1 主要存在于种子的外皮和胚芽中，如米糠和麸皮中含量很丰富，在酵母菌中含量极丰富，瘦肉、白菜和芹菜中含量也较丰富。目前人们日常所用的维生素 B_1 基本都是化学合成的产品。在体内，维生素 B_1 以辅酶形式参与糖的分解代谢，有保护神经系统的作用；还能促进肠胃蠕动，增加食欲。

维生素 B_1 缺乏时，可引起多种神经炎症，如脚气病。维生素 B_1 缺乏所引起的多发性神经炎，患者的周围神经末梢有发炎和退化现象，并伴有四肢麻木、肌肉萎缩、心力衰竭、下肢水肿等症状。

二、维生素 B_2

维生素 B_2（Vitamin B_2）

化学名为 7,8-二甲基-10-[(2S,3S,4R)-2,3,4,5-四羟基戊基]-3,10-二氢苯并蝶啶-2,4-二酮。又名核黄素。

本品为橙黄色结晶性粉末；微臭。熔点为 280℃，熔融的同时分解；比旋度为 -115°～-135°（0.5% 氢氧化钾乙醇溶液）。几乎不溶于水、乙醇、三氯甲烷或乙醚；在稀氢氧化钠溶液中溶解。

维生素 B$_2$ 的化学结构中含有酰亚胺和叔胺结构，故本品为两性化合物，既能溶于稀碱，又能溶于稀酸；其饱和溶液的 pH 为 6。

维生素 B$_2$ 水溶液呈黄绿色荧光，当 pH 为 6.0～7.0 时荧光最强。但加入酸或碱后，荧光将立即消失。本品固体在干燥时性质稳定，但其水溶液遇光极易分解，且分解的速度随温度和 pH 升高而加快。在碱性条件下分解为感光黄素，如本品的 1% 氢氧化钠溶液，在 24h 之内即可完全分解；在酸性或中性条件下，分解为光化色素。此外，在酸性或碱性溶液中还可生成微量的核黄素-10-乙酸。

本品对一般的弱氧化剂比较稳定，但能被强氧化剂如高锰酸钾或铬酸等所氧化而破坏。此外，若遇还原剂如连二亚硫酸钠或维生素 C 等可被还原为无荧光的二氢核黄素并从水中析出，最后二氢核黄素在空气中又被氧气氧化成核黄素。

当人体缺乏 B$_2$ 时，人体腔道内的黏膜层就会出现问题，引起黏膜病变，造成黏膜细胞代谢失调。具体表现是黏膜变薄、黏膜层损伤、微血管破裂。

三、维生素 B$_6$

维生素 B$_6$ （Vitamin B$_6$）

化学名为 6-甲基-5-羟基-3,4-吡啶二甲醇盐酸盐。又名盐酸吡哆醇。

本品为白色或类白色的结晶或结晶性粉末；无臭；遇光渐变质。熔点为 205～209℃，熔融的同时分解。易溶于水，微溶于乙醇，不溶于三氯甲烷或乙醚。

本品固体在干燥条件下对光和空气较稳定，但由于分子中具有 3 个羟基，其水溶液遇空气可被氧化变色，随 pH 升高，氧化速度加快。本品在酸性溶液中稳定，但其在中性或碱性溶液中遇光则分解，如中性水溶液加热至 120℃ 左右，可发生 2 分子聚合而失去活性。

本品进入体内后在酶的作用下被 ATP 磷酸化，再经氧化得到具有生物活性的 5'-磷酸吡哆醛和 5'-磷酸吡哆胺。它们均为氨基转移酶、氨基酸脱羧酶的辅酶，并参与氨基酸和神经递质的代谢。

维生素 B$_6$ 是人体脂肪和糖代谢的必需物质，女性的雌激素代谢也需要维生素 B$_6$，因此它对防治某些妇科病大有益处。本品用于妊娠呕吐、放射病或抗癌药所致的呕吐、异烟肼中毒、脂溢性皮炎等。维生素 B$_6$ 在酵母中含量最多，米糠或白米含量亦不少，其次为肉类、家禽、鱼，以及马铃薯、甜薯、蔬菜等。

活动 2 维生素 C 的有关知识

案例导入

经常性流鼻血的人，通常注意补充维生素 C 即可避免。维生素 C 的缺乏会导致鼻黏膜脆弱而容易出血。

如果刷牙时常有牙龈出血的现象，或者虽然没有用力碰撞，但身上常见多处乌青、瘀血，这也是维生素C不足的症状之一。

一、维生素C

维生素C　（Vitamin C）

化学名为 L（＋）-苏糖型-2,3,4,5,6-五羟基-2-己烯酸-4-内酯，又名 L-抗坏血酸。

本品为白色结晶或结晶性粉末，无臭，味酸，久置色渐变微黄。本品在水中易溶，在乙醇中略溶，在三氯甲烷或乙醚中不溶。熔点190～192℃。比旋度为＋20.5°～＋21.5°。

本品具有显著的还原性、水解性和酸性。干燥固体较稳定，但遇光及在湿空气中，色渐变黄，故应避光、密闭保存。

维生素C分子中含有连二烯醇结构，两个烯醇羟基均具有酸性，特别是C-3上的羟基具有足够的酸性，可与碳酸氢钠溶液反应，生成C-3烯醇钠盐。

本品在强碱如浓氢氧化钠溶液中，内酯环发生水解，生成酮酸钠盐。

由于分子中具有特殊的烯醇结构，维生素C呈现强还原性。固体在潮湿空气中被氧化，色泽变黄；它在水溶液中易被空气中的氧所氧化，生成去氢抗坏血酸。二者可以相互转化，故维生素C有氧化型和还原型两种形式，二者有同等的生物活性。

弱氧化剂如硝酸银、氯化铁、碱性酒石酸铜、碘、碘酸盐及2,6-二氯靛酚也能氧化维生素C成为去氢抗坏血酸。

维生素C被氧化为去氢抗坏血酸后，更易水解。水解产物是2,3-二酮古龙糖酸，并可进一步氧化为苏阿糖酸和草酸而失活。

光线、热和金属离子都可加速维生素C的氧化反应的进行，金属离子的催化作用顺序为：$Cu^{2+} > Cr^{3+} > Mn^{2+} > Zn^{2+} > Fe^{3+}$。所以本品应密闭、避光贮存。配制维生素C注射液时应使用二氧化碳饱和注射用水以驱除水中氧气，pH控制在5.0～6.0之间，并加入EDTA作为稳定剂掩蔽金属离子，或加入焦亚硫酸钠、半胱氨酸等抗氧剂。

去氢抗坏血酸在无氧条件下容易发生脱水和水解反应。水解产物进一步脱羧生成呋喃甲醛，呋喃甲醛易于聚合而呈现黄色斑点。这是本品在生产贮存过程中变色的主要原因。酸、碱催化都可催化反应进行。

知识拓展

维生素C的配伍禁忌

维生素C不宜与维生素 B_2 配伍混合口服。维生素C具有较强的还原性，在水溶液中尤其在碱性溶液中容易被氧化。维生素 B_2 为两性化合物，氧化性大于还原性。当维生素C与维生素 B_2 配伍混合口服时，会因发生氧化还原反应而失效。

维生素C不宜与碳酸氢钠配伍使用。维生素C因分子结构中含有连烯二醇结构，显弱酸性，其水溶液不稳定，在碱性溶液中更易被破坏，在空气中易氧化失效。若维生素C与碳酸氢钠配伍使用，而碳酸氢钠为碱性药物，在碱性溶液中维生素C极易氧化而脱去2个氢原子，形成去氢维生素C，失去原来的药理作用。另外氨茶碱、谷氨酸钠（钾）等偏碱性的药物也不能与维生素 C 合用。

二、坏血病与维生素 C

维生素 C 缺乏病临床上又称为坏血病，坏血病是由于长期缺乏维生素 C 所引起的周身性疾病，缺乏维生素 C 的时候，组织的胶原质会变得不稳定而无法正常发挥功能。坏血病的症状是皮肤出现红色斑点，海绵状的牙龈，所有的黏膜出血。皮肤的斑点分布以腿部最多，该病的患者脸色苍白，部分患者甚至无法自行活动。严重的坏血病会出现开放性的溃烂伤口以及掉齿，甚至导致死亡。由于人体无法储存维生素 C，所以如果没有摄取新鲜的"补给"，将会很快的耗尽。在缺少青菜、水果的北方牧区，或对幼儿喂养忽视辅食补充，特别在农村边远地区，仍有因喂养不当而致发病的情况。

维生素 C 广泛存在于新鲜水果及绿叶蔬菜中，人体可以从食物中摄取。维生素 C 为胶原和细胞间质合成所必需，若摄入不足可致坏血病。维生素 C 可降低毛细血管通透性，降低血脂，增加机体抵御疾病的能力，并具有一定解毒功能和抗组胺作用。临床用于预防和治疗维生素 C 缺乏症。也用于尿的酸化、高铁血红蛋白症和许多其他疾患，也广泛用作制药和食品工业的抗氧剂和添加剂。

活动3　说一说，练一练

1. 什么是坏血病？该怎样治疗？
2. 坏血病与维生素 C 的关系？

项目十三小结

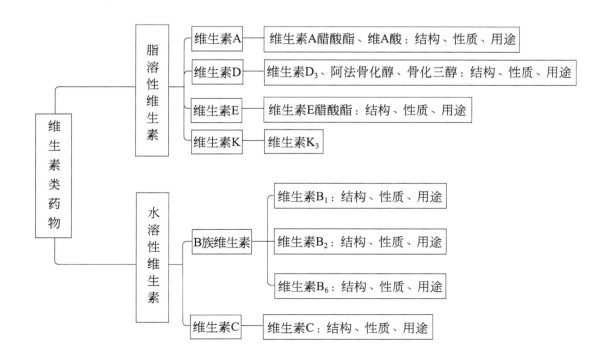

目标检测

一、选择题

（一）单选题

1. 下述维生素又称抗坏血酸的是（　　）。

A. 维生素 A　　　　　B. 维生素 B　　　　　C. 维生素 C　　　　　D. 维生素 D

2. 此结构

（结构式：HO—CH₂—CH(H)(OH)— 连接五元内酯环，环上有 OH、OH）

为下列哪种维生素？（　　）

A. 维生素 K₃　　　　B. 维生素 C　　　　　C. 烟酸　　　　　　D. 维生素 E

3. 属于水溶性维生素的是（　　）。

A. 维生素 A　　　　　B. 维生素 B_1　　　　C. 维生素 E　　　　　D. 维生素 K

4. 下述维生素可用于水溶性药物抗氧剂的是（　　）。

A. 维生素 A　　　　　B. 维生素 K　　　　　C. 维生素 C　　　　　D. 维生素 E

5. 此结构

（结构式：萘二酮环，带 CH_3、$SO_3Na,3H_2O$ 取代基）

为下列哪种维生素？（　　）

A. 维生素 K₃　　　　B. 维生素 K₁　　　　　C. 维生素 E　　　　　D. 维生素 B

6. 能够与无水三氯化锑的三氯甲烷溶液作用显蓝色后渐变为红色的维生素是（　　）。

A. 维生素 A　　　　　B. 维生素 B　　　　　C. 维生素 C　　　　　D. 维生素 D

7. 可用于抗佝偻病的维生素是（　　）。

A. 维生素 A　　　　　B. 维生素 B　　　　　C. 维生素 C　　　　　D. 维生素 D

8. 下列关于维生素 A 的叙述错误的是（　　）。

A. 极易溶于三氯甲烷、乙醚　　　　　　　　B. 含共轭多烯醇的侧链，易被氧化为环氧化物

C. 与维生素 E 共存时更易被氧化

D. 应装于铝制或其他适宜的融合期内，充氮气、密封，在凉暗处保存

9. 能用于油溶性药物抗氧剂的维生素是（　　）。

A. 维生素 A　　　　　B. 维生素 B　　　　　C. 维生素 C　　　　　D. 维生素 E

（二）多选题

1. 属于脂溶性维生素的是（　　）。

A. 维生素 A　　　B. 维生素 D　　　C. 维生素 E　　　D. 维生素 K　　　E. 维生素 C

2 水溶液不稳定，易被空气中的氧氧化的维生素是（　　）。

A. 维生素 B_1　　B. 维生素 K₃　　C. 维生素 B_6　　D. 维生素 C　　　E. 烟酸

3. 维生素 C 结构中含有连烯二醇结构，因此具有（　　）。

A. 酸性　　　　B. 碱性　　　　C. 氧化性　　　　D. 还原性　　　　E. 不溶于水

4. 维生素 B_2 具有（　　）。

A. 旋光性　　B. 酸碱两性　　C 还原性　　D. 水溶液显荧光性　　E. 氧化性

5. 贮存时应遮光、密封的维生素是（　　）。

A. 维生素 A　　B. 维生素 K₃　　C. 维生素 B_1　　D. 维生素 D　　E. 维生素 E

二、简答题

1. 维生素 C 在制备成制剂时需要采取哪些措施以防其发生质变？

2. 可作为抗氧剂使用的维生素有哪些？

3. 为什么要将维生素 A 和维生素 E 制成酯类化合物？

三、实例分析

某人购买了两种维生素，分别为维生素 A 和维生素 E，均为黄色液体，但不小心将其标签弄掉了，请你根据所学的知识运用化学方法来区别开这两种维生素。

项目十四　药物的化学结构与药效的关系

知识目标

1. 理解脂水分配系数和 pK_a 的含义。
2. 熟知结构特异性药物和结构非特异性药物的区别。
3. 掌握脂溶性、解离性、脂水分配系数和 pK_a 对药效的影响。

技能目标

1. 熟练掌握脂溶性、解离性、脂水分配系数和 pK_a 对药效的影响。
2. 学会分析药物产生作用的主要因素及理化性质对药效的影响。
3. 学会分析、解决药物在合理用药、储存养护、使用等方面的问题。

任务一　药物产生作用的主要因素

药物在体内的过程包括吸收、分布、代谢和排泄。大多数药物在人体经吸收转运后能与特异性生物靶点（如受体、酶、离子通道、核糖核酸、免疫系统、基因等）结合而诱发一系列生理、生化效应，这种药物称为结构特异性药物。还有一些药物的药效主要受药物理化性质的影响，而与药物的化学结构类型关系较小。这类药物只要在体内具备某种相同的物理性质，就可产生相似的生物活性（如口服碳酸氢钠等抗酸药中和胃酸、甘露醇的脱水作用等）。我们把这类药物称为结构非特异性药物。

药物作用是药物与机体相互作用过程的综合表现，许多因素都可能影响药物效应的变化。

影响药物产生作用的因素有药物因素（如药物的理化性质、质量、特性、给药剂量、给药途径、给药时间、疗程、合并用药与药物相互作用等）和机体因素（如患者年龄、性别、种族、疾病因素、时辰因素、生理因素、生活习惯与环境、精神状况及遗传因素等）。下面我们主要从药物在作用部位的浓度和药物与生物靶点的特异性结合这两方面来进行阐述。

一、药物在作用部位的浓度

绝大多数药物在体内分布是不均匀的，如血管丰富、血流量大的器官（心、肝、肾等）往往药物浓度高；某些药物与器官的亲和力大（如碘与甲状腺），则该处的浓度高。影响药物转运的因素主要是药物的理化性质（如溶解性、解离度、脂水分配系数等）。

结构特异性药物与作用部位的结合依赖于药物特定的化学结构，这种化学结构称为药效团，药效团与药效或药物毒性之间的关系，称为构效关系。受体与药物的结合也就是其与药物结构中药效团的结合。药物的化学结构决定药物的理化性质，药物的理化性质影响药物的代谢动力学。药物通过口服、注射等给药途径进入血液，经血液循环分布到各个器官和组织，再通过细胞膜（如胃肠黏膜、毛细血管壁等）吸收以一定浓度到达作用部位才能产生药效。在某些器官或组织中，药物经过代谢，可使其激活或灭活。

二、药物与生物靶点的特异性结合

能够与药物分子结合并产生药理效应的生物大分子称为药物作用的生物靶点。这些靶点主要有受体、酶、离子通道和核酸等，其存在于机体靶器官细胞膜上或细胞浆内。这些靶点的三维空间结构和功能比较复杂。国际上药物研究的竞争，主要集中体现在药物靶点的研究上。新靶点的发现往往会成为一系列新药发现的突破口。有时"一个靶点成就一个产业"。

特定结构的药物可与相应的生物靶点结合，产生激动或者拮抗作用。从而达到治疗疾病的目的。药物的空间结构、官能团、立体构象、电性分布、分子间作用都可以影响药物与靶点的特异性结合。

任务二 药物的理化性质对药效的影响

活动1 理化性质对药效的影响

一、溶解度、脂水分配系数和渗透性对药效的影响

药物要同时具有一定的亲水性和亲脂性，才能被吸收转运到生物靶点。药物的亲水性或亲脂性过高或过低都会对药效产生不利的影响。

脂水分配系数为化合物在脂相和水相间达到热力学平衡时的浓度比值，用 $P = C_o/C_w$ 表示，C_o 为药物在正辛醇中的浓度，C_w 为在水相中的浓度。常用 $\lg P$ 表示脂水分配系数，$\lg P$ 值越大，脂溶性就越大；$\lg P$ 值越小，脂溶性就越小。只有合适的脂溶性，药物才能达到最大活性。例如吸入性全麻药属于结构非特异性药物，其脂水分配系数约为 2 时，药理作用最佳。

在设计药物时，可以在药物的结构中引入亲水性基团（如羟基、羧基、氨基、磺酸基、巯基等）增加其水溶性。也可以引入亲脂性基团（烃基、酯键、醚键、卤素、酰胺键）增加其脂溶性。药物脂溶性越大，吸收转运就越快，药物的中枢作用就越强。药物水溶性越大，中枢作用就越弱。例如山莨菪碱与阿托品相比较，其 6 位多了极性基团羟基，其水溶性比阿托品大，中枢作用减弱。东莨菪碱与阿托品相比较，其 6 位 7 位多了氧桥，其脂溶性比阿托品增大，中枢作用增强。所以药物中枢作用：东莨菪碱＞阿托品＞山莨菪碱。

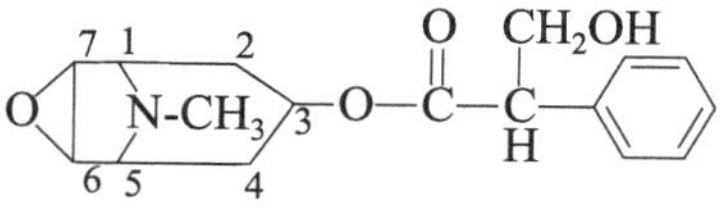

东莨菪碱 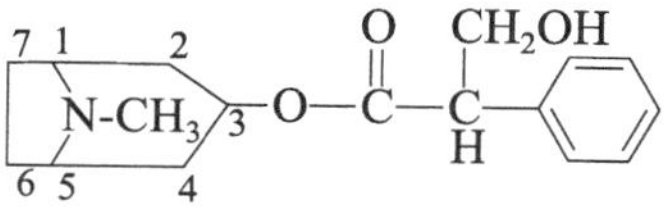　　　　　　　　　阿托品

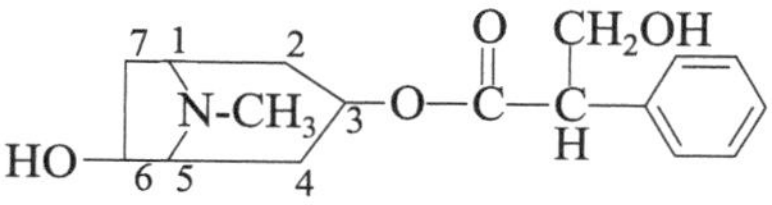

山莨菪碱

二、酸碱性、解离度和 pK_a 对药效的影响

临床中使用的药物大多具有酸性或碱性，药物在进入人体后（一般情况下血液 pH 约为

7.4）会发生解离，以分子和离子型同时存在。药物一般以分子型透过细胞膜吸收，以离子型转运，再与其受体结合产生药理作用。所以药物需要适当的解离度，才能具有最佳药效。例如巴比妥酸（$pK_a=4.12$）在人体中几乎全部解离成离子型（大约 99.95%），不能通过血脑屏障进入中枢神经系统，所以不能产生药理作用。而苯巴比妥由于在 5 位上引入苯环，分子型存在多（约 50%），亲脂性增强，能透过血脑屏障进入中枢神经系统，药理作用增强。

巴比妥酸　　　　　　　苯巴比妥

药物的解离度常用 pK_a 表示。当 $pK_a > pH$ 时，药物离子型比例高。当 $pK_a = pH$ 时，药物分子和离子型各占一半，如苯巴比妥。

$$酸性药物 \quad pK_a = pH - \lg \frac{[RCOO^-]}{[RCOOH]}$$

$$碱性药物 \quad pK_a = pH - \lg \frac{[RNH_2]}{[RNH_3^+]}$$

酸（碱）性药物在酸（碱）性中，解离度小，药物以分子型存在的多，易吸收。酸（碱）性药物在碱（酸）性环境中，解离度大，药物以离子型存在的多，难吸收。例如弱酸性药物水杨酸和巴比妥类在胃（pH 约 1~1.5）中以分子型存在多，易吸收。弱碱性药物奎宁、麻黄碱、地西泮等在肠道（pH 约 5~7）以分子型存在多，易吸收。但是像咖啡因和氨茶碱等碱性极弱的药物，在胃中解离度小，主要在胃中吸收。季胺类和磺酸类等药物在肠道为离子型，难吸收。当酸性药物中毒时，有时候也会通过碱化尿液来促进酸性药物的排泄。

活动 2　说一说，练一练

一、最佳选择题

巴比妥类镇静催眠药的 pK_a 分别是：苯巴比妥 7.4，丙烯巴比妥 7.7，异戊巴比妥 7.9，戊巴比妥 8.0，海索巴比妥 8.4，请问起效最快的是（　　）。

A. 苯巴比妥　　　B. 丙烯巴比妥　　　C. 异戊巴比妥　　　D. 戊巴比妥

E. 海索巴比妥

二、配伍题

[1~3]　A. 脂溶性　　B. 水溶性　　C. 脂水分配系数　　D. 分子型　　E. 离子型

1. 药物能够通过生物膜，到达作用部位，要求药物具有（　　）。

2. 药物通过生物膜与生物靶点结合时，应为（　　）。

3. 中枢神经系统药物要求药物的（　　）应当大一些。

任务一、二小结

（1）生物靶点主要有受体、酶、离子通道和核酸等。

（2）$\lg P$ 表示脂水分配系数，$\lg P$ 值大，脂溶性就大，$\lg P$ 值小，脂溶性就小。只有合适的脂溶性，药物才能达到最大活性。

（3）药物的解离度常用 pK_a 表示。酸（碱）性药物在酸（碱）性环境中，解离度小，药物以分子型存在的多，易吸收。酸（碱）性药物在碱（酸）性环境中，解离度大，药物以离子型存在的多，难吸收。

（4）药物结构中引入亲水性基团（如羟基、羧基、氨基、磺酸基、巯基等）可增加其水溶性。引入亲脂性基团（烃基、酯键、醚键、卤素、酰胺键）可增加其脂溶性。

任务三　药物的结构因素对药效的影响

活动 1　药物的基本结构对药效的影响

在药物构效关系研究中，发现同一药理作用类型的药物能与某一特定的受体相结合，因此它们在结构上往往具有某种相似性。这些同类药物中化学结构相同的部分称为该类药物的基本结构或药效结构。很多类药物都可以找出其基本结构，如局部麻醉药、磺胺类药物、拟肾上腺素药物和 β 受体阻滞剂的基本结构。基本结构可变部分的多少和可变性的程度各不相同，有其结构的特异性，与特定受体对药物分子结构的选择性有关。

基本结构的确定有助于药物的结构改造和新药设计。在药物的结构改造中，要保持其基本结构不变，以保证改造后仍具有该类药物的作用。而对于非基本结构部分的改变，可望得到具有各种特点的衍生物。如在磺胺类药物 N 上的氢以杂环取代后的衍生物，使分子适度解离而活性增强，得到了易渗入脑脊髓、防治流行性脑膜炎的磺胺嘧啶，其抗菌作用约为氨苯磺胺的600 倍。又如局部麻醉药普鲁卡因兼有抗心律失常作用，但作用时间短。对其基本结构的酯基部分以电子等排的亚氨基取代一个氧原子，合成了普鲁卡因胺。因水解代谢慢而使作用持久，临床上已用作抗心律失常药。

活动 2　药物的电子云密度对药效的影响

受体是以蛋白质为主要成分组成的具三维结构的生物大分子，其作用是在细胞间转换信号。蛋白质分子由各种氨基酸经肽键连接而成，除肽键外，氨基酸有各种极性基团，其电子云密度的分布是不均匀的：有些区域的电子云密度较高，即带有负电荷或部分负电荷；有些区域的电子云密度较低，即带有正电荷或部分正电荷。如果一个药物分子结构中的电荷分布正好与其特定受体相适应，那么药物的正电荷（或部分正电荷）与受体的负电荷（或部分负电荷）产生静电引力，使药物与受体相互接近。当接近到一定程度时，分子的其余部分还能与受体通过范德华力相互吸引，使药物与受体结合成受体复合物。

活动 3　药物的立体异构对药效的影响

药物和受体形成复合物，需要空间结构上互补，除了电子云密度、分子容积和原子间距离外，构型、构象和特定基团的改变，都将影响药物和受体的相互作用而影响药效。

一、几何异构
几何异构是由于双键等刚性或半刚性结构的存在导致分子内旋转受到限制而产生的。一般来说，几何异构体官能团间距离相差较大，引起理化性质，如 pK_a、溶解度、脂水分配系数等的不同，使药物的吸收、分布和代谢速率不同，因而药物活性有很大差异，如顺、反烯雌酚的雌激素活性不同。

二、对映异构

具有手性中心的药物称为手性药物。手性药物的对映异构体，除了旋光性不同之外，有着相同的物理性质和化学性质，少数手性药物的对映异构体的药理作用相同，但在更多的手性药物中，R 体与 S 体的生物活性并不相同。药物对映异构体生理活性的差异，反映了药物与受体结合时较高的立体构型要求，反映出受体对药物的立体选择性。对映异构对药理活性的影响主要可分为 3 种类型。

1. 具有同等的活性强度

如抗组胺药异丙嗪和局麻药丙胺卡因。这是由于受体对药物的对映体无选择性，手性碳不是主要的作用部位。

2. 活性强弱不同

如抗组胺药氯苯那敏，它的右旋体活性高于左旋体。受体阻滞剂普萘洛尔，其阻滞活性主要靠左旋体。

有的对映体，其中一个有活性，而另一个没有活性。如甲基多巴和美沙酮，这可看成活性强弱不同的极端形式。非甾体消炎药布洛芬只有右旋体有效，但其消旋药物中的左旋体在体内可转化为右旋体而发挥作用。

3. 具有不同类型的活性

例如奎宁（Quinine）和奎尼丁（Quinidine），两个对映体都有抗疟、解热、骨骼肌和心肌抑制作用。奎宁主要用于解热和抗疟，而奎尼丁对心肌作用更强，用于心房纤颤和其他心律不齐的治疗。

活动 4　键合特性对药效的影响

结构特异性药物与特定的靶点（通常是生物大分子）发生相互作用形成药物-受体复合物，才能产生药理作用，各种各样的化学键能使这种药物-受体复合物变得稳定。这些化学键可分为可逆和不可逆两类。药物与受体以共价键结合是不可逆的，但在大多数情况下，药物与受体结合是可逆的。可逆的结合方式主要有离子键、氢键、范德华力等。这些化学键的总强度决定药物与受体之间的亲和力大小。

一、共价键

共价键键能最大，药物和受体以共价键结合时，形成不可逆复合物；除特异性地酶解可使共价键断裂外，其他方式很难恢复原型。因而这样的药物产生的作用强而持久，但如有毒性，也是不可逆的。如多数抗感染药物与微生物的酶以共价键结合，产生不可逆的抑制作用，从而发挥高效和持续的治疗作用；烷化剂类抗肿瘤药的作用机制亦是如此。

二、氢键

氢键是药物与受体最普遍的结合方式。药物分子中的 O、S、N、F 等原子中的孤对电子，可以和受体上与 N、O、S、F 共价结合的 H 原子形成氢键。氢键的键能约为共价键的 1/10，但氢键的数量往往较多，对药物活性产生的影响较大。

三、电荷转移复合物

电荷转移复合物（CTC）又称为电荷迁移络合物，是在电子相对丰富与电子相对缺乏的分子间发生键合而形成的化合物。电荷转移复合物的键能较低，与氢键键能相似，复合物相对比较稳定。电荷转移复合物的形成可增加药物的稳定性及溶解度，增强药物与受体的结合作用。

四、金属螯合作用

金属离子和提供电子的配位体可形成金属络合物，含有两个以上配基（供电基）的配位体称为螯合剂。螯合物是由两个或两个以上的配位体和一个金属离子通过离子键、共价键或配位键等形成的环状结构化合物，一般五元环以上较稳定。

金属螯合作用主要用于重金属中毒的解毒或形成杀菌剂，目前在抗肿瘤药物研究中也较为活跃，常见的为铂螯合物。

项目十四小结

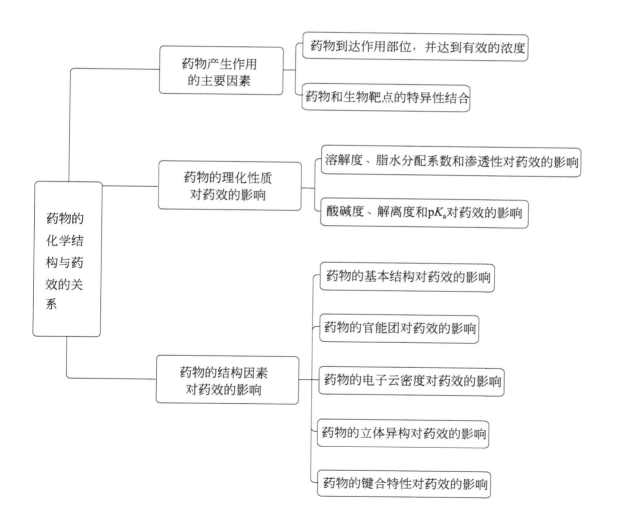

目标检测

一、最佳选择题

1. 关于药物脂溶性说法错误的是（　　）。
A. 脂溶性大小可用脂水分配系数来表示
B. 脂溶性的基准物质是正辛醇
C. 脂溶性越大，药物作用越强
D. 吸入性全麻药的脂水分配系数为 2，药理作用最佳
E. 药物具有合适的脂溶性，才具有最佳活性

2. 下列药物中属于结构非特异性药物的是（　　）。
A. 硝苯地平　　　B. 盐酸普鲁卡因　　　C. 地西泮　　　　　D. 洛伐他汀　　　　E. 恩氟烷

3. 解离常数的表示方式是（　　）。
A. pK_a　　　　　B. pH　　　　　　　C. α　　　　　　　D. P　　　　　　　E. $\lg P$

4. 有机药物多数为弱酸或弱碱，在体液中只能部分解离，解离性和非解离型同时存在于体液中，当 pK_a＝pH 时，分子型和离子型药物所占的比例分别为（　　）。
A. 90%、10%　　　　　　　　　B. 10%、90%　　　　　　　　　C. 50%、50%
D. 33.3%、66.7%　　　　　　　E. 66.7%、33.3%

二、多选题

1. 关于药物吸收说法正确的是（　　）。
A. 弱酸性药物在胃中易吸收
B. 弱碱性药物在肠道中易吸收
C. 碱性较强的胍乙啶、磺酸类药物在肠道很难吸收
D. 巴比妥类药物在肠道易吸收
E. 氨茶碱、咖啡因在胃中易吸收

2. 能够提高药物脂溶性的官能团有哪些？（　　）
A. 硫　　　　　B. 氧　　　　　C. 烃基　　　　　D. 苯基　　　　E. 氟

3. 能够提高药物水溶性的官能团有哪些？（　　）
A. 氨基　　　　B. 羟基　　　　C. 羧基　　　　　D. 巯基　　　　E. 磺酸基

4. 药物在体内的过程包括（　　）。
A. 吸收　　　　B. 转运　　　　C. 分布　　　　　D. 代谢　　　　E. 排泄

5. 生物靶点主要有（　　）。
A. 受体　　　　B. 酶　　　　　C. 离子通道　　　D. 核酸　　　　E. 基因

三、简述药物的结构因素对药效的影响。

项目十五 药物的变质反应和代谢反应

知识目标
1. 掌握药物变质反应的类型；药物水解、自动氧化与结构的关系。
2. 熟悉药物代谢反应的类型及一般途径。
3. 了解酯类药物水解机制、水解的因素与防止水解的方法。

技能目标
1. 熟练掌握防止药物变质的技术，学会保证药物稳定性的方法。
2. 学会运用药物代谢原理分析药物在体内产生毒性的过程。

任务一 药物的变质反应

案例导入

当前，许多家庭或多或少都存有一个小药箱，储备一些家庭常用药物。对于很多化学结构不稳定的药物来说，如果保存不当，暴露于空气中或放置在潮湿的环境中，会引起药物水解、氧化等变质反应，从而降低药物的疗效，甚至分解（或转化）成对人体有害的物质。例如，家庭常用的阿司匹林、维生素 C 等非常不稳定，易受外界温度、湿度、光线、空气等因素影响而失效。

药物的变质反应是指药物在生产、制剂、贮存、调配和使用等过程中发生的化学变化。药物的变质反应主要有水解反应、氧化反应、异构化反应、脱羧反应及聚合反应等。其中以药物的水解反应和氧化反应最为常见。

活动1 药物的水解反应

易发生水解反应的药物在化学结构上都含有易被水解的基团，主要包括盐类、酯类、酰胺类、苷类、酰肼类、酰脲类、缩氨类、多聚糖类、蛋白质类、多肽类等，其中以盐类、酯类、酰胺类和苷类的水解较为常见。

一、药物水解的类型

1. 盐类药物的水解

盐类的水解是其离子键遇水发生复分解反应，生成弱电解质（弱酸或弱碱）；当溶液中水解产生的弱酸或弱碱超过其溶解度时，则由溶液中析出。该类反应一般不会引起药物变质，但会破坏溶液的稳定性，使溶液析出沉淀或变浑浊，从而影响制剂的使用。如强碱弱酸盐磺胺嘧啶钠的溶液吸收空气中的二氧化碳发生水解后，析出磺胺嘧啶的沉淀。

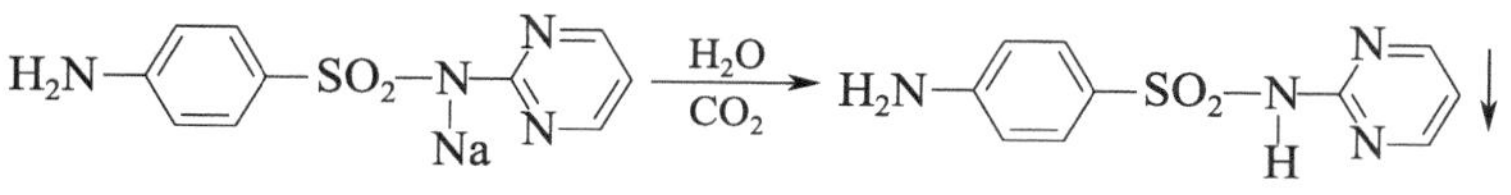

磺胺嘧啶钠 　　　　　　　　　　　　　　磺胺嘧啶

2. 酯类药物的水解

酯类药物包括无机酸酯类、有机酸酯类药物。由于结构中含有酯键，该类药物的水溶液在酸性或碱性条件下均有水解性，水解产物为酸和醇。

在酸性条件下酯类药物的水解反应是可逆的。

$$R—\overset{\overset{\displaystyle O}{\|}}{C}—OR' + H_2O \overset{H^+}{\rightleftharpoons} RCOOH + R'OH$$

在碱性条件下酯类药物的水解反应速度比在酸性条件下要快得多。由于碱能中和水解反应生成的羧酸，促使酯类药物的水解反应平衡向右进行，所以在碱性条件下酯类药物的水解反应可以进行完全，且不可逆。

$$R—\overset{\overset{\displaystyle O}{\|}}{C}—OR' + H_2O \overset{OH^-}{\longrightarrow} RCOO^- + R'OH$$

3. 酰胺类药物的水解

酰胺类药物是氨或胺的氮原子上的氢被酰基取代所生成的羧酸衍生物，该类药物的水解一般比酯类药物水解难，需要在酸、碱催化和加热条件下进行，产物为羧酸和氨或氨基化合物。如解热镇痛药对乙酰氨基酚的水解，生成对氨基酚和醋酸。

酰胺类药物的水解反应如下式所示：

$$R—\overset{\overset{\displaystyle O}{\|}}{C}—NHR' + H_2O \rightleftharpoons RCOOH + R'NH_2$$

4. 苷类药物的水解

苷类药物是指由单糖或低聚糖的半缩醛羟基与另一非糖物质（如酚类、蒽醌类、黄酮类等）的羟基脱水缩合而成的化合物。苷类药物易水解，生成苷元和糖。如链霉素水解生成链霉胍和链霉双糖胺，后者再进一步水解成链霉糖和 N-甲基葡萄糖胺。

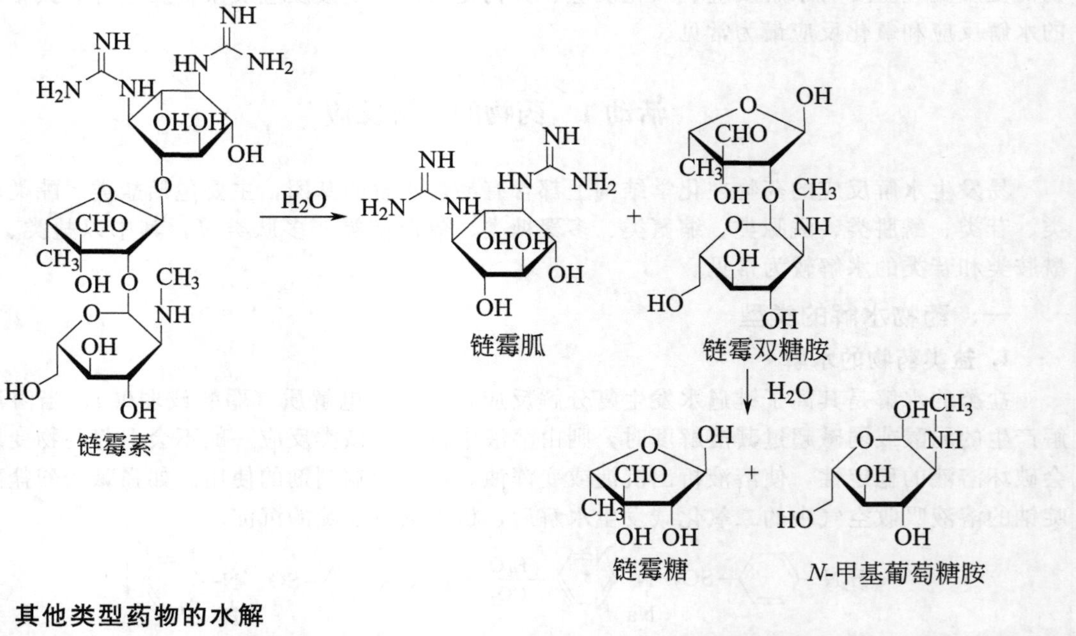

链霉素　　链霉胍　　链霉双糖胺　　链霉糖　　N-甲基葡萄糖胺

5. 其他类型药物的水解

有机药物除了上述几种主要水解类型外，还有其他一些易水解的基团。如含酰肼结构的异烟肼、含磺酰脲结构的甲苯磺丁脲、含活泼卤素结构的环磷酰胺、含肟结构的碘解磷定、含腙类结构的利福霉素、含多糖结构的阿米卡星以及含多肽结构的胰岛素等，均可在一定条件下发生水解反应。

二、影响药物水解的结构因素

1. 药物化学结构的电子效应对水解速度的影响

羧酸衍生物（RCOX）的水解难易取决于酰基碳原子所带正电荷的大小，若 R 或 X 能使酰基碳原子所带正电荷增大，则有利于亲核试剂进攻，水解速率加快；反之，则水解速率减慢。

（1）当 RCOX 的 R 相同，X 不同时，离去酸（X^- 和氢质子 H^+ 形成 HX，称离去酸）酸性越强的药物越易水解（C-X 链断裂）。

常见离去酸的酸性强弱顺序为：

$HX > RCOOH > ArOH > ROH > H_2NCONH_2 > H_2NNH_2 > NH_3$

因此，常见的羧酸衍生物（RCOX）的水解速率的快慢为：

酰卤＞酸酐＞酚酯＞醇酯＞酰脲＞酰肼＞酰胺

（2）当 RCOX 的 R 不同，X 相同时，即不同羧酸与同一种化合物形成的羧酸衍生物，相应羧酸的酸性越强，药物越易水解。

（3）无机酸酯比羧酸酯易水解，是因为无机酸酯极性较大，易与水分子结合。

（4）环状结构的羧酸衍生物都比相应的链状结构的羧酸衍生物易水解，即内酯和内酰胺类易水解；环数越小，环张力越大，越易水解；稠环比单环易水解。因为环状分子为刚性分子，酰基与所连接的原子不在同一平面，电子离域受限制，酰基碳原子的电子云密度较低，故易水解。

2. 邻助作用加速水解速度

邻助作用是指在酰基的邻近位置有亲核基团，能引起分子内催化，使水解反应加速。如阿司匹林在中性水溶液中的水解，除酚酯键较容易水解外，还有邻位羧基负离子的邻助作用。

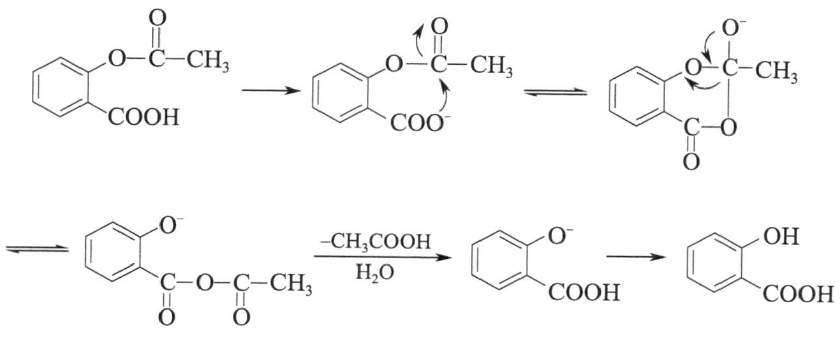

3. 空间位阻的掩蔽作用减慢水解速度

空间位阻的掩蔽作用是指在酯类、酰胺类等药物结构中的羰基两侧具有较大空间体积的取代基，产生较强的空间掩蔽作用，可减缓水解反应的速度。如异丁基水杨酸的水解速度比阿司匹林慢很多；哌替啶因空间位阻的掩蔽作用使其稳定性增大；利多卡因因酰胺键的邻位有 2 个甲基产生空间位阻而不易水解。

阿司匹林　　　　异丁基水杨酸　　　　哌替啶　　　　　利多卡因

三、影响药物水解的外界因素

影响药物水解的外界因素有很多，主要有水分、溶液的酸碱性、温度、重金属离子等。

1. 水分的影响

水分是药物发生水解的必要条件，易水解的药物在生产、贮存和使用过程中应防潮防水，应尽量考虑制成固体制剂使用，如片剂、糖衣片及胶囊剂等。若要制成溶液剂一定要考虑防止水解的措施或制成粉针剂临用前稀释，如青霉素钠、环磷酰胺等极易水解的药物需制成粉针剂，并严格控制粉针剂的含水量。

2. 溶液酸碱性的影响

药物溶液的酸碱性对药物的水解影响很大，常见的酯类、酰胺类和苷类药物的水解均受溶液 pH 值的影响，酸和碱均可以催化水解反应。一般情况下，溶液的 pH 值增大，药物的水解反应速度加快（表 15-1）。

表 15-1　溶液的 pH 值对盐酸普鲁卡因水解速率的影响（100℃，30min）

pH	3.0	4.0	5.6	6.5
水解率	0	1.5%	5.8%	18.4%～19%

因此，为了防止或延缓药物的水解，通常将药物溶液的酸碱度调节至水解反应速度最小的 pH，通常将此 pH 称为稳定 pH。

3. 温度的影响

一般的实验规律为温度每升高 10℃，反应速度增加 2～4 倍。药物的水解反应速度也遵循这一规律，温度升高，药物的水解反应速度加快。所以在药物生产和贮存时要注意控制温度，防止温度升高而加快水解。

4. 重金属离子的影响

一些重金属离子（如 Cu^{2+}、Fe^{3+}、Zn^{2+} 等）可以促使药物（青霉素钠、维生素 C 等）发生水解，为了避免重金属离子对水解反应的催化作用，常加入金属离子络合剂乙二胺四乙酸二钠（EDTA-2Na）。

四、避免药物水解的方法

（1）制成固体制剂使用，如片剂、糖衣片及胶囊剂等。

（2）制成溶液剂要考虑防止水解的措施或制成粉针剂临用前稀释，如青霉素钠、环磷酰胺等极易水解的药物需制成粉针剂，并严格控制粉针剂的含水量。

（3）尽量避免在生产和贮存等环节接触潮湿的空气；采用单剂量小包装。

（4）调节药物溶液的酸碱度至水解反应速度最小的稳定 pH。

（5）控制生产、贮存等环节的温度。

活动 2 药物的氧化反应

药物的氧化反应一般分为化学氧化反应和自动氧化反应。化学氧化是化学氧化剂引起的离子型反应，主要用于药物的制备和质量控制方面；而自动氧化是指药物在贮存过程中遇空气中的氧气自发引起的游离基链式反应，它是导致药物变质的主要原因之一。自动氧化的第一步常为 C—H、O—H、N—H、S—H 键的断裂，断裂分为均裂自动氧化和异裂自动氧化两种。一般认为 C—H 键易发生均裂自动氧化，生成烃基自由基和氢自由基；而 O—H、N—H、S—H 键常发生异裂自动氧化，生成 H^+、O^{2-}、N^{3-}、S^{2-} 等离子。

一、自动氧化的官能团类型

1. 酚羟基（Ar—OH）与烯醇（$RCH \!=\! CH—OH$）

含有酚羟基结构的药物均易发生自动氧化生成有色的醌类化合物，含酚羟基数目越多，越易被氧化。若酚羟基苯环上引入供电子基团，使羟基氧原子上的电子云密度增大，则氧化易于进行；反之，苯环上引入吸电子基团时，使羟基氧原子上的电子云密度减小，氧化速度减慢。如苯酚比对羟基苯甲酸易于氧化，因为后者分子结构中存在吸电子基团羧基。常见的含酚羟基的药物有苯酚、甲酚、水杨酸钠、对氨基水杨酸钠、盐酸吗啡等。

烯醇类的自动氧化与酚类相似。如肾上腺素在空气中易氧化为红色的肾上腺素红，进一步聚合为棕色的多聚物。

2. 芳香伯胺（Ar—NH_2）

含芳香伯胺结构的药物易被自动氧化成有色的醌型化合物、偶氮化合物或氧化偶氮化合物。常见的含芳香伯胺的药物有盐酸普鲁卡因、磺胺类药物等。

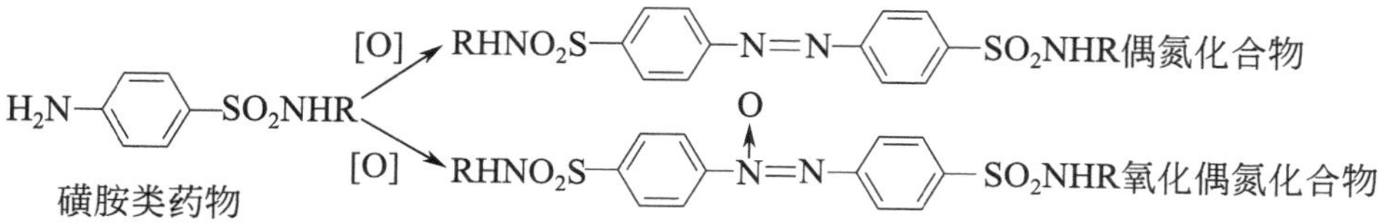

3. 巯基（R—SH）

脂肪或芳香巯基都具有还原性，由于硫原子的电负性小于氧，易给出电子，故巯基比酚羟基或醇羟基更易于氧化生成二硫化物。常见的含巯基结构的药物有卡托普利、巯嘌呤、二巯丙醇、二巯基丁二钠、二巯基丙磺酸钠、丙硫氧嘧啶和半胱氨酸等。

4. 碳碳双键（ C=C ）

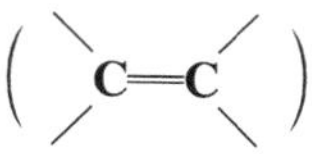

含碳碳不饱和双键结构的药物易被氧化为环氧化物，而且双键越多越易被氧化，如维生素 A。

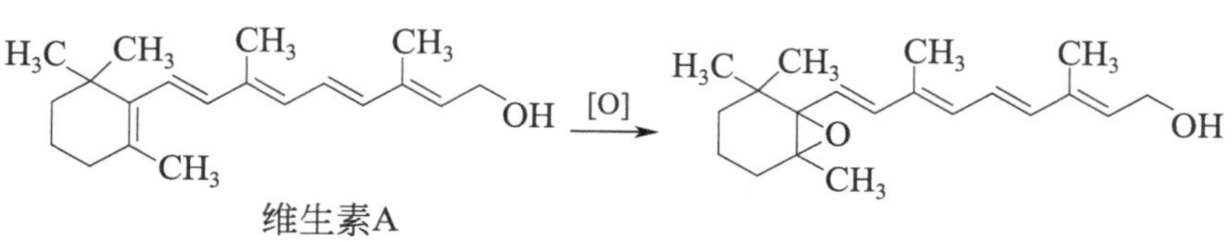

维生素A

5. 杂环

含杂环结构药物的还原性因所含的母核和取代基各不相同,氧化反应比较复杂。如含吡啶杂环结构的药物在遇光时即可氧化变色;呋喃类药物在空气中易水解氧化成黑色聚合物;吩噻嗪类药物也易被氧化,母核被氧化为醌类化合物而变色。

6. 其他

醛类(R—CHO)药物能被氧化生成相应的羧酸,如硫酸链霉素、吡哆醛、葡萄糖等。醇羟基(R—OH)一般情况下还原性较弱,但连烯二醇结构或 α-羟基-β-氨基结构的还原性增强,如维生素 C 和盐酸麻黄碱因分别含有连烯二醇结构和 α-羟基-β-氨基结构,所以均易被氧化。

二、影响药物自动氧化的结构因素

从自动氧化机制来看,如果药物结构有利于形成 C—H 键的均裂和 O—H、N—H 和 S—H 键的异裂,则自动氧化反应就容易发生。现分述如下。

1. C—H 键的自动氧化

一般情况下,C—H 键的离解能越小,越易均裂成自由基,则越易自动氧化,醛基的 C—H 键、苯环侧链烷基 C—H 键以及醚、醇、胺、烯烃的 α-位 C—H 键,因受邻位极性基团的吸电子诱导效应影响,C—H 键电子云密度减少,致使键合能力减弱,离解能较小,故较易均裂氧化。

各种碳氢键发生自动氧化反应的活性顺序依次为:

醛基 C—H 键≫α-位 C—H 键>叔 C—H 键>仲 C—H 键>伯 C—H 键

2. O—H 键的自动氧化

酚类易被氧化,这是由于苯环和氧原子间存在 p-π 共轭,使电子云偏向苯环,O—H 键易断裂,有利于形成苯氧负离子,故易发生异裂自动氧化。儿茶酚胺类拟肾上腺素药都是邻苯二酚结构,相当于增加了一个供电子的羟基,羟基数越多,越易发生自动氧化反应。若苯环上引入氨基、羟基、烷氧基及烷基等供电子基时,易发生自动氧化,如吗啡、维生素 E 等;反之,若苯环上引入羧基、硝基、磺酸基及卤素原子等吸电子基时,则较难发生自动氧化。

烯醇与酚类相似,易发生 O—H 键的异裂自动氧化,如维生素 C 有连二烯醇结构,相当于邻苯二酚类药物,易氧化变色。

醇的氧化不是 O—H 键的异裂或均裂,而是先发生 α-位 C—H 键的均裂,叔醇无 α-位 C—H 键,难以氧化;仲醇比伯醇易氧化,因前者为叔 C—H,后者为仲 C—H,前者离解能较低,如睾丸素的 17-羟基为仲醇,较易氧化变质。

3. N—H 键的自动氧化

胺类药物可发生 N—H 键的异裂自动氧化。芳香族胺比脂肪族胺还原性强，常温下脂肪族胺不被空气氧化，而芳香族胺可被空气氧化成有色化合物。芳香族胺中又以芳香伯胺和肼基的还原性较强，易发生自动氧化。

4. S—H 键的自动氧化

硫基的 S—H 键比酚类或醇类的 O—H 键更易自动氧化，这是由于硫原子半径比氧原子大，其原子核对核外电子约束力较弱，易给出电子，如半胱氨酸极易被氧化，常用作油溶性抗氧剂。

三、影响药物自动氧化的外界因素

案例导入

小王经常牙龈出血，到医院检查，医生给她开了维生素 C 两种药物，并嘱咐平时多吃蔬菜和水果。服用一段时间后，小王发现维生素 C 由原来的白色逐渐变为黄色，于是小王到医院咨询药师。药师对其原因进行了分析，并指导小王如何正确保管维生素 C。

维生素 C 是一种强还原剂，易被氧化而变黄色至棕色，尤其是暴露于空气和潮湿环境中更易氧化变质，故维生素 C 保存过程中应强调避光、密闭。维生素 C 药片保存应最好分装在棕色小瓶中供分次服用，而将其余的避光密封保存。

影响药物自动氧化的外界因素主要有氧气、光线、溶液的酸碱性、温度及重金属离子等。

1. 氧气

氧气是发生自动氧化的必要条件，故能够发生自动氧化反应的药物在生产及贮存过程中应尽量避免接触氧气。可采用将药物密封、容器中充入惰性气体（如 N_2 和 CO_2 等）、注射用水预先煮沸排氧、加适当的抗氧剂等方法防止药物发生自动氧化。

常用的抗氧剂按溶解性能分为水溶性和脂溶性抗氧剂。常用的水溶性抗氧剂有亚硫酸氢钠、焦亚硫酸钠、硫代硫酸钠、维生素 C 等；常用的脂溶性抗氧剂有没食子酸丙酯、氢醌、二叔丁基对甲苯酚、维生素 E 等。

2. 光线

日光中的紫外线能催化自由基的形成，从而加速药物的自动氧化；且光的热辐射导致药物温度升高也可加速氧化。药物对光的敏感程度与其结构有关。一般情况下，药物结构中含有酚羟基、共轭双键、吩噻嗪环等基团时，易受光线的影响而氧化变质，如苯酚、甲酚、肾上腺素、盐酸氯丙嗪及维生素 B_2 注射剂等遇光均极易氧化变色。所以，为了避免药物受光的影响而发生自动氧化，可将药物贮存于棕色玻璃容器或避光容器中。临床应用中，也应予以遮光袋进行避光处理。

3. 溶液酸碱性

自动氧化一般在碱性条件下易发生，在酸性条件下较稳定，故应将药液调至最稳定的 pH。

4. 温度

氧化因升温而加速，因此易氧化药物的制剂要选择不加热或较低温度的灭菌条件，宜采用流通蒸汽灭菌法，有的甚至采用间歇灭菌法。药品贮存宜在阴凉处，易氧化变质的药品宜低温保存。

5. 重金属离子

重金属离子主要来自原料、辅料、容器和溶剂等，以微量杂质的形式存在于药物之中。常

见的重金属离子有 Cu^{2+}、Fe^{3+}、Pb^{2+} 和 Mn^{2+} 等，这些重金属离子可催化药物的自动氧化。为了避免重金属离子对药物自动氧化的影响，可以在药液中加入适量的金属络合剂乙二胺四乙酸二钠（EDTA-2Na），增加药物的稳定性。

活动 3　药物的其他变质反应

一、药物的异构化反应

异构化包括光学异构化和几何异构化两种，光学异构化又分为外消旋化和差向异构化。光学异构化对药物的疗效有很大影响。如维生素 A 长期贮存，即使在暗处或氮气中，也有部分会发生顺反异构化，生成 4-顺式和 6-顺式两种异构体，改变了维生素 A 的全反式构型，从而使维生素 A 的药理活性下降。四环素类抗生素在 pH2～6 时 C-4 位上的二甲氨基易发生差向异构化，形成无效的四环素-4-差向异构体。

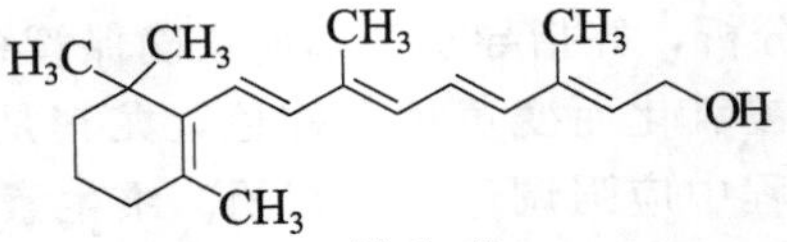

维生素A

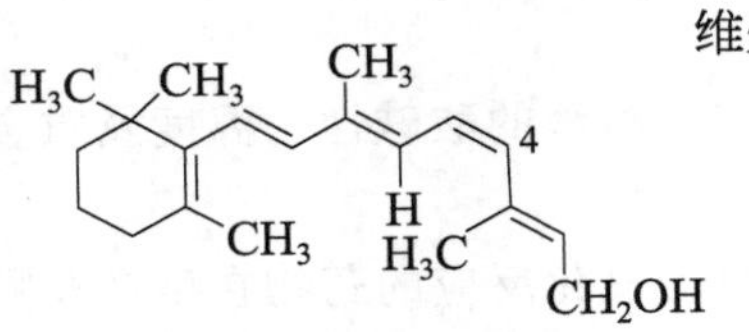

4-顺式异构体维生素A 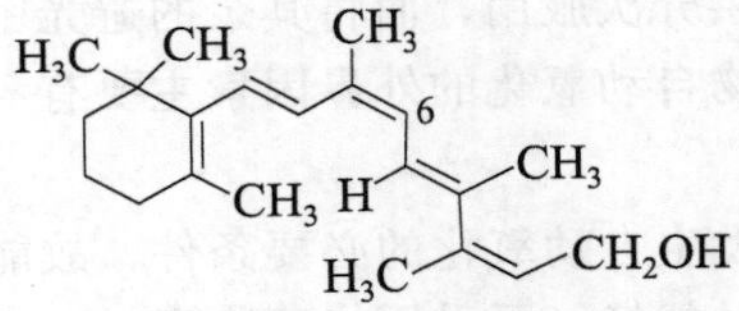　　　　　　6-顺式异构体维生素A

二、药物脱羧、脱水反应

某些药物受酸、碱等因素影响会发生脱羧或脱水反应而变质。如维生素 C 在一定条件下可促使内酯环水解，并进一步发生脱羧反应生成糠醛，再聚合呈色。

三、聚合反应

由同种药物的分子相互结合成大分子的反应称为聚合反应，聚合反应也是引起药物变质的常见反应。药物发生聚合反应往往会产生沉淀或变色，影响药物的正常使用及疗效。如葡萄糖、维生素 C 等易发生聚合变色；氨苄青霉素易产生大分子聚合物，能引发机体过敏反应。

活动 4　二氧化碳对药物质量的影响

二氧化碳在空气中约占 0.03% 的体积，且极易溶于水。药物的水溶液吸收了空气中的二氧化碳后，部分二氧化碳与水反应形成碳酸，碳酸又会电离出 H^+ 和 CO_3^{2-}，继而与药物发生反应，引起药物酸碱度的改变、产生沉淀、浑浊或变质，从而影响药物的质量。

一、改变药物的酸碱度

CO_2 溶于水产生的 H^+，可以使水溶液的酸性增强，pH 降低。如氢氧化钠溶液吸收二氧化碳，则转变为碳酸盐使其碱性减弱。

二、促使药物分解变质

某些药物吸收二氧化碳后可引起药物分解。如硫代硫酸钠注射液吸收二氧化碳后分解而析出硫的沉淀。

三、导致药物产生沉淀

CO_2 使药物水溶液发生沉淀的主要原因：一是二氧化碳可以降低溶液的 pH，使一些酸性低于碳酸的弱酸强碱盐析出游离的难溶性弱酸；二是二氧化碳使溶液含有 CO_3^{2-}，可与某些金属离子结合成难溶性的碳酸盐，如氢氧化钙溶液、氯化钙溶液、葡萄糖酸钙溶液等吸收二氧化碳均会生成碳酸钙沉淀。

四、引起固体药物变质

二氧化碳使固体药物变质的主要原因是固体药物在吸收二氧化碳的同时也吸收水分，在药物的表层发生化学反应，使一些碱性金属氧化物生成碱式碳酸盐。如氧化锌可吸收二氧化碳及水分转变成碱式碳酸锌。

活动5 说一说，练一练

一、单选题

1. 药物易发生水解变质的结构是什么？（ ）
A. 烃基 　　　　B. 酚羟基 　　　　C. 羧基
D. 酯键 　　　　E. 苯环
2. 利多卡因酰胺键不易水解是因为酰胺键的邻位 2 个甲基可产生（ ）。
A. 给电子诱导 　　B. 给电子共轭 　　C. 分子间催化
D. 邻助作用 　　　E. 空间位阻
3. 药物的自动氧化反应是指药物与什么的反应？（ ）
A. 浓硫酸的反应 　　　　　B. 过氧化氢的反应 　　　　　C. 硝酸的反应
D. 空气中氧气的反应 　　　E. 高锰酸钾的反应

二、多选题

1. 药物的变质反应包括（ ）。
A. 聚合反应 　　　　　　B. 氧化的反应 　　　　　　C. 硝酸的反应
D. 空气中氧气的反应 　　E. 高锰酸钾的反应
2. 影响药物水解的外界因素有（ ）。
A. 水分 　　　　　　　　B. 溶液的酸碱性 　　　　　C. 重金属离子
D. 温度 　　　　　　　　E. 压强

任务一小结

（1）药物的变质反应主要有水解反应、氧化反应、还原反应、异构化反应、脱羧反应及聚合反应等，其中以药物的水解反应和氧化反应最为常见。

（2）药物的变质反应是在药物的生产、制剂、贮存、调配（运输）和使用等各个环节，由于药物的化学稳定性受到药物结构和外界因素的共同影响引起的。变质反应的结果直接影响药物的疗效，甚至危及患者的生命。

任务二　药物的代谢反应

药物进入机体后，一方面药物对机体产生了诸多生理药理作用，即对疾病产生治疗作用；

另一方面对机体来讲，药物是一种外源的化学物质，机体组织在长期的进化过程中发展出了一定的自我保护能力，能对外源性物质（包括药物）进行生化处理，使其易于排出体外，这就是药物的代谢。药物代谢是指药物分子（通常是非极性分子）被机体组织吸收后，在机体酶等的作用下发生的一系列化学反应，再通过人体的正常系统排泄至体外的过程，所以又称为生物转化（biotransformation）。除化学惰性的全身麻醉药和强离解性化合物不在体内发生代谢转化外，几乎所有药物都在体内发生变化。

活动 1   学习药物代谢反应的类型

一般来说，机体是个比较稳定的系统，对内源性的物质可经过专一性的酶等进行代谢。而药物作为外源性物质，由于种类繁多、化学结构多样，其体内代谢涉及的酶系统十分复杂，药物代谢的化学变化呈现纷繁的状态。通常将药物的代谢分成两个连续的生物转化反应步骤，称为第Ⅰ相反应和第Ⅱ相反应（见图 15-1）。第Ⅰ相反应也称为药物的官能团化反应，是指药物在体内各种酶的催化下进行的氧化、还原、水解、羟基化等化学反应，结果使药物分子中引入或转化成某些极性较大的官能团，如羟基、羧基、巯基和氨基等，代谢产物的极性增大。第Ⅱ相反应又称为结合反应，是指药物原型或经过官能团化反应后的代谢产物在酶的作用下，一些极性基团与内源性的水溶性小分子，如葡萄糖醛酸、硫酸、甘氨酸或谷胱甘肽等，以酯、酰胺或苷的方式经共价键结合，生成极性大、易溶于水的化合物，通过肾脏经尿排出体外。

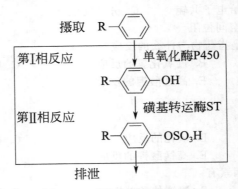

图 15-1   药物代谢的两相反应

正常情况下，第Ⅰ相和第Ⅱ相生物转化反应的最终结果是使有效药物转变为低效或无效的代谢物，但也有些代谢反应使药物转变成毒副作用较高的产物，或通过代谢将无效结构转变成有效结构。还有一些代谢产物具有很高的反应活性，能与机体的蛋白质形成加合物，使酶不可逆失活或与 DNA 共价结合，引起毒副作用或致癌、致突变作用。第Ⅰ相反应的代谢产物通常具有生物活性，而第Ⅱ相反应的代谢产物有活性的则不多。一些药物经第Ⅰ相官能团化反应后，无需进行第Ⅱ相的结合反应，即能排出体外。因此，第Ⅰ相生物转化反应对药物在体内的活性影响更大。

一、第Ⅰ相生物转化反应

第Ⅰ相生物转化反应是指药物分子官能团化的反应，主要发生在药物分子的官能团上或分子结构中活性较高、位阻较小的部位，包括引入新的官能团及改变原有的官能团。第Ⅰ相的生物转化包括氧化反应（失去电子、脱氢或羟化）、还原反应（获得电子、氢化或脱氧）、水解反应、脱卤素反应等。

（一）氧化反应

氧化反应是药物在生物体内进行的最主要的生物转化反应，它主要是在体内非特异性酶（CYP450 酶系、单加氧酶、过氧化物酶等酶）的催化下进行的。

1. 含芳环药物的氧化

含有芳环的药物主要发生氧化代谢，是在肝脏 CYP450 酶系的催化下，首先将芳香化合物氧化成环氧化合物，然后在质子（H^+）的催化作用下发生重排反应形成相应的酚，或被环氧化物水解酶水解生成二羟基化合物。生成的环氧化合物还会在谷胱甘肽 S-转移酶的作用下与谷胱甘肽（GSH）生成硫醚氨酸，促进代谢产物的排泄。因芳基环氧化物是强亲电试剂，也可与体内生物大分子如 DNA 或 RNA 中的亲核基团反应，生成共价键的结合物，而使生物大分子失去活性，产生毒性，在一定的条件下可致癌或引起肝坏死。

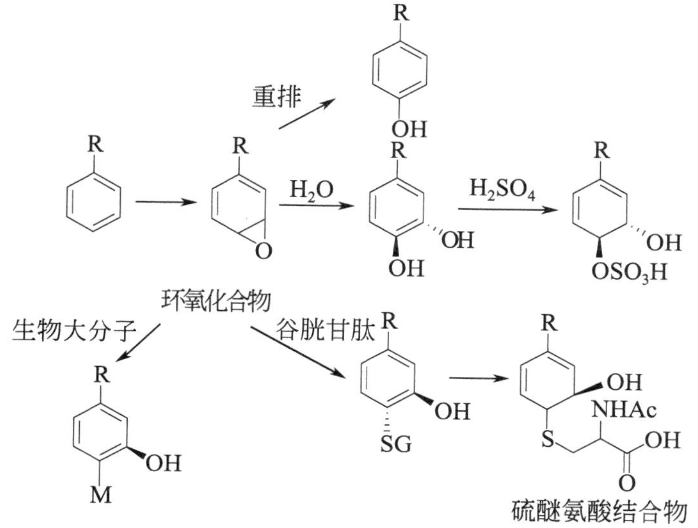

环氧化合物
硫醚氨酸结合物

2. 含烯烃和炔烃药物的氧化

由于烯烃化合物的不饱和键比芳香烃的 π 键活性高，因此烯烃化合物也会和芳烃化合物一样被氧化代谢生成环氧化合物，生成的环氧化合物可进一步水解生成易于排泄的邻二醇化合物，也可与生物大分子如蛋白或核酸共价结合导致组织坏死或致癌性。例如抗惊厥药物卡马西平，在体内代谢生成 10,11-环氧化物，这一环氧化物是卡马西平产生抗惊厥作用的活性成分，是活性代谢产物。该环氧化物可进一步被环氧化物水解酶立体选择性地水解产生（10S，11S）-羟基化合物，经由尿排出体外。

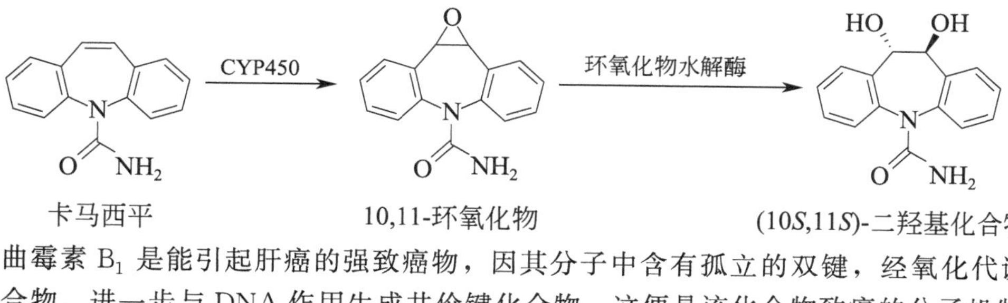

卡马西平　　　　　　　10,11-环氧化物　　　　　（10S,11S)-二羟基化合物

黄曲霉素 B_1 是能引起肝癌的强致癌物，因其分子中含有孤立的双键，经氧化代谢后生成环氧化合物，进一步与 DNA 作用生成共价键化合物，这便是该化合物致癌的分子机制。

炔烃类反应活性比烯烃高，被酶催化氧化速度也比烯烃快。根据酶进攻炔键碳原子的不同，生成的产物也不同。若酶进攻的炔键碳原子是端基炔键碳原子，则形成烯酮中间体，该烯酮可能被水解生成羧酸，也可能和蛋白质发生亲核性烷基化反应；若酶进攻的炔键碳原子是非端基炔键碳原子，则炔烃化合物和酶中卟啉上的吡咯氮原子发生 N-烷基化反应，这种反应使酶去活化不可逆。如甾体化合物炔雌醇在体内就会因这种反应而失去活性。

3. 含饱和碳原子药物的氧化

长碳链烷烃的氧化常发生在空间位阻较小的烃链末端碳原子上（ω-氧化）或末端前一个碳原子上[（$\omega-1$）-氧化]，生成 ω-羟基化合物或（$\omega-1$）-羟基化合物，ω-羟基化合物可被脱氢酶进一步氧化生成羧基。例如抗癫痫药丙戊酸钠，经 ω-氧化生成 ω-羟基丙戊酸钠和丙基戊二酸钠；经（$\omega-1$）-氧化生成 2-丙基-4-羟基戊酸钠。

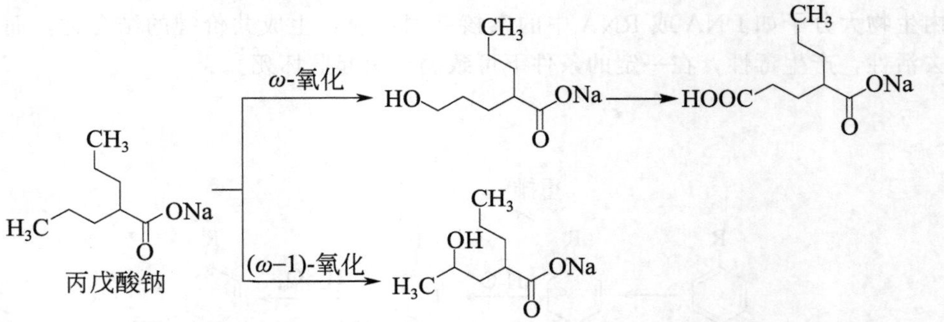

异丙基是一个有意义的侧链，被氧化的部位通常在叔碳和两个等价甲基之一的碳原子上，如非甾体抗炎药布洛芬的异丁基上可发生 ω-氧化、（$\omega-1$）-氧化和苄位氧化。

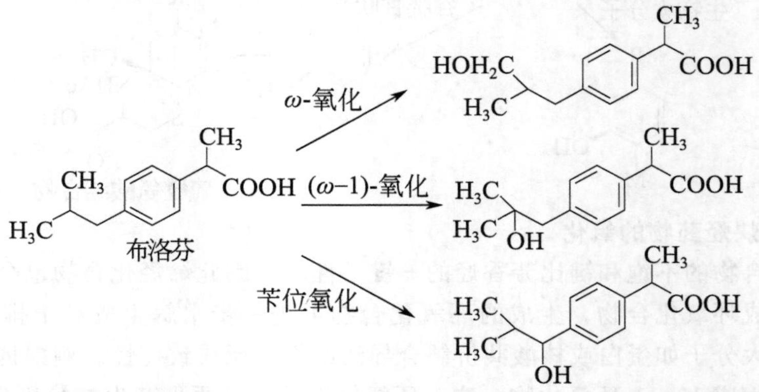

当烷基碳原子和 sp^2 碳原子相邻时，如羰基的 α-碳原子、芳环的苄位碳原子及碳碳双键的 α-碳原子，由于受到 sp^2 碳原子的作用，使其活化反应性增强，在 CYP450 酶系的催化下，易发生氧化生成羟基化合物，如镇静催眠药地西泮，经代谢后生成替马西泮（羟基安定）或奥沙西泮，两者均为活性代谢产物。

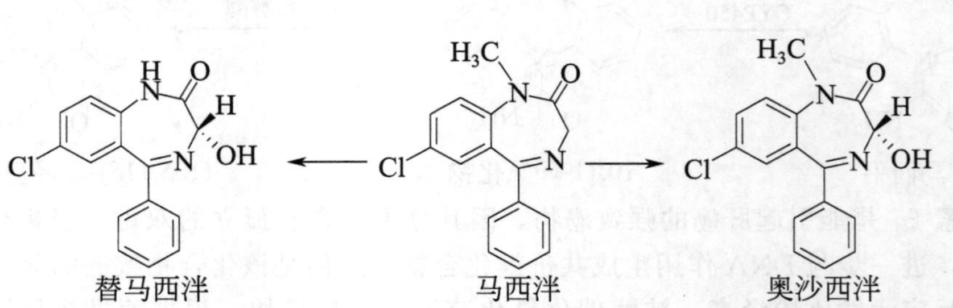

替马西泮　　　　马西泮　　　　奥沙西泮

处于芳环或芳杂环的苄位碳原子，以及烯丙位的碳原子易被氧化生成苄醇和烯丙醇。对于伯醇会进一步脱氢氧化生成羧酸；仲醇会进一步氧化生成酮。如降血糖药甲苯磺丁脲的氧化代谢，先生成苄醇，最后形成羧酸，失去降血糖活性。

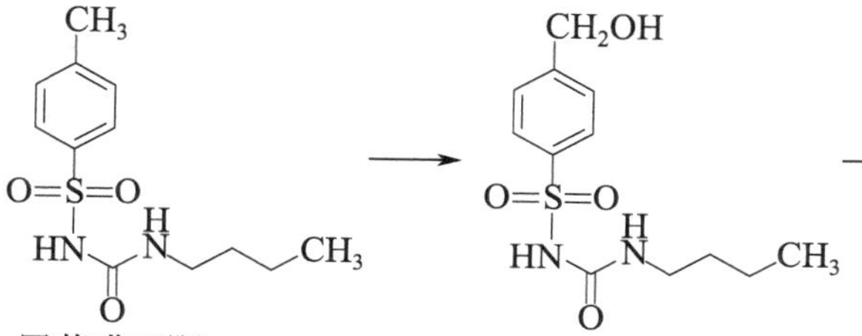

甲苯磺丁脲

取代的环己基药物在氧化代谢时，一般是环己基的 C-3 位及 C-4 位上氧化生成羟基化合物，并有顺、反式立体异构体，如降血糖药醋酸己脲的主要代谢产物是反式 4-羟基醋磺己脲。

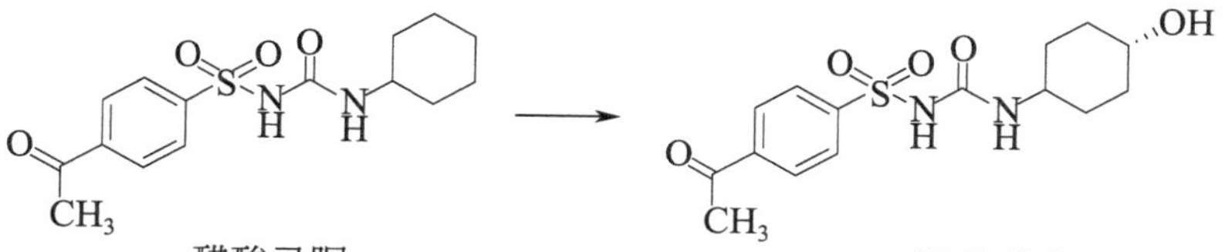

醋酸己脲 　　　　　　　　　　　　　4-羟基醋磺己脲

4. 胺类药物的氧化

胺类药物的氧化代谢主要发生在两个部位：一是在和氮原子相连接的碳原子上，发生 N-脱烃基化和脱氨反应；二是发生 N-氧化反应。

N-脱烃基化反应和氧化脱氨反应是一个氧化过程的两个不同方面，本质上都是 C—N 键的断裂，条件是与氮原子相连的烷基碳原子上应有氢原子（即 α-氢原子），该 α-氢原子被氧化成羟基，生成的 α-羟基胺是不稳定的中间体，会发生自动裂解生成脱烃基的胺和无氨基的羰基化合物。胺类药物的 N-脱烃基代谢是这类药物主要的代谢途径之一。叔胺和仲胺氧化代谢后产生两种以上产物，而伯胺代谢后只产生一种脱氨基产物，如 β 受体拮抗剂普萘洛尔，经由两条不同途径，代谢得到两种无生物活性的产物。

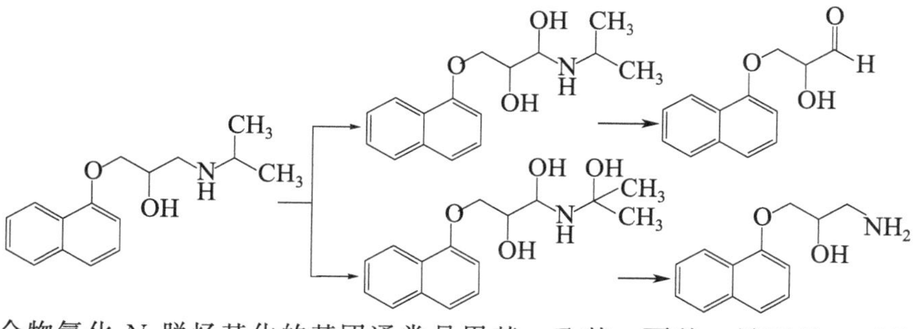

胺类化合物氧化 N-脱烃基化的基团通常是甲基、乙基、丙基、异丙基、丁基、烯丙基和苄基，以及其他具有 α-氢原子的基团。取代基的体积越小，越容易脱去。对于叔胺和仲胺化合物，叔胺的脱烃基化反应速度比仲胺快，如利多卡因的代谢。

N-氧化反应，一般来说，胺类药物在体内经氧化代谢生成稳定的 N-氧化物，主要是叔胺和含氮芳杂环，而伯胺和仲胺类药物的这种代谢通常比较少。

伯胺和仲胺结构中如果无 α-氢原子，则氧化代谢生成羟基胺、亚硝基或硝基化合物。酰胺类化合物的氧化代谢也与之相似。

5. 含氧药物的氧化

含氧药物主要有醚类药物、醇类药物。醚类药物在微粒体混合功能酶的催化下，进行 O-脱烷基化反应，生成醇或酚，以及羰基化合物，如可待因经 O-脱甲基后生成吗啡。醇类药物的氧化反应是在体内醇脱氢酶的作用下，氧化成相应的羰基化合物。大部分伯醇在体内很容易被氧化生成醛，但醛不稳定，在体内醛脱氢酶等酶的催化下进一步氧化生成羧酸；仲醇中一部分可被氧化生成酮，也有不少仲醇不经氧化和叔醇一样经结合反应直接排出体外。如维生素 A 的代谢即为氧化成维生素 A 醛和维生素 A 酸，其生物活性降低。

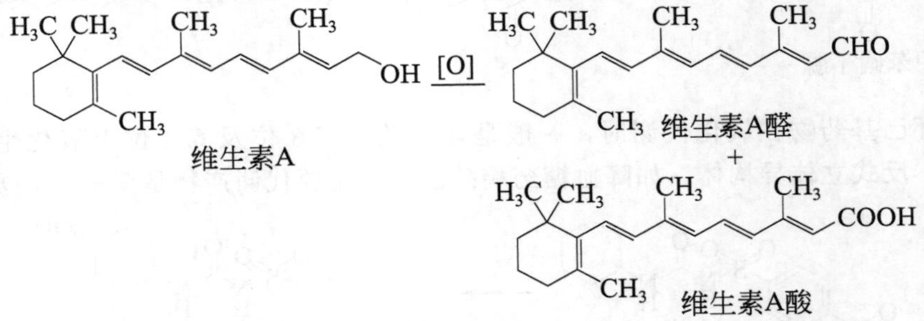

维生素A   维生素A醛   维生素A酸

6. 含硫药物的氧化

含硫原子的药物主要有硫醚、硫羰基化合物、亚砜和砜类，其中硫醚类药物主要经历 S-脱烷基和 S-氧化；硫羰基化合物发生氧化脱硫代谢；亚砜类氧化成砜或还原为硫醚。

（1）硫醚的 S-脱烷基化　芳香或脂肪族的硫醚通常在 CYP450 酶的作用下，碳-硫键断裂，生成 S-脱烷基化的代谢产物。如抗肿瘤活性的药物 6-甲基巯嘌呤经氧化代谢 S-脱甲基得 6-巯基嘌呤。

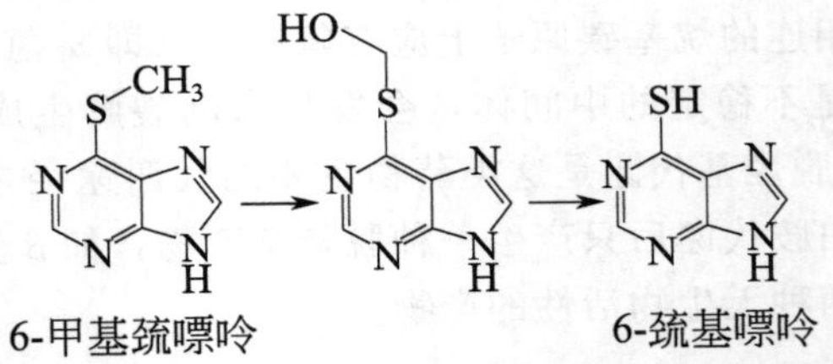

6-甲基巯嘌呤   6-巯基嘌呤

（2）硫醚的 S-氧化反应　硫醚类药物除发生氧化脱 S-烷基代谢外，还会在黄素单加氧酶或 CYP450 酶的作用下，氧化生成亚砜，亚砜还会被进一步氧化生成砜。如抗精神失常药硫利哒嗪，经氧化代谢后生成亚砜化合物美索哒嗪。

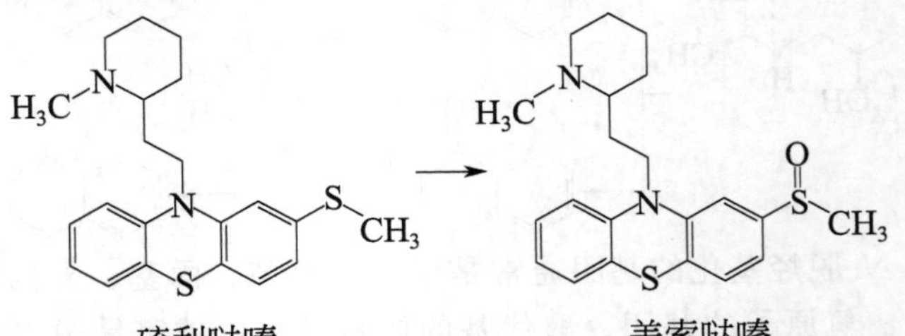

硫利哒嗪   美索哒嗪

（3）含硫羰基化合物的氧化脱硫　氧化脱硫反应主要是指对碳-硫双键（C＝S）和磷-硫双键（P＝S）的化合物经氧化代谢后生成碳-氧双键（C＝O）和磷-氧双键（P＝O）。如硫喷妥经氧化脱硫生成戊巴比妥，使脂溶性下降，作用强度有所减弱。

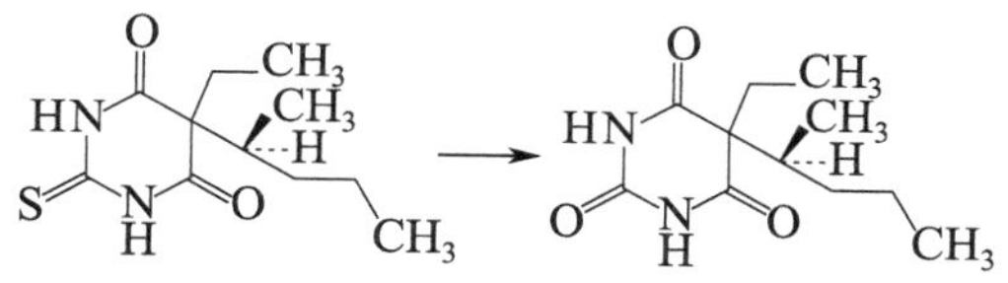

硫喷妥 　　　　　　　　 戊巴比妥

（二）还原反应

药物的氧化代谢是主要的生物转化反应，但对羰基、硝基、偶氮基、叠氮基等结构，还原反应是其重要的代谢反应。药物在体内经还原反应后，在分子中引入羟基、氨基等易结合代谢的基团，便于进一步进行第Ⅱ相结合反应排出体外。

1. 羰基化合物的还原

酮羰基通常在体内经酮还原酶的作用，生成仲醇。脂肪族和芳香族不对称酮羰基在酶的催化下，立体专一性还原生成一个手性羟基，主要是 S-构型，即使有其他手性中心存在亦是如此，如降血糖药醋酸己脲经代谢后以生成 S-（－）-代谢物为主。

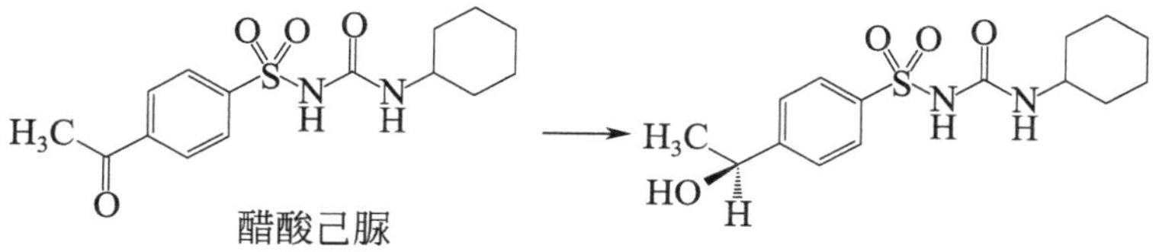

醋酸己脲

2. 硝基化合物的还原

芳香族硝基化合物在代谢还原过程中，在 CYP450 酶系消化道细菌硝基还原酶等酶的催化下，还原生成芳香氨基。还原是一个多步骤过程，其间经历亚硝基、羟基胺等中间步骤。还原得到的羟胺毒性大，可致癌和产生细胞毒性。如氯霉素中的硝基可生物转化还原生成氨基。

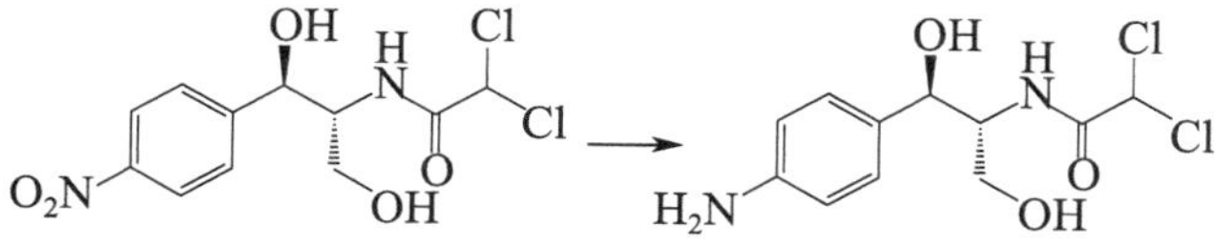

氯霉素

3. 偶氮化合物的还原

偶氮化合物在体内的还原与硝基相似，该反应也是在 CYP450 酶系、NADPH- CYP450 还原酶及消化道某些细菌的还原酶的催化下进行的，偶氮键先还原生成氢化偶氮键，再断裂形成两个氨基。如抗溃疡性结肠炎药物柳氮磺吡啶在肠中被肠道细菌还原生成磺胺吡啶和 5-氨基水杨酸。

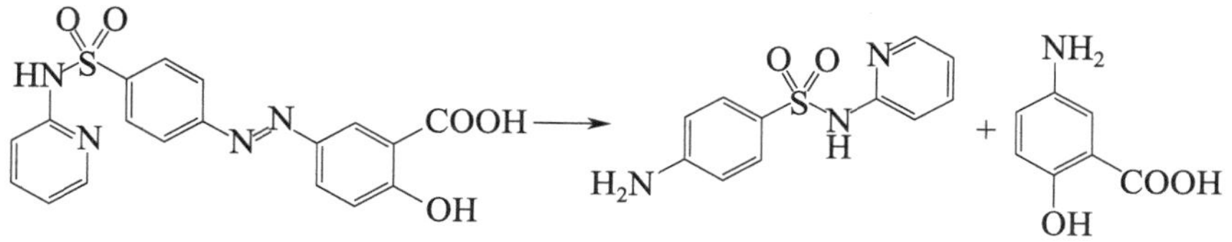

柳氮磺吡啶 　　　　　　　磺胺吡啶　　 5-氨基水杨酸

4. 亚砜类化合物的还原

亚砜类药物可能经过还原反应代谢成硫醚。如非甾体抗炎药舒林酸，属前提药物，体外无效，进入人体内后经还原代谢生成硫醚类活性代谢物发挥作用，减少了胃肠道刺激的副作用。舒林酸的另一条代谢途径是氧化生成砜类无活性的代谢物。

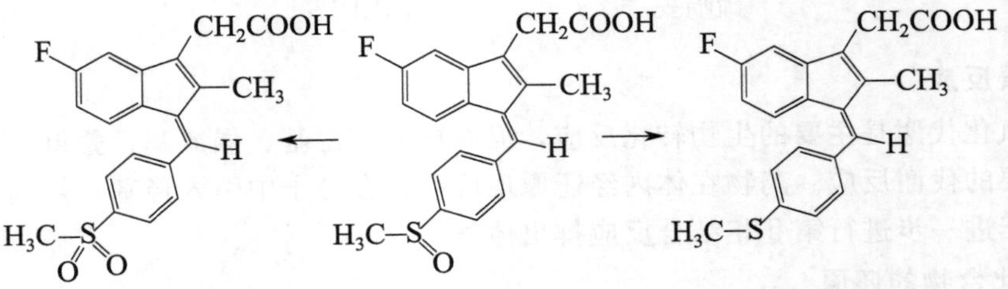

无活性代谢物　　　　舒林酸　　　　活性代谢物

(三)水解反应

水解反应是含酯和酰胺结构的药物在体内代谢的主要途径，如羧酸酯、硝酸酯、磺酸酯、酰胺等药物在体内代谢生成相应的酸、醇或胺。如局部麻醉药普鲁卡因在体内代谢时，绝大部分迅速被水解生成对氨基苯甲酸和二乙氨基乙醇，而很快失去局部麻醉作用。酰胺与酯相比，酰胺更稳定而难以水解，大部分以原型药物排出。如抗心律失常药普鲁卡因胺在体内水解速度较慢，约60％的药物以原型从尿中排出。

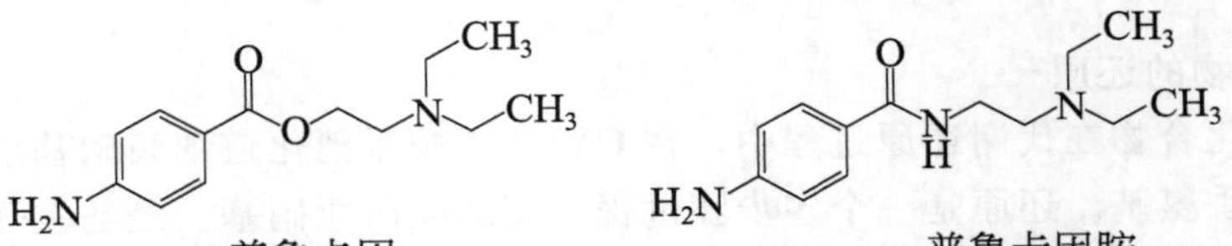

普鲁卡因　　　　　　　　　　普鲁卡因胺

(四)脱卤素反应

在体内一部分卤代烃和谷胱甘肽或硫醚氨酸形成结合物排出体外，其余的在体内经氧化脱卤素反应和还原卤素反应进行代谢，其中氧化脱卤素反应较常见。在代谢过程中，卤代烃生成一些活性的中间体（如醛、酰卤等），会和一些组织蛋白质分子反应，产生毒性，如氯霉素中的二氯乙酰侧链的代谢。

总之，第Ⅰ相生物转化反应能在药物分子中引入一个新的官能团，可能产生下列一种或多种变化：①增加药理活性（活化）；②降低药理活性（失活）；③改变药理活性；④增加致癌、致畸、细胞毒等毒副作用。

二、第Ⅱ相生物转化反应

第Ⅱ相生物转化反应又称结合反应，是在酶的催化下将内源性的极性小分子如葡萄糖醛酸、硫酸盐、氨基酸、谷胱甘肽等与药物分子中或第Ⅰ相的药物代谢产物相结合形成结合物，使药物去活化或形成水溶性的代谢物，从而有利于从尿和胆汁中排泄。药物结合反应分两步进行，首先是内源性的小分子物质被活化，变成活性结构形式，然后在转移酶催化下与药物或第Ⅰ相的代谢产物相结合，形成代谢结合物。药物分子或其他代谢物中被结合的基团通常是羟基、氨基、羧基、杂环氮原子及巯基，对于有多个可结合基团的化合物，可进行多种不同的结合反应。如非甾体抗炎药对氨基水杨酸的代谢过程，官能团之间存在多个代谢途径竞争，氨基、羟基和羧基之间存在代谢竞争，同一官能团也存在代谢途径竞争，其中羟基存在硫酸化和葡萄糖苷酸化两种代谢途径竞争。

（一）与葡萄糖醛酸的结合反应

与葡萄糖醛酸的结合反应是药物代谢中最普遍的结合反应，生成的结合产物含有可离解的羧基（pK_a3.2）和多个羟基，无生物活性，易溶于水和排出体外，因此葡萄糖醛酸苷结合物是尿液和胆汁中结合代谢的主要形式。葡萄糖醛酸能与含羟基、羧基、氨基、巯基的小分子结合，形成 O-、N-、S-和 C-葡萄糖醛酸苷结合物。葡萄糖醛酸的结合反应共有 O-、N-、S-和 C-的葡萄糖醛酸苷化四种类型。如吗啡有 3-酚羟基和 6-仲醇羟基，分别和葡萄糖醛酸反应生成 3-O-葡萄糖醛苷物和生成 6-O-葡萄糖醛苷物。3-O-葡萄糖醛苷物是弱的阿片样拮抗剂；6-O-葡萄糖醛苷物则是较强的 μ 受体激动剂。所以吗啡代谢产物的镇痛作用比吗啡高数倍，是药物的葡萄糖醛酸代谢物与阿片受体相互作用的结果。

（二）与硫酸的结合反应

具有羟基、氨基、羟氨基的药物或代谢物，在磺基转移酶的催化下，由体内活化型的硫酸化剂 3-磷酸腺苷-5′-磷酰硫酸（PAPS）提供硫酸基，使底物形成硫酸酯，形成硫酸酯的结合产物后水溶性增大，毒性降低，易排出体外。酚羟基在形成硫酸酯的结合反应时，具有较高的亲和力，反应较为迅速，如支气管扩张药沙丁胺醇，结构中有三个羟基，只有其中的酚羟基形成硫酸酯结合物。

沙丁胺醇

酚羟基的硫酸酯化结合反应和葡萄糖醛酸苷化反应是竞争性反应。但对于新生儿和 3～9 岁的儿童，由于其体内葡萄糖醛酸苷化机制尚未健全，对酚羟基药物代谢多以通过硫酸酯结合代谢途径，而对成人则主要进行酚羟基的葡萄糖醛酸苷化结合代谢。

（三）与氨基酸的结合反应

与氨基酸的结合反应是体内许多羧酸类药物及其代谢物的主要结合反应。含有芳香羧酸、芳乙酸、杂环羧酸的羧酸类药物或代谢物在辅酶 A 的作用下，首先羧酸和辅酶 A 上的巯基（CoA-SH）反应形成酰化物，该酰化物再在氨基酸 N-酰化转移酶的催化下，将其酰基转移到氨基酸的氨基上，形成 N-酰化氨基酸结合物。

在与氨基酸结合反应中，主要是取代的苯甲酸类药物参加结合反应。如苯甲酸和水杨酸在体内参与结合反应后生成马尿酸和水杨酰甘氨酸。其他羧酸反应性较差。

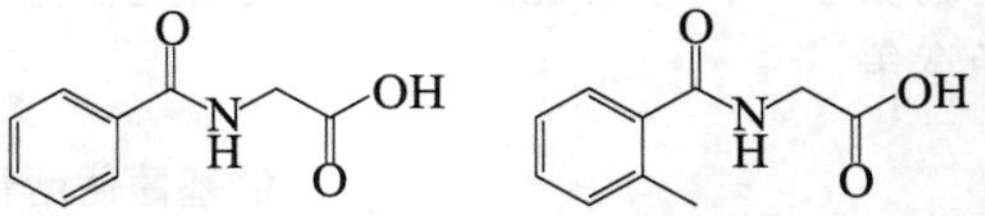

马尿酸   水杨酰甘氨酸

有些药物虽然没有羧基结构，但是经体内代谢形成羧基结构，也能通过氨基酸结合反应来进行代谢。如抗组胺药溴苯那敏和抗惊厥药苯乙酰脲的代谢产物可与甘氨酸结合后从肾脏排出。

（四）与谷胱甘肽的结合反应

谷胱甘肽（GSH）是由谷氨酸、半胱氨酸和甘氨酸组成的含有硫醇基团的三肽化合物，广泛存在于哺乳动物的组织中，其中半胱氨酸的巯基（—SH）具有较强的亲核作用，可与带强亲电基团的药物或代谢物结合，形成 S-取代的谷胱甘肽结合物。此外，谷胱甘肽还有氧化还原性质，对药物及代谢物的转变起到重要的作用。谷胱甘肽的结合反应主要有亲核取代反应、酰化反应、Michael 加成反应及还原反应，如抗肿瘤药白消安与谷胱甘肽的结合形成氢化噻吩。谷胱甘肽结合物的形成不是此代谢的最终形式，而通常是进行进一步的生物转化，最后谷胱甘肽结合物经降解生成巯基尿酸衍生物，通过尿液排出体外。

（五）乙酰化结合反应

含有脂肪伯胺、芳香伯胺、氨基酸、磺酰基、肼基及酰肼基等结构的药物或代谢物在乙酰辅酶 A 的参与下，进行乙酰基的转移形成乙酰化合物，如异烟肼可经乙酰化反应生成 N-乙酰异烟肼。

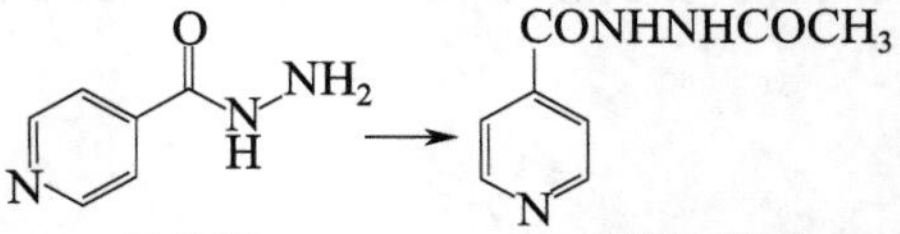

异烟肼 N-乙酰异烟肼

（六）甲基化结合反应

甲基化反应是药物代谢中较为少见的代谢途径，一般不用于体内外来物的结合排泄，但其对一些内源性物质如肾上腺素、褪黑激素等的代谢非常重要，对分解某些生物活性胺以及调节活化蛋白质、核酸等生物大分子的活性也起到非常重要的作用。能发生甲基化反应的药物有儿茶酚胺类等，如肾上腺素、去甲肾上腺素的代谢。非儿茶酚胺结构的药物一般不发生酚羟基的甲基化反应，如支气管扩张药特布他林含有两个间位酚羟基，不发生甲基化反应。

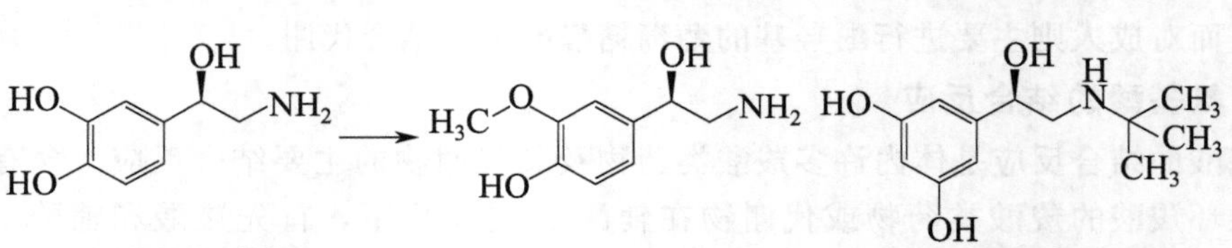

去甲肾上腺素   特布他林

活动 2　药物代谢反应对药物活性的影响

药物代谢的本质是机体组织对外来化合物（药物）进行作用，去毒、去活化，并设法将其排出体外的自我保护反应。但是由于代谢过程复杂，其引起药物的生物效应也多样化。

一、药物代谢物活性下降或失活

大多数药物经代谢转化为代谢物后，药理活性减弱以致完全失活，分子极性增强和水溶性增加，因此更容易排泄，使得药物在体内很快被清除，疗效不能持久或不能发挥应有药效。如氯丙嗪在体内代谢成去甲氯丙嗪，药物活性下降。而普鲁卡因则在体内代谢成无局部麻醉活性的对氨基苯甲酸和二乙氨基乙醇。

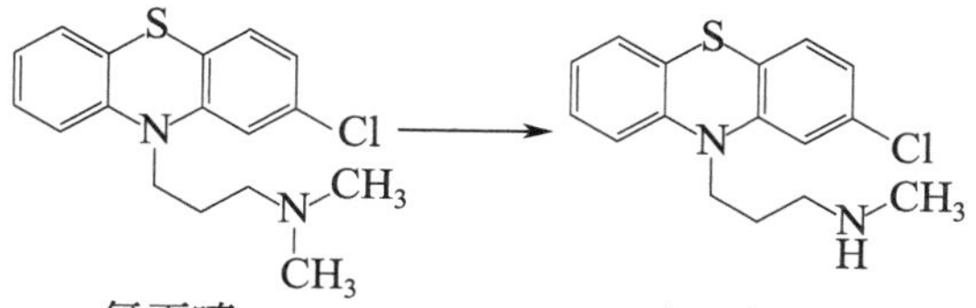

氯丙嗪　　　　　　　　　　去甲氯丙嗪

二、药物代谢物活性不变

药物代谢产物与代谢前原药相比，药物活性变化很小，如普鲁卡因胺在体内被代谢为乙酰普鲁卡因胺，两者均有抗心律失常活性，且活性相当。

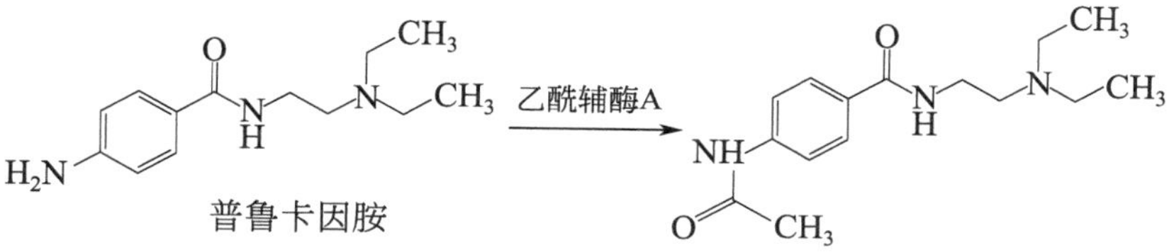

普鲁卡因胺

三、药物代谢物活性增加或经代谢后激活

少数药物的代谢产物要比母体药物的药理活性更强，如氯雷他定的代谢物去乙氧酰基氯雷他定的抗组胺作用大于母药。

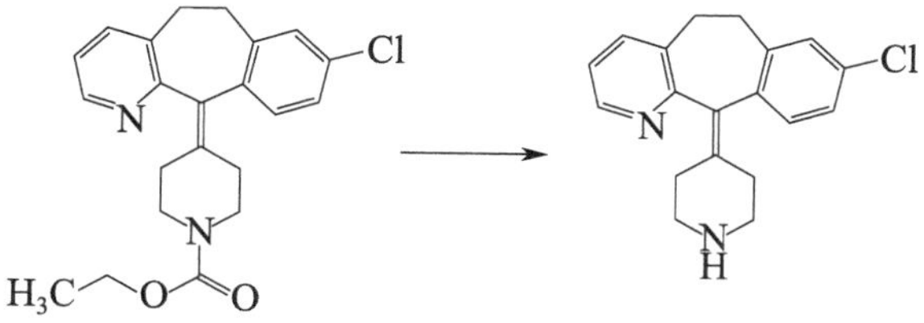

氯雷他定　　　　　　　　去乙氧酰基氯雷他定

某些药物本身没有药理活性，经代谢后激活（活化），如无生物活性的贝诺酯，在体内经水解代谢成阿司匹林和对乙酰氨基酚后，才具有解热镇痛作用。

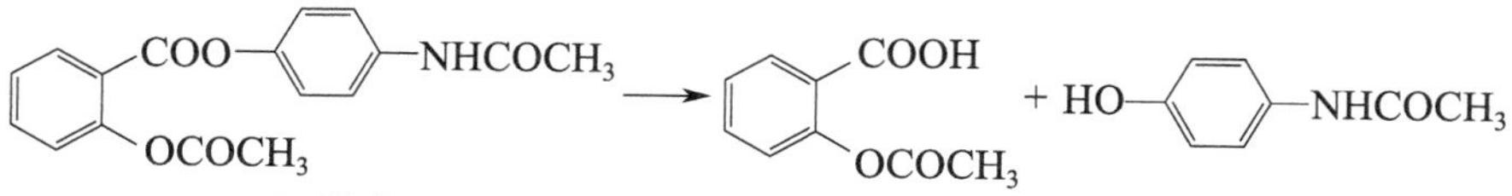

贝诺酯　　　　　　　阿司匹林　　　　　对乙酰氨基酚

四、药物代谢导致毒性增加

某些药物体内代谢产物具有毒性，如异烟肼的代谢物 N-乙酰异烟肼，具有肝脏毒性。

五、药物代谢改变药理作用

某些药物经生物转化后，其代谢产物的药理作用发生改变，如抗抑郁药异丙烟肼经体内代谢脱去异丙基成为异烟肼，而后者具有抗结核作用。

异丙烟肼 → 异烟肼

药物代谢不仅直接影响药物作用的强弱和作用时间长短，而且还会影响到药物治疗的安全性。因此掌握药物代谢规律，对于设计更合理的给药途径、给药方法、给药剂量及对制剂处方的设计、工艺改革和指导临床应用都有重要意义。

活动 3　说一说，练一练

一、单选题

1. 下列哪种类型氧化代谢的中间体有导致肝坏死的毒性？（　　）

A. 醇烃基氧化　　　　B. 醛基氧化　　　　C. 脱氨氧化

D. 芳环氧化　　　　　E. 氧化脱硫

2. 含芳环的药物主要发生以下哪种代谢？（　　）

A. 水解代谢　　　　　B. 开环代谢　　　　C. 脱烷基化代谢

D. 氧化代谢　　　　　E. 还原代谢

3. 下列哪些药物经代谢后产生仍有活性的代谢产物？（　　）

A. 卡马西平　　　　　B. 炔雌醇　　　　　C. 丙戊酸钠

D. 异戊巴比妥　　　　E. 普萘洛尔

二、多选题

1. 药物代谢反应对药物活性的影响有哪些？（　　）

A. 药物代谢物活性下降　　　　　　　　　　B. 药物代谢物活性不变

C. 药物代谢物活性增加或经代谢后激活　　　D. 药物代谢导致毒性增加

E. 药物代谢物失活

2. 属于第 I 相的生物转化反应有哪些？（　　）

A. 氧化反应　　　　　B. 结合反应　　　　C. 水解反应

D. 还原反应　　　　　E. 酰化反应

任务二小结

（1）药物的体内代谢反应分为第 I 相代谢和第 II 相代谢。

（2）第 I 相代谢主要是通过氧化反应、还原反应或水解反应，使药物的分子结构发生改变，分子中引入或暴露出羟基、氨基、羧基、巯基等极性基团，水溶性增加，药物活性下降或消失，有时也产生活性物质或毒性物质。

（3）第 II 相代谢主要是通过结合反应，使 I 相代谢物与活化的内源性极性分子结合后，水溶性进一步增大，药物被灭活并被排出体外。

项目十五小结

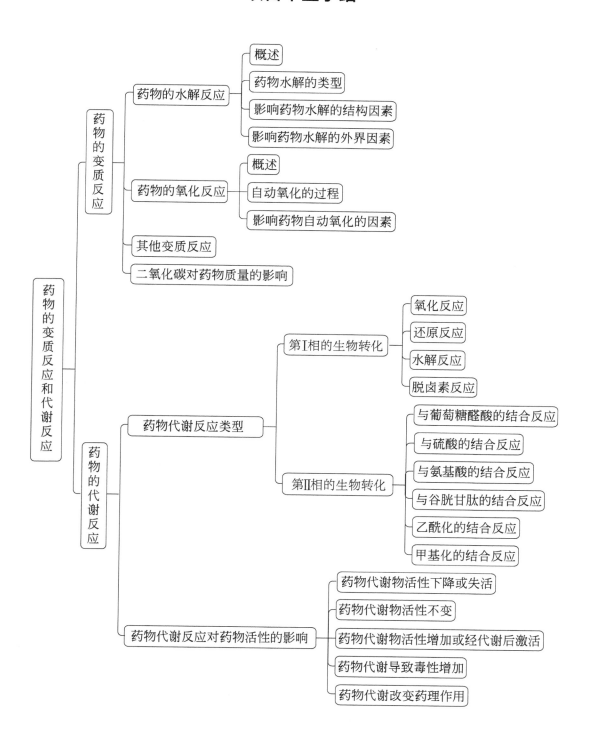

目标检测

一、单选题

1. 阿司匹林易水解，除了酚酯较易水解外，还有邻位羧基的（　　）。
A. 邻助作用　　　　　B. 给电子共轭　　　　C. 空间位阻　　　　D. 给电子诱导　　　　E. 不确定

2. 药物的自动氧化反应是指药物与（　　）。
A. 高锰酸钾的反应　　　　B. 过氧化氢的反应　　　　C. 空气中氧气的反应
D. 硝酸的反应　　　　E. 不确定

3. 易发生自动氧化的药物，可采用下列哪种方法增加稳定性？（　　）
A. 增加氧的浓度　　B. 加入氧化剂　　　　C. 长时间露置在空气中　　　D. 加入抗氧剂
E. 不确定

4. 体内最普遍的结合反应是（　　）。
A. 与氨基酸结合　　　　　　　　B. 与硫酸结合　　　　C. 与葡萄糖醛酸结合
D. 与谷胱甘肽结合　　　　　　　E. 与乙酰化结合

5. 水解速率较快的结构类型是（　　）。
A. 酰胺　　　　　　B. 酯类　　　　　　C. 酰肼　　　　　D. 酰脲
E. 氨甲酰氧基

二、多选题

1. 影响药物水解的结构因素有哪些？（　　）
A. 药物化学结构的电子效应对水解速度的影响
B. 手性异构的影响
C. 邻助作用对水解速度的影响
D. 空间位阻的掩蔽作用对水解速度的影响
E. 互变异构的影响

2. 影响药物水解的外界因素有哪些？（　　）
A. 水分　　　　　　B. 溶解酸碱性　　　　C. 温度　　　　　D. 重金属离子　　　　E. 光照

3. 影响药物自动氧化的内在因素有哪些？（　　）
A. C—H 键的解离能不同　　　　　　B. 电子效应　　　　C. 空间位阻效应
D. 温度　　　　　　　　　　　　　E. 氧气接触

4. 有机药物中常见易发生自动氧化的基团有（　　）。
A. 芳香伯胺　　　　B. 酚羟基　　　　　C. 苯环　　　　　D. 烯醇　　　　　E. 酯键

5. 有机药物中常见易水解的基团有（　　）。
A. 酯键　　　　　　B. 酰脲　　　　　　C. 酰肼　　　　　D. 酰胺　　　　　E. 酚羟基

三、简答题

1. 常见的药物水解反应有哪些？
2. 影响药物水解变质的外界因素有哪些？
3. 常见的药物代谢反应有哪些？

项目十六　药物的化学结构修饰

知识目标

1. 理解先导化合物和结构修饰的含义。
2. 理解结构修饰对药效的影响。
3. 学会阿司匹林的结构修饰方法。
4. 了解阿司匹林用药中存在的问题。

技能目标

1. 学会运用结构修饰解决阿司匹林用药中的问题。
2. 学会运用结构修饰解决药物在应用中的问题。

　　新药的研发是一个艰巨而漫长的过程。新药的研究与开发通常是发现和优化先导化合物的过程。先导化合物要经过不断优化，达到符合药物"安全、有效"的原则，才可能在临床上使用。本项目以经典药物为例进行探究，学习药物化学结构修饰的含义、分析结构修饰方法及对药效产生的影响。

任务一　先导化合物及结构修饰

活动 1　结构修饰的含义

案例导入

　　阿司匹林是水杨酸类解热镇痛药的代表，具有解热镇痛、抗风湿等作用，而且还有明显抑制血小板聚集、防治血栓形成的新用途。阿司匹林的临床应用已有 100 多年的历史，但其在临床应用中也表现出了一些不良反应。其中，最易产生胃肠道刺激的副作用，原因在于阿司匹林结构中有游离羧基的存在。以外，由于阿司匹林是环氧酶不可逆的抑制剂，抑制了胃黏膜内前列腺素 PGI_2 的生物合成，易造成胃溃疡甚至胃出血。因此，为了克服阿司匹林的胃肠道副作用，需要对其化学结构进行一系列的化学结构修饰，开发出副作用较小的水杨酸类衍生物。保持药物的基本结构不变，对其官能团进行改变的方法叫做药物化学结构修饰。

活动 2　结构修饰的方法

　　为寻找疗效更好、毒副作用更小的衍生物，药物的结构修饰常从以下几个方面进行，如将其制成盐、酯、酰胺。

一、成盐

　　成盐修饰适用于具有酸性或碱性基团的药物，目的是增加药物的溶解度，便于制成注射剂，有时也可增加药物的稳定性。例如，为了克服阿司匹林口服给药对胃肠道的刺激，可将阿司匹林与碱性赖氨酸成盐得到赖氨匹林，使其水溶性增加，可配成注射剂使用，避免了胃肠道反应。

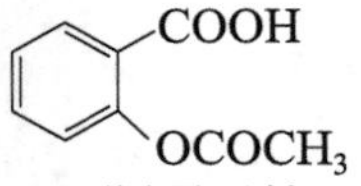

阿司匹林

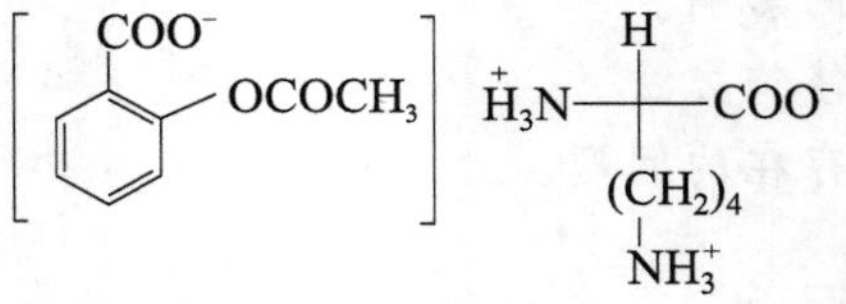

赖氨匹林

阿司匹林与氢氧化铝形成阿司匹林铝，在胃中几乎、不分解，进入小肠内才能分解成 2 分子的阿司匹林从而被吸收，所以对胃的刺激性很小。

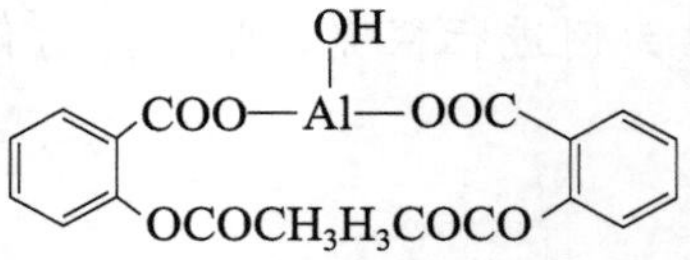

阿司匹林铝

双氢青蒿素的双羧基官能团，一个羧基与双氢青蒿素形成单酯，另一个游离羧基可形成钠盐来增加水溶性，不仅可以制成注射剂，而且还提高了生物利用度，临床用于治疗各种疟疾。

二、成酰胺

含氨基和羧基的药物能够选择成酰胺的修饰方法。成酰胺后，可增加药物的化学稳定性，增加药物的组织选择性，降低毒副作用，延长药物作用时间。含氨基药物最常被修饰成酰胺。如多制成苯甲酰胺或新戊酰胺，也可以将氨基与氨基酸的羧基脱水缩合形成肽键，利用体内的肽酶进行水解。例如，环磷酰胺对正常组织毒副作用很低，在肿瘤组织中经肝微粒体酶活化后生成磷酰氮芥和去甲氮芥，增加了对肿瘤细胞的选择性，具有较好的抗癌作用，毒性较小。含羧基的药物也能酰化成酰胺，如将水杨酸制成水杨酰胺或乙氧苯酰胺，由于具酰胺结构，近中性，水杨酰胺和乙氧苯酰胺对胃几乎无刺激性，解热、镇痛作用均强于阿司匹林，且毒副作用小。

乙氧苯酰胺

三、成酯

含羟基或羧基的药物可选择成酯的修饰方法。药物结构中的羟基是易被代谢的基团，成酯后常可延长药物的半衰期，增加药物的脂溶性，提高生物利用度。具有羧基的药物常常显较强的酸性，口服给药时，对胃肠道刺激较大，羧基成酯后降低药物的极性，减少对胃肠道的刺激，改善药物的生物利用度。如阿司匹林含有羧基，与对乙酰氨基酚的酚羟基脱水形成贝诺酯，也是采用前药原理对阿司匹林进行成酯修饰而成。贝诺酯在体内被酯酶水解生成阿司匹林和对乙酰氨基酚，产生更强大的解热镇痛作用，用于治疗风湿性关节炎及其他发热所引起的疼痛，本品对胃肠道刺激性较小。再如双水杨酸酯口服后在胃中不分解，在肠道碱性条件下则逐渐分解成 2 分子水杨酸，故对胃肠道的副作用较小。

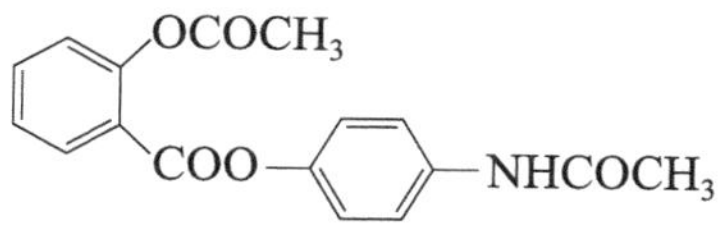

贝诺酯

四、其他

有些药物分子中含有羰基，可修饰成缩酮、肟化物、四氢噻唑、烯醇酯、偶氮等。如罗红霉素就是将红霉素的 9-位羰基转化为肟，再进行醚化，引入氮、氧等基团，极大地改善了红霉素对酸不稳定、口服吸收不好、不良反应大的缺点。

有些药物具有环状结构，将环打开后，可以改变药物的溶解性能或药理作用。如维生素 B_1 极性大，口服吸收差，开环形成奥托硫胺后，显著提高了脂溶性，口服吸收好，且在体内能迅速环合成硫胺发挥作用。

有些药物在分子中引入卤素取代基，可增加脂溶性，提高选择性。如阿司匹林的 5-位上引入含氟取代基，能明显增强消炎镇痛作用，且胃肠道刺激性小。氟取代水杨酸衍生物二氟尼柳为可逆的环氧化酶抑制剂，其消炎镇痛作用比阿司匹林强 4 倍，且作用时间长达 12h，对血小板功能影响较小，胃肠道刺激小，可用于关节炎、手术后疼痛、癌症疼痛等。

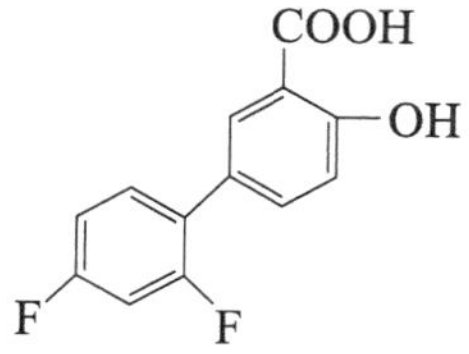

二氟尼柳

药物的结构修饰对改善药物药物代谢动力学性质、副作用、组织选择性等方面已有很多成功的经验，成为药物研究的重要组成部分。

说一说，练一练

药物结构修饰的方法有哪些？举例说明。

活动 3　先导化合物及药物结构修饰的目的

先导化合物又称原型药，是指有独特结构且具有一定生物活性的化合物。它可能由于活性小、选择性低或药代动力学性质差，不能作为临床用药；但可以在该化合物结构的基础上，进行一系列的结构改造或修饰，得到符合要求的新药。

先导化合物的优化方法有生物电子等排原理、前药原理、软药原理等。

药物化学结构修饰的目的主要有：①降低药物的毒性和不良反应；②延长药物作用时间；

③增加药物的稳定性；④改善药物的吸收；⑤消除药物的不良味觉；⑥发挥药物的配伍作用；⑦增加药物的溶解度；⑧提高药物的组织选择性。

活动4　说一说，练一练

多选题

1. 先导化合物的优化方法有（　　）。
A. 生物电子等排原理　　　　　　　　B. 前药原理　　　　C. 软药原理
D. 体内代谢过程的物质分析

2. 药物化学结构修饰的目的主要有（　　）。
A. 增强药物的稳定性　　　　　　B. 改善药物的溶解性　　　　C. 提高药物的选择性
D. 改善药物的吸收　　　　　　　E. 降低药物的毒性

任务二　结构修饰对药效的影响

活动　理解药物结构修饰对药效的影响

一、降低药物的毒性和不良反应

阿司匹林具有游离羧基，具有较强的胃肠道刺激性，与对乙酰氨基酚成酯后得到贝诺酯，胃肠道刺激较弱，在体内水解为阿司匹林和对乙酰氨基酚后，还具有协同作用。

二、延长药物作用时间

延长药物作用时间主要是考虑增加药物代谢的稳定性，增加药物在组织内的停留时间，减慢其代谢速率和排泄速率。如氟奋乃静用于治疗精神分裂症，作用时效只有一天，制成庚酸酯和癸酸酯，药效分别可持续2周和4周。

为了延长雌二醇在体内的存留时间，将雌二醇中的酚羟基酯化制成苯甲酸雌二醇，其因不溶于水而储存在脂肪组织中成为长效制剂，在体内缓慢水解释放出游离雌二醇，可持续较长时间，发挥其雌激素作用。

三、增加药物的稳定性

有些药物结构中存在易氧化、易水解的基团，在贮存中易失效，在体内的代谢速度加快。对这些不稳定的基团进行化学修饰，可增加药物稳定性，并延长作用时间。如将红霉素中的羟基酯化得到琥乙红霉素，不仅提高了药物的稳定性，而且增加了药物的活性。

四、改善药物的吸收

药物发挥药效首先需溶解并具有合适的脂水分配系数，才能充分吸收，达到较大的生物利用度。如氨苄西林含有游离的—COOH和—NH_2，极性较大，脂溶性较差，不易透过生物膜，口服吸收率低，生物利用度低，将其羧基酯化得到匹氨西林，增加了脂溶性，在体内可被定量吸收。

噻吗洛尔是β-肾上腺素受体拮抗剂，用于治疗青光眼。由于其极性较强、脂溶性差，很难透过角膜，故将其结构中的羟基与丁酸反应成酯，得到丁酰噻吗洛尔，使脂溶性增高，制成的滴眼剂透过角膜的能力增强了 4～6 倍。该药进入眼球后经酶水解再生成游离噻吗洛尔产生药理作用。

五、消除药物的不良味觉

有些药物具有强烈的苦味或不良气味，不便服用，影响患者服药的依从性。如口服克林霉素味道很苦，可将其制成棕榈酸酯，解决口服时味苦的缺点；也可将克林霉素形成磷酸酯，将口服给药变成注射给药，同时能解决克林霉素注射疼痛的问题。这两种克林霉素的酯进入人体后，都可水解为克林霉素而发挥作用。

六、发挥药物的配伍作用

氨苄西林为广谱抗生素，但对 β-内酰胺酶的稳定性较差。而舒巴坦是 β-内酰胺酶抑制剂，本身抗菌作用微弱，将氨苄西林与舒巴坦通过亚甲基结合起来，形成双酯舒他西林，经口服进入机体后，分解为氨苄西林和舒巴坦发挥作用。

七、增加药物的溶解度

药物必须先溶解才能发挥药效，对于一些溶解性能不佳的药物，不仅影响其在体内的转运过程和作用部位的有效浓度，而且还影响其剂型的制备和使用。一般可以通过结构修饰，制成水溶性的盐类、酯类等增大溶解度。方便使用和增强药物作用。将苯巴比妥制成水溶性的前药苯巴比妥钠盐，水溶性增大，可供注射用。

八、提高药物的组织选择性

药物给药后，在体内要经过吸收、转运、代谢等过程，将药物进行适当的结构修饰制成前药，使该前药只在转运到达作用部位时才转化为原药发挥药效，而在其他组织中不会释放出原药。如氮芥是一种有效的抗癌药物，但其选择性差、毒性大。研究发现肿瘤组织中酰胺酶含量和活性高于正常组织，于是设想合成酰胺类氮芥，使其进入体内后在肿瘤组织中被酰胺酶水解，释放出氮芥发挥抗癌作用，而环磷酰胺就是被证明有效的最常用且毒性较低的酰胺类氮芥抗癌药物。它本身不具备细胞毒活性，通过体内的代谢，经肝微粒体酶活化后生成磷酰氮芥和去甲氮芥，它们对肿瘤细胞的选择性极高，而对正常细胞没有选择性，因此具有较好的抗癌作用，毒副作用较小。

说一说，练一练

1. 简述药物结构修饰对药效的影响。
2. 举例说明如何通过药物结构修饰提高药物的组织选择性。

任务三 新药研究常用原理

活动 1 生物电子等排原理

生物电子等排体是指外层电子数相同或相似的基团，具有相似的物理及化学性质，互称为电子等排体。这些相似之处可以是基团或取代基的外电子层结构，电子密度，分子的形状、大小；也可以是 pK_a、静电势、最高分子占有轨道、最低空轨道、脂溶性、化学反应性、生物转化等。药物结构中的某些原子或基团，被其生物电子等排体取代或互换，会产生相似或相反的生物活性，此原理就叫做生物电子等排原理。

活动2 前药原理

前体药物是指一些无药理活性的化合物，简称前药。我们把具有活性的原药，经过化学方法将其转变为无活性的前药，这些前药进入生物体内，经过酶促或其他化学反应，又释放出有活性的原药而发挥作用，此原理叫做前药原理。

前药设计的目的是：①改变药物溶解度，适应剂型的需要，或提高体内药物浓度，如氢化可的松丁二酸单酯钠盐、青蒿琥酯；②使药物定向靶细胞，提高药物选择性，如环磷酰胺；③增加药物的化学稳定性和代谢稳定性，如醋酸氢化可的松、雌二醇苯甲酸酯；④消除药物的副作用、毒性以及不适气味，如贝诺酯、烟酸肌醇酯、克林霉素。

活动3 软药和硬药原理

一、软药

软药是本身具有治疗作用的药物，在体内作用后，经预期的和可控制的代谢作用，转变成无活性和无毒性的化合物。软药的设计可以减少药物的毒性代谢产物，提高治疗指数；可以避免体内产生活性的代谢产物；减少药物的相互作用；可以使药物代谢动力学问题得到简化。但软药本身是药物，在发挥药物作用后经体内的生物转化转变为没有活性的物质，这与前药的概念正好不同。软药是代谢失活过程，前药是代谢活化过程。

二、硬药

硬药是指具有发挥药物作用所必需的结构特征的化合物，但该化合物不发生代谢或化学转化，可避免产生不必要的毒性代谢产物，可以增加药物的活性。由于硬药不能发生代谢失活，因此很难从生物体内消除。故在设计药物时，应尽量避免产生硬药。

如氯化十六烷基吡啶是具有抗菌作用的硬药，具有较高的抗菌活性，主要制成溶液和片剂，用于治疗口腔和咽喉部感染等。该药在体内产生作用后难以代谢，并出现副作用。将其结构中的碳链改成电子等排体酯基取代后得到软药。该软药和氯化十六烷基吡啶相比，具有相同的疏水性碳链，抗菌作用也相同。但由于该软药在体内容易发生水解失活，因而其毒性可大幅降低，具有较高的治疗指数。

活动4 拼合原理

拼合原理是指将药理作用相似而结构不同的两种药物或药效基团拼合在一起，形成一个新的药物，此药物可兼具两者的性质，强化药理作用，减少各自的副作用；或使两者取长补短，发挥各自的药理活性，协同地完成治疗作用。如利用拼合原理将阿司匹林与对乙酰氨基酚合成为贝诺酯。

活动5 说一说，练一练

1. 什么是生物电子等排原理？

2. 什么是前药？

3. 什么是软药？

4. 什么是硬药？

项目十六小结

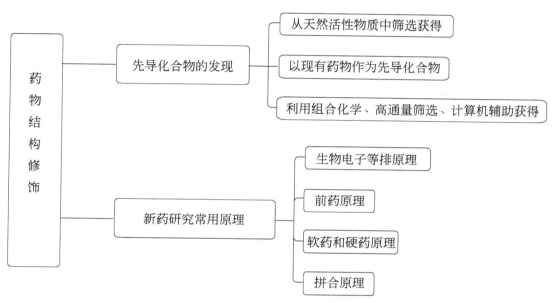

目标检测

一、A型题

1. 下述药物属于从天然药物中发现的是（　　）。

A. 青蒿素　　　　　B. 格列吡嗪　　　　　C. 雷尼替丁　　　　　D. 氢化可的松

E. 氟哌啶醇

2. 下述药物以现有突破性药物作先导化合物发现的是（　　）。

A. 兰索拉唑　　　　B. 环胞苷　　　　　C. 氯丙嗪　　　　　D. 奥沙西泮

E. 洛伐他汀

3. 下述药物属于从药物合成的中间体中发现的是（　　）。

A. 兰索拉唑　　　　B. 环胞苷　　　　　C. 氯丙嗪　　　　　D. 奥沙西泮

E. 洛伐他汀

4. 基于软药原理优化的药物是（　　）。

A. 氟尿嘧啶　　　　B. 硫喷妥钠　　　　C. 阿曲库铵　　　　D. 维生素 A 醋酸酯

E. 贝诺酯

二、B型题

[1～3]

A. 从天然活性物质中筛选获得先导化合物

B. 由药物副作用发现先导化合物

C. 通过药物代谢研究得到先导化合物

D. 以现有突破性药物作先导化合物

E. 以药物合成的中间体作先导化合物

1. 氯丙嗪是（　　）。

2. 奥沙西泮是（　　）。

3. 洛伐他汀是（　　）。

[4～6]

A. 普鲁卡因　　　　　B. 兰索拉唑　　　　　C. 奥司他韦　　　　　D. 黄体酮

E. 氟奋乃静癸酸酯

4. 基于生物电子等排原理的是（　　）。

5. 基于前药原理的是（　　）。

6. 基于定量构效关系设计的是（　　）。

三、X 型题

1. 先导化合物的发现途径有（　　）。

A. 从天然活性物质中筛选获得先导化合物

B. 由药物副作用发现先导化合物

C. 通过药物代谢研究得到先导化合物

D. 以现有突破性药物作先导化合物

E. 以药物合成的中间体作先导化合物

2. 从天然药物的活性成分中发现的药物有（　　）。

A. 青蒿素　　　　　B. 吗啡　　　　　C. 阿司匹林　　　　　D. 雷尼替丁　　　　　E. 黄体酮

3. 药物结构修饰的目的包括（　　）。

A. 增强药物的稳定性　　　　　B. 改善药物的溶解性　　　　　C. 提高药物的选择性

D. 改善药物的吸收　　　　　E. 降低药物的毒性

下篇 药物化学实验实训

项目十七　药物的理化性质实训

实训一　药物的溶解性

一、实训目的

（1）熟悉《中国药典》（2020 年版）对药物近似溶解度的规定。

（2）掌握测定药物溶解度的试验方法。

二、实训原理

药物的溶解度是在一定温度与压力下，药物溶解形成饱和溶液时的浓度。溶解度在一定程度上反映药品的质量特性。

药物在某种溶剂中的溶解性以及溶解度的大小，主要取决于溶质与溶剂分子之间的引力大小，只有当溶质与溶剂分子间引力大于溶质分子之间的引力时，溶质才可能溶于溶剂中。药物溶解度的影响因素有药物自身的分子结构、溶剂的性质及温度等。

三、主要试药及仪器

试药：青霉素钠、盐酸普鲁卡因、阿司匹林、对乙酰氨基酚、磺胺嘧啶、维生素 C、维生素 D_3、纯化水、乙醇、乙醚等。

仪器：天平、药匙、量杯、试管、烧杯、锥形瓶等。

四、实训步骤

（1）药物在水中溶解度测定的试验法　分别称取供试品青霉素钠、盐酸普鲁卡因、阿司匹林、对乙酰氨基酚、磺胺嘧啶各 0.10g 置适当容器中并标号，在 25℃±2℃温度下，各加入一定的纯化水，30min 内每隔 5min 强力振摇 30s，观察溶解情况，加纯化水直至无目视可见的溶质颗粒或液滴时，即视为完全溶解，分别记录溶剂纯化水的用量。

（2）药物在不同溶剂中溶解度测定的试验法　分别称取 0.10g 供试品维生素 C 和维生素 D$_3$ 各 3 份，分别置于适当容器中并标号，在 25℃±2℃ 温度下，将每种药物分别溶于一定的纯化水、乙醇、乙醚中，30min 内每隔 5min 强力振摇 30s，观察溶解情况，加溶剂直至无目视可见的溶质颗粒或液滴时，即视为完全溶解，分别记录溶剂纯化水、乙醇和乙醚的用量。

五、注意事项

（1）实训中的供试品应为原料药，防止制剂中的辅料对溶解度试验产生干扰。

（2）为了便于实训的观察和操作，药物的称取和溶解容器可以选用试管、锥形瓶等适当仪器。

（3）实训所用药物在溶剂中的溶解性为：青霉素钠、盐酸普鲁卡因在水中极易溶解；对乙酰基酚在水中略溶；阿司匹林在水中微溶；磺胺嘧啶在水中几乎不溶；维生素 C 在水中易溶，在乙醇中略溶，在乙醚中不溶；维生素 D$_3$ 在乙醇、乙醚中极易溶解，在水中不溶。

六、思考题

（1）影响药物溶解度的因素有哪些？

（2）本实训所选药物的结构各具什么特点？试分析其结构与溶解度的关系。

实训二　麻醉药和解热镇痛药的化学鉴别

一、实训目的

（1）熟悉常用麻醉药和解热镇痛药的定性鉴别反应原理。

（2）掌握常用麻醉药和解热镇痛药的主要理化性质及鉴别操作方法。

二、实训原理

1. 盐酸普鲁卡因

本品水溶液加氢氧化钠溶液后，析出游离的普鲁卡因白色沉淀；本品结构中含有酯键，加热可使其酯键水解，产生对氨基苯甲酸钠和能使红色石蕊试纸变蓝的乙氨基乙醇气体，放冷后加盐酸酸化，析出对氨基苯甲酸白色沉淀；本品含有氯离子，可以发生氯化物的鉴别反应；本品具有芳香伯胺结构，可以发生重氮化-偶合反应。

2. 盐酸利多卡因

本品的水溶液与硫酸铜和碳酸钠试液反应，生成物显蓝紫色，加三氯甲烷振摇后放置，三氯甲烷层显黄色；本品含有氯离子，可以发生氯化物的鉴别反应。

3. 阿司匹林

本品结构中不含游离的酚羟基，但其水解成水杨酸后，酚羟基显露，与三氯化铁试液可发生显色反应。本品在碳酸钠试液中水解、酸化后，可生成水杨酸白色沉淀和醋酸臭气。

4. 对乙酰氨基酚

本品含有游离酚羟基，可以发生三氯化铁的显色反应。本品具有酰胺结构，能够发生水解反应，生成游离的芳香伯胺，再发生重氮偶合反应使溶液显红色。

三、主要试药及仪器

试药：盐酸普鲁卡因、盐酸利多卡因、阿司匹林、对乙酰氨基酚、10％氢氧化钠溶液、盐酸、稀硝酸、硝酸银试液、氨试液、稀盐酸、0.1mol/L亚硝酸钠试液、碱性β-萘酚试液、硫酸铜试液、碳酸钠试液、三氯甲烷、三氯化铁试液、稀硫酸。

仪器：试管、研钵、天平、药匙、酒精灯、试管夹、漏斗、滤纸、玻璃棒、水浴锅、量筒、烧杯、红色石蕊试纸等。

四、实训步骤

1. 盐酸普鲁卡因

（1）取本品约0.1g于试管中，加水2ml使其溶解后，加10％氢氧化钠溶液1ml，即生成白色沉淀；加热，变为油状物；继续加热，生成的蒸汽能使湿润的红色石蕊试纸变为蓝色；加热至油状物消失后，放冷，加盐酸酸化，即析出白色沉淀。

（2）取本品约0.01g于试管中，加水2ml振摇完全溶解后，加稀硝酸酸化，再滴加硝酸银试液，生成白色凝乳状沉淀；分离，沉淀加氨试液即溶解，再加稀硝酸酸化后，沉淀复生成。

（3）取本品约0.05g，加稀盐酸1ml，振摇使其溶解，加0.1mol/L亚硝酸钠试液数滴，振摇1min，再加碱性β-萘酚试液数滴，即生成红色沉淀。

2. 盐酸利多卡因

取盐酸利多卡因0.2g，加水20ml溶解后，照下述方法试验。

（1）取上述溶液2ml，加硫酸铜试液0.2ml与碳酸钠试液1ml，即显蓝紫色；加三氯甲烷2ml，振摇后放置，三氯甲烷层显黄色。

（2）取上述溶液2ml，加稀硝酸酸化，再滴加硝酸银试液，生成白色凝乳状沉淀；分离，沉淀加氨试液即溶解，再加稀硝酸酸化后，沉淀复生成。

3. 阿司匹林

（1）取本品约0.1g，加水10ml，煮沸，放冷，加三氯化铁试液1滴，即显紫堇色。

（2）取本品约0.5g，加碳酸钠试液10ml，煮沸2min后，放冷，加过量的稀硫酸，即析出白色沉淀，并发出醋酸的臭气。

4. 对乙酰氨基酚

（1）取本微量，加少许水溶解，滴加三氯化铁试液，即显蓝紫色。

（2）取本品约0.1g，加稀盐酸5ml，置水浴中加热40min，放冷；取0.5ml，滴加亚硝酸钠试液5滴，摇匀，用水3ml稀释后，加碱性β-萘酚试液2ml，振摇，即显红色。

五、注意事项

（1）酒精灯直火加热时，注意试管口的朝向，不要对人。

（2）对乙酰氨基酚接触铁器易发生氧化反应而变色，因此实训中要避免与铁器接触，并且药物需要避光、密封储存。

（3）对乙酰氨基酚需在沸水浴中完全水解后才能发生重氮偶合反应。水解时，为防止由于局部温度过高，而使本品被氧化或局部炭化，故不可采用直火加热。

六、思考题

（1）鉴别阿司匹林时，为什么先在水溶液中煮沸，后加三氯化铁试液？

（2）芳香伯胺类化合物鉴别试验的反应条件有哪些？

实训三　外周神经系统药物的化学鉴别

一、实训目的

(1) 熟悉常用外周神经系统药物定性鉴别的反应原理。

(2) 掌握常用外周神经系统药物的主要理化性质及鉴别操作方法。

(3) 掌握莨菪烷生物碱类、儿茶酚胺类的鉴别反应。

二、实训原理

1. 硫酸阿托品

本品具有酯键，水解生成莨菪酸，显莨菪烷生物碱类的鉴别反应，可以发生 Vitali 反应。即与发烟硝酸共热水解生成的莨菪酸发生硝基化反应，生成三硝基衍生物，遇氢氧化钾的乙醇溶液，分子内双键重排，生成醌型化合物，初显紫色，继而变为暗红色，最后颜色消失。本品为硫酸盐，水溶液显硫酸盐的鉴别反应。本品游离体因碱性较强，与氯化汞作用，可析出黄色氧化汞沉淀。

2. 肾上腺素

本品含邻苯二酚结构，可以与三氯化铁试液生成具有颜色的配合物，并在碱性条件下氧化变色；本品亦具有较强的还原性，溶液可与过氧化氢可以发生氧化还原反应。

3. 马来酸氯苯那敏

本品具有叔胺结构，可与枸橼酸醋酐试液发生反应，产物呈红紫色；本品具有马来酸结构，含有不饱和双键，可与氧化性物质发生氧化还原反应。

4. 溴新斯的明

本品含有氨基甲酸酯结构，酯键水解后生成的间二甲氨基苯酚钠，可以与重氮苯磺酸试剂发生偶合反应，生成红色的偶氮化合物；本品的水溶液显溴化物的鉴别反应。

5. 盐酸麻黄碱

本品具有仲氨基结构，其水溶液可以与碱性硫酸铜试液反应，生成蓝紫色配合物，不同颜色的配合物极性不同，分别溶于乙醚和水中；本品的水溶液显氯化物的鉴别反应。

三、主要试药及仪器

试药：硫酸阿托品、肾上腺素、马来酸氯苯那敏、溴新斯的明、盐酸麻黄碱、20%氢氧化钠溶液、重氮苯磺酸试液、硝酸银试液、氨试液、硝酸、乙醇、氢氧化钾、氯化钡试液、盐酸、盐酸溶液（9→1000）、三氯化铁试液、过氧化氢试液、硫酸铜试液、乙醚、枸橼酸醋酐试液、稀硫酸、高锰酸钾试液。

仪器：试管、研钵、天平、药匙、蒸发皿、胶头滴管、酒精灯、试管夹、漏斗、滤纸、玻璃棒、水浴锅、量筒、烧杯等。

四、实训步骤

1. 硫酸阿托品

(1) 取本品约 0.01g，加发烟硝酸 5 滴，置水浴上蒸干，得黄色的残渣，放冷，加乙醇 2～3 滴湿润，加固体氢氧化钾一小粒，即显深紫色。

（2）取本品的水溶液 2ml，加氯化钡试液，即生成白色沉淀；分离，沉淀在盐酸或硝酸中均不溶解。

2. 肾上腺素

（1）取本品约 2mg，加盐酸溶液（9→1000）2～3 滴溶解后，加水 2ml 与三氯化铁试液 1 滴，即显翠绿色；再加氨试液 1 滴，即变紫色，最后变成紫红色。如供试品为盐酸肾上腺素注射液，取本品 2ml，三氯化铁试液 1 滴，即显翠绿色；再加氨试液 1 滴，即变紫色，最后变成紫红色。

（2）取本品 10mg，加盐酸溶液（9→1000）2ml 溶解后，加过氧化氢试液 10 滴，煮沸，即显血红色。

3. 马来酸氯苯那敏

（1）取本品约 10mg，加枸橼酸醋酐试液 1ml，置水浴上加热，即显红紫色。

（2）取本品约 20mg，加稀硫酸 1ml，滴加高锰酸钾试液，红色即消失。

4. 溴新斯的明

（1）取本品约 1mg，置蒸发皿中，加 20%氢氧化钠溶液 1ml 与水 2ml，置水浴上蒸干，加水 1ml 溶解后，放冷，加重氮苯磺酸试液 1ml，即显红色。

（2）取本品溶液 2ml，加硝酸银试液，即生成淡黄色凝乳状沉淀；分离，沉淀能在氨试液中微溶，但在硝酸中几乎不溶。

5. 盐酸麻黄碱

（1）取本品约 10mg，加水 1ml 溶解后，加硫酸铜试液 2 滴与 20%氢氧化钠溶液 1ml，即显蓝紫色；加乙醚 1ml，振摇后，放置，乙醚层即显紫红色，水层变为蓝色。

（2）取本品的水溶液 2ml，先加氨试液使成碱性，将析出的沉淀滤过除去，取滤液进行试验；滤液加稀硝酸使成酸性后，滴加硝酸银试液，即生成白色凝乳状沉淀；分离，沉淀加氨试液即溶解，再加稀硝酸使之成酸性，沉淀复生成。如供试品为盐酸麻黄碱滴鼻液，照上述方法试验，显相同反应。

实训四　心血管系统药物的化学鉴别

一、实训目的

（1）掌握心血管系统药常见药物的鉴别原理和鉴别方法。

（2）掌握鉴别实验操作的基本方法。

二、实训原理

利用药物中各种官能团的不同特性，使其与某些试剂作用，产生特殊的颜色、沉淀或气味等现象来区别药物的化学鉴别方法。

（1）硝酸异山梨酯经硫酸破坏后生成硝酸，加硫酸亚铁生成硫酸氧氮合亚铁，在两液层界面呈棕色环。

（2）卡托普利结构中含有巯基，可与亚硝酸反应生成红色的亚硝酰硫醇酯。

（3）盐酸普鲁卡因胺分子中含芳伯氨基，可与碱性 β-萘酚生成红色偶氮化合物；分子中有氯离子能与硝酸银生成白色凝乳状沉淀。

三、主要试药及仪器

试药：硝酸异山梨酯、卡托普利、盐酸普鲁卡因胺、硫酸、硫酸亚铁试液、高锰酸钾试液、亚硝酸钠结晶、氢氧化钠试液、盐酸、稀盐酸、0.1mol/L 亚硫酸钠试液、碱性 β-萘酚、硝酸银试液、氯仿（三氯甲烷）、氨试液。

仪器：试管、漏斗、小烧杯、滤纸、酒精灯。

四、实训步骤

1. 硝酸异山梨酯

（1）取本品约 10mg，置试管中，加水 1ml 与硫酸 2ml，注意摇匀，溶解后放冷，沿管壁缓缓加硫酸亚铁试液 3ml，不能振摇，使之分层，接界面处出现棕色环。

（2）取本品 10mg，置试管中，加水 1ml 溶解后，滴加高锰酸钾试液，紫色不褪去。

2. 卡托普利

取本品约 25mg，置于试管中，加乙醇 2ml 溶解后，加亚硝酸钠结晶少许和稀硫酸 10 滴，振摇，溶液显红色。

3. 盐酸普鲁卡因胺

（1）取本品约 50mg，置试管中，加稀盐酸 1ml，必要时缓缓煮沸使溶解，放冷，滴加亚硝酸钠溶液 5 滴，摇匀后，加水 3ml 稀释，加碱性 β-萘酚试液 2ml，振摇，生成由橙黄色到猩红色沉淀。

（2）取本品约 50mg，置试管中，加水完全溶解后，先加氨试液使成碱性，将析出的的沉淀滤过除去。取滤液加硝酸使成酸性，加硝酸银试液，即生成白色凝乳状沉淀；分离，沉淀加氨试液即溶解，再加硝酸，沉淀复生成。

（3）取本品约 50mg，加等量的二氧化锰，混合均匀，加硫酸润湿，缓缓加热，即发生氯气，能使润湿的碘化钾淀粉试纸显蓝色。

五、注意事项

（1）硝酸异山梨酯在室温及干燥状态下较稳定，但遇强热或撞击会发生爆炸，实验中须加以注意。

（2）卡托普利有巯基结构，因此有类似蒜的特臭。

（3）若供试品为片剂，应作相应处理，方可进行鉴别实验。

实训五　合成抗菌药和抗生素类药物化学鉴别

磺胺类药物的性质实验

一、实训目的

（1）掌握抗菌药（磺胺类）的鉴别原理和鉴别方法。

（2）掌握鉴别实验操作的基本方法。

二、实训原理

磺胺类药物结构中具有芳伯氨基和磺酰氨基及杂环取代基，在酸性条件下能与亚硝酸钠及碱性 β-萘酚发生重氮化-偶合反应，生成红色的偶氮化合物；在碱性条件下能与硫酸铜反应，生成不溶性的铜盐沉淀。

三、主要试药及仪器

试药：磺胺甲噁唑（SMZ）、磺胺嘧啶（SD）、稀盐酸、亚硝酸钠试液、碱性 β-萘酚、氢氧化钠试液、硫酸铜试液、碘酊试液、0.1mol/L 亚硝酸钠、1% 氢氧化钠、硫酸铜等。

仪器：试管、烧杯（100ml 和 250ml）、酒精灯。

四、实训步骤

（1）取两支试管，分别加入供试品（SMZ、SD）约 50mg，于每支试管中加入稀盐酸 1ml，振摇溶解，然后加入 0.1mol/L 亚硝酸钠溶液数滴，充分振摇后，再滴加碱性 β-萘酚数滴，即生成猩红色沉淀。

（2）取两支试管，分别加入供试品（SMZ、SD）约 0.1g，于每支试管中加入纯化水 2ml 和 1% 氢氧化钠试液数滴，振摇至溶解（碱液切勿过量），滤过（或取上清液），取滤液，加入硫酸铜试液 2 滴，即生成特殊颜色的沉淀。

五、注意事项

（1）重氮化反应应注意反应的顺序，亚硝酸钠与稀盐酸反应生成的亚硝酸极不稳定，易分解。

（2）铜盐反应加碱勿过量，过量会有氢氧化铜沉淀产生。

（3）若供试品为片剂，应先处理：加氨试液研磨，过滤，蒸发放冷，加醋酸成酸性，析出沉淀，以沉淀按上述方法实验。

抗生素的性质实验

一、实训目的

（1）掌握抗生素类药物的鉴别原理和鉴别方法。

（2）掌握鉴别实验操作的基本方法。

二、实训原理

（1）青霉素钠（钾）结构中具有 β-内酰胺环，在酸性条件下易水解和分子重排生成青霉二酸白色沉淀，该沉淀能溶于乙醇、醋酸乙酯、三氯甲烷、乙醚及过量盐酸中；药典采用青霉素酶灭活测定法鉴别。

（2）硫酸链霉素结构中具有苷键和胍基，在碱性条件下水解生成链霉糖，链霉糖发生部分分子重排为麦芽酚，酸化后能与三价铁离子显紫红色；在碱性条件下胍基能被次溴酸钠氧化，再与 8-羟基喹啉反应生成橙红色化合物（即坂口反应）。

（3）红霉素能与硫酸或盐酸发生显色反应，与硫酸显红棕色；与盐酸在丙酮溶液中由橙黄色渐变为紫红色，转溶于三氯甲烷中显蓝色。

三、主要试药及仪器

试药：青霉素钠（钾）、硫酸链霉素、红霉素、稀盐酸、盐酸、0.1mol/L 亚硝酸钠、碱性 β-萘酚、1% 氢氧化钠、硫酸铜试液、甲醇、乙醇、三氯甲烷、醋酸乙酯、正丁醇、三氯化铁试液、0.1% 8-羟基喹啉试液、次溴酸钠试液、硫酸铁铵试液、碱性酒石酸硫酸铜试液、硝酸银试液、铁氰化钾试液。

仪器：试管、烧杯（100ml 和 250ml）、酒精灯等。

四、实训步骤

1. 青霉素钠

（1）取青霉素钠（钾）0.1g 加纯化水 5ml 使溶解，加稀盐酸 2 滴，即生成白色沉淀，滤过或弃去上清液，将沉淀分为两份，分别加入三氯甲烷和醋酸乙酯各 6ml，沉淀均能溶解。

（2）取青霉素钠（钾）还具有钠离子（钾离子）的焰色反应，见实验四药物一般鉴定中钠盐（或钾盐）项。

2. 红霉素

（1）取红霉素 5mg，置于白瓷滴定板上，加入硫酸 2ml，缓缓搅拌均匀，即显红棕色。

（2）取红霉素 3mg，加丙酮 2ml 振摇溶解后，加盐酸 2ml 即显橙黄色，渐变紫红色，再加入三氯甲烷 2ml，振摇，三氯甲烷层显紫色。

3. 硫酸链霉素

（1）取硫酸链霉素 0.5mg，加纯化水 4ml 使溶解，加氢氧化钠试液 2.5ml 和 0.1％ 8-羟基喹啉试液 1ml，放冷至 15℃，加入次溴酸钠试液 3 滴，即显橙红色。

（2）取硫酸链霉素 20mg，加纯化水 5ml 使溶解，加氢氧化钠试液 5～6 滴，置水浴上加热 5min，加硫酸铁铵试液 0.5ml，即显紫红色。

五、注意事项

在酸性条件下，青霉素钠（钾）水解实验中，加入的稀盐酸的量切勿过多，否则，产生的青霉二酸沉淀会进一步分解为青霉醛和青霉胺，而溶解在过量的盐酸中。

实训六　维生素类药物的化学鉴别

一、实训目的

（1）掌握电子天平的使用及有效数字的处理。

（2）掌握维生素类药物（维生素 A、维生素 B、维生素 C）的鉴别原理和鉴别方法。

（3）掌握维生素类药物的鉴别实验操作的基本方法。

二、实训原理

1. 维生素 A 的鉴别反应

维生素 A 的结构为具有一个多烯醇侧链的环己烯，具有许多立体异构体。维生素 A 在饱和无水三氯化锑的无醇三氯甲烷溶液中即显蓝色并逐渐变成紫红色。其机制为维生素 A 和氯化锑中存在的亲电试剂氯化锑（V）作用形成不稳定的蓝色碳正离子。

2. 维生素 B_1 的鉴别反应

维生素 B_1 在碱性溶液中，可被铁氰化钾氧化成硫色素。硫色素溶于正丁醇中，显蓝色荧光。

3. 维生素 C 的鉴别反应

（1）维生素 C 分子中有二烯醇基，具有强还原性，可被硝酸银氧化为去氢抗坏血酸，同时产生黑色银沉淀，即：

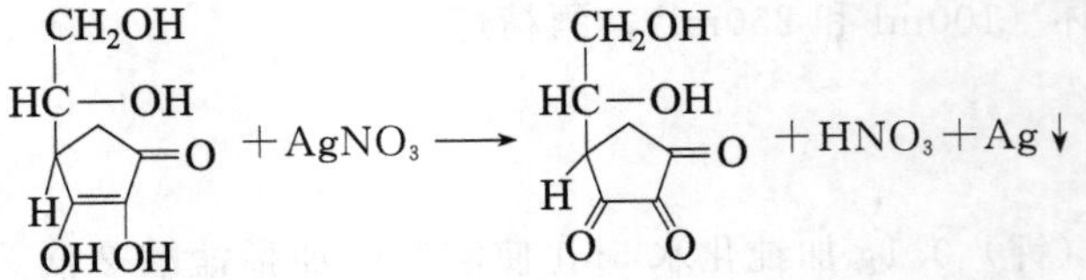

（2）2,6-二氯靛酚的氧化型在酸性介质中为玫瑰红色，在碱性介质中为蓝色，与维生素 C 作用后生成还原型无色的酚亚胺。反应式如下：

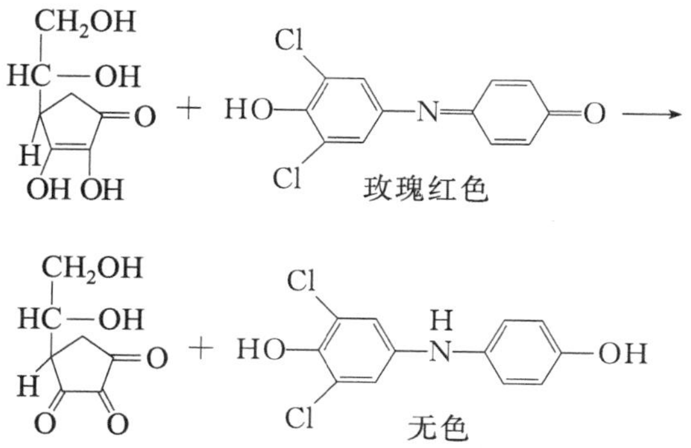

三、实训步骤

1. 维生素 A 的鉴别

用注射器吸取维生素 A 软胶囊中的维生素 A，吸取出的维生素 A 置于 5ml 小烧杯内。吸管取 1 滴维生素 A 到试管中，用量筒量取 10ml 三氯甲烷加入试管中振摇使溶解；吸管取上述溶液 2 滴到另一试管中，加入三氯甲烷 2ml 与 25％三氯化锑的三氯甲烷溶液 0.5ml，观察并记录实验现象。

该鉴别试验中，注意反应需在无水、无醇条件下进行，所有仪器和试剂必须干燥无水，三氯甲烷中必须无醇。三氯化锑试剂有强的腐蚀性，实验后试管内溶液需要回收，试管集中交由老师处置。

2. 维生素 B₁ 的鉴别

取维生素 B_1 约 5mg 于 25ml 具塞锥形瓶中，加氢氧化钠试液 2.5ml 溶解后，加铁氰化钾试液 0.5ml 与正丁醇 5ml，强力振摇 2 分钟，放置使分层，观察上面的醇层荧光颜色；加稀盐酸使成酸性，而后再加氢氧化钠试液使成碱性，观察并记录实验现象。

3. 维生素 C 的鉴别

取维生素 C 约 0.2g 于试管中，加水 10ml 溶解后，分成两等份，在一份中加硝酸银试液 0.5ml，观察沉淀生成颜色；在另一份中加二氯靛酚钠试液 1～2 滴，观察并记录实验现象。

四、思考题

维生素 A 的鉴别实验中，反应为何必须在无水、无醇条件下进行？

项目十八　药物的化学稳定性实训

实训七　药物的变质反应

一、实训目的

(1) 熟悉易发生变质反应的常用药物的化学结构类型及影响因素。

(2) 掌握防止药物发生变质反应应采取的措施。

二、实训原理

肾上腺素分子中有邻苯二酚结构，易被氧化成不同颜色的醌型化合物。维生素 C 分子结构中由于有连二烯醇式结构，在一定条件下可发生氧化变质反应，易被氧化成黄色的糠醛。影响药物氧化变质反应的外部因素主要有氧、光线、溶液的酸碱性、温度及重金属离子等。

由于阿司匹林、盐酸普鲁卡因分子结构中有酯键，对乙酰氨基酚分子结构中有酰胺键，所以在一定条件下会发生水解变质反应。酯类和酰胺类药物在酸性及碱性条件下均可发生水解反应，且在碱性条件下的水解反应要快于在酸性条件下的水解反应，并能水解完全。影响药物水解变质反应的外部因素主要有水分、溶液的酸碱性、温度及重金属离子等。

三、主要试药及仪器

试药：肾上腺素、维生素 C、对乙酰氨基酚、阿司匹林、盐酸普鲁卡因、盐酸溶液（9→1000）、过氧化氢溶液、0.05mol/L 乙二胺四乙酸二钠溶液、2% 亚硫酸钠溶液、硝酸银试液、亚硝酸钠试液、三氯化铁试液、碱性 β-萘酚试液、10% 氢氧化钠溶液、石蕊试纸。

仪器：试管、烧杯、滴管、量筒、水浴锅、天平、药匙、试管夹等。

四、实训步骤

1. 肾上腺素的氧化变质反应

取本品约 20mg，加盐酸溶液（9→1000）4ml 溶解后，分成两等份转移至 A、B 两管中，A、B 两管同时加过氧化氢试液 10 滴后，A 管煮沸、B 管室温放置，记录 A 管溶液出现血红色的时间和此时 B 管中溶液颜色的变化。

2. 维生素 C 的氧化变质反应

取维生素 C 约 0.2g，加水 20ml 溶解后，将此溶液分成两等份转移至 A、B 两试管中。在 A 管中分别加入 2% 亚硫酸钠溶液和 0.05mol/L 乙二胺四乙酸二钠溶液各 0.5ml 后，A、B 两管同时加入硝酸银试液 5 滴，记录两管出现黑色沉淀的时间。

3. 阿司匹林水解变质反应

取本品约 0.2g，加水 20ml，分成两等份转移至 A、B 两管中。A 管煮沸，放冷，加三氯化铁试液 1 滴，溶液应立即显紫堇色；B 管室温放置，加三氯化铁试液 1 滴，溶液应不能即刻显紫堇色。

4. 对乙酰氨基酚的水解变质反应

（1）A管：取本品约 0.1g，加稀盐酸 5ml，置水浴加热 40min，放冷；取此溶液 0.5ml，滴加亚硝酸钠试液 5 滴，摇匀，用 3ml 水稀释后，加碱性 β-萘酚试液 2ml，溶液应显红色。

（2）B管：取本品约 0.1g，加水 5ml，置水浴加热 40min，放冷；取此溶液 0.5ml，滴加亚硝酸钠试液 5 滴，摇匀，用 3ml 水稀释后，加碱性 β-萘酚试液 2ml，溶液应无红色。

（3）C管：取本品约 0.1g，加稀盐酸 5ml，置水浴加热 40min；取此溶液 0.5ml，滴加亚硝酸钠试液 5 滴，摇匀，用 3ml 水稀释后，加碱性 β-萘酚试液 2ml，溶液应无红色。

5. 盐酸普鲁卡因的水解反应

（1）A管：取本品约 0.1g，加 3ml 水使其溶解，将湿润的红色石蕊试纸盖于试管口，在沸水浴上加热，红色石蕊试纸不变色。

（2）B管：取本品约 0.1g，加 3ml 水使其溶解，加 10% 氢氧化钠试液 1ml，将湿润的红色石蕊试纸盖于试管口，在沸水浴上加热，红色石蕊试纸变蓝色。

五、注意事项

（1）所有药品如无原料药则最好选择胶囊剂，直接倾出内容物进行鉴别反应；若为片剂，则视具体鉴别反应决定是否先用适当的溶剂提取后再进行操作；若为注射剂，则鉴别反应用其水溶液，可直接取用，若是无水操作的反应则不可应用。

（2）为了说明外因对氧化变质反应和水解变质反应的影响，各单项操作均应平行操作，即试药取量、反应时间及其他反应条件均需保持一致。

（3）所有药品取用量以少量为宜。

六、思考题

（1）药物发生氧化变质反应的内因和外因有哪些？可以采取哪些措施来延缓药物氧化变质反应的发生？

（2）药物发生水解变质反应的内因和外因有哪些？可以采取哪些措施来延缓药物水解变质反应的发生？

实训八　药物化学配伍

一、实训目的

（1）了解药物配伍禁忌的机制。

（2）掌握常见化学性配伍禁忌的各种现象和处理配伍禁忌的一般方法。

二、实训原理

药物配伍禁忌是指使用两种及两种以上药物或将药物制成制剂时，在体外进行配伍，因发生物理反应或化学反应（如中和、水解、氧化等），可能产生浑浊、沉淀、气体及变色等外观异常的现象。最终会影响药物的疗效，或者产生毒性物质。临床中常用的药物大多为强酸弱碱盐或强碱弱酸盐，易发生水解反应，产生沉淀而失效，如苯巴比妥钠、青霉素钠等。有些药物结构中含有易氧化的基团，如盐酸氯丙嗪结构中的吩噻嗪环、维生素 C 结构中的连二烯醇式结构等，在酸性溶液中稳定，遇到碱性药物或含重金属离子时易被氧化变色。头孢曲松和钙剂配伍时，可以产生钙盐沉淀，导致死亡；西环素与钙剂配伍时生成配合物，影响钙剂的吸收。

三、主要试药及仪器

试药：注射用苯巴比妥钠、盐酸氯丙嗪注射液、注射用青霉素钠、盐酸肾上腺素注射液、盐酸普鲁卡因注射液、盐酸利多卡因注射液、硫酸阿托品注射液、5％葡萄糖注射液、0.9％氯化钠注射液、磺胺嘧啶钠、维生素 C 注射液、注射用头孢曲松钠、注射用盐酸四环素、氯化钙注射液、葡萄糖酸钙注射液。

试剂：稀盐酸、1mol/L 盐酸溶液、1mol/L 氢氧化钠溶液。

仪器：试管、烧杯、滴管、量筒、药匙、电子天平、试管夹。

四、实训步骤

(一)易水解药物配伍变化

1. 注射用苯巴比妥钠

(1) 取本品约 0.1g，加 5％葡萄糖注射液 5ml，振摇溶解，观察现象并记录。

(2) 取本品约 0.1g，加 0.9％氯化钠注射液 5ml，振摇溶解，将上述溶液分成两份：一份中加入稀盐酸溶液 2ml，摇匀；另一份中加入盐酸普鲁卡因注射液 2ml，摇匀。分别于 10min、20min、30min、60min 后观察现象并记录。

2. 注射用青霉素钠

(1) 取本品约 0.1g，加 5％葡萄糖注射液 5ml，振摇溶解，观察现象并记录。

(2) 取本品约 0.1g，加 0.9％氯化钠注射液 5ml，振摇溶解，将上述溶液分成两份：一份中加入稀盐酸溶液 2ml，摇匀；另一份中加入盐酸普鲁卡因注射液 2ml，摇匀。分别于 10min、20min、30min、60min 后观察现象并记录。

3. 硫酸阿托品注射液

(1) 取本品 2ml 置于一支洁净的试管中，加 5％葡萄糖注射液 2ml，摇匀，将上述溶液分成两份：一份中加入 1mol/L 的氢氧化钠溶液 1ml，摇匀；另一份中加入磺胺嘧啶钠约 0.05g，摇匀。分别于 10min、20min、30min、60min 后观察现象并记录。

(2) 取本品 2ml 置于一支洁净的试管中，加 0.9％氯化钠注射液 2ml，摇匀，将上述溶液分成两份：一份中加入 1mol/L 的氢氧化钠溶液 1ml，摇匀；另一份中加入磺胺嘧啶钠约 50mg，摇匀。分别于 10min、20min、30min、60min 后观察现象并记录。

4. 盐酸利多卡因注射液

(1) 取本品 2ml 置于一支洁净的试管中，加 5％葡萄糖注射液 2ml，摇匀，将上述溶液分成两份：一份中加入 1mol/L 的氢氧化钠溶液 1ml，摇匀；另一份中加入磺胺嘧啶钠约 0.05g，摇匀。分别于 10min、20min、30min、60min 后观察现象并记录。

(2) 取本品 2ml 置于一支洁净的试管中，加 0.9％氯化钠注射液 2ml，摇匀，将上述溶液分成两份：一份中加入 1mol/L 的氢氧化钠溶液 1ml，摇匀；另一份中加入磺胺嘧啶钠约 0.05g，摇匀。分别于 10min、20min、30min、60min 后观察现象并记录。

(二)易氧化药物配伍变化

1. 维生素 C 注射液

(1) 取本品 2ml 置于一支洁净的试管中，加 5％葡萄糖注射液 2ml，摇匀，观察是否稳定。将上述溶液分成两份：一份中加入 1mol/L 的氢氧化钠溶液 1ml，摇匀；另一份中加入苯巴比妥钠约 0.05g，摇匀。分别于 10min、20min、30min、60min 后观察现象并记录。

(2) 取本品 2ml 置于一支洁净的试管中，加 0.9％氯化钠注射液 2ml，摇匀，观察是否稳定。将上述溶液分成两份：一份中加入 1mol/L 的氢氧化钠溶液 1ml，摇匀；另一份中加入苯巴比妥钠约 0.05g，摇匀。分别于 10min、20min、30min、60min 后观察现象并记录。

2. 盐酸氯丙嗪注射液

（1）取本品 2ml 置于一支洁净的试管中，加 5％葡萄糖注射液 2ml，摇匀，观察是否稳定。将上述溶液分成两份：一份中加入 1mol/L 的氢氧化钠溶液 1ml，摇匀，10min 后观察现象并记录。另一份中加入苯巴比妥钠约 0.05g，摇匀，分别于 10min、20min、30min、60min 后观察现象并记录。

（2）取本品 2ml 置于一支洁净的试管中，加 0.9％氯化钠注射液 2ml，摇匀，观察是否稳定。将上述溶液分成两份：一份中加入 1mol/L 的氢氧化钠溶液 1ml，摇匀，10min 后观察现象并记录。另一份中加入苯巴比妥钠约 0.05g，摇匀，分别于 10min、20min、30min、60min 后观察现象并记录。

（三）其他配伍变化

1. 注射用头孢曲松钠

（1）取本品约 0.1g，加 5％葡萄糖注射液 5ml，振摇溶解，观察是否稳定。将上述溶液分成两份：一份中加入氯化钙注射液 2ml，振摇；另一份中加入葡萄糖酸钙注射液 2ml，振摇。分别于 10min、20min、30min、60min 后观察现象并记录。

（2）取本品约 0.1g，加 0.9％氯化钠注射液 5ml，振摇溶解，观察是否稳定。将上述溶液分成两份：一份中加入氯化钙注射液 2ml，振摇；另一份中加入葡萄糖酸钙注射液 2ml，振摇。分别于 10min、20min、30min、60min 后观察现象并记录。

2. 注射用盐酸四环素

（1）取本品 0.1g 置于一支洁净的试管中，加 5％葡萄糖注射液 2ml，振摇溶解，观察是否稳定。将上述溶液分成两份：一份中加入氯化钙注射液 2ml，摇匀；另一份中加入葡萄糖酸钙注射液 2ml，振摇。分别于 10min、20min、30min、60min 后观察现象并记录。

（2）取本品 0.1g 置于一支洁净的试管中，加 0.9％氯化钠注射液 2ml，振摇溶解，观察是否稳定。将上述溶液分成两份：一份中加入氯化钙注射液 2ml，振摇；另一份中加入葡萄糖酸钙注射液 2ml，摇匀。分别于 10min、20min、30min、60min 后观察现象并记录。

五、注意事项

（1）易氧化药物配伍变化试验中，通过与原液对照，有助于观察氧化后的颜色变化。

（2）有青霉素过敏史的同学应注意。

六、思考题

（1）什么是药物的配伍禁忌？讨论配伍禁忌的临床意义。

（2）强酸弱碱盐与哪类药物配伍易生成沉淀？请举例说明。

项目十九　药物的制备实训

实训九　阿司匹林的制备

一、实训目的
（1）掌握阿司匹林酰化反应的原理及操作技术。
（2）掌握重结晶、抽滤、精制的原理及操作技术。
（3）了解阿司匹林中杂质的来源、危害和定性鉴别技术。

二、实训原理
阿司匹林为白色针状或板状结晶，熔点 135～140℃，易溶于乙醇，可溶于三氯甲烷、乙醚，微溶于水。阿司匹林的制备是以水杨酸为原料，在 70～75℃经硫酸催化与醋酐通过乙酰化反应制得。

三、主要试药及仪器
试药：水杨酸、醋酐、浓硫酸、乙酸乙酯、饱和碳酸氢钠水溶液、1％三氯化铁溶液、浓盐酸。

仪器：三颈瓶、锥形瓶、温度计、水浴器、铁架台及其附件、玻璃棒、吸滤瓶（布氏漏斗）、漏斗、滤纸、水泵、烧杯、天平、结晶皿、量筒。

四、实训步骤

1. 阿司匹林的制备
在装有搅拌棒及球形冷凝器的 100ml 三颈瓶中，依次加入水杨酸 10.0g，醋酐 25.0ml，浓硫酸 5 滴。水浴中加热，浴温升至 70℃时，搅拌 15min，维持在此温度反应 30min。停止搅拌，稍冷，将反应液倾入 150ml 冷水中，继续搅拌，至阿司匹林全部析出。抽滤，用少量冷水洗涤，抽干，得粗品。

2. 精制
将粗品转入到 100ml 的烧杯中，加入 10％的碳酸氢钠水溶液，边加边搅拌，直到不再有二氧化碳产生。抽滤，除去不溶性聚合物。再将滤液倒入 100ml 烧杯中，缓慢加入 20％盐酸，边加边搅拌，这时会有晶体逐渐析出。将反应混合液至于冰水浴中，使晶体尽量析出。抽滤，用少量冷水洗涤 2～3 次，然后抽滤至干。取少量乙酰水杨酸，溶入几滴乙醇中，并滴加 1～2 滴 1％三氯化铁溶液，如果发生显色反应，产物可用乙醇-水混合溶剂重结晶：将粗品溶于少量的沸乙醇中，再向乙醇溶液中添加热水至溶液中出现浑浊，再加热至溶液澄清，静置，冷却，过滤，干燥，称量并计算产率。

3. 鉴别

（1）取本品约 0.1g，加水 10ml，煮沸，放冷，加三氯化铁试液一滴，显紫堇色。

（2）取本品约 0.5g，加碳酸钠试液 10ml。煮沸 2min 后，放冷，加过量的稀硫酸，析出白色沉淀，并放出醋酸的臭气。

五、注意事项

（1）本实验所有仪器均需干燥。

（2）控制搅拌器转速，搅拌速度不宜过快，不要碰到温度计。

（3）每步放冷都要充分，尽可能多析出结晶。

（4）反应温度一定控制在 80℃以下。

（5）精制时滤液一定自然冷却，不要用冰水冷却结晶。

实训十　对乙酰氨基酚的制备

一、实训目的

（1）掌握对乙酰氨基酚选择性酰化反应的操作技术。

（2）掌握重结晶、抽滤、精制的操作技术。

（3）了解对乙酰氨基酚中杂质的来源和定性鉴别技术。

二、实训原理

对乙酰氨基酚为白色结晶或结晶性粉末；无臭，味微苦。易溶于热水或乙醇，在丙酮中溶解，在冷水中略溶。熔点为 168～172℃。

本品合成用计算量的醋酐与对氨基酚在水中反应，可迅速完成 N-乙酰化而保留酚羟基，得到对乙酰氨基酚。

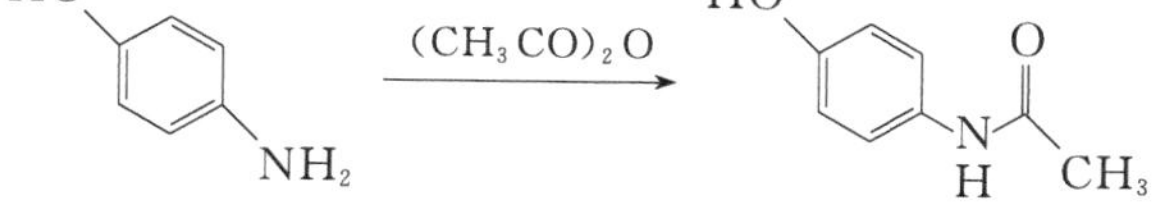

三、主要试药及仪器

试药：对氨基苯酚、亚硫酸氢钠、醋酐。

仪器：锥形瓶、温度计、水浴器、铁架台及其附件、玻璃棒、吸滤瓶（布氏漏斗）、漏斗、滤纸、水泵、烧杯、天平、结晶皿、量筒。

四、实训步骤

1. 对乙酰氨基酚的制备

在干燥的 100ml 锥形瓶中投入对氨基酚 10.6g，水 30ml，醋酐 12ml，轻轻振摇使成均匀相。放置在 80℃水浴中维持反应 30min，放冷，析出结晶，过滤，滤饼以 10ml 冷水洗涤 2 次，抽干，干燥，得到白色结晶性对乙酰氨基酚粗品。

2. 精制

加对乙酰氨基酚粗品于 100ml 锥形瓶中，每克需水 5ml，加热使溶解。稍冷后加入活性炭 1g，煮沸 5min，在吸滤瓶中先加入亚硫酸氢钠 0.5g，趁热过滤，滤液放冷析出结晶，过滤，滤饼以 0.5％亚硫酸氢钠溶液 5ml 分两次洗涤，抽干，干燥，得对乙酰氨基酚纯品，熔点 168～172℃。

3. 鉴别

（1）取本品约 0.1g，加稀盐酸 5ml，置水浴中加热 40min，放冷；取 0.5ml，滴加亚硝酸钠试液 5 滴，摇匀，用水 3ml 稀释后，加碱性 β-萘酚试液 2ml，振摇，即显红色。

（2）本品的水溶液加三氯化铁试液，即显蓝紫色。

五、注意事项

（1）原料对氨基苯酚应是白色或淡黄色颗粒状结晶。

（2）水加醋酐可达到选择性乙酰化氨基的目的。若以醋酸为酰化剂，则反应时间长，副产物多，产品质量差。

（3）亚硫酸氢钠作为抗氧剂浓度不宜过高，否则会影响产品质量。

实训十一　磺胺醋酰钠的制备

一、实训目的

（1）掌握磺胺醋酰钠的合成原理及方法。

（2）了解利用调节 pH 值精制的原理。

二、实训原理

对乙酰氨基苯磺酰胺法是以对氨基苯磺酰胺为原料，在碱性条件下，与醋酸酐反应生成磺胺醋酰钠，再利用调节 pH 值精制。

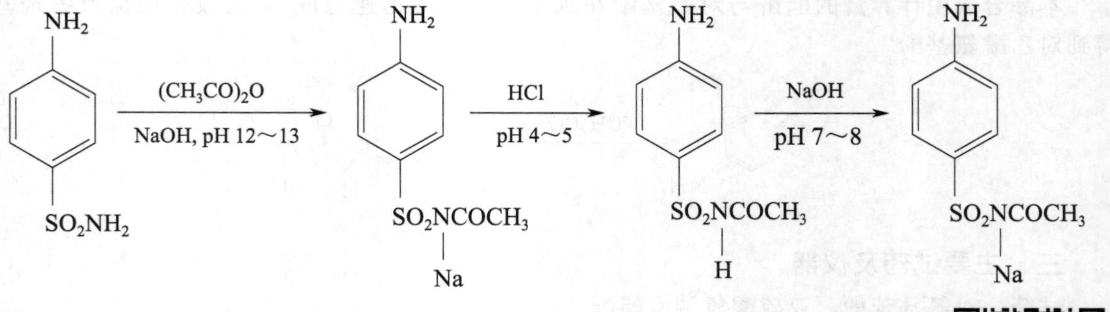

三、主要试药及仪器

试药：氢氧化钠、结晶磺胺、醋酸酐、盐酸、活性炭。

仪器：回流装置、抽滤装置、熔点测定装置等相关仪器设备。

微课：回流装置安装

四、实训步骤

（1）在 150ml 三颈烧瓶中加入 10％氢氧化钠溶液 40ml，搅拌，水浴加热，使温度达到 50℃左右。

（2）加入磺胺 10g，保持温度 42～58℃，磺胺溶解，pH 值为 13～14。

（3）分别在两个滴液漏斗中加入 11g 醋酸酐和 40％氢氧化钠溶液 12ml，先滴加一定量的醋酸酐，再交替滴加碱液和醋酸酐，保持 pH 值 12～13，醋酸酐滴完后，补加氢氧化钠溶液，使 pH 值达到 14 以上。

（4）水浴升温至 70～74℃，水解 30min，pH 降为 12，冷至 50℃以下，以浓盐酸调节 pH 值至 7～8，再冷至 25℃以下，析出未反应物及杂质，抽滤，滤液用 15％盐酸调节 pH 至 5，析出粗品，抽滤，用水洗涤至中性。

（5）粗品用二倍量 10％的盐酸液溶解，过滤除去不溶性杂质，滤液中加入适量活性炭，装上回流装置，水浴加热，60～70℃脱色 30min，趁热抽滤，滤液用 40％氢氧化钠溶液调节 pH 至 5，析出精品磺胺醋酰，抽滤，用水洗涤至中性，70℃以下干燥。熔点 181～183℃。

（6）取精品磺胺醋酰适量，加 22.5％氢氧化钠溶液在 70℃ 水浴中刚好溶解，pH 值为 8.5～9，趁热过滤，滤液冷却并不断搅拌，冷至室温，放置过夜，析出结晶，抽滤，用少量蒸馏水洗涤沉淀，抽干，70～80℃干燥。熔点 256～258℃。

五、注意事项

（1）在反应过程中交替加料很重要，以使反应液始终保持一定的 pH 值（pH12～13）。

（2）按实训步骤严格控制每步反应的 pH 值，以利于除去杂质。

（3）将磺胺醋酰制成钠盐时，应严格控制 22.5％NaOH 溶液的用量。因磺胺醋酰钠水溶性大，由磺胺醋酰制备其钠盐时若 22.5％ NaOH 的量多，则损失很大。必要时可加少量丙酮，使磺胺醋酰钠析出。

六、思考题

（1）交替加入碱液和醋酸酐的目的是什么？

（2）酰化反应为什么要保持碱性？

（3）酰化反应后为什么要进行水解反应？

（4）本反应中副产物有哪些？如何除去？

实训十二　苯妥英钠的制备

一、实训目的

（1）了解二苯羟乙酸的重排反应。

（2）理解乙内酰脲类抗癫痫药物的合成方法。

（3）掌握硝酸氧化反应、酰脲缩合反应、成盐反应，重结晶及抽滤等药物合成的简单操作。

二、主要试药及仪器

试药：安息香、尿素、氯化钠；稀硝酸、10％盐酸、20％氢氧化钠、50％乙醇。

仪器：搅拌器、电热套、升降台、温度计、球形冷凝管、三颈瓶、抽滤瓶。

三、实训步骤

1. 联苯酰胺的制备

250ml 的三颈瓶装搅拌、温度计、球形冷凝器，向瓶内加入沸石，加入安息香 6g，稀硝酸 15ml，搅拌，油浴加热至 110～120℃，反应 2h。反应完毕后，在搅拌状态下冷却，将反应液倒入 120ml 水和 120g 冰的混合物中，搅拌至黄色固体完全析出。抽滤，水洗至中性，干燥联苯甲酰粗品。测定熔点。

2. 苯妥英的制备

在装有搅拌、温度计、球形冷凝管的三颈瓶内加入联苯甲酰 4g，尿素 1.4g，20％氢氧化钠溶液 14ml，50％乙醇 20ml，搅拌，油浴加热回流 0.5h。反应完毕，将反应液倒入 120ml 沸水中，加入活性炭，搅拌，煮沸 10min，冷却抽滤，滤液用 10％盐酸调至 pH 至 6，放置析出结晶。抽滤，结晶用少量水冲洗，得苯妥英粗品，称量。

3. 苯妥英的成盐及精制

将苯妥英粗品投入 150ml 烧杯中，按粗品与水 1∶4 比例加入水。水浴至 40℃，加 20％氢氧化钠至完全溶解，加入少许活性炭，搅拌加热 5min，趁热抽滤，滤液加氯化钠至饱和，冷却结晶析出。抽滤，少量冰水洗涤，抽干，干燥得苯妥英钠，测熔点，计算收率。

四、注意事项

（1）硝酸为强酸强氧化剂，使用时应避免接触皮肤、衣服。

（2）氧化过程中，硝酸被还原产生氧化氮气体，其具有一定刺激性。应控制反应温度，防止大量氧化氮气体溢出。

（3）制作苯妥英钠盐时，加水多会使收率受到明显影响，应严格按比例加水。

五、思考题

（1）联苯甲酰制备过程中，反应温度为什么要逐渐升高？

（2）本实验过程产品精制的原理是什么？加入氯化钠的目的是什么？

实训十三　磺胺嘧啶银的制备

一、实训目的

（1）掌握磺胺嘧啶银成盐的操作技术。

（2）掌握结晶、抽滤的操作技术。

二、实训原理

磺胺嘧啶和硝酸银分别溶于氨水制成磺胺嘧啶氨水溶液和硝酸银氨水溶液，在搅拌下混合反应生成银盐，制得磺胺嘧啶银。

三、主要试药和仪器

试药：磺胺嘧啶、硝酸银、氨水、氢氧化钠、氯化钠、浓盐酸、浓硝酸、酚酞试剂、饱和 NaCl 溶液、10％氢氧化钠试液、稀盐酸试剂、稀硝酸试剂、稀醋酸试剂。

仪器：100ml 烧杯、搅拌棒、玻璃漏斗、试管、抽滤瓶、布氏漏斗、干燥箱、熔点测量仪。

四、实训步骤

（1）取磺胺嘧啶（药用，0.02mol）5.0g 溶于 25ml 10％氨水溶液中。在另外一个烧杯中，取硝酸银（0.02mol）3.4g 溶于 5ml 10％氨水溶液中。在不断搅拌下，将硝酸银的氨水溶液加入磺胺嘧啶的氨水溶液中。随后烧杯放置等待磺胺嘧啶银结晶。过滤混合物并用蒸馏水漂洗结晶至中性。使用干燥箱在 70℃下干燥结晶，计算其产率。

（2）取磺胺嘧啶银约 0.5g 溶于 5ml 硝酸在并加入 20ml 水和 20ml 饱和氯化钠溶液。振摇，过滤。滤液用氢氧化钠溶液中和至对酚酞指示剂显浅红色，加入稀醋酸 2.0ml 后，即析出白色沉淀。过滤，沉淀用水洗净，在 105℃干燥 1h。得到熔点为 252～258℃磺胺嘧啶（在熔化的同时分解）。

（3）取磺胺嘧啶银 0.1g 溶于 2.0ml 硝酸中并加入 20ml 水。溶液应显示银盐的鉴别反应。向试管中滴加少许银盐溶液并加入稀盐酸，形成白色凝乳状沉淀。收集沉淀并使之溶于氨检测溶液中。加入硝酸后，又形成沉淀。

五、注意事项

（1）纯硝酸银对光稳定，但由于一般的产品纯度不够，其水溶液或固体应被保存在棕色试剂瓶中。

（2）干燥箱中干燥温度应控制在 70℃以下。

（3）氨水、稀盐酸易挥发出氨气、HCl 刺激呼吸道，实验室应注意通风。

六、思考题

（1）银的检测试验有几种？

（2）为什么干燥箱干燥温度要控制在 70℃以下？

实训十四　磺胺嘧啶锌的制备

一、实训目的

（1）了解磺胺嘧啶锌的用途。

（2）掌握制备磺胺嘧啶锌的操作技术。

（3）掌握拼合原理在药物结构修饰中的应用。

二、实训原理

磺胺嘧啶锌为白色或类白色粉末，在水、乙醇、三氯甲烷或乙醚中均不溶。

合成路线如下：

三、主要试药与仪器

试药：磺胺嘧啶、稀氨水、硫酸锌。

仪器：100ml 烧杯、搅拌器、量筒、烧杯、玻璃棒、布氏漏斗、漏斗、电热套。

四、实训步骤

取磺胺嘧啶 5g，置 100ml 烧杯中，加入稀氨水（4ml 浓氨水加入 25ml 水），如有不溶的磺胺嘧啶，再补加少量浓氨水（约 1ml 左右）使磺胺嘧啶全溶。另称取硫酸锌 3g 溶于 25ml 水中，在搅拌下加入上述磺胺嘧啶氨水溶液中，搅拌片刻析出沉淀，继续搅拌 5min，过滤，用蒸馏水洗至无硫酸根离子反应（用 0.1mol/L 氯化钡溶液检查），干燥，称重，计算收率。

实践报告书

实验题目						
班级		小组		日期		天气
实训目的						
反应原理						
可能发生的副反应						
试剂（药品）/仪器						
操作技术要点						
实验操作过程	操作步骤		实验现象		备注	
实验成果						
分析讨论						

参考文献

[1] 尤启冬. 药物化学. 3版. 北京：中国医药科技出版社，2020.

[2] 李玉华. 药物化学应用技术. 北京：化学工业出版社，2013.

[3] 刘文娟，兰作平. 4版. 北京：中国医药科技出版社，2021.

[4] 李志裕，药物化学. 南京：东南大学出版社，2009.

[5] 刘文娟，李群力. 药物化学；第3版. 北京：中国医药科技出版社，2017.

[6] 尤启东. 药物化学. 8版. 北京；人民卫生出版社，2016.

[7] 黄金敏，方应权. 药物化学. 北京：中国医药科技出版社，2015.

[8] 孟繁浩，李念光. 药物化学. 2版. 北京：中国医药科技出版社，2021.

[9] 葛淑兰，张彦文. 药物化学. 3版. 北京：人民卫生出版社，2019.